DIAGNÓSTICOS DE ENFERMAGEM DA NANDA-I

Definições e Classificação

2024-2026

Revisão técnica:

Alba Lucia Bottura Leite de Barros (coordenação). Professora titular da Escola Paulista de Enfermagem da Universidade Federal de São Paulo (EPE-Unifesp). Ex-Coordenadora da Rede de Pesquisa em Processo de Enfermagem (RePPE). Pesquisadora do Conselho Nacional para o Desenvolvimento Científico e Tecnológico (CNPq). *Fellow* da NANDA-I.

Anamaria Alves Napoleão. Doutora em Enfermagem. Professora associada do Departamento de Enfermagem da Universidade Federal de São Carlos (UFSCar). Membro fundador da RePPE. Diretora de Educação e Inovação Clínica da NANDA-I.

Diná de Almeida Lopes Monteiro da Cruz. Professora titular sênior da Escola de Enfermagem da Universidade de São Paulo (EEUSP). Pesquisadora do CNPq.

Marta José Avena. Doutora em Enfermagem pelo Departamento de Enfermagem Pediátrica da EPE-Unifesp.

Virginia Visconde Brasil. Professora titular sênior da Faculdade de Enfermagem da Universidade Federal de Goiás (UFG).

D536 Diagnósticos de enfermagem da NANDA-I : definições e classificação 2024-2026 / Organizadoras, T. Heather Herdman, Shigemi Kamitsuru, Camila Takáo Lopes ; tradução : Camila Takáo Lopes ; revisão técnica : Alba Lucia Bottura Leite de Barros ... [et al.]. – 13. ed. – Porto Alegre : Artmed, 2024.
xxiv, 648 p. ; 23 cm.

ISBN 978-65-5882-253-0

1. Enfermagem. I. Herdman, Heather T. II. Kamitsuru, Shigemi. III. Lopes, Camila Takáo. IV. NANDA International.

CDU 616-083

Catalogação na publicação: Karin Lorien Menoncin – CRB 10/2147

Organizadoras:
T. Heather Herdman, PhD, RN, FNI, FAAN
Shigemi Kamitsuru, PhD, RN, FNI
Camila Takáo Lopes, PhD, RN, FNI

DIAGNÓSTICOS DE ENFERMAGEM DA NANDA-I

Definições e Classificação

2024-2026

13ª Edição

Tradução:
Camila Takáo Lopes
Diretora do Comitê de Desenvolvimento Diagnóstico da NANDA International.
Professora adjunta da Escola Paulista de Enfermagem da
Universidade Federal de São Paulo (EPE-Unifesp).
Membro fundador da Rede de Pesquisa em Processo de Enfermagem (RePPE).

artmed

Porto Alegre
2024

Obra originalmente publicada sob o título *NANDA International Nursing Diagnoses: Definitions & Classification*, 2024-2026
ISBN 9781684206018

Coordenador editorial: *Alberto Schwanke*

Editora: *Tiele Patricia Machado*

Leitura Final: *Tiele Patricia Machado*

Arte sobre a capa original: *Kaéle Finalizando Ideias*

Imagem da capa: *PeopleImages.com – Yuri A/Shutterstock*

Editoração: *Clic Editoração Eletrônica Ltda.*

NOTA

A Enfermagem está em constante evolução. À medida que novas pesquisas e a própria experiência ampliam o nosso conhecimento, novas descobertas são realizadas. Os autores desta obra consultaram as fontes consideradas confiáveis, num esforço para oferecer informações completas e geralmente de acordo com os padrões aceitos à época da sua publicação.

Reservados todos os direitos de publicação, em língua portuguesa, ao
GA EDUCAÇÃO LTDA.
(Artmed é um selo editorial do GA EDUCAÇÃO LTDA.)
Rua Ernesto Alves, 150 – Bairro Floresta
90220-190 – Porto Alegre – RS
Fone: (51) 3027-7000

SAC 0800 703 3444 – www.grupoa.com.br

IMPRESSO NO BRASIL
PRINTED IN BRAZIL

As organizadoras gostariam de dedicar este livro às Dras. Mary Ann Lavin e Kristine Gebbie, fundadoras da NANDA International. Essas visionárias pensaram em um mundo em que os enfermeiros fossem valorizados por seus julgamentos e pudessem compartilhar dados de enfermagem entre locais para tornar a enfermagem visível, melhorar o cuidado ao paciente e avançar em pesquisas que construam o conhecimento de enfermagem. Cinquenta anos depois, temos uma classificação internacional que é usada em todo o mundo, traduzida para mais de 20 idiomas e incluída nos registros eletrônicos de saúde. Nosso trabalho nunca estará concluído, mas o primeiro passo dado por elas possibilitou tudo o que aconteceu desde então. Nossa eterna gratidão a Mary Ann e Kristine!

Agradecimentos

Nesta edição, todos os diagnósticos da classificação da NANDA-I foram revisados de alguma forma. Em alguns deles, as mudanças foram de natureza editorial, ou seja, algumas expressões foram alteradas para melhorar a consistência em toda a classificação. Outros, no entanto, tiveram mudanças substanciais, incluindo mudanças de título, definição e/ou nos indicadores diagnósticos para refletir evidências recentes. Esse trabalho não seria possível sem uma quantidade significativa de tempo e esforço voluntário por muitos enfermeiros no mundo todo. Desejamos agradecer especialmente às seguintes pessoas:

Autores de capítulos

Critérios revisados de nível de evidência para submissão de diagnósticos

- Marcos Venícios de Oliveira Lopes, PhD, RN, FNI. Universidade Federal do Ceará, Brasil
- Viviane Martins da Silva, PhD, RN, FNI. Universidade Federal do Ceará, Brasil
- Diná Monteiro da Cruz, PhD, RN, FNI. Universidade de São Paulo, Brasil

Introdução à Classificação de Diagnósticos de Enfermagem da NANDA-I

- Christine Spisla, DNP, RN, Estados Unidos

Estrutura axial da NANDA-I

- Sílvia Caldeira, PhD, RN. Universidade Católica Portuguesa, Portugal
- Christine Spisla, DNP, RN, Estados Unidos

Consultores

Conteúdo dos diagnósticos de conforto

- Marina de Góes Salvetti, PhD, RN. Universidade de São Paulo (USP), Brasil
- Mariana Bucci Sanches, MSc, RN. Hospital Sírio Libanês (Hospital Sírio Libanês), Brasil
- Ramon Moraes Penha, PhD, RN. Universidade Federal de Mato Grosso do Sul, Brasil

Comitê de Diversidade e Inclusão

- Martin Rodolfo Frisare, BAJ, BSC, mICT, PMP, CIC, Argentina
- Suellen Cristina Dias Emidio, PhD, RN. Universidade Federal de Juiz de Fora, Brasil
- Pedro Almeida Melo, PhD, RN. Escola Superior de Enfermagem do Porto, Portugal
- Markus Saueregger, DGKP. Companynursing e.U., Áustria

Conteúdo dos diagnósticos de família

- Ana Lúcia de Moraes Horta, PhD, RN. Universidade Federal de São Paulo, Brasil

Conteúdo dos diagnósticos de saúde mental

- Thiago da Silva Domingos, PhD, RN. Universidade Federal de São Paulo, Brasil
- Priscila Alfradique de Souza, PhD, RN. Universidade Federal do Estado do Rio de Janeiro, Brasil

Conteúdo dos diagnósticos de nutrição

- Silvia Brunner, PhD, RN. Genossenschaft Alterszentrum Kreuzlingen (Cooperativa do Centro Residencial Geriátrico de Kreuzlingen), Suíça
- Maria Müller-Staub, PhD, EdN, MSN, RN. Pflege PBS/Nursing Projects, Consulting & Research, Wil, Suíça

Outros colaboradores

As organizadoras gostariam de estender um agradecimento especial a Mary Kalinosky, Desenvolvedora Técnica Sênior da Thieme Publishers. Seu trabalho de criação e adaptação da base de dados de terminologia da NANDA-I aumentou significativamente a nossa capacidade para avaliar e revisar os termos da classificação e aprimorar os recursos que oferecemos aos nossos usuários. Devemos muito a ela por sua dedicação a esse enorme projeto, que parece aumentar ainda mais a cada ciclo. Na edição atual, Mary integrou todos os nossos Eixos, fez as preparações para nossos níveis de evidência atuais e para os novos e aprimorou a funcionalidade da base de dados para que possamos manter, revisar e atualizar nosso conteúdo. Essa base de dados possibilita a oferta de um formato eletrônico que pode ser integrado aos diversos formatos dos desenvolvedores/comerciantes de registros eletrônicos de saúde e das organizações de saúde individuais. Não poderíamos fazer isso sem ela, e somos muito gratas.

Além disso, nossos sinceros agradecimentos a toda a nossa equipe da Thieme Publishing – Heike Schwabenthan, Marica Maric, Barbara Elias, Laura Diemand e Michael Wachinger – que realmente fazem parte do nosso trabalho na NANDA-I. Gostaríamos de agradecer especialmente a Michael Wachinger por seu compromisso com o projeto dos Eixos, aprimorando nossa base de dados, e por ser não apenas nosso líder de publicação, mas também um membro integral da equipe. Ficamos muito felizes em entregar a Michael o *Prêmio de Contribuição Única* da NANDA-I em nossa recente Conferência do 50º Aniversário – uma prova de seu compromisso em avançar a Associação para o cenário digital. Estamos em boas mãos com a Thieme como nossa principal parceira de publicação.

Também somos gratas aos nossos parceiros que publicam nosso trabalho em vários idiomas, aos parceiros comerciais de registros eletrônicos de que reconhecem a importância de incorporar terminologias de enfermagem baseadas em evidências ao prontuário do paciente e a todos os tradutores e enfermeiros revisores, que trabalham para garantir que a tradução de cada idioma seja a mais fiel possível ao original.

Por fim, somos gratas aos nossos usuários que continuam a revisar e desenvolver diagnósticos, realizar pesquisas para melhorar sua validade e, em última análise, melhorar a qualidade do cuidado ao paciente e a comunicação sobre esse cuidado.

Entre em contato conosco pelo e-mail admin@nanda.org caso tenha dúvidas sobre qualquer parte do conteúdo ou caso encontre erros, para que eles possam ser corrigidos na tradução e em publicações futuras.

Atenciosamente,

T. Heather Herdman, PhD, RN, FNI, FAAN
Shigemi Kamitsuru, PhD, RN, FNI
Camila Takáo Lopes, PhD, RN, FNI
NANDA International, Inc.

Prefácio

Nos últimos anos, observamos muitas mudanças que impactaram a prática da enfermagem no mundo todo. A baixa disponibilidade de profissionais de saúde e o custo do cuidado continuam sendo as principais preocupações, assim como o aumento das demandas por cuidado que persiste após a pandemia da Covid-19. O aumento da especialização e do uso de tecnologia contribuiu para a complexidade do cuidado ao paciente que não pode ser completamente explicada pelas condições da doença. Agora estamos vendo um aumento na atividade relacionada à inteligência artificial à medida que os registros eletrônicos de saúde se tornam mais amplamente disponíveis. Mais do que nunca, essas mudanças estão levando os enfermeiros a considerar o desenvolvimento e o uso de uma linguagem padronizada no cuidado clínico, na educação e na pesquisa. Na verdade, isso nos leva a examinar criticamente como as avaliações de enfermagem, as intervenções e os resultados do cuidado podem ser vinculados e documentados para aumentar a qualidade e a segurança do cuidado de enfermagem. Também devemos examinar como esses grandes conjuntos de dados podem ser usados para esclarecer a função e o impacto únicos da enfermagem na assistência à saúde. A padronização da linguagem leva a uma maior visibilidade da enfermagem e facilita a comunicação entre a equipe de saúde.

Nesta versão de 2024-2026, a 13ª edição, a classificação tem 277 diagnósticos, com a adição de 56 novos. Cada um dos diagnósticos de enfermagem foi produto de um ou mais dos diversos voluntários da NANDA-I e tem um nível definido de base de evidências. Todos os diagnósticos foram revisados pelos membros do Comitê de Desenvolvimento Diagnóstico (DDC) designados como revisores primários e por especialistas em conteúdo cegados, e refinado com base nessas revisões – com a aceitação dos autores originais – antes da publicação. Além disso, os eixos e termos de eixos da NANDA-I foram revisados. Esperamos que a publicação desses diagnósticos impulsione a realização de mais estudos de validação em diferentes partes do mundo, de forma a alcançar um nível mais alto de evidência. Gostaria de incentivar todos os estudantes e pesquisadores a enviarem seus resultados de pesquisa relacionados a diagnósticos de enfermagem para a NANDA-I, a fim de melhorar a base de evidências da classificação.

Atualmente, a classificação da NANDA-I é traduzida para mais de 20 línguas. Durante esse ciclo, incorporamos os termos padronizados da National Library of Medicine dos Estados Unidos, os Medical Subject Headings (MeSH), visando a facilitar a tradução e fornecer definições padronizadas para nossos indicadores diagnósticos. Esse mapeamento sustenta a compreensão consistente desses indicadores e, ao mesmo tempo, auxilia os tradutores em seu trabalho.

Como no passado, ainda incentivamos a revisão e o refinamento contínuos dos diagnósticos existentes de forma a refletir as evidências e observações da prática mais recentes. A literatura para todos os diagnósticos é fornecida *online*, visando a manter um tamanho menor do livro: https://paginas.grupoa.com.br/nanda-i-2024-2026/referencias.pdf. Também são bem-vindas submissões de novos diagnósticos de enfermagem. No nosso *site* em https://nanda.org/connect-engage/committees-task-forces/diagnosis-development são encontradas as orientações sobre como enviar suas propostas e comentários. Também incentivamos os leitores a compartilhar suas pesquisas em andamento e concluídas sobre conhecimentos de enfermagem e desenvolvimento de diagnósticos de enfermagem por meio de nosso registro de pesquisa *online*, disponível em https://nanda.org/research-registry. Ele também funciona como um fórum para aqueles que estão interessados em esforços de colaboração na sua área de interesse.

Nossa organização alcançou o sexto ano de parceria estratégica com nosso parceiro acadêmico Boston College (BC) e a Connell School of Nursing. Sob a direção da Dra. Dorothy Jones, o Marjory Gordon Program for Knowledge Development and Clinical Reasoning recebeu pesquisadores do Brasil, Itália, Nigéria e Espanha. Esses pesquisadores aprimoraram nossa colaboração global na criação de uma base de evidências para apoiar o uso de linguagem padronizada em todos os países. Nossa última conferência na BC, em 2023, marcou nosso 50º aniversário como Associação. Estamos ansiosos por outras conferências, oportunidades educacionais, bolsas de pós-doutorado e oportunidades futuras que essa parceria com a BC trará. Gostaria de estender minha sincera gratidão à Dra. Jones, à Reitora, Katherine Gregory, e ao Reitor Associado, Christopher Grillo, por sua colaboração, coleguismo e dedicação para tornar essa parceria uma realidade.

Agradeço a todos os voluntários, membros de comitês, coordenadores e membros do Corpo Diretor da NANDA-I pelo seu tempo, comprometimento, dedicação e apoio ininterruptos. Agradeço também aos diversos especialistas em conteúdo que, embora não sejam membros da NANDA-I, contribuíram por horas incontáveis para a análise e a revisão dos diagnósticos em sua especialidade. A equipe da NANDA-I, liderada por nossa Diretora Executiva, Dra. T. Heather Herdman, deve ser elogiada por seus esforços e apoio.

Meus agradecimentos especiais aos membros do DDC e do Painel Consultivo Clínico de Especialistas, por seus esforços extraordinários e oportunos para revisar e editar a terminologia apresentada neste livro e especialmente pela liderança de nossa Diretora do DDC, Dra. Camila Takáo Lopes. Representantes da Ásia, Europa, América Latina e América do Norte fazem parte desse importante e notável comitê e fornecem o combustível que é essencial para a missão principal da NANDA-I. O grupo oferece uma riqueza de conhecimentos especializados e oportunidades de desenvolvimento do conhecimento.

Estou profundamente impressionada e satisfeita com o trabalho surpreendente e abrangente desses voluntários durante este ciclo, e tenho certeza de que o leitor também ficará.

Sinto-me honrada e privilegiada por ser Presidente desta dedicada associação de enfermeiros internacionais, e estou ansiosa para descobrir para onde o futuro guiará o nosso trabalho.

Laura Rossi, PhD, RN, FNI
Presidente, NANDA International, Inc.

Sumário

Parte 1 Classificação da NANDA International: avaliação e diagnóstico 1

1 Fundamentos do diagnóstico de enfermagem 2

1.1 Breve introdução ao diagnóstico 2
1.2 Enfermagem como uma disciplina 4
1.3 Processo de enfermagem 5
1.4 Princípios do diagnóstico de enfermagem: introdução 6
1.5 Modelo Tripartite de Prática da Enfermagem de Kamitsuru 13
1.6 Princípios do diagnóstico de enfermagem: conhecimento dos conceitos da enfermagem 15
1.7 Avaliação 19
1.8 Diagnóstico 21
1.9 Documentação 24
1.10 Planejamento/implementação 26
1.11 Evolução 29
1.12 Princípios do diagnóstico de enfermagem: aplicação clínica 30
1.13 Referências 31

2 Da avaliação ao diagnóstico 33

2.1 Introdução à avaliação 33
2.2 Por que os enfermeiros avaliam o paciente? 33
2.3 Avaliação de rastreamento 37
2.4 Obtendo dados subjetivos 39
2.5 Obtendo dados objetivos 40
2.6 Estruturas de avaliação 40
2.7 Estrutura de avaliação dos Padrões Funcionais de Saúde 41
2.8 Avaliação aprofundada 49
2.9 Análise dos dados 50
2.10 Agrupando informações/identificando um padrão 51
2.11 Identificando possíveis diagnósticos de enfermagem (hipóteses diagnósticas) 51
2.12 Confirmando/refutando possíveis diagnósticos de enfermagem 53
2.13 Diferenciando entre diagnósticos similares 56
2.14 Priorizando diagnósticos 60
2.15 Resumo 62
2.16 Referências 63

Parte 2 **Classificação da NANDA International: estrutura e diagnósticos** 65

3 **Classificação dos diagnósticos de enfermagem da NANDA International** 66

3.1 Introdução a ontologia, classificação e taxonomia da NANDA-I 66

3.2 Organizando o conhecimento da enfermagem 76

3.3 Usando a Taxonomia da NANDA-I 79

3.4 Uma breve nota sobre a NANDA-I 83

3.5 Considerações internacionais sobre o uso dos diagnósticos de enfermagem da NANDA-I 83

3.6 Desenvolvimento de diagnósticos de enfermagem e submissão à NANDA-I 86

3.7 Glossário de termos 88

3.8 Referências 92

4 **Estrutura axial da NANDA International** 93

4.1 Introdução à estrutura axial 93

4.2 Taxonomia II da NANDA-I: um sistema multiaxial 93

4.3 Definições dos eixos 94

4.4 Considerações futuras 105

4.5 Referências 105

5 **Princípios de ordenação dos diagnósticos na estrutura taxonômica** 107

Parte 3 **Classificação da NANDA International: novidades e recomendações futuras** 111

6 **O que é novo na edição 2024-2026 da NANDA-I** 112

6.1 Visão geral das alterações e revisões na edição 2024-2026 da NANDA-I 112

6.2 Diagnósticos de enfermagem novos 113

6.3 Diagnósticos de enfermagem revisados 116

6.4 Mudanças nos títulos de diagnósticos de enfermagem 131

6.5 Diagnósticos de enfermagem retirados 136

6.6 Contribuições aos diagnósticos novos ou revisados 142

6.7 Diagnósticos de enfermagem da NANDA-I: padronização de termos indicadores 162

6.8 Referências 165

7 **Melhorias futuras para a Classificação da NANDA-I** 166

7.1 Prioridades de pesquisa 166

7.2 Refinamento e diagnósticos a serem desenvolvidos 167

7.3 Referências 172

8 **Critérios revisados de níveis de evidência para submissão de diagnósticos** ... 173
8.1 Introdução ... 173
8.2 Relação entre evidência clínica e teoria da validade ... 174
8.3 Níveis de evidência de validade para os diagnósticos da NANDA-I ... 176
8.4 Referências ... 192

Parte 4 Diagnósticos de enfermagem da NANDA International ... 195

Domínio 1. Promoção da saúde ... 197
Classe 1. Percepção da saúde ... 199
Comportamentos sedentários excessivos ... 199
Risco de comportamentos sedentários excessivos ... 201
Engajamento diminuído em atividades de recreação ... 202
Risco de engajamento diminuído em atividades de recreação ... 203
Campo de energia desequilibrado ... 204
Classe 2. Gestão da saúde ... 205
Autogestão ineficaz da saúde ... 205
Risco de autogestão ineficaz da saúde ... 207
Disposição para autogestão da saúde melhorada ... 209
Gestão ineficaz da saúde familiar ... 210
Risco de gestão ineficaz da saúde familiar ... 212
Gestão ineficaz da saúde da comunidade ... 214
Risco de gestão ineficaz da saúde da comunidade ... 215
Autogestão ineficaz da boca seca ... 216
Risco de autogestão ineficaz da boca seca ... 218
Autogestão ineficaz da dor ... 220
Autogestão ineficaz da fadiga ... 222
Risco de autogestão ineficaz do padrão de glicemia ... 224
Autogestão ineficaz da náusea ... 226
Autogestão ineficaz do linfedema ... 228
Risco de autogestão ineficaz do linfedema ... 230
Disposição para autogestão do peso melhorada ... 232
Autogestão ineficaz do sobrepeso ... 233
Risco de autogestão ineficaz do sobrepeso ... 235
Autogestão ineficaz do baixo peso ... 237
Risco de autogestão ineficaz do baixo peso ... 239
Autogestão ineficaz do ressecamento ocular ... 241
Comportamentos ineficazes de manutenção da saúde ... 243
Risco de comportamentos ineficazes de manutenção da saúde ... 245
Comportamentos ineficazes de manutenção do lar ... 247
Risco de comportamentos ineficazes de manutenção do lar ... 248
Disposição para comportamentos melhorados de manutenção do lar ... 249
Disposição para engajamento em exercícios melhorado ... 250
Letramento em saúde inadequado ... 251
Risco de letramento em saúde inadequado ... 253
Disposição para letramento em saúde melhorado ... 254

Disposição para envelhecimento saudável melhorado ... 255
Síndrome da fragilidade do idoso ... 256
Risco de síndrome da fragilidade do idoso ... 258

Domínio 2. Nutrição ... 259
Classe 1. Ingestão ... 261
Ingestão nutricional inadequada ... 261
Risco de ingestão nutricional inadequada ... 263
Disposição para ingestão nutricional melhorada ... 265
Ingestão nutricional proteico-calórica inadequada ... 266
Risco de ingestão nutricional proteico-calórica inadequada ... 268
Amamentação ineficaz ... 270
Risco de amamentação ineficaz ... 272
Amamentação exclusiva conturbada ... 274
Risco de amamentação exclusiva conturbada ... 276
Disposição para amamentação melhorada ... 278
Produção inadequada de leite humano ... 279
Risco de produção inadequada de leite humano ... 281
Dinâmica de alimentação ineficaz do lactente ... 283
Dinâmica alimentar ineficaz da criança ... 285
Dinâmica alimentar ineficaz do adolescente ... 287
Deglutição prejudicada ... 289
Classe 2. Digestão ... 291
Esta classe não contém diagnósticos atualmente ... 291
Classe 3. Absorção ... 292
Esta classe não contém diagnósticos atualmente ... 292
Classe 4. Metabolismo ... 293
Hiperbilirrubinemia neonatal ... 293
Risco de hiperbilirrubinemia neonatal ... 294
Classe 5. Hidratação ... 295
Risco de equilíbrio hidreletrolítico prejudicado ... 295
Risco de equilíbrio do volume de líquidos prejudicado ... 296
Volume de líquidos excessivo ... 297
Risco de volume de líquidos excessivo ... 298
Volume de líquidos inadequado ... 299
Risco de volume de líquidos inadequado ... 300

Domínio 3. Eliminação e troca ... 301
Classe 1. Função urinária ... 303
Eliminação urinária prejudicada ... 303
Risco de retenção urinária ... 304
Incontinência urinária associada à incapacidade ... 305
Incontinência urinária de esforço ... 306
Incontinência urinária de urgência ... 307
Risco de incontinência urinária de urgência ... 308
Incontinência urinária mista ... 309

Classe 2. Função gastrintestinal 310
Motilidade gastrintestinal prejudicada 310
Risco de motilidade gastrintestinal prejudicada 311
Eliminação intestinal prejudicada 312
Risco de eliminação intestinal prejudicada 314
Constipação funcional crônica 315
Risco de constipação funcional crônica 317
Continência fecal prejudicada 319
Risco de continência fecal prejudicada 321
Classe 3. Função tegumentar 322
Esta classe não contém diagnósticos atualmente 322
Classe 4. Função respiratória 323
Troca de gases prejudicada 323

Domínio 4. Atividade/repouso 325
Classe 1. Sono/repouso 327
Padrão de sono ineficaz 327
Risco de padrão de sono ineficaz 329
Disposição para padrão de sono melhorado 331
Comportamentos ineficazes de higiene do sono 332
Risco de comportamentos ineficazes de higiene do sono 334
Classe 2. Atividade/exercício 335
Mobilidade física prejudicada 335
Risco de mobilidade física prejudicada 337
Mobilidade prejudicada com cadeira de rodas 338
Mobilidade no leito prejudicada 340
Habilidade de deambulação prejudicada 341
Habilidade de ficar em pé prejudicada 342
Habilidade de sentar-se prejudicada 343
Habilidade de transferência prejudicada 344
Classe 3. Equilíbrio de energia 345
Tolerância à atividade diminuída 345
Risco de tolerância à atividade diminuída 346
Carga excessiva de fadiga 347
Recuperação cirúrgica prejudicada 349
Risco de recuperação cirúrgica prejudicada 351
Classe 4. Respostas cardiovasculares/pulmonares 352
Risco de função cardiovascular prejudicada 352
Risco de débito cardíaco diminuído 353
Risco de pressão arterial desequilibrada 354
Risco de perfusão tissular cerebral ineficaz 355
Perfusão tissular periférica ineficaz 356
Risco de perfusão tissular periférica ineficaz 358
Padrão respiratório ineficaz 359
Ventilação espontânea prejudicada 361
Resposta prejudicada ao desmame ventilatório da criança 362
Resposta prejudicada ao desmame ventilatório do adulto 364

Classe 5. Autocuidado 366
Síndrome da habilidade de autocuidado diminuída 366
Risco de síndrome da habilidade de autocuidado diminuída 367
Disposição para habilidades de autocuidado melhoradas 368
Habilidade de banhar-se diminuída 369
Habilidade de cuidados pessoais diminuída 370
Habilidade de utilizar o vaso sanitário diminuída 372
Habilidade de vestir-se diminuída 373
Habilidade de alimentar-se diminuída 374
Comportamentos ineficazes de higiene oral 375
Risco de comportamentos ineficazes de higiene oral 376

Domínio 5. Percepção/cognição 377
Classe 1. Atenção 379
Esta classe não contém diagnósticos atualmente 379
Classe 2. Orientação 380
Esta classe não contém diagnósticos atualmente 380
Classe 3. Sensação/percepção 381
Esta classe não contém diagnósticos atualmente 381
Classe 4. Cognição 382
Confusão aguda 382
Risco de confusão aguda 384
Confusão crônica 385
Controle de impulsos ineficaz 386
Processos de pensamento conturbados 387
Conhecimento de saúde inadequado 388
Disposição para conhecimento de saúde melhorado 390
Memória prejudicada 391
Tomada de decisão prejudicada 392
Disposição para tomada de decisão melhorada 393
Tomada de decisão emancipada prejudicada 394
Risco de tomada de decisão emancipada prejudicada 395
Disposição para tomada de decisão emancipada melhorada 396
Classe 5. Comunicação 397
Comunicação verbal prejudicada 397
Risco de comunicação verbal prejudicada 399
Disposição para comunicação verbal melhorada 400

Domínio 6. Autopercepção 401
Classe 1. Autoconceito 402
Disposição para autoconceito melhorado 402
Identidade pessoal conturbada 403
Síndrome da identidade familiar conturbada 404
Risco de síndrome da identidade familiar conturbada 405
Risco de dignidade humana prejudicada 406
Disposição para identidade social como pessoa transgênero melhorada 407

Classe 2. Autoestima ... 408
Autoestima inadequada crônica ... 408
Risco de autoestima inadequada crônica ... 410
Autoestima inadequada situacional ... 411
Risco de autoestima inadequada situacional ... 413
Autoeficácia em saúde inadequada ... 414
Classe 3. Imagem corporal ... 416
Imagem corporal conturbada ... 416

Domínio 7. Papéis e relacionamentos ... 419
Classe 1. Papéis do cuidador ... 421
Comportamentos parentais prejudicados ... 421
Risco de comportamentos parentais prejudicados ... 423
Disposição para comportamentos parentais melhorados ... 425
Conflito excessivo no papel parental ... 426
Classe 2. Relações familiares ... 428
Padrões de interação familiar conturbados ... 428
Risco de padrões de interação familiar conturbados ... 430
Processos familiares prejudicados ... 431
Disposição para processos familiares melhorados ... 434
Risco de comportamentos de apego conturbados ... 435
Classe 3. Desempenho de papéis ... 437
Desempenho de papel ineficaz ... 437
Relacionamento ineficaz com o parceiro íntimo ... 439
Risco de relacionamento ineficaz com o parceiro íntimo ... 441
Disposição para relacionamento com o parceiro íntimo melhorado ... 442
Interação social prejudicada ... 443
Processo perinatológico ineficaz ... 444
Risco de processo perinatológico ineficaz ... 446
Disposição para processo perinatológico melhorado ... 447

Domínio 8. Sexualidade ... 449
Classe 1. Identidade sexual ... 450
Esta classe não contém diagnósticos atualmente ... 450
Classe 2. Função sexual ... 451
Função sexual prejudicada ... 451
Classe 3. Reprodução ... 453
Risco de binômio mãe-feto prejudicado ... 453

Domínio 9. Enfrentamento/tolerância ao estresse ... 455
Classe 1. Respostas pós-trauma ... 457
Síndrome pós-trauma ... 457
Risco de síndrome pós-trauma ... 459
Risco de transição imigratória conturbada ... 460
Classe 2. Respostas de enfrentamento ... 461
Enfrentamento desadaptativo ... 461
Disposição para enfrentamento melhorado ... 463

Enfrentamento familiar desadaptativo 464
Disposição para enfrentamento familiar melhorado 465
Enfrentamento desadaptativo da comunidade 466
Disposição para enfrentamento melhorado da comunidade 467
Ansiedade excessiva 468
Ansiedade excessiva relacionada à morte 470
Medo excessivo 472
Luto desadaptativo 474
Risco de luto desadaptativo 476
Disposição para luto melhorado 477
Carga excessiva de prestação de cuidados 478
Risco de carga excessiva de prestação de cuidados 480
Resiliência prejudicada 481
Risco de resiliência prejudicada 483
Disposição para resiliência melhorada 484
Disposição para esperança melhorada 485
Autocompaixão inadequada 486
Classe 3. Respostas neurocomportamentais 488
Risco de disreflexia autonômica 488
Regulação ineficaz das emoções 490
Regulação do humor prejudicada 491
Síndrome de abstinência de substâncias aguda 493
Risco de síndrome de abstinência de substâncias aguda 494

Domínio 10. Princípios da vida 495
Classe 1. Valores 496
Esta classe não contém diagnósticos atualmente 496
Classe 2. Crenças 497
Esta classe não contém diagnósticos atualmente 497
Classe 3. Coerência entre valores/crenças/atos 498
Sofrimento moral 498
Bem-estar espiritual prejudicado 499
Risco de bem-estar espiritual prejudicado 501
Disposição para bem-estar espiritual melhorado 502
Religiosidade prejudicada 503
Risco de religiosidade prejudicada 504
Disposição para religiosidade melhorada 505

Domínio 11. Segurança/proteção 507
Classe 1. Infecção 510
Resposta imune prejudicada 510
Risco de infecção 511
Risco de infecção de ferida cirúrgica 512
Classe 2. Lesão física 513
Risco de lesão física 513
Risco de lesão pelo calor 514
Risco de lesão pelo frio 515

Risco de lesão na córnea ... 516
Risco de ressecamento ocular ... 517
Risco de lesão por posicionamento perioperatório ... 519
Lesão por pressão neonatal ... 520
Risco de lesão por pressão neonatal ... 522
Lesão por pressão na criança ... 524
Risco de lesão por pressão na criança ... 526
Lesão por pressão no adulto ... 528
Risco de lesão por pressão no adulto ... 530
Risco de lesão do trato urinário ... 532
Integridade tissular prejudicada ... 533
Risco de integridade tissular prejudicada ... 535
Integridade da pele prejudicada ... 537
Risco de integridade da pele prejudicada ... 539
Integridade do complexo mamilo-areolar prejudicada ... 541
Risco de integridade do complexo mamilo-areolar prejudicada ... 543
Integridade da mucosa oral prejudicada ... 544
Risco de integridade da mucosa oral prejudicada ... 546
Risco de quedas na criança ... 547
Risco de quedas no adulto ... 549
Risco de aspiração ... 551
Desobstrução ineficaz das vias aéreas ... 552
Risco de sufocamento acidental ... 553
Risco de sangramento excessivo ... 555
Risco de choque ... 556
Risco de trombose ... 557
Risco de função neurovascular periférica prejudicada ... 558
Risco de morte súbita do lactente ... 559
Risco de tentativa de fuga ... 560

Classe 3. Violência ... 561
Risco de violência direcionada a outros ... 561
Risco de mutilação genital feminina ... 562
Risco de comportamento autolesivo suicida ... 563
Comportamento autolesivo não suicida ... 565
Risco de comportamento autolesivo não suicida ... 567

Classe 4. Riscos ambientais ... 569
Contaminação ... 569
Risco de contaminação ... 571
Risco de intoxicação acidental ... 573
Risco de doença ocupacional ... 575
Risco de lesão física ocupacional ... 577

Classe 5. Processos defensivos ... 578
Risco de reação alérgica ... 578
Risco de reação alérgica ao látex ... 579

Classe 6. Termorregulação ... 580
Termorregulação ineficaz ... 580
Risco de termorregulação ineficaz ... 581

Hipertermia 582
Risco de hipertermia 584
Temperatura corporal neonatal diminuída 586
Risco de temperatura corporal neonatal diminuída 588
Temperatura corporal diminuída 590
Risco de temperatura corporal diminuída 592
Risco de temperatura corporal perioperatória diminuída 593

Domínio 12. Conforto 595

Classe 1. Conforto físico 597
Conforto físico prejudicado 597
Disposição para conforto físico melhorado 599
Síndrome do conforto prejudicado no fim da vida 600
Dor aguda 601
Síndrome da dor crônica 602
Dor crônica 603
Dor no trabalho de parto 605

Classe 2. Conforto ambiental 607
Esta classe não contém diagnósticos atualmente 607

Classe 3. Conforto social 608
Disposição para conforto social melhorado 608
Conexão social inadequada 609
Rede de apoio social inadequada 611
Solidão excessiva 613
Risco de solidão excessiva 614

Classe 4. Conforto psicológico 615
Conforto psicológico prejudicado 615
Disposição para conforto psicológico melhorado 617

Domínio 13. Crescimento/desenvolvimento 619

Classe 1. Crescimento 620
Crescimento atrasado da criança 620
Risco de crescimento atrasado da criança 622

Classe 2. Desenvolvimento 623
Desenvolvimento atrasado da criança 623
Risco de desenvolvimento atrasado da criança 625
Desenvolvimento motor atrasado do lactente 626
Risco de desenvolvimento motor atrasado do lactente 628
Organização prejudicada do neurodesenvolvimento do lactente 630
Risco de organização prejudicada do neurodesenvolvimento do lactente 632
Disposição para organização melhorada do neurodesenvolvimento do lactente 634
Resposta ineficaz de sucção-deglutição do lactente 635

Índice 637

Parte 1

Classificação da NANDA International: avaliação e diagnóstico

1	**Fundamentos do diagnóstico de enfermagem**	2
2	**Da avaliação ao diagnóstico**	33

HERDMAN, T. H.; KAMITSURU, S.; LOPES, C. T. (org.). Diagnósticos de enfermagem da NANDA-I: definições e classificação – 2024-2026. Porto Alegre: Artmed, 2024.

1 Fundamentos do diagnóstico de enfermagem

T. Heather Herdman, Susan Gallagher-Lepak, Camila Takáo Lopes

1.1 Breve introdução ao diagnóstico

Começamos esta discussão explorando o conceito de *diagnosticar*, que engloba o processo de determinação do diagnóstico de um paciente. É fundamental que os enfermeiros compreendam a habilidade de não apenas avaliar e documentar os achados, mas também de se envolver em um processo coerente de avaliação que leve a um diagnóstico preciso. Não é suficiente concluir uma avaliação e fazer uma transição rápida para uma tela de prontuário eletrônico ou em papel e "selecionar" ao acaso um diagnóstico, sem fazer qualquer conexão lógica com a avaliação realizada.

Neste capítulo, será feita uma breve exploração da disciplina de enfermagem e do processo de enfermagem antes de nos aprofundarmos no tema do diagnóstico de enfermagem. Será enfatizada a importância de diferenciar entre o ato de *diagnosticar* e o ato subsequente de *documentar*, destacando-se a necessidade de uma conexão lógica entre a avaliação e o diagnóstico na prática de enfermagem.

O diagnóstico, uma responsabilidade fundamental dos profissionais de enfermagem, se desenvolve durante as interações do enfermeiro com o paciente e a sua família. Esse processo abrange uma avaliação aprofundada, discutida de forma mais detalhada em um outro capítulo, em que os enfermeiros realizam o exame físico e conduzem a anamnese para descobrir possíveis preocupações em relação à saúde. Eles coletam dados abrangentes, incluindo o histórico de saúde do paciente e da sua família, além de sinais e sintomas atuais.

A coleta de dados envolve o exame minucioso dos registros do paciente, incluindo resultados de exames laboratoriais e de imagem, medicamentos e evoluções de várias disciplinas. Além disso, dados importantes são obtidos por meio do diálogo com o paciente, a família ou outras pessoas próximas. Ao analisar os dados obtidos por esses métodos multifacetados, os enfermeiros começam a reconhecer padrões, identificam anomalias e, em condições ideais, percebem os pontos fortes do paciente que são relevantes para a sua jornada de cuidados de saúde.

Considerando a *expertise* disciplinar, os enfermeiros usam o pensamento crítico para transformar dados brutos em inferências informadas. Eles formulam hipóteses sobre diagnósticos de enfermagem possivelmente presentes no paciente, demonstrando uma abordagem estratégica e analítica para a tomada de decisão clínica.

O que queremos dizer com *inferência*? Uma inferência refere-se a uma conclusão ou dedução feita a partir de evidências e com o uso de raciocínio lógico, que vai além dos dados ou declarações explícitas ou diretamente apresentadas. Essencialmente, ela representa uma interpretação ou explicação fundamentada que vai além da superfície dos dados brutos fornecidos. As inferências são elaboradas pela combinação dos dados existentes – que consistem em fatos e observações – com o conhecimento prévio derivado da teoria de enfermagem e da *expertise* disciplinar, junto da experiência clínica.

Esse processo permite a formulação de um novo entendimento, ou interpretação, que ultrapassa o conjunto de dados inicial. As inferências geralmente implicam em fazer conjecturas ou previsões bem-informadas com base nas evidências disponíveis. A capacidade de fazer inferências precisas é parte fundamental do pensamento crítico, da resolução de problemas e do processo diagnóstico na prática da enfermagem.

A partir da análise das inferências, os enfermeiros procedem ao diagnóstico das respostas do paciente inferidas a partir dos dados. Eles podem colaborar com pacientes, familiares, colegas e profissionais de outras disciplinas para validar suas inferências. Esse processo colaborativo visa a confirmar ou desafiar as hipóteses diagnósticas, levando a uma compreensão abrangente das respostas humanas evidentes no paciente.

No entanto, sem uma compreensão dos conceitos e das teorias subjacentes da disciplina da enfermagem, torna-se desafiador fazer inferências precisas a partir de dados brutos. Compreender esses princípios e teorias é essencial para que os enfermeiros façam inferências precisas e tenham *insights* significativos a partir dos dados obtidos nas avaliações dos pacientes.

Por exemplo, Tiago, um novo enfermeiro na unidade de terapia intensiva neonatal (UTIN), coleta os seguintes dados do prontuário do paciente e das observações durante os cuidados e a alimentação do bebê Samuel:

> Samuel é um neonato de 11 dias de vida que nasceu na 27ª semana gestacional. Ele apresenta síndrome da angústia respiratória moderada e está recebendo 2 L de oxigênio via cânula nasal. Hoje, ele apresenta bocejos, mãos espalmadas e soluços durante a alimentação matinal por sonda orogástrica e tem três episódios de queda da saturação de oxigênio abaixo de 85%. Seu peso tem aumentado entre 5 e 10 g/dia, e ele está no percentil 28 de peso.

Sendo um enfermeiro novato na UTIN, Tiago pode não identificar imediatamente sinais como bocejos, mãos espalmadas, soluços e dessaturação como respostas ao estresse em neonatos. O reconhecimento desses sinais requer uma compreensão profunda da organização do neurodesenvolvimento nessa população de pacientes. Ele pode interpretar o ganho de peso como positivo, sem perceber que está abaixo das normas para essa faixa etária, o que indica que o bebê Samuel gasta mais calorias do que consome.

No entanto, equipado com conhecimentos sobre o crescimento e neurodesenvolvimento neonatal, Tiago poderia perceber as respostas ao estresse e os problemas de crescimento. Esses indicadores sugerem que o lactente tem dificuldades para tolerar a alimentação e não ingere uma quantidade de calorias adequada para o crescimento normal. Inferências acuradas decorrentes dessa percepção podem levar Tiago a considerar diagnósticos relacionados a organização do neurodesenvolvimento, resposta ao estresse e nutrição, entre outros, o que levaria a uma coleta de dados adicional.

Chegar a um diagnóstico nesse contexto exige uma coleta de dados holística, uma interpretação informada (inferências), o uso da *expertise* clínica e um conhecimento disciplinar abrangente, ressaltando a complexidade do cuidado neonatal no ambiente da UTIN.

O processo de *diagnosticar* é diferente do ato de *documentar* o diagnóstico. Diagnosticar envolve um processo cognitivo, enquanto documentar serve como um mecanismo para que os enfermeiros transmitam o raciocínio e o julgamento clínico (diagnóstico) de forma padronizada, facilitando a comunicação efetiva entre a equipe interdisciplinar de saúde.

A padronização dos termos tem um papel fundamental para garantir que todos os membros da equipe de cuidado compreendam de forma integral as preocupações de enfermagem com relação a cada paciente, juntamente com o plano de tratamento, que pode ser documentado de maneira uniforme. A utilização de termos padronizados e codificados também impulsiona os esforços de pesquisa, possibilitando o estudo das respostas dos pacientes que têm definições e indicadores diagnósticos idênticos em diferentes locais, ambientes de cuidado e até mesmo países.

A adoção de terminologia padronizada para delinear julgamentos e intervenções clínicas mantém a consistência em várias disciplinas da área da saúde, incluindo enfermagem, medicina, fisioterapia, psicologia e outras. Essa abordagem unificada garante uma comunicação efetiva e promove um entendimento comum do cuidado ao paciente em diversos ambientes de saúde.

1.2 Enfermagem como uma disciplina

A prática de enfermagem gira em torno da avaliação, do diagnóstico e da abordagem de respostas reais ou potenciais de indivíduos, famílias ou comunidades a problemas de saúde ou processos da vida. Esses julgamentos clínicos, conhecidos como diagnósticos de enfermagem, formam a base para a seleção de intervenções de enfermagem destinadas a alcançar resultados pelos quais os enfermeiros são responsáveis. A maioria das pessoas conhece os diagnósticos médicos – a identificação de doenças, enfermidades ou lesões que explicam os sinais e sintomas de um indivíduo (Hansbauer, 2021) – porém muitas não sabem que os enfermeiros também fazem diagnósticos. É interessante notar que, na prática contemporânea, alguns enfermeiros podem afirmar que não usam diagnósticos de enfermagem, optando por seguir estritamente as diretrizes médicas ou protocolos estabelecidos, percebendo isso como uma forma de autonomia profissional. No entanto, essa tendência pode se originar de concepções equivocadas decorrentes do ensino do processo de enfermagem e do diagnóstico de enfermagem ao longo do tempo, bem como da falta de sistemas padronizados nas organizações de saúde para apoiar a implementação do diagnóstico de enfermagem.

Apesar disso, muitos países exigem que os enfermeiros utilizem o processo de enfermagem, que engloba a identificação de diagnósticos de enfermagem como uma estrutura fundamental para a prestação de cuidados de enfermagem. Pesquisas demonstram que os diagnósticos de enfermagem, quando empregados adequadamente, têm maior poder prognóstico do que os diagnósticos médicos isoladamente para aspectos importantes, como o tempo de permanência hospitalar e readmissões hospitalares (Zeffiro et al., 2020; D'Agostino et al., 2019; Sanson et al., 2019; D'Agostino et al., 2017; Sanson et al., 2017).

Para enfatizar os pacientes como o ponto central da prática de enfermagem, precisamos ir além da abordagem de suas doenças ou lesões. A atenção dos enfermeiros deve se voltar a como os indivíduos, as famílias e as comunidades respondem aos processos da vida ou aos problemas de saúde e aos seus esforços proativos para melhorar a saúde e evitar esses problemas. Os enfermeiros desempenham um papel fundamental na segurança do paciente, oferecendo educação em saúde, facilitando a aquisição de habilidades para melhorar a saúde e empregando empatia para entender as experiências únicas dos pacientes. Eles estão na linha de frente da defesa do bem-estar do paciente e da promoção do cuidado holístico.

1.3 Processo de enfermagem

O processo de enfermagem é um tópico fundamental em quase todos os cursos de enfermagem, muitas vezes introduzido como um dos temas iniciais do currículo. Essa abordagem estruturada se baseia no raciocínio clínico, que, por sua vez, se apoia fortemente na compreensão de conceitos fundamentais da disciplina de enfermagem. No entanto, ao iniciar sua formação em enfermagem, talvez você não esteja familiarizado com esses conceitos que são cruciais para sua prática futura. É um desafio empregar efetivamente o raciocínio clínico em cenários práticos sem a exposição prévia a situações com pacientes reais e uma sólida compreensão do conteúdo básico fundamental para a prática de enfermagem. O desenvolvimento da proficiência nessa habilidade requer tempo, prática consistente e experiência prática, adquirida ao longo do tempo em ambientes clínicos. É por meio desse processo iterativo que os estudantes de enfermagem evoluem e refinam suas habilidades de raciocínio clínico, gradualmente adquirindo competência na aplicação de conceitos de enfermagem a situações de cuidado ao paciente no mundo real.

O processo de enfermagem oferece uma estrutura abrangente para organizar os elementos multifacetados do processo cognitivo em que os enfermeiros se envolvem ao avaliar e determinar o cuidado adequado ao paciente. É importante observar que esse processo não é estritamente linear; ele envolve uma interação dinâmica, com reavaliação contínua à medida que surgem novas informações, o que leva o enfermeiro a reconsiderar os possíveis padrões exibidos pelo paciente, pela família ou pela comunidade.

A aplicação do conhecimento de enfermagem, que inclui teorias de enfermagem, ciência de enfermagem e os conceitos de enfermagem subjacentes, é parte integrante do processo de enfermagem (Herdman, 2013). Essa abordagem estruturada envolve uma série de etapas interconectadas: avaliação, diagnóstico, planejamento dos resultados desejados e intervenções, implementação e evolução. Essas etapas não se limitam a uma progressão linear; elas exigem flexibilidade, pensamento iterativo e adaptabilidade à evolução dos dados e das respostas dos pacientes, garantindo uma abordagem ao cuidado que seja abrangente e centrada no paciente. Esse entendimento básico serve como uma lente por meio da qual os enfermeiros discernem conexões complexas nos dados do paciente, possibilitando o reconhecimento de padrões significativos e a determinação de diagnósticos clínicos precisos. É essa integração de conhecimento teórico e aplicação prática que permite aos enfermeiros formar julgamentos clínicos sólidos e oferecer um cuidado abrangente e adaptado às necessidades específicas de cada paciente.

Os vários componentes do processo de enfermagem se desdobram quase que simultaneamente na estrutura cognitiva do enfermeiro. Na ▶ Figura 1.1, os retângulos no diagrama do processo de enfermagem ilustram um ponto de partida mais à esquerda e um ponto final à direita. Essa assimetria visual representa a passagem de tempo após o início da coleta de dados, em que o enfermeiro se envolve em raciocínio e julgamento clínico para iniciar a identificação de diagnósticos, estabelecer resultados específicos para o paciente e determinar intervenções apropriadas.

Durante essa fase, à medida que o enfermeiro navega por essas operações cognitivas, há uma implementação paralela das intervenções escolhidas e, ao mesmo tempo, uma avaliação dos resultados (Bachion, 2009). Essa abordagem dinâmica e interconectada ressalta a natureza multifacetada do processo de enfermagem, em que vários aspectos interagem ao mesmo tempo, refletindo o intricado processo de tomada de decisão inerente à prática de enfermagem.

1.4 Princípios do diagnóstico de enfermagem: introdução

Cada profissão da área da saúde apresenta uma abordagem distinta para definir sua base de conhecimento e aplicar esse conhecimento na prática. Muitas profissões utilizam uma linguagem padronizada para articular seus conhecimentos e codificá-los em sistemas eletrônicos para documentação e comunicação.

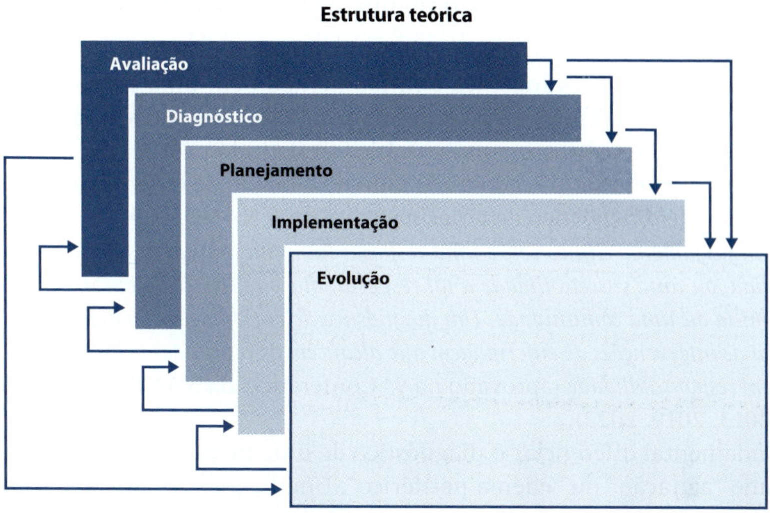

Figura 1.1 Processo de enfermagem.
(De Bachion, M.M. (2009). Instrumentos básicos do cuidar: observação, interação e mensuração. I Simpósio Brasiliense de Sistematização da Assistência de Enfermagem, 2009. Brasília, Brasil. Reproduzida com permissão da autora. Modificada de acordo com a resolução Cofen nº 736 de 17 de janeiro de 2024.)

Os médicos, por exemplo, concentram-se no tratamento de doenças e lesões e empregam a taxonomia da *Classificação Internacional de Doenças* (CID) (Organização Mundial da Saúde, 2019) para representar e codificar as condições que abordam.

Os profissionais das áreas de saúde mental, como psicólogos, psiquiatras e enfermeiros de prática avançada em saúde mental e psiquiátrica, concentram-se no tratamento de transtornos de saúde mental. Eles se baseiam no *Manual Diagnóstico e Estatístico de Transtornos Mentais* (DSM-5-TR) (American Psychiatric Association, 2022) para categorizar e codificar essas condições.

É fundamental observar que, embora os enfermeiros tenham conhecimento sobre os diagnósticos contidos tanto na CID quanto no DSM-5-TR, sua função é diferente. Os enfermeiros não diagnosticam usando essas classificações; eles diagnosticam e manejam, de forma independente, as respostas humanas a problemas de saúde e processos da vida. Os enfermeiros empregam o sistema de classificação de diagnósticos de enfermagem da NANDA International, Inc. (NANDA-I) para diagnosticar e documentar seus julgamentos clínicos, enfatizando uma perspectiva holística que foca nas respostas do paciente às condições de saúde e aos processos da vida, ou na suscetibilidade a essas respostas.

1.4.1 O que é (e o que não é) um diagnóstico de enfermagem

O diagnóstico de enfermagem envolve julgamento clínico derivado de achados de avaliação abrangentes e fundamentado em uma compreensão de conceitos básicos da disciplina de enfermagem. Esses conceitos abrangem tanto o conhecimento teórico quanto o prático, refletindo padrões ou fenômenos discerníveis que têm significado no âmbito do cuidado de enfermagem. A definição formal de diagnóstico de enfermagem para a NANDA-I é:

"*... um julgamento clínico sobre uma resposta humana a condições de saúde/processos da vida, ou uma suscetibilidade a tal resposta, que é reconhecida em um indivíduo, uma família ou uma comunidade. Um diagnóstico de enfermagem fornece a base para a escolha de intervenções de enfermagem que alcancem os resultados pelos quais o enfermeiro tem responsabilidade* (aprovado na 9ª Conferência da NANDA; emendas em 2009, 2013, 2019, 2023).

É fundamental diferenciar o diagnóstico de uma mera observação ou sintoma, como "agitação" ou "edema periférico". Um diagnóstico envolve a culminação do conhecimento da disciplina de enfermagem e do raciocínio clínico meticulosamente aplicados aos dados da avaliação. Por outro lado, as observações feitas pelos enfermeiros referem-se a sinais, sintomas ou comportamentos específicos do paciente sem a estrutura interpretativa ou a análise abrangente que define um diagnóstico.

Essa área geralmente causa confusão entre os enfermeiros quando estes se deparam com observações como "arritmia cardíaca" e, por engano, consideram isso um diagnóstico. "Arritmia cardíaca" é um termo MeSH® (National Library of Medicine, 2023) definido como "quaisquer distúrbios do batimento rítmico normal do coração ou da contração do miocárdio". Ela se caracteriza como uma anomalia no ritmo cardíaco, sendo categorizada como um sintoma (National Institutes of Health; National Heart, Lung, and Blood Institute, 2023) e não como um termo de julgamento que reflete uma resposta humana. Como sintoma, a arritmia aparece nos indicadores diagnósticos de vários diagnósticos de enfermagem, incluindo, entre outros:

- Risco de perfusão tissular cerebral ineficaz (00201)
- Risco de débito cardíaco diminuído (00240)
- Temperatura corporal diminuída (00472)
- Resposta ineficaz de sucção-deglutição do lactente (00295)
- Resposta prejudicada ao desmame ventilatório do adulto (00430)

Esses diagnósticos de enfermagem têm a arritmia como uma pista diagnóstica ou um fator contribuinte, com importante função na avaliação da condição do paciente, e não como um diagnóstico independente, que representa uma resposta humana específica.

A distinção entre um sintoma e um diagnóstico envolve considerar se há intervenções de enfermagem autônomas que possam prevenir ou melhorar a condição. Embora um enfermeiro não possa reverter, de forma independente, uma arritmia cardíaca, as intervenções podem ter como objetivo abordar o *risco de débito cardíaco diminuído* (00240) ao lidar com fatores como autogestão inadequada do tratamento da arritmia, uso de tabaco e média de atividade física diária inferior à recomendada para idade e sexo.

Por exemplo, o enfermeiro pode elaborar um plano com o paciente com *risco de débito cardíaco diminuído* (00240) com o objetivo de garantir a compreensão e a adesão consistente aos medicamentos prescritos para a arritmia. Ao mesmo tempo, os esforços podem se concentrar na redução gradual do uso de tabaco diário e no aumento dos níveis de atividade física diária. À medida que essas intervenções são implementadas, o enfermeiro monitora as mudanças, como uma possível diminuição na frequência ou na gravidade da arritmia, uma redução perceptível em seu impacto no paciente, uma diminuição do consumo diário de cigarros e aumentos da atividade física. Essas mudanças representam possíveis resultados do tratamento.

No entanto, o tratamento eficaz do *risco de débito cardíaco diminuído* (00240) exige uma abordagem holística, que vai além do simples controle da arritmia. Embora a arritmia seja um aspecto essencial, as intervenções e avaliações do enfermeiro abrangem um espectro mais amplo para englobar o estado de saúde do paciente e o progresso ao longo da trajetória do tratamento.

As observações abrangem dados brutos obtidos sobre a condição física, psicossocial, espiritual e emocional do paciente. Durante os encontros com os pacientes, os enfermeiros realizam continuamente várias observações para acompanhar as mudanças no estado de saúde, identificar sinais, sintomas, pontos fortes e anormalidades que possam indicar uma resposta de saúde. Essas observações, por serem dados brutos, não são diagnósticos em si, pois carecem de interpretação e contextualização.

As observações servem como dados de base para o diagnóstico, dando início ao processo de avaliação. Por exemplo, os sinais vitais, a cor da pele, o nível de consciência, os padrões da marcha, o tamanho da família ou a subestimação por um indivíduo da sua capacidade de enfrentamento são exemplos de observações. Na NANDA-I, os enfermeiros podem encontrar essas observações delineadas como indicadores diagnósticos, que são as características definidoras, os fatores relacionados, os fatores de risco e as condições associadas ou populações em risco.

Entretanto, apenas as observações não são suficientes para um diagnóstico; ele requer conhecimento de enfermagem, teorias explicativas e a capacidade de interpretar essas observações. Essa transformação de dados brutos em informações significativas, juntamente à organização e à identificação de padrões entre essas observações, é essencial para a formulação de um diagnóstico. Sem essa etapa interpretativa, os dados encontram-se desconexos, o que impede a síntese necessária para diagnosticar os pacientes de forma efetiva.

A classificação da NANDA-I engloba os diagnósticos de enfermagem, que são julgamentos clínicos refinados em termos padronizados e pré-coordenados. A expressão "pré-coordenado" implica que esses títulos diagnósticos são meticulosamente formulados como termos completos, definidos e baseados em evidências, garantindo sua aplicação prática em ambientes clínicos.

É importante observar que os diagnósticos de enfermagem da NANDA-I não são construídos em tempo real à beira do leito combinando-se termos diversos. Essa prática não é endossada pela NANDA-I, pois dificulta a criação de títulos definidos com precisão e respaldados por evidências de pesquisa. Ao criar diagnósticos dessa maneira, não possível estabelecer um vínculo estruturado entre os dados de avaliação e o diagnóstico, impedindo a validação e a aplicação consistente da terminologia na prática clínica.

Nossos títulos diagnósticos pré-coordenados seguem um sistema multiaxial. A NANDA-I ainda mantém alguns títulos diagnósticos que são construídos usando apenas um termo do Eixo 1, que geralmente são considerados sintomas, como *hipertermia* (00007). Além disso, alguns diagnósticos, como *dor no trabalho de parto* (00256), combinam mais de um substantivo em um nome composto, representado pelo termo de foco do Eixo 1 conforto. Alguns outros são construídos com termos do Eixo 1 (foco) e do Eixo 6 (curso clínico); eles também podem se apresentar como sintomas, como *confusão aguda* (00128) e *dor aguda* (00132). De acordo com o modelo ISO, esses são considerados achados clínicos (International Standards Organization, 2023). No entanto, é importante observar que esses achados, de maneira similar às observações, não atendem à nossa definição de diagnósticos de enfermagem, embora sejam representados como tal no modelo ISO (2023).

Esforços estão sendo empregados para eliminar esses termos da classificação. De fato, neste último ciclo, conseguimos remover 26 desses termos e pretendemos concluir esse refinamento na próxima edição. Nenhum desses títulos diagnósticos incorpora explicitamente termos do Eixo 3 (julgamento). Os enfermeiros avaliam uma ampla gama de aspectos relacionados a esses sintomas, como a gravidade, o impacto na autogestão pelo paciente, suas manifestações fisiológicas ou psicológicas, suas implicações no estado geral de saúde do paciente, entre outros fatores. O julgamento sobre esses sintomas envolve a avaliação de vários aspectos, incluindo a natureza, o impacto, as possíveis causas e as intervenções ou respostas apropriadas necessárias para abordá-los de forma efetiva.

Os enfermeiros lidam com várias respostas de indivíduos, famílias e comunidades com relação a condições de saúde e processos da vida, o que é fundamental para o domínio do cuidado de enfermagem. Na classificação da NANDA-I, os diagnósticos de enfermagem incluem diagnósticos com foco no problema e diagnósticos de potencial. Esses diagnósticos podem ser delineados da seguinte forma:

- **Diagnóstico com foco no problema** – um julgamento clínico a respeito de uma *resposta humana indesejável* a uma condição de saúde/processo da vida em um indivíduo, uma família ou uma comunidade.
- **Diagnóstico de potencial** – a NANDA-I usa os seguintes termos de eixos: *potencial para melhorar* para representar diagnósticos de promoção da saúde e *potencial para deteriorar* para representar diagnósticos de risco. Essas duas formas potenciais de declarações de diagnóstico na NANDA-I são intituladas:
  - **Diagnóstico de risco** – um julgamento clínico a respeito da *suscetibilidade* de um indivíduo, uma família ou uma comunidade de desenvolver uma resposta humana indesejável a condições de saúde/processos da vida (representando um *potencial para deteriorar*)[1]
  - **Diagnóstico de promoção da saúde** – um julgamento clínico a respeito da *motivação* e do *desejo* de aumentar o bem-estar e concretizar o potencial de saúde (representando um *potencial para melhorar*). Essas respostas são expressas por uma disposição para melhorar comportamentos de saúde específicos, podendo ser usadas em qualquer estado de saúde. Em casos em que os indivíduos sejam incapazes de expressar sua própria disposição para melhorar comportamentos de saúde, o enfermeiro pode determinar que existe uma condição para promoção da saúde e agir em benefício do indivíduo.

Embora sejam relativamente escassas na classificação da NANDA-I, os enfermeiros podem diagnosticar síndromes. Uma síndrome consiste em um julgamento clínico sobre um agrupamento específico de diagnósticos de enfermagem com foco no problema que ocorrem juntos e requerem intervenções semelhantes. Por exemplo, *síndrome da fragilidade do idoso* (00353) representa um diagnóstico desse tipo, caracterizado como um "estado dinâmico de desequilíbrio que inclui a deterioração de funções e reservas nos sistemas fisiológicos". Essa síndrome abrange vários diagnósticos de enfermagem, incluindo: *tolerância à atividade diminuída* (00298), *carga excessiva de fadiga* (00477), *mobilidade física prejudicada* (00085), *ingestão nutricional proteico-calórica inadequada* (00359), entre outros. Os fatores etiológicos que contribuem para essa

1 Ressalta-se que, nesta edição, a expressão que era usada anteriormente nos diagnósticos de risco ao final de cada definição, *"que pode comprometer a saúde"*, foi removida. Determinou-se que a expressão era desnecessária, pois o uso de *"suscetibilidade a"* deixa claro que existe a possibilidade de esse diagnóstico se deteriorar em um diagnóstico com foco no problema, o qual, por sua própria definição, é uma *resposta humana indesejável*, e, portanto, pode comprometer a saúde. Entretanto, deve-se observar que o diagnóstico de risco não deve ser usado para qualquer paciente, mas sim para aqueles que correm um risco maior do que a média da população.

síndrome incluem: energia diminuída, anorexia do envelhecimento, medo de quedas, desnutrição, fraqueza muscular e comportamentos sedentários. Além disso, um paciente também pode ter um diagnóstico de risco de uma síndrome, como exemplificado pelo diagnóstico *risco de síndrome da fragilidade do idoso* (00357).

Certamente, nos casos em que o enfermeiro observa fatores etiológicos associados a múltiplos diagnósticos, pode ser plausível empregar intervenções semelhantes que possam afetar positivamente cada um dos diagnósticos. O emprego de um diagnóstico de síndrome em tais cenários permite ao enfermeiro obter uma visão abrangente do padrão observado no paciente, mesclando essas respostas humanas inter-relacionadas em um conceito único mais amplo. Ao fazer isso, em vez de apontar diversos diagnósticos de enfermagem individuais que podem essencialmente compartilhar intervenções idênticas, o enfermeiro pode reconhecer o diagnóstico de síndrome, que captura de forma abrangente a resposta interconectada do paciente, da família ou da comunidade. Posteriormente, o foco pode ser direcionado para intervenções que almejam aumentar a ingestão de nutrientes, tratar a fraqueza muscular, atenuar a fadiga e aliviar o medo, influenciando, assim, os diagnósticos individuais integrados ao contexto mais amplo da síndrome e, ao mesmo tempo, tratando a própria síndrome.

Um diagnóstico de enfermagem é mais do que apenas um título; ele constitui uma expressão padronizada e bem-definida que reflete o julgamento do enfermeiro resultante de uma avaliação abrangente, do conhecimento de enfermagem e do julgamento clínico. Por exemplo, considere o diagnóstico de enfermagem *carga excessiva de prestação de cuidados* (00366), com sua definição específica: "tensão multidimensional opressiva ao cuidar de uma pessoa significativa". Para chegar a esse diagnóstico, o enfermeiro, durante a avaliação, identifica diversos indicadores diagnósticos que corroboram esse diagnóstico específico. Esses indicadores podem incluir dificuldade em desfrutar de atividades de lazer, dificuldade em atender às próprias necessidades de saúde, cefaleia, desconforto gastrintestinal, mudança no peso, senso de responsabilidade exagerado e ansiedade.

Além disso, a avaliação pode revelar fatores subjacentes que contribuem para o diagnóstico, oferecendo oportunidades para o enfermeiro intervir e, possivelmente, atenuar ou aliviar a gravidade do diagnóstico. Esses fatores etiológicos podem incluir: dificuldade em navegar por sistemas de saúde complexos, dificuldade em acessar apoio, conhecimento inadequado sobre recursos da comunidade ou resiliência prejudicada.

Em suma, um diagnóstico de enfermagem não é simplesmente um título descritivo ou um conjunto arbitrário de palavras; é um termo meticulosamente construído e padronizado, que atribui significado ao julgamento ponderado do enfermeiro. Ele simboliza o padrão observado ou o "quadro" de como o paciente, a família ou a comunidade está respondendo a uma condição de saúde ou processo da vida, sintetizado por meio do conhecimento de enfermagem e do julgamento clínico.

1.5 Modelo Tripartite de Prática de Enfermagem de Kamitsuru

Um modelo para considerar os tipos de intervenções que os enfermeiros realizam e a base de conhecimento que sustenta essas intervenções é o Modelo Tripartite de Prática de Enfermagem de Kamitsuru (Kamitsuru, 2022; 2008).

Em geral, os enfermeiros colaboram estreitamente com aqueles pacientes que enfrentam vários problemas clínicos. Apesar disso, é fundamental reconhecer as distinções legais entre as funções dos enfermeiros e dos médicos. Os médicos têm a responsabilidade de diagnosticar e tratar dos problemas nosológicos, enquanto os enfermeiros assumem a obrigação legal de diagnosticar e tratar das respostas humanas no âmbito da disciplina de enfermagem. É imperativo compreender a diferença entre problemas baseados no conhecimento de enfermagem e aqueles decorrentes de diagnósticos médicos. Consequentemente, os diagnósticos de enfermagem não são elaborados renomeando-se termos médicos, e nem toda intervenção de enfermagem necessita de um diagnóstico de enfermagem correspondente.

Para elucidar esses conceitos, vamos nos aprofundar no contexto mais amplo da prática de enfermagem na área da saúde, empregando o Modelo Tripartite (de três pilares) de Prática de Enfermagem (▶ Figura 1.2) como uma estrutura (Kamitsuru, 2022; 2008). Esse modelo delineia três componentes essenciais, ou pilares, da prática de enfermagem, sendo cada um deles distinto, mas intrinsecamente interconectado. No âmbito da prática clínica, os enfermeiros desempenham um espectro de ações com base em diversos padrões.

O pilar inicial envolve práticas e intervenções diretamente influenciadas por diagnósticos médicos. As ações de enfermagem nesse âmbito abrangem atividades ligadas a tratamentos medicamentosos, vigilância dos pacientes, monitoramento e esforços colaborativos entre diferentes disciplinas. Para ilustrar, considere o seguinte cenário:

> O Sr. T é um paciente do sexo masculino de 79 anos que está acamado e inconsciente; foi previamente diagnosticado com demência e vive em casa com sua esposa. Ele é admitido na unidade hospitalar vindo do pronto-socorro, após ter sido diagnosticado com um acidente vascular encefálico (AVE). A médica prescreve medicamentos intravenosos (IV), solicita exames neurovasculares e o coloca em jejum. A enfermeira administra os medicamentos IV e monitora cuidadosamente a resposta do paciente aos medicamentos. A enfermeira também encaminha o paciente para os exames neurovasculares e garante que ele esteja em jejum no sistema eletrônico e que a identificação apropriada de jejum seja colocada em seu quarto.

Os enfermeiros implementam essas ações em resposta a diagnósticos médicos e prescrições de tratamento medicamentoso, usando os padrões médicos de cuidado como base para essas ações de enfermagem.

Em segundo lugar, a prática pode ser orientada por protocolos organizacionais, abrangendo atividades ligadas a cuidados básicos, como a troca de roupas de cama, higiene e cuidados diários. Além disso, esses protocolos podem se estender a intervenções exigidas pelas organizações para todos os pacientes ou para grupos específicos de pacientes. Por exemplo, um hospital pode estipular que todos os pacientes com 60 anos ou mais passem por um rastreamento com um instrumento padronizado e validado para avaliar o risco de quedas. Esse rastreamento, que visa à prevenção de quedas, não significa que todos os pacientes necessariamente tenham o diagnóstico de enfermagem *risco de quedas no adulto* (00303), pois podem não ser identificados fatores de risco em alguns ou na maioria deles; na verdade, eles pertencem a uma população em risco. Essas ações não estão diretamente correlacionadas com diagnósticos médicos ou de enfermagem: elas são fundamentadas em padrões organizacionais de cuidado.

Por fim, e de importância fundamental para nós, profissionais de enfermagem, a prática pode ser orientada por diagnósticos de enfermagem. As intervenções autônomas de enfermagem não requerem aprovação ou permissão médica. Vamos revisar novamente o caso do Sr. T, que foi diagnosticado com um AVE.

O Sr. T é avaliado de forma abrangente pelo enfermeiro, que diagnostica várias respostas humanas. Assim, o enfermeiro o posiciona para abordar o diagnóstico de enfermagem *risco de aspiração* (00039) e inicia um cronograma de mudança de decúbito, devido ao seu diagnóstico de *risco de lesão por pressão no adulto* (00304). Com base nos resultados do instrumento de avaliação de risco de quedas e em uma avaliação aprofundada, o Sr. T é diagnosticado com *risco de quedas no adulto* (00303). Cuidados de apoio também podem ser prestados à sua esposa, que está cuidando dele em casa e agora está ansiosa com esse novo evento e com a forma como isso afetará a vida de ambos. A enfermeira pode avaliá-la quanto à presença de *carga excessiva de prestação de cuidados* (00366) ou de *risco de carga excessiva de prestação de cuidados* (00401).

Os enfermeiros tomam essas medidas com base nos diagnósticos de enfermagem e usam os padrões de cuidados de enfermagem como base para suas intervenções de enfermagem. Após o rastreamento exigido pelo hospital e a avaliação subsequente, caso o enfermeiro tenha identificado *risco de quedas no adulto* (00303) como um diagnóstico apropriado, é iniciado um plano de tratamento para abordar essa preocupação, que foi identificada como um diagnóstico de enfermagem.

A integração de todos os três pilares constitui a essência da prática de enfermagem, sendo que cada um deles possui uma base de conhecimento distinta e responsabilidades correspondentes. Embora seja fundamental que os enfermeiros compreendam todos os três pilares, apenas um está diretamente ligado ao conhecimento exclusivo da disciplina de enfermagem – esse é o domínio em que os diagnósticos de enfermagem entram em ação. Esse modelo ressalta a lógica por trás de não renomear os diagnósticos médicos como diagnósticos de enfermagem, pois os diagnósticos médicos estão firmemente estabelecidos no domínio médico. No entanto, é essencial reconhecer que os diagnósticos médicos não são suficientes para encapsular a totalidade do entendimento dos enfermeiros sobre os pacientes, os julgamentos que fazem em relação às respostas humanas e as intervenções implementadas.

Os diagnósticos de enfermagem, por outro lado, têm a finalidade de elucidar os julgamentos clínicos independentes feitos pelos enfermeiros sobre seus pacientes. Consequentemente, os diagnósticos de enfermagem servem como base para intervenções autônomas de enfermagem, fornecendo uma estrutura para as contribuições distintas da enfermagem no cuidado ao paciente.

1.6 Princípios do diagnóstico de enfermagem: conhecimento dos conceitos da enfermagem

Antes de iniciar uma avaliação, é imprescindível ter uma compreensão básica dos principais conceitos ou focos dos diagnósticos de enfermagem. Os conceitos fundamentais que integram a prática de enfermagem abrangem comportamento, função gastrintestinal, nutrição, função termorregulatória, autocuidado, identidade, função cognitiva e relacionamento, entre outros. A proficiência nesses conceitos capacita o enfermeiro para discernir padrões nos dados coletados, permitindo diagnósticos acurados.

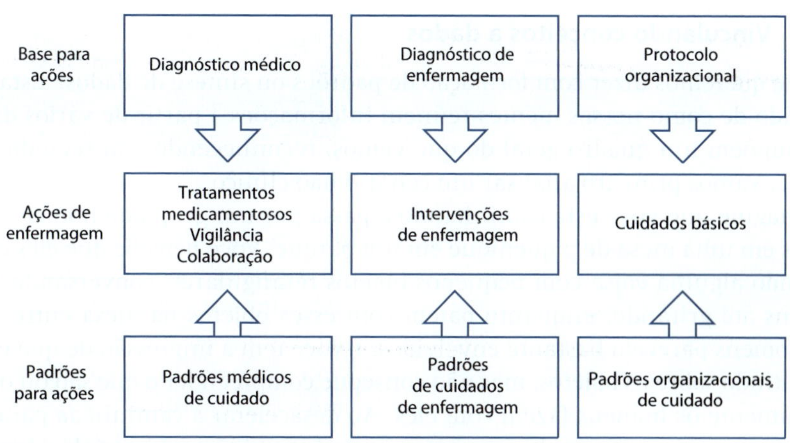

Figura 1.2 Modelo Tripartite de Prática de Enfermagem de Kamitsuru. (Usada com permissão da Igaku-Shoin Ltd., Tóquio, Japão.)

Muitos autores concentram-se no processo de enfermagem, sem antes garantir a compreensão dos conceitos da ciência da enfermagem; no entanto, o processo de enfermagem começa com – e exige – uma compreensão desses conceitos subjacentes da enfermagem e da experiência humana. Se não compreendermos os conceitos da nossa disciplina (ou as ideias definidas por nosso conhecimento), teremos muita dificuldade para identificar como a formação de padrões do "todo" é vivenciada por pacientes, famílias e comunidades.

Um conceito é como uma imagem ou ideia abstrata. Conceitos centrais da disciplina de enfermagem incluem ambiente, saúde, enfermagem e pessoa (Walker e Avant, 2019). Outros conceitos emergem à medida que descrevemos fenômenos de interesse para os enfermeiros, como bem-estar, estresse ou atividade. É essencial que se conheçam (e ensinem) esses conceitos, para que os enfermeiros possam reconhecer respostas humanas normais e padrões inconsistentes com as respostas habituais, identificar riscos ou ameaças à saúde e promover a saúde e o bem-estar. Envolver-se no processo de enfermagem (avaliação, diagnóstico, planejamento, implementação e evolução) não terá sentido se não compreendermos os conceitos de enfermagem subjacentes e se não formos capazes de identificá-los a partir dos padrões individuais manifestados nos dados coletados durante a avaliação.

Sem uma fundamentação sólida dos conceitos, do conhecimento ou dos fenômenos de interesse para os enfermeiros, é difícil articular hipóteses ou probabilidades sobre os pacientes e suas experiências. Sem esse conhecimento, não temos a capacidade de fazer uma avaliação aprofundada e obter dados novos que confirmam ou eliminam um possível problema ou diagnóstico. Embora o conhecimento conceitual não seja geralmente incluído no processo de enfermagem, ter essas informações melhora nossa capacidade de compreender a experiência humana como um todo.

1.6.1 Vinculando conceitos a dados

O que queremos dizer com formação de padrões ou síntese de dados? Estamos falando de como nossas mentes reúnem informações a partir de vários dados e compõem um quadro geral do que vemos, reconhecendo, em seguida, um nome. Vamos primeiro analisar um cenário não clínico.

Imagine que você está caminhando e passa por um grupo de homens sentados em uma mesa de piquenique em um parque. Você percebe que eles estão fazendo alguma coisa com pequenos objetos retangulares, conversando alto, alguns até gritando, enquanto batem com esses objetos na mesa entre eles. Os homens parecem bastante envolvidos, e você tem a impressão de que estão discutindo sobre os objetos, mas não consegue compreender o que são ou o que exatamente os homens fazem com eles. Ao desacelerar a caminhada para observar o grupo, você percebe que uma pequena multidão se forma ali. Algumas dessas pessoas eventualmente sinalizam com a cabeça ou fazem comentários, como se incentivassem os homens, algumas parecem preocupadas, e outras, confusas em relação ao que veem, assim como você.

O que está acontecendo aqui? O que você está observando? Pode ser difícil conseguir expressar o cenário caso se trate de algo que você jamais vivenciou. Quando não compreendemos um conceito, é difícil seguir adiante com a linha de raciocínio. Imagine que lhe foi informado que o que você estava observando era um grupo de homens jogando *Mahjong*, um tipo de jogo de tabuleiro com pequenas peças. As peças são usadas como cartas, embora sejam objetos retangulares menores, originalmente feitos de ossos ou bambu. Ainda que desconheça o *Mahjong*, você consegue compreender o conceito de "jogo". Assim, você pode começar a ver essa cena de outra forma. Pode passar a ver os quatro homens como competidores, cada um deles desejando vencer o jogo, o que pode justificar o envolvimento entusiasmado. Pode começar a considerar suas vozes altas como uma provocação amigável entre os competidores e não como uma briga. A partir do momento em que você compreende o conceito de "jogo", começa a traçar um quadro mental em relação à cena, iniciando uma interpretação dos dados coletados (pistas) de uma forma que faça sentido no contexto de um jogo. Sem o conceito de "jogo" você continuaria a ter dificuldade em dar sentido às suas observações.

Agora vamos analisar a ideia de conceitos (conhecimento) de enfermagem usando um cenário clínico. Lisa está em seu primeiro estágio clínico como estudante de enfermagem, sob a supervisão do Prof. Leonardo, um preceptor em uma instituição de longa permanência para idosos. Em um dos dias de estágio, Lisa está avaliando o Sr. Vicente, auxiliada por seu professor.

O Sr. Vicente é um homem cisgênero de 75 anos que vive na instituição há 2 meses. Ele diz a Lisa que está sempre com baixa energia, uma situação nova para ele, e que não consegue se concentrar, muitas vezes à noite percebendo que nem sequer escovou os dentes. Ele está muito preocupado com a possibilidade de haver algo errado com seu coração. Lisa começa a avaliar seus sinais vitais, mas, enquanto faz isso, pede ao Sr. Vicente que lhe conte o que está acontecendo em sua vida desde que começou a viver na instituição. Ele diz que teve de se mudar depois que sua esposa morreu por um infarto, pois não queria lidar sozinho com todas as tarefas domésticas e demais afazeres, e sua única filha morava no exterior com o marido e quatro filhos. Ele nega qualquer dor no peito, palpitações ou falta de ar. Quando o Prof. Leonardo pergunta por que ele está preocupado com o coração, ele diz: "Bem, essa ideia fica se repetindo em minha mente todos os dias de que minha esposa não teria morrido se eu tivesse insistido para que ela fosse a um cardiologista mais cedo".

Lisa diz ao Sr. Vicente que seus sinais vitais estão muito bons. Ela pergunta a ele com que frequência sua filha o visita. O Sr. Vicente diz que ela teve de ir embora logo após o funeral da sua esposa, pois ela e o marido tinham muitas atividades de trabalho, e não puderam visitá-lo desde então, mas geralmente se falavam por telefone uma vez por semana. Ele refere não ter interesse nas atividades da instituição, e que os moradores não compartilham muitos interesses com ele. Ele é um professor aposentado, tem muito interesse por história e atividades culturais, como teatro e música, mas a maioria dos moradores não tem essa formação e está mais interessada em esportes e fofocas locais.

Ele diz que foi muito difícil sair de seu bairro, pois havia um casal do outro lado da rua e eles eram muito amigos. Eles se encontravam pelo menos três vezes por semana para jantar, assistir TV ou jogar jogos de tabuleiro, e até viajavam juntos algumas vezes. Agora eles só se falam por telefone. Embora esteja feliz por poder conversar com eles, ele diz que não é a mesma coisa que jantar na companhia deles e da sua esposa. Infelizmente, nenhum deles dirige, então não conseguem se encontrar facilmente. Ele também refere que sua esposa era o elo principal do relacionamento com os vizinhos, pois ela estava sempre propondo e planejando atividades diferentes. Ele sente falta da amizade com os vizinhos e de ir a peças de teatro e eventos musicais com eles e com a sua esposa.

O técnico chega para fazer um ECG, então Lisa e seu professor saem da sala.

O Prof. Leonardo pergunta a Lisa quais são as suas hipóteses preliminares com relação ao que ela sabe agora sobre o Sr. Vicente. Ela refere que está preocupada com o coração dele e que precisa de mais dados sobre sua condição cardiovascular, e que está preocupada com o fato de ele ser solitário, pois não tem ninguém com quem possa realmente conversar. O Prof. Leonardo concorda que eles precisam de mais dados para determinar se há, de fato, um problema cardíaco. Ele também concorda que a falta de apoio social para o Sr. Vicente é uma preocupação.

O Prof. Leonardo sugere a Lisa que o Sr. Vicente pode estar sofrendo estresse relacionado à mudança de ambiente, o que pode estar influenciando seu estado emocional e físico. Ele também sugere que pode haver uma preocupação com relação a resiliência e/ou enfrentamento, e está preocupado com a rede e as conexões sociais do Sr. Vicente. Ele indica que é possível que alguns dos sintomas que o Sr. Vicente está apresentando possam estar relacionados à sua dor por ter perdido a esposa devido a problemas cardíacos não tratados.

Ele recomenda coletar dados adicionais sobre os mecanismos de enfrentamento, a resiliência e o processo de luto do Sr. Vicente enquanto aguardam os resultados dos exames cardíacos que estão sendo realizados. Leonardo chama a atenção de Lisa para os diagnósticos *enfrentamento desadaptativo* (00405), *resiliência prejudicada* (00210) e *rede de apoio social inadequada* (00358), e ela percebe que os dados de sua avaliação são características definidoras e fatores relacionados desses diagnósticos. O professor de Lisa conversa com ela sobre o processo de luto e os aspectos que podem afetá-lo, como apoio social inadequado (mudança recente do Sr. Vicente; falta de vínculo com a filha e os amigos). Ele rapidamente considerou esses diagnósticos de enfermagem porque entendia o processo normal de luto, a importância da conexão social e da resiliência.

Ele explica a Lisa que, assim que tiverem mais informações e confirmarem o diagnóstico, eles poderão conversar com o Sr. Vicente e, em seguida, com o diretor da instituição, para que ele se inscreva em um grupo de apoio ao luto e/ou comece a fazer terapia com a equipe de saúde mental, para que possa expressar seu processo de luto, se esse for o foco determinado. Ele também sugere que eles poderiam conversar com o Sr. Vicente sobre a possibilidade de se reconectar com seus amigos da vizinhança pessoalmente, e com o diretor da instituição, para descobrir como ele poderia visitar seus amigos, ou recebê-los na instituição para ver seu novo apartamento, para que o Sr. Vicente se envolva aos poucos com a sua nova comunidade. Eles também poderiam ajudá-lo a explorar as opções disponíveis em sua instituição que poderiam conectá-lo a redes sociais que ele poderia usufruir da melhor forma. Essas poderiam ser intervenções para apoiar a falta de rede de apoio social e para reforçar sua resiliência, se esses forem considerados diagnósticos prioritários.

Lisa, como estudante de enfermagem, ainda não tinha o conhecimento conceitual necessário; para ela, esses diagnósticos não pareciam óbvios. Essa é a razão pela qual o estudo dos conceitos subjacentes aos diagnósticos é tão importante. Não podemos entender os padrões de resposta humana habituais de um indivíduo sem recorrer ao conhecimento conceitual em todo o processo de enfermagem.

1.7 Avaliação

O processo de avaliação envolve a coleta sistemática de dados subjetivos e objetivos, extraídos de diversas fontes, como sinais vitais, entrevistas com pacientes e familiares, exame físico e resultados laboratoriais. As informações do histórico do paciente ou da família, bem como os detalhes do prontuário, acrescentam contextualização crucial a essa avaliação abrangente. Além de identificar os problemas de saúde existentes, os enfermeiros coletam de forma proativa dados sobre os pontos fortes do paciente e da família para identificar oportunidades de promoção da saúde, bem como os riscos potenciais para prevenir ou mitigar possíveis problemas.

Essas avaliações são fundamentadas em estruturas teóricas, incorporando teorias de enfermagem como *Careful Nursing* (Meehan et al., 2018), Teoria Transcultural (Leininger, 2002) e Teoria do Cuidado Transpessoal (Watson, 2005). A operacionalização de elementos dessas estruturas teóricas é facilitada por ferramentas de avaliação, com os Padrões Funcionais de Saúde (PFS) de Marjory Gordon (1994), que são fortemente endossados pela NANDA-I, servindo como um modelo exemplar. Esse modelo será abordado no Capítulo 2.7.

As estruturas centradas na enfermagem oferecem um meio estruturado de organizar dados extensos, convertendo-os em padrões ou categorias manejáveis. É essencial observar a diversidade das abordagens de avaliação, que variam de focos amplos a focos mais estreitos. Elas englobam, entre outras, ferramentas de avaliação de risco, ferramentas de avaliação relatadas pelo paciente e ferramentas de avaliação aprofundada de enfermagem, cada uma delas adaptada para fornecer uma compreensão diferenciada do estado de saúde do paciente.

No cerne do diagnóstico de enfermagem está o raciocínio clínico – um processo intricado que envolve o emprego do julgamento clínico para discernir a condição do paciente e tomar decisões informadas sobre o curso de ação necessário (Levett-Jones et al., 2010). O julgamento clínico, conforme definido por Tanner (2006, p. 204), é "uma interpretação ou conclusão sobre as necessidades, preocupações ou problemas de saúde de um paciente e/ou a decisão de agir (ou não)".

Os problemas principais, geralmente chamados de focos diagnósticos, podem ser evidenciados logo no início da avaliação, como preocupações relacionadas a integridade física, níveis de energia, nutrição e resposta ao estresse, fornecendo um ponto de partida para o processo diagnóstico. Por exemplo, um paciente que expressa sintomas como insônia, palpitações cardíacas e pavor intenso, e demonstra comportamentos observáveis como agir como se examinasse o ambiente, rubor facial, agitação psicomotora e transpiração aumentada, pode levar um enfermeiro experiente a identificar *ansiedade excessiva* (00400) com base no relato do cliente e nos sinais observáveis, a partir do seu conhecimento especializado das respostas ao estresse.

Enfermeiros experientes têm a capacidade de discernir padrões em sinais clínicos rapidamente a partir de dados de avaliação, fazendo uma transição para os diagnósticos de enfermagem. Em contrapartida, os enfermeiros novatos podem seguir um processo mais sequencial na avaliação de possíveis diagnósticos de enfermagem. Essa interação dinâmica do raciocínio clínico ressalta a complexidade e as nuances inerentes ao processo diagnóstico.

Vários diagnósticos em potencial podem ser considerados neste próximo exemplo.

Durante a avaliação inicial de uma paciente com câncer entre as consultas de quimioterapia, nota-se que ela está tendo dificuldades respiratórias graves com atividades mínimas, como caminhar da área de recepção até a sala de tratamento. O enfermeiro pode começar a levantar a hipótese de que pode haver problemas relacionados a padrão respiratório, tolerância à atividade e/ou comportamentos sedentários. O enfermeiro pode usar instrumentos validados e confiáveis que medem respostas reais para avaliar os possíveis diagnósticos e confirmar ou refutar sua hipótese diagnóstica. Alguns exemplos podem incluir o uso do Edmonton Dyspnea Inventory (Kalluri et al., 2023), da International Sedentary Assessment Tool (Prince et al., 2019), do Sedentary Behaviour

Questionnaire (Rosenberg et al., 2010) ou da Total Dyspnea Scale for Cancer Patients (Hashimoto et al., 2019). Outros instrumentos, como a Fatigue Severity Scale (Lerdal, 2021), podem ajudar a diferenciar entre uma causa respiratória para a dificuldade e uma causa relacionada à fadiga ou ao desequilíbrio energético. O uso de instrumentos padronizados pode apoiar o diagnóstico, pois o enfermeiro considera as respostas humanas caracterizadas pela dificuldade respiratória durante atividade, incluindo: *troca de gases prejudicada* (00030), *padrão respiratório ineficaz* (00032), *volume de líquidos excessivo* (00026), *carga excessiva de fadiga* (00477), *mobilidade física prejudicada* (00085) e *tolerância à atividade diminuída* (00298).

Como outro exemplo, caso na avaliação inicial tenha sido identificado um possível diagnóstico relacionado ao manejo da dor crônica, os enfermeiros poderão trabalhar com os pacientes para usar instrumentos validados e confiáveis que meçam o risco ou os sinais/sintomas de uma resposta real, de forma a avaliar melhor essa possibilidade e confirmar ou refutar a hipótese diagnóstica. Alguns exemplos podem incluir o uso da Grade Chronic Pain Scale – Revised (von Korff et al., 2020), Dallas Pain Questionnaire (Andersen et al., 2006), Oswestry Disability Scale (Roland et al., 2000) ou Mankowski Pain Scale (Douglas et al., 2014). Esses instrumentos podem apoiar o julgamento clínico de enfermagem à medida que o enfermeiro considera os diagnósticos *dor crônica* (00133), *síndrome da dor crônica* (00255), *conforto físico prejudicado* (00380) e *autogestão ineficaz da dor* (00418). Esses instrumentos de avaliação podem fornecer dados valiosos para apoiar o diagnóstico.

1.8 Diagnóstico

Um diagnóstico de enfermagem representa o ponto final do raciocínio diagnóstico (Gordon, 1994). É fundamental reconhecer que os diagnósticos com foco no problema não devem ser considerados inerentemente mais críticos do que os diagnósticos de risco. Em certos cenários, um diagnóstico de risco pode ter a mais alta prioridade para um paciente.

Considere um paciente admitido há pouco tempo com os diagnósticos de enfermagem *integridade da mucosa oral prejudicada* (00045), *memória prejudicada* (00131), *disposição para autogestão da saúde melhorada* (00293) e *risco de lesão por pressão no adulto* (00304). Embora *integridade da mucosa oral prejudicada* (00045) e *memória prejudicada* (00131) sejam diagnósticos com foco no problema, *risco de lesão por pressão no adulto* (00304) pode emergir como o diagnóstico de prioridade mais alta. Isso ocorre principalmente quando a avaliação revela fatores de risco como atividade física diminuída, desnutrição proteico-calórica, volume de líquidos inadequado e conhecimento inadequado do cuidador sobre as estratégias de prevenção de lesão por pressão. Além disso, se um instrumento padronizado e validado de rastreamento de lesão por pressão indicar um alto risco, especialmente em indivíduos pertencentes a uma população em risco

(p. ex., idosos, indivíduos em ambientes de cuidados paliativos e reabilitação, indivíduos com deficiência física), o diagnóstico de risco ganha importância fundamental na orientação das prioridades de cuidado ao paciente.

Todo diagnóstico de enfermagem da NANDA-I é caracterizado por um título acompanhado de uma definição precisa. É fundamental que os enfermeiros tenham uma compreensão abrangente das definições associadas aos diagnósticos que identificam com frequência. Igualmente importante é a familiaridade com os "indicadores diagnósticos", que consistem nas informações fundamentais para diagnosticar e distinguir um diagnóstico de outro.

Esses indicadores diagnósticos consistem em características definidoras e fatores relacionados, ou fatores de risco, sistematicamente delineados na ▸ Tabela 1.1. Uma compreensão diferenciada desses indicadores capacita os enfermeiros a identificar diagnósticos acurados e fazer um diagnóstico diferencial,

Tabela 1.1 Resumo de termos-chave

Termo	Descrição breve
Diagnóstico de enfermagem	Um julgamento clínico a respeito de uma resposta humana a condições de saúde/processos da vida, ou uma suscetibilidade a tal resposta, de um indivíduo, uma família ou uma comunidade. Um diagnóstico de enfermagem fornece a base para a escolha de intervenções de enfermagem que alcancem os resultados pelos quais o enfermeiro tem responsabilidade.
Característica definidora	Pista/inferência observável que agrupa-se como manifestações de um diagnóstico com foco no problema, de promoção da saúde ou de síndrome. Implica não apenas o que o enfermeiro consegue ver, mas o que pode tocar, cheirar ou ouvir (p. ex., o que o paciente/família informa; sons cardíacos auscultados com um estetoscópio).
Fator relacionado	Fator antecedente que parece ter algum tipo de relação padronizada com a resposta humana (fatores etiológicos). São fatores que devem ser modificáveis por intervenções autônomas de enfermagem e, sempre que possível, as intervenções devem ter esses fatores etiológicos como alvo.
Fator de risco	Fator antecedente que aumenta a suscetibilidade de um indivíduo, família ou comunidade a uma resposta humana indesejável. São fatores que devem ser modificáveis por intervenções autônomas de enfermagem e, sempre que possível, as intervenções devem ter esses fatores como alvo.
Populações em risco	Grupos de pessoas que compartilham características sociodemográficas, histórico de saúde/familiar, estágios de crescimento/desenvolvimento, exposição a determinados eventos/experiências que levam seus membros a serem suscetíveis a determinada resposta humana. São características não modificáveis pelos enfermeiros.
Condições associadas	Diagnósticos médicos, procedimentos diagnósticos/cirúrgicos, dispositivos médicos/cirúrgicos ou preparações farmacêuticas. Essas condições não são modificáveis de forma autônoma pelo enfermeiro.

facilitando intervenções direcionadas e efetivas adaptadas às necessidades exclusivas de cada paciente.

Um diagnóstico de enfermagem não requer necessariamente a inclusão de todos os tipos de indicadores diagnósticos. Os diagnósticos de enfermagem com foco no problema são compostos minimamente por características definidoras e fatores relacionados. Para os diagnósticos de risco, o foco é delinear os fatores de risco. Tanto nos diagnósticos com foco no problema quanto nos diagnósticos de risco, outros elementos, como condições associadas e populações em risco, também podem ser considerados. Por outro lado, os diagnósticos de promoção da saúde geralmente se baseiam em características definidoras, com a possível inclusão de fatores relacionados se eles aumentarem a precisão do diagnóstico.

Também é importante observar que um plano de cuidados de enfermagem não exige a inclusão de todos os tipos de diagnósticos de enfermagem. O cenário a seguir serve como ilustração de como os diagnósticos com foco no problema e de risco são empregados, enfatizando a natureza dinâmica do processo envolvido na determinação dos diagnósticos de enfermagem.

A enfermeira atendeu João, um homem cisgênero de 37 anos, no ambulatório para acompanhamento após a alta hospitalar. Ele foi internado por insuficiência cardíaca resultante de uma infecção parasitária que o paciente provavelmente teve na adolescência, já que apresentou sintomas leves nas últimas duas décadas. Durante a pandemia de Covid-19, sua doença foi reativada, e seus sintomas intensificaram-se de forma alarmante. Seu coração agora está significativamente aumentado, ele tem arritmias cardíacas frequentes, foi diagnosticado com insuficiência cardíaca chagásica e está tomando vários medicamentos. Além disso, ele apresenta complicações gastrintestinais, incluindo megacólon, o qual afeta sua eliminação fecal. A enfermeira avalia João e identifica os seguintes possíveis diagnósticos de enfermagem.

João parece sobrecarregado com sua condição e como ela afetará seu trabalho (ele é trabalhador da construção civil), sua família (seu salário sustenta sua família de cinco pessoas) e seus resultados em longo prazo. Ele refere exacerbação significativa dos sinais e sintomas da doença – o que levou à sua hospitalização –, que frequentemente deixa de tomar seus medicamentos ("eles me deixam muito cansado") e que acha difícil seguir as recomendações de dieta e líquidos. A enfermeira considera o diagnóstico *autogestão ineficaz da saúde* (00276).

Ele está muito ansioso com o nível de atividade física exigido pelo seu trabalho e diz que precisa parar com frequência para descansar, que sua resistência está diminuindo e que não faz nada além de trabalhar e dormir. Ele não tem energia para comparecer às atividades esportivas ou escolares dos filhos, nem para sair com a família. Sua esposa refere que ele caminha muito mais lentamente do que antes da infecção por Covid-19, parece cansado o tempo todo e está até letárgico na maioria das manhãs. Ele dorme mal, tem dificuldade para pegar no sono e acorda várias vezes à noite, muitas vezes por causa da respiração. Depois, fica acordado, preocupado em como vai sustentar a família. A enfermeira considera o diagnóstico *carga excessiva de fadiga* (00477).

João também indica que tem crises frequentes de constipação grave e seu abdome está frequentemente inchado, com dor e sensibilidade. Às vezes, ele sente tanta náusea que chega a vomitar. Esses episódios causam tontura e ele observa que seu coração parece estar batendo muito rápido nesses momentos. Ele foi diagnosticado com megacólon e deve integrar mudanças de dieta e estilo de vida para tratar essa condição, além de medicamentos. Ele deve ser instruído a aumentar a ingestão de fibras usando uma bebida laxante com fibras, e começou a fazer fisioterapia duas vezes por semana, enfatizando o uso de massagem abdominal. A enfermeira considera o diagnóstico *eliminação intestinal prejudicada* (00344).

A esposa de João indica que está muito estressada. Seus familiares moram longe, e ela não tem apoio. Ela está preocupada com os cuidados a João se ele piorar, como ela administrará os filhos sem a renda dele e como atender às necessidades deles também. Ela indica que não entende bem a condição de João e não sabe como acessar informações ou recursos compreensíveis para ajudá-la a cuidar dele. "Eles simplesmente o mandaram para casa e eu tenho que dar um jeito". Ela é cuidadora em tempo integral de seus três filhos (3, 5 e 9 anos) e agora também cuida de João, ao mesmo tempo em que assume responsabilidades adicionais para obter uma renda. Ela cuida de um idoso no prédio onde mora, cozinhando e limpando, e o olha rapidamente para administrar o medicamento, se necessário, duas vezes por noite. A enfermeira considera o diagnóstico *risco de carga excessiva de prestação de cuidados* (00401).

Esse cenário demonstra parte da complexidade de cuidar de um paciente e de sua família e identificar diagnósticos de enfermagem com foco no problema e de risco.

1.9 Documentação

Como já discutimos, o processo diagnóstico é uma tarefa que exige muito da cognição (Ko et al., 2016), sendo necessário um julgamento clínico diferenciado para discernir as respostas humanas dos pacientes. No entanto, além de suas implicações clínicas, o título diagnóstico, o nome real do diagnóstico, é de suma importância para fins de documentação. Normalmente, um diagnóstico de enfermagem é articulado em duas partes integrantes: (1) o descritor ou modificador, também chamado de termo de julgamento, e (2) o foco do diagnóstico, ou seu conceito-chave. Por exemplo, considere o diagnóstico *comportamentos sedentários excessivos* (00355).

Nos casos em que outros termos de eixo são incorporados ao título diagnóstico, eles também são meticulosamente documentados. Um exemplo ilustrativo é o diagnóstico *enfrentamento desadaptativo da comunidade* (00456), no qual o sujeito da informação (comunidade) torna-se parte integrante do título diagnóstico. Da mesma forma, *dinâmica alimentar ineficaz do adolescente* (00269) introduz uma categoria de idade, especificada na definição como indivíduos de 11 a 19 anos. Essa estrutura de duas partes garante clareza e precisão na transmissão da natureza e do escopo de cada diagnóstico de enfermagem.

Após a avaliação, o enfermeiro tem a tarefa de documentar os julgamentos feitos, empregando métodos diversos. Embora muitas instituições optem pelo uso direto do título do diagnóstico de enfermagem, outras podem adotar um formato de três partes. É uma posição consistente da NANDA-I que o título diagnóstico, por si só, é suficiente como informação essencial para a documentação do paciente, especialmente quando os indicadores diagnósticos – que incluem fatores relacionados/de risco e características definidoras – são evidenciados de forma abrangente em outras partes da documentação do paciente. Essa abordagem simplifica o processo de documentação, garantindo clareza e adesão aos padrões e, ao mesmo tempo, permitindo flexibilidade no formato escolhido.

O formato de três partes é muito usado pelos alunos ao aprenderem a fazer diagnósticos com foco no problema e síndromes, e inclui: ______ [diagnóstico de enfermagem] relacionado a _______ [etiologia/fatores relacionados] conforme evidenciado por ____________ [pistas/características definidoras]. Por exemplo, a partir de um dos exemplos acima, um enfermeiro pode documentar, usando o formato de três partes:

Carga excessiva de fadiga relacionada a *estresse excessivo, ciclo sono-vigília alterado, ansiedade excessiva, falta de condicionamento físico* conforme evidenciado por *capacidade aeróbica diminuída, velocidade de marcha diminuída, dificuldade em manter a atividade física habitual, necessidade de descanso aumentada, resistência física inadequada, letargia, cansaço.*

Um diagnóstico de risco pode ser documentado como: risco de ________ [diagnóstico] relacionado a ________ [fatores de risco]. Por exemplo, no exemplo anterior sobre João, a enfermeira identificou o diagnóstico *risco de carga excessiva de prestação de cuidados* (00401) para sua esposa. Este poderia ser documentado como:

Risco de carga excessiva de prestação de cuidados relacionado a *conhecimento inadequado sobre recursos da comunidade, dificuldade em priorizar compromissos de funções concorrentes* e *processo familiar prejudicado.*

Um diagnóstico de promoção da saúde pode ser documentado como: disposição para ______ [diagnóstico] conforme evidenciado por ____________ [sinais/características definidoras]. Por exemplo:

Disposição para envelhecimento saudável melhorado (00340) conforme evidenciado por *deseja melhorar a capacidade funcional, deseja melhorar o estilo de vida saudável* e *deseja melhorar o engajamento social.*

Muitos professores de enfermagem endossam essa abordagem como um método eficaz para promover habilidades de pensamento crítico entre os alunos, oferecendo simultaneamente aos membros do corpo docente um meio de avaliar seu raciocínio clínico. Alguns acadêmicos defendem a adoção abrangente do formato de três partes, argumentando que todos os diagnósticos de enfermagem devem ser documentados nos prontuários dos pacientes usando essa estrutura. Embora a NANDA-I se alinhe ao formato de três partes durante o ensino de enfermagem, enfatizando seu apoio ao raciocínio clínico, a Associação sustenta que, na prática clínica real, é apropriado documentar apenas o título. Isso depende da garantia de que os fatores relacionados/de risco e as características definidoras sejam discerníveis nos dados de avaliação, nas anotações de enfermagem, na evolução ou no plano de tratamento no prontuário do paciente, fornecendo, assim, a fundamentação para o diagnóstico de enfermagem. Consequentemente, um enfermeiro pode documentar de forma sucinta, por exemplo, *carga excessiva de fadiga*.

Considerando o uso predominante de registros eletrônicos de saúde (RES), é digno de nota que a maioria dos sistemas atualmente em operação não inclui os componentes "relacionado a" e "conforme evidenciado por". Portanto, torna-se imperativo que a ferramenta de avaliação de enfermagem integrada ao sistema de RES inclua os indicadores diagnósticos necessários aos dados de avaliação. Isso facilita a documentação do título do diagnóstico de enfermagem somente na lista de problemas do paciente. É fundamental reconhecer que a mera documentação de um diagnóstico não valida inerentemente sua acurácia. Da mesma forma que nossos colegas da medicina, a presença de indicadores diagnósticos no registro do paciente é imprescindível para fundamentar nossos diagnósticos. Sem essas informações, a capacidade de verificar a acurácia do diagnóstico fica comprometida, levantando dúvidas sobre a qualidade da assistência de enfermagem prestada.

1.10 Planejamento/implementação

Depois que o enfermeiro valida os diagnósticos de enfermagem, a próxima etapa crucial envolve estabelecer as prioridades de cuidado. Determinar qual diagnóstico de enfermagem tem precedência em relação aos outros é um processo crítico de tomada de decisão. O critério mais aparente de priorização é a instabilidade fisiológica, principalmente as consideradas urgentes ou emergenciais, que sempre têm precedência. Por exemplo, se um indivíduo foi diagnosticado ontem com *resiliência prejudicada* (00210) e *carga excessiva de fadiga* (00477), mas hoje desenvolve *ventilação espontânea prejudicada* (00033), o diagnóstico de alta prioridade passa a ser *ventilação espontânea prejudicada* devido à sua natureza de risco de vida. Consequentemente, esse diagnóstico tem precedência até que o paciente se estabilize, o que permite aos enfermeiros voltar a se concentrar nas outras respostas.

Na ausência de respostas com risco imediato à vida, a priorização pode se beneficiar da consideração de diagnósticos com alta congruência com características definidoras e fatores relacionados/de risco no contexto específico do cuidado. Essa abordagem estratégica facilita o direcionamento do cuidado para a resolução desses problemas ou a atenuação de sua gravidade ou risco de ocorrência, especialmente para diagnósticos de risco. Além disso, os diagnósticos que predizem complicações se não forem tratados e aqueles que contribuem para outras respostas humanas podem ser priorizados, garantindo uma abordagem abrangente e diferenciada para o cuidado ao paciente.

Vamos considerar outro caso que exige priorização.

> S.T., uma mulher cisgênero de 35 anos, foi internada no hospital para cirurgia bariátrica. Ela tem um índice de massa corporal de 43 kg/m^2, dores musculoesqueléticas frequentes e dificuldade para caminhar e manter o equilíbrio. Ela também tem dificuldade para lavar a parte inferior do corpo e as dobras cutâneas. Quando o enfermeiro conversa com a paciente, S.T. afirma: "Eu já passei por muita coisa. Para mim, sempre foi uma luta estabelecer metas. Sempre tentei fazer mudanças gigantes da noite para o dia. Mas há momentos em que me percebo comendo sem realmente pensar nisso, quase como se fosse um mecanismo de escape. E nos programas de controle de peso, também tive desafios. Não é que eu não queria participar; é que, às vezes, parece que esses programas não foram criados pensando em alguém do meu tamanho. Já houve casos em que senti que não conseguiria me envolver totalmente ou que as estratégias não se adaptavam às minhas necessidades."

O enfermeiro identificou *autogestão ineficaz do sobrepeso* (00398), *habilidade de banhar-se diminuída* (00326) e *risco de quedas no adulto* (00303). Embora S.T. tenha muitas características definidoras de *autogestão ineficaz do sobrepeso*, os diagnósticos prioritários que podem levar a complicações no contexto do cuidado são *habilidade de banhar-se diminuída* e *risco de quedas no adulto*. Portanto, estes devem ser priorizados.

Coordenar a priorização com o paciente é muito importante para o cuidado de saúde eficaz. É imperativo entender as principais preocupações ou metas de tratamento do paciente. Pode haver casos em que a prioridade do paciente é diferente da prioridade do enfermeiro, enfatizando o papel fundamental que os pacientes desempenham como tomadores de decisão em sua saúde e bem-estar. Por exemplo, se o enfermeiro identificar *carga excessiva de fadiga* (00477) como uma prioridade, mas o paciente enfatizar *disposição para resiliência melhorada* (00212), é fundamental reconhecer e respeitar a perspectiva do paciente. Deixar de abordar as principais preocupações do paciente torna menos provável a sua participação na abordagem do que o enfermeiro considera prioritário. Portanto, a negociação de prioridades, sempre que possível, promove o cuidado centrado no paciente, garantindo que o planejamento de saúde se alinhe às metas do paciente e aumente a colaboração na busca de resultados de saúde ideais.

Os diagnósticos de enfermagem servem como uma bússola para identificar os resultados almejados após os cuidados e elaborar um plano sequencial para intervenções específicas de enfermagem. Um aspecto fundamental desse processo envolve o desenvolvimento de resultados de enfermagem que sejam específicos e mensuráveis, significando o progresso em resposta aos tratamentos destinados a mitigar ou resolver as causas subjacentes do diagnóstico. Em situações em que a melhora pode não ser viável, como em condições crônicas sem potencial de aprimoramento, os resultados podem ser direcionados para o controle eficaz dos sintomas.

Uma observação importante é que os enfermeiros devem se abster de passar prematuramente do diagnóstico de enfermagem diretamente para a intervenção de enfermagem sem considerar cuidadosamente os resultados desejados. Essa sequência de procedimentos pode ser espelhada, por exemplo, no planejamento cuidadoso de uma viagem de carro. Obviamente que para sair de um lugar e chegar em outro, basta entrar em um carro e dirigir, mas talvez não se chegue ao destino realmente desejado. É mais prudente primeiro estabelecer de forma clara um destino (resultado) e, em seguida, traçar uma rota (intervenção) que leve a esse local. Essa abordagem deliberada e estratégica garante que as intervenções de enfermagem sejam intencionais, direcionadas a resultados específicos e que estejam alinhadas com as metas gerais de saúde e bem-estar do paciente.

Conforme destacado na descrição do Modelo Tripartite de Kamitsuru (2022; 2008), a base da intervenção de enfermagem divide-se em três pilares. As ações ou intervenções autônomas de enfermagem são tratamentos baseados em padrões de conhecimento de enfermagem, determinados pelo enfermeiro como adequados para abordar os fatores etiológicos de um diagnóstico de enfermagem ou manejar os sintomas. Além disso, os enfermeiros têm a responsabilidade de executar intervenções interdisciplinares dentro de seu escopo de prática, com base em padrões de domínios médicos ou de outros domínios disciplinares. Além disso, a adesão a padrões ou protocolos organizacionais é imperativa, envolvendo tarefas como intervenções rotineiras de higiene do paciente ou a administração de instrumentos para avaliar fatores de risco, como violência doméstica, lesões por pressão ou risco de queda, especialmente em populações identificadas como de alto risco pela instituição.

Em todos os tipos de intervenções, os enfermeiros devem aplicar seus conhecimentos disciplinares de forma criteriosa. Cabe a eles discernir o que constitui o cuidado apropriado para seus pacientes e delinear os limites de seu escopo de prática. Essa abordagem multifacetada garante que as intervenções de enfermagem estejam alinhadas aos mais altos padrões de cuidado, abrangendo ações autônomas, colaboração interdisciplinar e protocolos organizacionais.

É fundamental fazer a distinção entre diagnósticos de enfermagem e diagnósticos médicos, destacando a função diferenciada dos enfermeiros na prestação de cuidados abrangentes. A hipertensão, por exemplo, é um diagnóstico médico; no entanto, os enfermeiros se envolvem ativamente em intervenções independentes e interdisciplinares para clientes com diversos problemas médicos ou estados de risco. Os enfermeiros geralmente iniciam protocolos permanentes para manejar diagnósticos médicos, às vezes percebendo essas ações como intervenções de enfermagem independentes porque não precisam de uma ordem direta para cada etapa do protocolo. No entanto, esses protocolos permanentes são, na realidade, ordens dependentes de médicos, mas executadas e supervisionadas por enfermeiros, ficando fora do âmbito das intervenções autônomas de enfermagem.

As verdadeiras intervenções autônomas de enfermagem vêm à tona no caso de clientes diagnosticados com fenômenos de enfermagem, como *risco de pressão arterial desequilibrada* (00362). Esse diagnóstico de enfermagem, definido como "suscetibilidade a elevação ou diminuição recorrente da força exercida pelo fluxo sanguíneo na parede arterial, acima ou abaixo dos níveis individuais desejados", é uma ocorrência comum em muitos ambientes de saúde. Ao avaliar os fatores de risco associados a esse diagnóstico, os enfermeiros assumem uma função proativa na determinação dos resultados adequados ao paciente. Posteriormente, elaboram estratégias de intervenções de enfermagem destinadas a alcançar esses resultados, visando especificamente aos fatores de risco identificados no diagnóstico. Essa abordagem meticulosa exemplifica a função distinta e autônoma dos enfermeiros na prestação de cuidados centrados no paciente.

1.11 Evolução

A avaliação contínua das intervenções e da obtenção dos resultados identificados são parte integrante do processo de enfermagem, uma prática que deve ser difundida em cada um dos estágios, e especialmente após a implementação do plano de cuidados. Várias perguntas críticas devem orientar esse processo de avaliação: "Que dados posso ter negligenciado? Estou fazendo julgamentos corretos ou há possibilidade de erro? Qual é o meu grau de confiança na precisão desse diagnóstico? Devo buscar a ajuda de alguém com mais experiência? Confirmei o diagnóstico com o paciente, sua família ou a comunidade envolvida? Os resultados previstos estão alinhados às necessidades exclusivas desse cliente nesse ambiente específico, levando em consideração as estruturas regulatórias que regem a prática de enfermagem na região, a realidade diferenciada da condição do paciente, seus valores e crenças, minha experiência profissional e os recursos disponíveis? Além disso, as intervenções escolhidas são fundamentadas em evidências de pesquisa ou são baseadas na tradição, ou seja, 'o que sempre foi feito'?" Essas perguntas reflexivas garantem uma avaliação abrangente e diferenciada do processo de enfermagem, promovendo a melhoria contínua na prestação de cuidados centrados no paciente.

1.12 Princípios do diagnóstico de enfermagem: aplicação clínica

Esta visão geral dos fundamentos do diagnóstico de enfermagem, inicialmente adaptada para iniciantes, é relevante para todos os enfermeiros, esclarecendo considerações essenciais na aplicação do diagnóstico de enfermagem e oferecendo exemplos de possíveis armadilhas. Um aspecto que merece ênfase contínua é a integração homogênea dos conceitos de enfermagem subjacentes com o processo de avaliação, culminando na formulação de diagnósticos de enfermagem. A compreensão dos conceitos principais por parte do enfermeiro, muitas vezes chamados de focos diagnósticos, não só orienta o processo de avaliação, mas também molda a interpretação dos dados coletados. Nessa estrutura interconectada, os enfermeiros diagnosticam um espectro de respostas, abrangendo diagnósticos como foco no problema, de risco e de promoção da saúde. A determinação do diagnóstico ou dos diagnósticos prioritários entre essas categorias é um julgamento clínico diferenciado por parte do enfermeiro, refletindo a experiência e o compromisso com o cuidado centrado no paciente.

A compreensão da resposta humana de um paciente, enraizada nos principais conceitos e fenômenos relevantes para a nossa disciplina, é facilitada pelo conhecimento da ciência da enfermagem incorporado na classificação NANDA-I. Essa classificação serve como uma linguagem estruturada, oferecendo um meio padronizado para que os enfermeiros comuniquem os diagnósticos de enfermagem. Utilizando a classificação da NANDA-I, especificamente os títulos diagnósticos, os enfermeiros podem trocar informações não apenas entre si, mas também com profissionais de várias disciplinas da área de saúde, articulando os aspectos distintos do que os enfermeiros compreendem de forma única.

No âmbito das interações com os pacientes, o emprego dos diagnósticos de enfermagem torna-se uma ferramenta poderosa. Ele ajuda a elucidar as áreas específicas de foco dos cuidados de enfermagem, promovendo um entendimento mútuo entre enfermeiros e pacientes ou seus familiares. Essa linguagem compartilhada permite que os pacientes se envolvam ativamente em seus próprios cuidados, promovendo uma abordagem colaborativa. A classificação da NANDA-I, ao fornecer uma linguagem comum, serve como uma estrutura unificadora para que os enfermeiros abordem os problemas de saúde, atentem-se aos estados de risco e aproveitem as oportunidades de promoção da saúde. Essa abordagem padronizada aprimora a comunicação e a coordenação dentro da equipe de saúde, contribuindo, em última análise, para uma prestação de cuidados mais eficaz e centrada no paciente.

1.13 Referências

American Psychiatric Association. Diagnostic and statistical manual of mental disorders. 5th ed, text rev. 2022. https://doi.org/10.1176/appi.books.9780890425787.

Andersen T, Christensen FB, Bunger C. Evaluation of a Dallas Pain Questionnaire classification in relation to outcome in lumbar spinal fusion. Eur Spine J. 2006; 15(11): 1671–1685.

Bachion MM. I Simpósio Brasiliense de Sistematização da Assistência de Enfermagem. [Basic instruments for delivering care: observation, interaction and measurement]. Brasília, Brazil: 2009.

D'Agostino F, Vellone E, Cocchieri A, Welton J, Maurici M, Polistena B, ..., Sanson G. Nursing diagnoses as predictors of hospital length of stay: A prospective observational study. Journal of Nursing Scholarship 2019; 51(1): 96–105.

D'Agostino F, Sanson G, Cocchieri A, Vellone E, Welton J, Maurici M, ..., Zega M. Prevalence of nursing diagnoses as a measure of nursing complexity in a hospital setting. Journal of Advanced Nursing 2017; 73(9): 2129–2142.

Douglas ME, Randleman ML, DeLane AM, Palmer G. A. Determining pain scale preference in a veteran population experiencing chronic pain. Pain Management Nursing 2014; 15(3): 625–631.

Gordon, M. Nursing diagnosis: Process and application, 3rd ed. St. Louis, MO: Mosby, 1994.

Hansbauer M. A Short Note on Medical Diagnosis and types. Med Rep Case Stud 2021; 06(S6): 33.

Hashimoto H, Kanda K. Development and validation of the total dyspnea scale for cancer patients. European Journal of Oncology Nursing 2019; 41: 120–125.

Herdman TH. Manejo de casos empleando diagnósticos de enfermería de la NANDA Internacional. [Case management using NANDA International nursing diagnoses]. XXX Congreso FEMAFEE 2013. Monterrey, Mexico: 2013.

International Standards Organization (ISO). International Standard ISO 18104: Health informatics – Categorial structures for representation of nursing diagnoses and nursing actions in terminological systems. 2023. Licensed to NANDA International. Downloaded: December 6, 2023.

Kalluri M, Cui Y, Wang T, Bakal JA. Validation of a Novel Clinical Dyspnea Scale – A Retrospective Pilot Study. American Journal of Hospice and Palliative Medicine® 2023. https://doi.org/10.1177/10499091231167879.

Kamitsuru S. Shitte okitai henkou-ten: NANDA-I Kango shindan teigi to bunrui 2021– 2023. [New things you need to know about the NANDA-I Nursing Diagnosis: Definitions and Classification, 2021–2023]. Tokyo, Igaku-Shoin: 2022.

Kamitsuru S. Kango shindan seminar shiryou. [Nursing diagnosis seminar handout]. Kango Laboratory: 2008.

Ko DG, Park Y, Kim Y, Kim J, Yoon WC. Cognitive-Task-Based Information Aid Design for Clinical Diagnosis. In: Kang BH, Bai Q.(eds). AI 2016: Advances in Artificial Intelligence. Lecture Notes in Computer Science, vol 9992. Cham: Springer, 2016. https://doi.org/10.1007/978-3-319-50127-7_28.

Lerdal A. Fatigue severity scale. In: Encyclopedia of quality of life and well-being research. Cham: Springer International Publishing, 2021 (pp. 1–5).

Leininger M. Culture care theory: a major contribution to advance transcultural nursing knowledge and practices. J Transcult Nurs 2002; 13(3): 189–201.

Levett-Jones T, Hoffman K, Dempsey J. The "five rights" of clinical reasoning: an educational model to enhance nursing students' ability to identify and manage clinically "at risk" patients. Nurse Educ Today 2010; 30(6): 515–520. https://pubmed.ncbi.nlm. nih.gov/19948370/.

Meehan TC, Timmons F, Burke J. Fundamental care guided by the Careful Nursing Philosophy and Professional Practice Model. Journal of Clinical Nursing 2018; 27: 2260–2273.

National Library of Medicine. National Center for Biotechnology Information. Available at: https://www.ncbi.nlm.nih.gov/mesh/?term=cardiac + arrhythmia. Accessed October 3, 2023.

National Institutes of Health. National Heart, Lung, and Blood Institute. What is an arrhythmia? https://www.nhlbi.nih.gov/health/arrhythmias. Accessed Feb 18, 2023.

Prince SA, Butler GP, Roberts KC, Lapointe P, MacKenzie AM, Colley RC, et al. Developing content for national population health surveys: an example using a newly developed sedentary behaviour module. Archives of Public Health 2019; 77(1): 53.

Roland M, Fairbank J. The Roland-Morris Disability Questionnaire and the Oswestry Disability Questionnaire. Spine 2000; 25(24): 3115–3124.

Rosenberg DE, Norman GJ, Wagner N, Patrick K, Calfas KJ, Sallis JF. Reliability and validity of the Sedentary Behavior Questionnaire (SBQ) for adults. Journal of Physical Activity and Health 2010; 7(6): 697–705.

Sanson G, Welton J, Vellone E, Cocchieri A, Maurici M, Zega M, ..., D'Agostino F. Enhancing the performance of predictive models for Hospital mortality by adding nursing data. International journal of medical informatics 2019; 125: 79–85.

Sanson G, Vellone E, Kangasniemi M, Alvaro R, D'Agostino F. Impact of nursing diagnoses on patient and organisational outcomes: a systematic literature review. Journal of Clinical Nursing 2017; 26(23–24): 3764–3783.

Tanner CA. Thinking like a nurse: a research-based model of clinical judgment in nursing. J Nurs Educ 2006; 45(6): 204–211. https://pubmed.ncbi.nlm.nih.gov/ 16780008/.

von Korff M, DeBar LL, Krebs EE, Kerns RD, Deyo RA, Keefe FJ. Graded chronic pain scale revised: mild, bothersome, and high impact chronic pain. Pain 2020; 161(3): 651.

Watson, J. Caring science as a sacred science. In: McEwen M, Wills E (eds). Theoretical basis for nursing. Lippincott Williams and Wilkins, 2005.

Walker LO, Avant KC. Strategies for theory construction in nursing. 6th ed. New York: Pearson, 2019.

World Health Organization. ICD-11 Implementation or Transition Guide. Geneva: World Health Organization 2019. License: CC BY-NC-SA 3.0 IGO. Available at: https://icd.who.int/en/docs/ICD-11%20Implementation%20or%20Transition% 20Guide_v105.pdf.

Zeffiro V, Sanson G, Welton J, Maurici M, Malatesta A, Carboni L, ..., D'Agostino F. Predictive factors of a prolonged length of stay in a community Nursing-Led unit: A retrospective cohort study. Journal of Clinical Nursing 2020; 29(23–24): 4685–4696.

2 Da avaliação ao diagnóstico

Shigemi Kamitsuru, T. Heather Herdman

2.1 Introdução à avaliação

A avaliação é a fase inicial e mais importante do processo de enfermagem. A ausência de uma avaliação de enfermagem abrangente é uma ameaça em potencial à progressão contínua do processo de enfermagem. Na ausência de uma avaliação completa, a determinação precisa dos diagnósticos de enfermagem torna-se inatingível. Isso, por sua vez, dificulta a identificação dos resultados de enfermagem desejados e o planejamento de intervenções de enfermagem autônomas. É imperativo reconhecer que a avaliação vai além do mero preenchimento de formulários, seja em papel ou em telas digitais; essa conformidade procedimental não produz um diagnóstico de enfermagem preciso de forma automática.

A enfermagem, muitas vezes descrita como uma ciência e uma arte, exemplifica essa dualidade ao longo da jornada desde a avaliação até o diagnóstico de enfermagem. A execução bem-sucedida da avaliação e do diagnóstico no processo de enfermagem exige que os enfermeiros usem sua compreensão abrangente dos conceitos de enfermagem, suas habilidades de comunicação, proficiência em exame físico, uma atitude sincera e atenciosa em relação aos pacientes (família/comunidade) e o emprego do pensamento crítico. É importante observar que, daqui em diante neste capítulo, o termo "paciente" abrange tanto grupos quanto indivíduos e, portanto, pode se referir a indivíduo, família ou comunidade.

Este capítulo detalha minuciosamente a jornada desde a avaliação até o diagnóstico de enfermagem, oferecendo orientação detalhada sobre o que fazer e como fazer.

2.2 Por que os enfermeiros avaliam o paciente?

Durante a fase de avaliação do processo de enfermagem, os enfermeiros coletam dados do paciente sistematicamente e, posteriormente, transformam esses dados brutos em informações com significado. Os enfermeiros organizam essas informações em categorias de conhecimento intencionais e significativas que encapsulam os principais conceitos de conhecimento da disciplina de enfermagem: os resultados do raciocínio clínico, mais conhecidos como diagnósticos de enfermagem. Além de sua dimensão analítica, a avaliação serve como a oportunidade ideal para que os enfermeiros estabeleçam um relacionamento terapêutico forte com o paciente. Em essência, a avaliação incorpora facetas intelectuais e interpessoais. A execução meticulosa dessa etapa é crucial, pois qualquer impressão desfavorável do enfermeiro pelo paciente pode afetar significativamente o relacionamento terapêutico subsequente. Portanto, realizar a avaliação com atenção é fundamental.

Conforme ilustrado na ▸ Figura 2.1, a jornada da avaliação ao diagnóstico de enfermagem se desenvolve por meio de uma série de etapas dinâmicas e não lineares, projetadas para diagnosticar e estabelecer a priorização desses diagnósticos de enfermagem. Esses diagnósticos identificados servem então como base para discernir os resultados de enfermagem desejados e identificar as intervenções apropriadas. Embora esse processo possa parecer complexo, algumas etapas podem se desenvolver rapidamente, principalmente no caso de enfermeiros experientes. Considere um cenário durante plantões noturnos: um enfermeiro experiente observa um paciente acordado, suspirando e se mexendo agitadamente em sua terceira noite no hospital. O enfermeiro pode inferir prontamente a presença de uma preocupação com relação ao sono. A transição da coleta de dados (como a observação do comportamento do paciente) para a identificação de possíveis diagnósticos (p. ex., *padrão de sono ineficaz* [00337]) pode ocorrer em um instante. No entanto, é fundamental reconhecer que um diagnóstico identificado às pressas nem sempre é acurado ou tem a mais alta

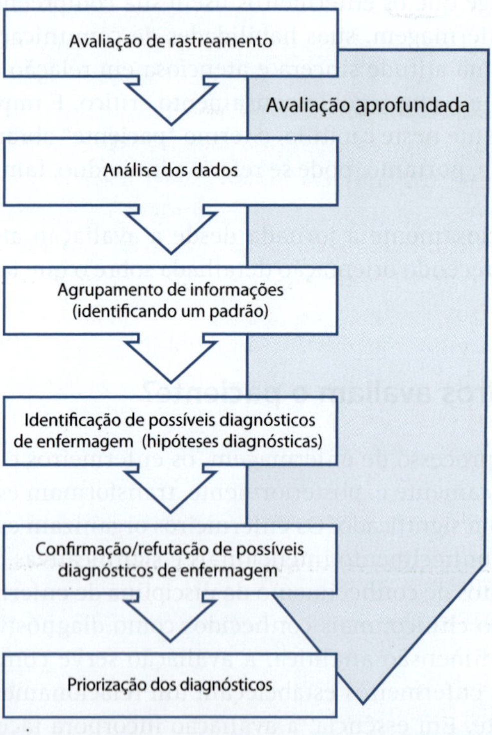

Figura 2.1 Estrutura abrangente da avaliação ao diagnóstico.

prioridade para o paciente. Portanto, a acurácia do diagnóstico depende de uma avaliação completa, seguida de uma análise meticulosa dos dados coletados.

Na seção a seguir, exploraremos detalhadamente cada etapa do processo que nos guia desde a avaliação até o diagnóstico. Antes de nos aprofundarmos nesses detalhes, vamos reservar um momento para discutir o propósito da avaliação, pois ela é mais que uma mera tarefa a ser concluída pelos enfermeiros; compreender seu propósito é fundamental para integrá-la efetivamente em nossas funções profissionais.

A importância reside no fato de os enfermeiros abordarem a avaliação do paciente do ponto de vista da disciplina de enfermagem, uma perspectiva essencial para o diagnóstico acurado e a prestação de cuidados eficazes. Mas o que é exatamente a "disciplina de enfermagem"? Em termos simples, ela constitui o corpo de conhecimento que engloba a ciência da enfermagem. De forma semelhante à maneira como os diagnósticos médicos encapsulam o conhecimento da profissão médica, os diagnósticos de enfermagem oferecem termos padronizados, com definições claras e indicadores diagnósticos (características definidoras, fatores de risco e fatores relacionados), representando o conhecimento de enfermagem.

No entanto, é fundamental enfatizar que determinar diagnósticos de enfermagem com base apenas nos diagnósticos médicos ou nas informações médicas de um paciente não é uma prática recomendada ou segura como processo diagnóstico. Essa abordagem excessivamente simplista pode levar a intervenções de enfermagem inadequadas e/ou à falta de cuidados necessários, resultando em internações hospitalares prolongadas e readmissões desnecessárias. Pode também resultar no uso de recursos de enfermagem escassos para realizar intervenções que não têm mérito para um determinado paciente. Isso ressalta a necessidade de uma compreensão abrangente do paciente no contexto da ciência da enfermagem para garantir diagnósticos de enfermagem precisos que sirvam de base para a intervenção de enfermagem.

Lembre-se de que os enfermeiros diagnosticam as respostas humanas a condições de saúde ou processos da vida, incluindo a suscetibilidade a essas respostas. O diagnóstico constitui a base para a seleção de intervenções de enfermagem voltadas para a obtenção de resultados pelos quais o enfermeiro tem responsabilidade. Nesse contexto, a ênfase está na compreensão do intricado conceito de "resposta humana". A complexidade da natureza humana vem à tona, pois os indivíduos, por serem inerentemente complexos, não reagem de maneira uniforme às mesmas situações. Inúmeros fatores, incluindo genética, fisiologia, estado de saúde e experiências anteriores com doenças ou lesões, exercem influência sobre essas respostas humanas. Além disso, as respostas estão intrinsecamente ligadas ao contexto cultural e étnico, às crenças religiosas ou espirituais, ao gênero e à educação familiar de um paciente. Também é importante observar que a disponibilidade de recursos de saúde e os próprios sistemas de saúde podem influenciar a priorização do diagnóstico ou o momento de identificar o diagnóstico ao longo do *continuum* de cuidado. Essa intricada interação significa que a identificação das respostas humanas é uma tarefa desafiadora.

Presumir que todo paciente com um diagnóstico médico específico apresentará respostas idênticas pode levar ao tratamento inadvertido de condições inexistentes. Isso não apenas desperdiça o tempo e os recursos do enfermeiro, mas também pode resultar na negligência de preocupações genuínas que exigem atenção. Portanto, a pergunta "Qual é o diagnóstico de enfermagem adequado para pacientes com esse diagnóstico médico?" é feita com frequência, mas é inerentemente impossível de ser respondida devido à natureza diversa e individualizada das respostas humanas diante de qualquer condição de saúde específica.

Embora seja concebível que certos diagnósticos de enfermagem possam apresentar associações estreitas com condições/diagnósticos médicos, é importante reconhecer que, até o momento, não temos evidências científicas adequadas para estabelecer vínculos entre os diagnósticos de enfermagem e os diagnósticos médicos de forma inequívoca. Por exemplo, identificar o diagnóstico de enfermagem *conhecimento de saúde inadequado* (00435) com base apenas em um diagnóstico ou procedimento médico novo é ilógico. O contexto do paciente pode envolver outro membro da família com o mesmo diagnóstico médico ou um histórico do mesmo procedimento cirúrgico. Além disso, não há fundamentos para pressupor que todos os pacientes com um diagnóstico médico específico responderão de maneira uniforme; nem todos os pacientes submetidos a um procedimento cirúrgico, por exemplo, necessariamente apresentam *ansiedade excessiva* (00400).

Dada essa complexidade, a avaliação de enfermagem deve ser abordada a partir do ponto de vista singular da disciplina de enfermagem. A determinação dos diagnósticos de enfermagem deve emergir exclusivamente de uma avaliação centrada no paciente, reconhecendo a interação única de fatores e contextos individuais.

Infelizmente, em sua prática profissional, você provavelmente encontrará casos em que os enfermeiros atribuem ou "selecionam" prematuramente um diagnóstico sem realizar uma avaliação abrangente do paciente. É mais problemático o fato de que alguns enfermeiros podem ignorar totalmente o processo diagnóstico, pulando da avaliação para a intervenção, sem identificar a resposta na qual pretendem intervir. Mas o que pode prejudicar o processo diagnóstico abrangente? Considere um cenário em que um enfermeiro inicia um plano de cuidado com base no diagnóstico de enfermagem *ansiedade excessiva* (00400) para um paciente agendado para cirurgia antes de o paciente chegar à unidade cirúrgica ou ser submetido a uma avaliação de enfermagem. Nas unidades cirúrgicas, é comum que os enfermeiros abordem a ansiedade em pacientes pré-operatórios, entendendo que a orientação pré-operatória é uma intervenção eficaz para a redução da ansiedade. Embora presumir uma conexão entre cirurgia e *ansiedade excessiva* possa parecer prático, afirmar que "pacientes pré-operatórios têm ansiedade excessiva" é apenas uma hipótese, e toda hipótese exige validação com cada paciente.

Esse exemplo é particularmente pertinente porque a ansiedade é uma experiência inerentemente subjetiva. Apesar de nossas percepções ou expectativas, somente o paciente pode articular sentimentos de ansiedade. Em essência, *ansiedade excessiva* (00400), como um diagnóstico de enfermagem com foco no problema, necessita de dados subjetivos do paciente. O que parece ser *ansiedade excessiva* pode, na verdade, representar *conforto físico prejudicado* (00380) ou *enfrentamento desadaptativo* (00405). A realidade – e essas diferenças – só podem ser esclarecidas por meio de uma avaliação cuidadosa e da validação de nossas descobertas. Portanto, a avaliação completa é um pré-requisito absoluto antes que o diagnóstico possa ocorrer.

É vantajoso compreender e conhecer os possíveis diagnósticos de alta frequência – aqueles encontrados com certa regularidade em ambientes ou populações de pacientes específicos. O conhecimento dos indicadores diagnósticos relacionados a esses diagnósticos de enfermagem pode orientar os enfermeiros no direcionamento de suas avaliações. Esse conhecimento ajuda a descartar ou confirmar sistematicamente várias hipóteses diagnósticas durante o processo de avaliação. No entanto, a atribuição de diagnósticos de alta frequência sem avaliar sua presença em um paciente nega o processo diagnóstico, ignora o cuidado centrado no paciente e pode colocar o paciente em risco de receber uma intervenção ineficaz ou de não receber os cuidados necessários.

2.3 Avaliação de rastreamento

Agora, vamos explorar meticulosamente cada aspecto do processo que nos guia desde a avaliação até o diagnóstico de enfermagem, começando pela primeira etapa – a avaliação de rastreamento. Os enfermeiros realizam vários tipos de avaliações, que variam desde avaliações emergenciais e com foco no problema até avaliações breves e generalizadas. Conforme ilustrado na ▶ Figura 2.1, os enfermeiros empregam dois tipos distintos de avaliação na progressão para o diagnóstico: avaliação de rastreamento e avaliação aprofundada. Ambas exigem a coleta de dados, mas têm finalidades distintas.

A avaliação de rastreamento é a fase inicial da coleta de dados. Normalmente, ela envolve um conjunto mínimo de itens e é fundamental para decidir se um indivíduo necessita de avaliação ou intervenção adicionais ou não. É imperativo reconhecer que essa avaliação é um pouco diferente da "avaliação aprofundada" mencionada nesta seção, a qual engloba vários itens de avaliação e é de natureza mais abrangente.

A maioria das instituições de saúde fornece aos enfermeiros um formulário padronizado, disponível em papel ou em formato de registro eletrônico de saúde, fundamentado em uma teoria ou modelo de enfermagem específico (p. ex., o Modelo de Adaptação de Roy), em uma revisão por sistema corporal ou outra abordagem sistemática para organizar os dados coletados. A avaliação de rastreamento inicial deve ser concluída em um prazo específico para cada paciente. Por exemplo, os pacientes admitidos em um hospital podem precisar de uma avaliação de enfermagem concluída dentro de 24 horas após a admissão. Por outro lado, os pacientes atendidos em uma clínica ambulatorial podem ser solicitados a preencher um formulário de autoavaliação antes do encontro com o profissional de atenção primária, seja ele um médico ou enfermeiro, por exemplo. Posteriormente, os enfermeiros podem revisar o formulário com o paciente durante sua consulta ou antes da consulta com outro profissional, garantindo uma compreensão abrangente do estado de saúde e das necessidades do indivíduo.

Para realizar uma avaliação de rastreamento, são necessárias não apenas habilidades de comunicação interpessoal, mas também proficiência específica para a execução de vários procedimentos de coleta de dados. Estabelecer um senso de segurança e confiança é fundamental; os pacientes devem se sentir seguros para responder confortavelmente a perguntas pessoais, principalmente quando houver a preocupação de que suas respostas podem não se alinhar com as normas sociais, culturais ou espirituais percebidas.

Embora ela normalmente leve cerca de 30 minutos, em certos aspectos a avaliação de rastreamento inicial pode ser considerada relativamente simples. Em essência, é o processo de sistematicamente "preencher as lacunas". Esses formulários de avaliação geralmente incluem espaços para os sinais vitais, levando o enfermeiro a coletar e registrar esses dados nas seções designadas. Além disso, o formulário pode solicitar informações sobre vários sistemas fisiológicos (como ritmo cardíaco, presença de sopro, pulsos dorsais dos pés, sons pulmonares, sons intestinais, etc.), além de dados psicossociais e espirituais básicos.

No entanto, as avaliações de enfermagem que são feitas para ter como resultado os diagnósticos de enfermagem vão além do rastreamento inicial. À medida que o enfermeiro analisa os dados coletados durante a avaliação de rastreamento e começa a discernir possíveis diagnósticos, surge a necessidade de coletar mais dados para fundamentar ou refutar essas hipóteses. Isso envolve a exploração de outras possíveis respostas humanas que podem ser preocupantes, a identificação de riscos para o paciente ou a descoberta de oportunidades para promoção da saúde. O enfermeiro também deve se aprofundar na etiologia ou nos fatores precipitantes dos possíveis diagnósticos. É bem possível que esses itens de avaliação aprofundada não estejam incluídos no formulário padronizado da organização devido à impossibilidade de abarcar todas as perguntas possíveis para cada resposta humana em potencial.

Guiados por uma profunda compreensão dos conceitos fundamentais da disciplina de enfermagem, os enfermeiros fazem uma avaliação mais abrangente e aprofundada com base nas respostas do paciente obtidas durante a avaliação de rastreamento. Por exemplo, se um paciente idoso expressa uma perda de confiança em viver de forma independente depois de sofrer uma queda em casa que resultou em uma fratura de quadril, o enfermeiro utiliza o conhecimento que adquiriu de vários conceitos para coletar dados adicionais para validar ou refutar possíveis diagnósticos. Sem uma compreensão de conceitos como autoestima, imagem corporal, resiliência e mobilidade física, um enfermeiro pode ter dificuldade em determinar as perguntas certas a serem feitas, o que impede a avaliação e a identificação de um diagnóstico adequado.

É essencial reconhecer que a avaliação aprofundada não é uma etapa única e descomplicada, mas sim um processo contínuo entrelaçado a cada fase do processo que vai desde a avaliação até o diagnóstico de enfermagem. A avaliação aprofundada está posicionada na base de todas as seis etapas, conforme indicado na ▸ Figura 2.1, enfatizando seu papel indispensável ao longo do processo abrangente de diagnosticar em enfermagem.

Os enfermeiros coletam duas categorias distintas de dados de um paciente: subjetivos e objetivos, e ambos os tipos de dados têm a mesma importância para o diagnóstico de enfermagem (Gordon, 2008). Embora a versão *online* do Cambridge Dictionary (2023) defina subjetivo como "influenciado por ou baseado em crenças ou sentimentos pessoais em vez de fatos", e objetivo como "baseado em fatos reais e não influenciado por crenças ou sentimentos pessoais", é fundamental conhecer os diferentes significados que esses termos assumem no âmbito da avaliação de enfermagem.

2.4 Obtendo dados subjetivos

No contexto da enfermagem, "subjetivo" não se refere às crenças ou sentimentos do enfermeiro, mas sim aos do sujeito do cuidado de enfermagem – o paciente, a família ou a comunidade. Por outro lado, "objetivo" denota fatos observados pelo enfermeiro ou por outros profissionais de saúde. Essas distinções enfatizam a função crítica que ambos os tipos de dados desempenham no desenvolvimento de diagnósticos de enfermagem abrangentes.

Os dados subjetivos se originam de relatos verbais do paciente, abrangendo suas percepções e pensamentos sobre vários aspectos da saúde, da vida diária, do conforto, dos relacionamentos, entre outros. Por exemplo, um paciente pode expressar sentimentos como: "Minha mãe é a pessoa que mais me apoia na família" ou "Sinto que não tenho controle sobre a minha vida". Embora membros da família ou amigos próximos também possam oferecer esse tipo de dado, é preferível obtê-lo diretamente dos pacientes sempre que possível, pois estes refletem com precisão suas percepções e pensamentos pessoais. Em situações em que o paciente não pode fornecer dados subjetivos, torna-se necessário recorrer a fontes alternativas. Por exemplo, no caso de um paciente inconsciente, os membros da família podem fornecer dados subjetivos substitutos com base em seu conhecimento do cotidiano do indivíduo.

Os enfermeiros coletam dados subjetivos por meio da anamnese/entrevista, o que transcende um simples questionário com perguntas padronizadas. Para garantir a precisão desses dados, os enfermeiros devem empregar habilidades de escuta ativa. Além disso, o uso de perguntas abertas, que incentivam respostas mais elaboradas, ajuda os enfermeiros a evitar pressupostos infundados e promove uma compreensão mais abrangente da perspectiva do paciente.

2.5 Obtendo dados objetivos

Os dados objetivos incluem as observações feitas pelos enfermeiros em relação ao paciente, coletadas por meio de exame físico e resultados de testes diagnósticos. Nesse contexto, a "observação" vai além de uma mera inspeção visual, incluindo também a utilização de todos os outros sentidos. Por exemplo, os enfermeiros avaliam a aparência geral do paciente, escutam os sons pulmonares, detectam odores, como a drenagem fétida de feridas, e empregam o sentido do tato para verificar a temperatura da pele. Vários instrumentos e ferramentas também são usados para coletar dados numéricos, como peso corporal, pressão arterial, saturação de oxigênio e nível de dor.

Para garantir a confiabilidade e a acurácia dos dados objetivos, os enfermeiros devem ter o conhecimento e as habilidades necessários para realizar uma avaliação física. Além disso, a proficiência no uso de instrumentos padronizados ou dispositivos de monitoramento é essencial, enfatizando a importância da competência nos aspectos práticos e tecnológicos da coleta de dados.

2.6 Estruturas de avaliação

A estrutura que orienta a prática de enfermagem deve manter um certo nível de abstração, considerando que os enfermeiros prestam assistência em vários ambientes e a diversas populações de pacientes. Ao mesmo tempo, uma estrutura específica que dê suporte à avaliação de rastreamento é fundamental, pois ela delineia quais dados precisam ser coletados, a sequência da coleta e a extensão das informações necessárias. De acordo com a Declaração de Posicionamento da NANDA-I (2010), a adoção de uma estrutura de avaliação baseada em evidências, como os Padrões Funcionais de Saúde de Gordon (Gordon, 1994), é altamente recomendada para garantir a precisão dos diagnósticos de enfermagem e promover o cuidado seguro ao paciente. Vale ressaltar que a Taxonomia da NANDA-I não deve ser utilizada como uma estrutura de avaliação.

Infelizmente, ainda há confusão a respeito da distinção entre a Taxonomia II da NANDA-I, que consiste em 13 domínios, e os Padrões Funcionais de Saúde (PFS), uma estrutura de avaliação que abrange 11 padrões. Caso a Taxonomia II da NANDA-I fosse usada como uma estrutura de avaliação, seu formato possibilitaria que o enfermeiro apenas verificasse se os diagnósticos de enfermagem em cada um dos domínios estão presentes ou não. No entanto, é fundamental reconhecer que esse formato não representa com precisão o trajeto desde a avaliação até o diagnóstico de enfermagem. Embora a Taxonomia II da NANDA-I tenha sido desenvolvida com base no trabalho de Gordon, resultando em uma terminologia notavelmente semelhante nas duas estruturas, seus objetivos e funções são fundamentalmente distintos.

O objetivo principal da Taxonomia II da NANDA-I é categorizar os diagnósticos de enfermagem em domínios e suas subcategorias, ou classes. Dado que cada domínio e classe tem uma definição precisa, essa estrutura ajuda os enfermeiros a identificar os diagnósticos de enfermagem apropriados entre os diagnósticos conceitualmente relacionados dentro da taxonomia. Por outro lado, a estrutura dos PFS foi desenvolvida cientificamente por Gordon, em 1974, para padronizar a estrutura da avaliação de enfermagem (Gordon, 1982), enfatizando uma abordagem abrangente para compreender as respostas de saúde dos pacientes.

2.7 Estrutura de avaliação dos Padrões Funcionais de Saúde

A estrutura de avaliação dos PFS sintetiza um modelo holístico de interação pessoa-ambiente e se integra perfeitamente a várias teorias de enfermagem. Sua aplicação versátil abrange várias especialidades de enfermagem, níveis de assistência, grupos etários e ambientes em todo o mundo. Essa estrutura orienta os enfermeiros na anamnese (coleta de dados subjetivos) e no exame físico (coleta de dados objetivos), fornecendo elementos essenciais e uma abordagem estruturada para organizar sistematicamente os dados da avaliação.

De acordo com Gordon (1994), um "padrão" é definido como "uma configuração de comportamentos que ocorrem sequencialmente ao longo do tempo" (p. 70). Em termos mais simples, um padrão não é derivado de uma observação isolada, mas sim da sequência organizada de comportamentos, atividades ou funções relacionadas a um aspecto específico da saúde de um indivíduo. À medida que o processo de coleta e análise de dados se desenvolve, os enfermeiros adquirem progressivamente uma compreensão holística e abrangente do paciente, e um "padrão" discernível emerge gradualmente. A sequência dos 11 padrões dentro da estrutura dos PFS oferece um fluxo para avaliações de enfermagem que é simples e eficaz, com cada padrão contribuindo de forma distinta para a compreensão da saúde do paciente e das respostas humanas. Uma apresentação detalhada das definições e da disposição sequencial de cada padrão está descrita na ▸ Tabela 2.1.

Tabela 2.1 Padrões Funcionais de Saúde: definições e sequência dos padrões

Padrão	Definição do padrão
Padrão de percepção-gestão da saúde	Descreve o padrão de saúde e bem-estar percebido pelo cliente e como a saúde é gerida
Padrão nutricional-metabólico	Descreve o padrão de consumo de alimentos e líquidos do cliente em relação às necessidades metabólicas e aos indicadores de padrão do suprimento local de nutrientes
Padrão de eliminação	Descreve os padrões da função excretora (intestino, bexiga e pele)
Padrão de atividade-exercício	Descreve os padrões de exercício, atividade, lazer e recreação
Padrão de sono-repouso	Descreve os padrões de sono, descanso e relaxamento
Padrão cognitivo-perceptivo	Descreve os padrões sensório-perceptivo e cognitivo
Padrão de autopercepção-autoconceito	Descreve o padrão de autoconceito do cliente e a percepção de si mesmo (p. ex., autoconceito/valor, imagem corporal, estado de sentimento)
Padrão de desempenho de papel-relacionamentos	Descreve o padrão de comprometimento com os papéis e os relacionamentos do cliente
Padrão de sexualidade-reprodutivo	Descreve os padrões de satisfação ou insatisfação do cliente com o padrão de sexualidade; descreve o padrão reprodutivo
Padrão de enfrentamento-tolerância ao estresse	Descreve o padrão geral de enfrentamento do cliente e a eficácia do padrão em termos de tolerância ao estresse
Padrão de valor-crença	Descreve o padrão de valores, crenças (inclusive espirituais) e metas que orientam as escolhas ou decisões do cliente

Fonte: De Gordon M. Nursing Diagnosis: Process and application. 3rd ed. St. Louis, MO: Mosby; 1994, p. 70.

O primeiro padrão, "padrão de percepção-gestão da saúde", fornece uma visão geral do paciente, e os 10 padrões subsequentes enfatizam aspectos específicos da gestão da saúde. Iniciando com o "padrão nutricional-metabólico" e continuando até o "padrão de sono-repouso", a obtenção de dados é relativamente simples, já que aspectos como o tamanho físico costumam ser facilmente aparentes e os pacientes normalmente não encontram dificuldades para responder à maioria das perguntas. Entretanto, à medida que a avaliação progride a partir do "padrão cognitivo-perceptivo", ela se aprofunda em domínios mais pessoais. Nesse momento, o enfermeiro pode observar indicadores de problemas, como dificuldades de audição ou de memória durante a comunicação, o que leva a uma avaliação mais focada.

Avançando do "padrão de autopercepção-autoconceito" ao "padrão de valor-crença" no final, a avaliação introduz itens que os pacientes podem preferir manter em sigilo. Assim, a promoção de um relacionamento de confiança com o paciente torna-se fundamental para a obtenção de dados precisos. Consequentemente, esses padrões são estrategicamente conduzidos na última parte da avaliação. Embora a sequência original costume ser útil na maioria dos ambientes clínicos, Gordon (2008) recomenda uma sequência modificada no âmbito da saúde mental e psiquiátrica. Nela, a avaliação começa com o "padrão de percepção-gestão da saúde", seguido pelo "padrão de autopercepção-autoconceito" e, então, pelos quatro padrões subsequentes. Esse ajuste é particularmente vantajoso dada a estreita relação desses padrões com os pacientes no domínio da saúde mental e psiquiátrica.

Gordon (2008) desenvolveu diferentes itens de avaliação adaptados para indivíduos, famílias e comunidades. No entanto, este capítulo se dedica exclusivamente à avaliação individual. Para obter um entendimento completo dos itens dos PFS para avaliação individual, familiar e da comunidade, recomendamos consultar a literatura original de Gordon. Em sua publicação, a autora especifica várias perguntas de avaliação em potencial para cada padrão. A ▸ Tabela 2.2 apresenta apenas alguns exemplos de perguntas por padrão para a anamnese de um paciente (Jones et al., 2021). Embora a quantidade de áreas e itens de avaliação possa parecer extensa, é importante observar que nem todos os itens são aplicáveis a todos os pacientes. Além disso, alguns itens podem precisar de ajustes com base em considerações culturais ou de cada país.

Por exemplo, durante o processo de anamnese em relação ao "padrão de sono-repouso", se dirigir seu próprio veículo não for o principal meio de transporte do paciente, pode ser mais adequado reformular a pergunta para: "Você alguma vez já cochilou por um curto período de tempo enquanto viajava de ônibus ou trem?".

Embora a realização de uma avaliação de rastreamento com a estrutura dos PFS possa ser demorada para iniciantes, é uma progressão natural que todos

Tabela 2.2 Padrões Funcionais de Saúde: exemplos de questões

Padrão	Exemplos de questões
Padrão de percepção-gestão da saúde	Em geral, como você classifica sua saúde e por quê? O que significa a saúde em sua vida? Está satisfeito(a) com seu estado de saúde atual? O que você faz regularmente para manter sua saúde?
Padrão nutricional-metabólico	Descreva seu padrão alimentar habitual e a ingestão diária de alimentos e líquidos. Você faz 3 refeições ao dia? Tem acesso a alimentos adequados? Faz algum lanche durante o dia? Come em situações de estresse? Fale mais sobre isso.

(continua)

Tabela 2.2 Padrões Funcionais de Saúde: exemplos de questões *(Continuação)*

Padrão	Exemplos de questões
Padrão de eliminação	Com que frequência você urina em um período de 24 horas? Costuma acordar à noite para urinar? Descreva seu padrão (habitual) de eliminação intestinal. Usa laxantes com frequência?
Padrão de atividade-exercício	Descreva suas atividades diárias habituais. Exercita-se com regularidade semanalmente? Explique. Como se sente após exercitar-se? Como se sente após subir um lance de escadas?
Padrão de sono-repouso	Quantas horas dorme à noite? Sente-se descansado(a) ao acordar? Você já cochilou por um momento enquanto dirigia? Tem energia suficiente para realizar as atividades do dia a dia? Costuma tirar cochilos? Explique.
Padrão cognitivo-perceptivo	Qual é a sua melhor forma de aprendizagem? Sente dores com regularidade? Como controla a sua dor?
Padrão de autopercepção-autoconceito	O que o(a) faz se sentir bem consigo mesmo? Está contente em relação ao que já realizou na vida? Há coisas que gostaria de fazer futuramente? O que descreveria como seus pontos positivos? Há coisas que gostaria de mudar em relação a você?
Padrão de desempenho de papel-relacionamentos	Quem é seu maior apoio? Está satisfeito(a) com os seus relacionamentos atuais? Descreva os seus papéis e relacionamentos atuais com seus familiares mais próximos. E com os demais familiares? Está satisfeito(a) com seu trabalho atual?
Padrão de sexualidade-reprodutivo	Sente-se confortável com a sua sexualidade? Fale mais sobre isso. É sexualmente ativo(a)? Está envolvido(a) em algum relacionamento? Tem filhos?
Padrão de enfrentamento-tolerância ao estresse	Como descreveria seu atual nível de estresse? Há coisas em sua vida que considera estressantes? Fale mais sobre isso. Como lida com situações estressantes? O estresse interfere em suas relações/trabalho?
Padrão de valor-crença	O que mais valoriza na sua vida? O que dá sentido à sua vida? Qual é o valor da saúde na sua vida? O que faz para se manter saudável? O que espera alcançar na vida?

vivenciam. O uso da estrutura de avaliação dos PFS em diversas populações de pacientes e ambientes clínicos ajuda a discernir quais padrões justificam uma avaliação aprofundada e quais padrões podem ser efetivamente rastreados. É fundamental ter em mente que uma avaliação completa é indispensável.

Sem ela, possíveis problemas de saúde, estados de risco ou oportunidades de promoção da saúde podem passar despercebidos em seus pacientes.

Avaliação de rastreamento do Sr. Roberto. Vamos prosseguir com uma avaliação de rastreamento usando o estudo de caso do Sr. Roberto.

O Sr. Roberto, um homem cisgênero de 76 anos, foi submetido a quimiorradioterapia para câncer de esôfago em estágio IV há um ano. Hoje, ele foi ao ambulatório para acompanhamento e, posteriormente, foi internado no hospital devido à suspeita de metástase.

As informações abrangentes derivadas da avaliação de rastreamento, da análise dos dados e da avaliação aprofundada do Sr. Roberto são apresentadas na ▸ Tabela 2.3. Elas servem como uma representação detalhada do processo de avaliação que leva aos diagnósticos de enfermagem. No entanto, é importante observar que, em ambientes clínicos reais, os enfermeiros não documentam os dados nesse formato específico. A tabela foi criada apenas para explicar o caminho desde a avaliação até os diagnósticos de enfermagem da forma mais clara possível.

Agora, vamos focar nas seções de avaliação de rastreamento dentro de cada padrão. É claro que nem todos os dados coletados por meio da avaliação de rastreamento com a estrutura dos PFS estão incluídos aqui. Alguns dados não relevantes foram omitidos para fins de clareza em nossa discussão.

Tabela 2.3 Avaliação de rastreamento, avaliação aprofundada e análise dos dados do Sr. Roberto

Padrão de percepção-gestão da saúde	
Avaliação de rastreamento O Sr. Roberto estava se saindo bem após a quimiorradioterapia. Agora, ele está sentindo fadiga e dor intensa na região lombar e nos quadris. Ele toma medicamentos anti-hipertensivos diariamente após o café da manhã e usa um porta-comprimidos para garantir a adesão. No mês passado, o Sr. Roberto recebeu vacinas contra o coronavírus e a gripe, pois poderia ficar gravemente doente se fosse infectado. Ele não fuma e consome álcool com pouca frequência. Ele adere a práticas de segurança, como o uso do cinto de segurança ao dirigir. Não tem histórico de quedas. O Sr. Roberto demonstra adesão às orientações de médicos e enfermeiros. **Avaliação aprofundada** • Sua fadiga e dor começaram há 2 semanas • Ele está preocupado em relação à metástase. • Ele foi diagnosticado com hipertensão há 20 anos e toma os medicamentos de maneira bem controlada.	**Análise dos dados** • Sintomas problemáticos: fadiga e dor intensa na região lombar e nos quadris • São necessários mais dados sobre seus sentimentos em relação à metástase • Doença crônica: hipertensão há mais de 20 anos • Adere à medicação e às recomendações dos profissionais de saúde • Comportamentos preferenciais pela manutenção da saúde e prevenção de doenças.

(continua)

Tabela 2.3 Avaliação de rastreamento, avaliação aprofundada e análise dos dados do Sr. Roberto *(Continuação)*

Padrão nutricional-metabólico	
Avaliação de rastreamento O Sr. Roberto faz refeições duas vezes ao dia: café da manhã e jantar. Ele não toma nenhum suplemento ou vitamina e evita lanches. No último ano, perdeu 5 kg. Ele não tem apetite, mas tenta comer o máximo possível. Não tem problemas de mastigação, deglutição ou refluxo. Adere a uma dieta com baixo teor de sódio. Consome 1,5 L de líquidos por dia, principalmente chá verde ou de ervas. Desenvolveu dermatite durante a radioterapia há um ano, mas já foi tratado para essa condição. As mucosas orais e as gengivas estão pálidas, sem lesões; vai ao dentista anualmente para limpeza dos dentes. Tem próteses removíveis nos dentes de trás. Ultimamente, vem sentindo fadiga, o que o leva a deitar no sofá com frequência. A pele está úmida, com edema nos membros inferiores. Temperatura corporal: 36,8 °C. Vermelhidão da pele na região sacral. Altura de 168 cm, peso de 52 kg e índice de massa corporal (IMC) de 18,4.	**Análise dos dados** • Preocupação nutricional: refeições duas vezes ao dia, evita lanches, sem apetite, perda de peso de 5 kg • Anemia: mucosas e gengivas pálidas, hemograma anormal • Adere a uma dieta com baixo teor de sódio • Lesão por pressão: vermelhidão não branqueável da pele na região sacral, 3 cm^2 • Baixo peso
Avaliação aprofundada • Hemograma: Hb: 9,8 g/dL, Ht: 29,4%, hemácias: 3,09 milhões/mcL • A área de vermelhidão na pele é de 3 cm^2. Sem dor. Não é branqueável.	
Padrão de eliminação	
Avaliação de rastreamento Eliminações intestinais regulares, geralmente duas vezes ao dia após as refeições; nunca usou laxantes. Relata diminuição da força de micção, com dificuldade para começar a urinar; não há perda de urina.	**Análise dos dados** • Ele talvez precise consultar um urologista.
Avaliação aprofundada O Sr. Roberto nunca foi a um urologista.	
Padrão de atividade-exercício	
Avaliação de rastreamento Recentemente, tem apresentado fraqueza generalizada; o padrão de atividade na maioria dos dias da semana é "na maior parte sedentário". Ele costumava fazer uma caminhada de 30 minutos todos os dias, mas recentemente se sente cansado demais para caminhar, passando mais tempo deitado no sofá nas últimas 2 semanas. Nega sentir tontura. O Sr. Roberto é independente em suas atividades diárias. Sinais vitais: frequência cardíaca de 78 batimentos/minuto, sem arritmia, pressão arterial de 142/86 mmHg, frequência respiratória de 24 respirações/minuto, sem sopro pulmonar. Força de preensão manual: 31 kg, com bom tônus muscular. Consegue pegar um lápis com facilidade; não há evidência de comprometimento das articulações.	**Análise dos dados** • Sintomas problemáticos: fraqueza generalizada, dispneia ao esforço, fadiga e "na maior parte sedentário" • O fato de passar mais tempo deitado no sofá pode estar contribuindo para sua lesão por pressão.

(continua)

Tabela 2.3 Avaliação de rastreamento, avaliação aprofundada e análise dos dados do Sr. Roberto *(Continuação)*

Avaliação aprofundada
- Dispneia por esforço ao caminhar.
- "Na maior parte sedentário" devido à fadiga e à dor.

Padrão de sono-repouso

Avaliação de rastreamento	Análise dos dados
Recentemente, sente fadiga ao acordar pela manhã; não tem dificuldade para dormir e nunca usa soníferos. Desperta duas vezes durante a noite para ir ao banheiro. Vai para a cama às 21h e acorda às 5h. Acredita que tomar um banho uma hora e meia antes de dormir contribui para uma boa noite de sono. Tenta evitar cochilar durante o dia, mas ocasionalmente cai no sono enquanto assiste à TV.	• Não há preocupações com o sono. • A fadiga continua durante todo o dia. • A higiene do sono muda no hospital.

Avaliação aprofundada
- Enquanto estiver no hospital, ele segue o cronograma de banhos do hospital.

Padrão cognitivo-perceptivo

Avaliação de rastreamento	Análise dos dados
Relata dor intensa na região lombar e nos quadris, descrevendo pressão forte constante. A dor começou há cerca de 2 semanas e é mais intensa quando fica em pé do que quando está sentado; os emplastros analgésicos não oferecem alívio. Usa óculos para ler o jornal; a última consulta com o oftalmologista foi há 2 anos. Não tem problemas de audição, nem usa aparelhos auditivos. Nenhuma alteração foi relatada em seu paladar, olfato ou tato. Não tem problemas de memória, concentração ou tomada de decisões. Gosta de ler e aprende de várias maneiras; tem nível superior completo. Consegue ouvir sussurros e pensa de forma abstrata e concreta. Proficiente em português e inglês, sabe ler e falar os dois idiomas. Consciente e orientado. Mantém a concentração e entende mensagens verbais de forma consistente.	• Preocupação: dor na região lombar e nos quadris, pressão forte e constante, nível de dor 6 em uma escala de classificação numérica de 10 pontos.

Avaliação aprofundada
- O nível de dor é de 6 em uma escala de classificação numérica de 0 (sem dor) a 10 (pior dor).

Padrão de autopercepção-autoconceito

Avaliação de rastreamento	Análise dos dados
Percebe-se como uma pessoa séria e honesta, mantendo consistentemente uma autoimagem positiva. O diagnóstico de câncer de esôfago não alterou significativamente sua autopercepção; a principal preocupação é a extensão da metástase. Está determinado a se submeter a qualquer tratamento possível, mas acha que não há nada que possa fazer se o câncer não puder ser tratado. Considera que ter câncer é seu destino e está pronto para aceitá-lo. Mantém contato visual durante as interações, exalando confiança tanto na fala quanto na aparência. O humor é bastante calmo (pontuação de 2 em escala validada e confiável) e o estilo de resposta é proativo (pontuação de 1 em escala validada e confiável).	• Mantém a calma apesar da situação que induz à ansiedade.

(continua)

Tabela 2.3 Avaliação de rastreamento, avaliação aprofundada e análise dos dados do Sr. Roberto *(Continuação)*

Avaliação aprofundada	
• Preocupado com sua esposa e filho, pois a possível metástase pode indicar que a morte é iminente.	
Padrão de desempenho de papel-relacionamentos	
Avaliação de rastreamento Vive com sua esposa de 75 anos e seu filho de 50 anos. Até 6 meses atrás, sua mãe de 98 anos também morava com eles, mas ela faleceu. Seu filho tem deficiências intelectual e de desenvolvimento e precisa de apoio contínuo. Embora seja capaz de realizar tarefas simples, ele depende de assistência em vários aspectos da vida diária e trabalha em uma instituição de assistência social próxima durante a semana. A criação do filho apresentou desafios substanciais para o casal. Atualmente, os cuidados com o filho recaem exclusivamente sobre sua esposa, a Sra. Cláudia, que também tem osteoartrite em ambos os joelhos. Ela tinha uma cirurgia marcada para este mês, mas a adiou devido à hospitalização do Sr. Roberto. Inicialmente, o casal esperava continuar morando com o filho o máximo de tempo possível, mas agora está pensando em uma instituição para ele. Sua cunhada, de 70 anos, mora nas proximidades e pode dar apoio ao Sr. Roberto. O Sr. Roberto acha difícil estabelecer conexões sociais e não tem amigos próximos, interagindo principalmente com os vizinhos por meio de cumprimentos. Apesar dessas circunstâncias, ele e sua esposa mantêm um relacionamento de apoio e cooperação. Embora não tenha amigos íntimos, o Sr. Roberto não se sente sozinho. Financeiramente, eles contam com a aposentadoria do Sr. Roberto e não têm nenhuma preocupação imediata.	**Análise dos dados** • Crise familiar: pode ser que a esposa tenha carga excessiva de prestação de cuidados enquanto o Sr. Roberto estiver no hospital, pois ela tem osteoartrite. • O Sr. Roberto e sua esposa têm um bom relacionamento, pois se ajudam mutuamente.
Avaliação aprofundada • Quando foi hospitalizado há um ano, sua esposa conseguiu cuidar do filho sozinha, pois ele não tinha nenhum problema. • No mês passado, seu filho sofreu *bullying* pelos colegas de trabalho e não conseguiu trabalhar por uma semana. Não há nenhum problema no momento.	
Padrão de sexualidade-reprodutivo	
Avaliação de rastreamento Não relatou problemas sexuais.	**Análise dos dados** • Não há preocupação com esse padrão.
Padrão de enfrentamento/tolerância ao estresse	
Avaliação de rastreamento Relata que sua esposa é a pessoa com quem ele mais se comunica; atribui a superação de várias dificuldades ao apoio mútuo que dão um ao outro. Em geral, não sente nervosismo; raramente consome álcool e não usa drogas. Os eventos significativos do ano passado incluem o diagnóstico de câncer de esôfago em estágio IV e o tratamento, bem como o falecimento de sua mãe de 98 anos. Ele discute todos os problemas que surgem com sua esposa. O nível de ansiedade é baixo (pontuação de 3 em uma escala de avaliação validada).	**Análise dos dados** • Sr. Roberto tem tolerância positiva ao estresse. • Há algo relacionado à incapacidade atual de participar de caminhadas que possa influenciar no nível de estresse?

(continua)

Tabela 2.3 Avaliação de rastreamento, avaliação aprofundada e análise dos dados do Sr. Roberto *(Continuação)*

Avaliação aprofundada	
• Caminhar era uma maneira eficaz de aliviar o estresse. • Sua mãe faleceu em uma idade muito avançada e sem sofrimento, por isso ele conseguiu aceitar facilmente a morte dela.	
Padrão de valor-crença	
Avaliação de rastreamento	**Análise dos dados**
Reconhece que a vida nem sempre sai como planejado. Atualmente, a família é o aspecto mais importante de sua vida. Ele e sua esposa estão procurando lugares onde seu filho possa viver de forma independente. Ele não tem nenhuma crença religiosa específica.	• Está buscando recursos disponíveis para o filho.

2.8 Avaliação aprofundada

Como afirmado anteriormente, a integração da avaliação aprofundada é intrínseca a todas as fases do processo (▸ Figura 2.1). Quando determinados dados derivados da avaliação de rastreamento são interpretados como "anormais" ou geram preocupações para o enfermeiro, torna-se imperativo embarcar em uma avaliação aprofundada mais completa. Deixar de examinar atentamente os dados coletados pode levar à omissão de informações críticas. Na ▸ Tabela 2.3, vamos direcionar nossa atenção para os segmentos de avaliação aprofundada dentro de cada padrão.

Após a conclusão da avaliação de rastreamento do "padrão nutricional-metabólico", por exemplo, a enfermeira reuniu os seguintes dados:

- Hemograma:
  - Hb: 9,8 g/dL
  - Ht: 29,4%
  - Hemácias: 3,09 milhões/mcL
- Área de vermelhidão na pele de 3 cm^2. Sem dor. Não branqueável.

Você consegue perceber a justificativa por trás da coleta desses dados adicionais pela enfermeira? Devido ao seu alto nível de especialização, as etapas de avaliação de rastreamento, análise dos dados, agrupamento de informações (identificação de padrões) e identificação de possíveis diagnósticos ocorrem quase simultaneamente em sua mente. É provável que ela perceba padrões indicativos de "anemia" e "lesão por pressão" no Sr. Roberto. Por meio de uma avaliação aprofundada rápida, ela poderia confirmar ou refutar prontamente os possíveis diagnósticos. É importante observar que este é um exemplo avançado e não implica que todos trabalharão no mesmo ritmo. Para aqueles que estão começando, recomenda-se uma abordagem sistemática por etapas neste momento. Lembre-se de que a utilização da avaliação aprofundada não se limita a um momento específico; sua aplicação é flexível e depende das circunstâncias exclusivas do paciente e da experiência do enfermeiro.

2.9 Análise dos dados

A segunda etapa fundamental na progressão da avaliação para o diagnóstico de enfermagem é a análise dos dados, uma fase em que os enfermeiros convertem dados brutos em informações significativas. Esse processo tem a importante finalidade de guiar-nos para a compreensão do significado dos dados coletados durante a avaliação de rastreamento e para a identificação de quaisquer outros dados que possam ser necessários. Os termos "informação" e "dado" são muitas vezes usados de forma intercambiável, mas as suas características inerentes diferem significativamente. Para promover uma compreensão mais clara da avaliação e do diagnóstico de enfermagem, vamos nos deter um pouco na distinção entre dados e informações.

Os dados constituem os fatos não processados, ou "brutos", coletados meticulosamente pelos enfermeiros por meio de suas observações e escuta da fala do paciente. Posteriormente, usando o seu conhecimento de enfermagem, os enfermeiros transformam esses dados brutos em informações. As informações, nesse contexto, podem ser vistas como dados dotados de um julgamento ou significado atribuído, manifestando-se como descritores como "alto" ou "baixo", "normal" ou "anormal" e "sem problemas" ou "problemático".

Na ▸ Tabela 2.3, vamos nos concentrar nos segmentos de análise dos dados dentro de cada padrão.

Durante a avaliação de rastreamento do "padrão nutricional-metabólico" do Sr. Roberto, a enfermeira coletou os seguintes dados:

- Altura: 168 cm
- Peso: 52 kg
- Índice de massa corporal (IMC): 18,42 kg/m^2

Aplicando seu conhecimento de enfermagem sobre os padrões de avaliação da Organização Mundial da Saúde (IMC < 18,5 kg/m^2 indica baixo peso), ela analisou esses dados e os transformou em informações valiosas: *o Sr. Roberto está abaixo do peso.* Além disso, na avaliação de rastreamento do "padrão de atividade-exercício", a enfermeira coletou dados que indicam que o paciente tem passado cada vez mais tempo deitado no sofá nas últimas 2 semanas. Empregando seus conhecimentos de enfermagem sobre os mecanismos e as causas da lesão por pressão, ela considerou esses dados e sabiamente os transformou em informações significativas: *os longos períodos de permanência no sofá podem estar contribuindo para a lesão por pressão.*

2.10 Agrupando informações/identificando um padrão

A etapa seguinte do processo envolve o agrupamento de informações, uma fase fundamental que depende do reconhecimento de padrões. Depois de analisar e transformar meticulosamente os dados em informações, aproveitamos esse novo entendimento nas etapas seguintes. O conceito de agrupamento de informações está intimamente relacionado à complexidade de nossas funções de memória. Em vez de ficar se debatendo com a pergunta "como devo agrupar as informações para discernir um padrão?", é reconfortante saber que nosso cérebro realiza essa tarefa de forma autônoma para nós.

No âmbito da memória humana, há duas partes principais: a memória de longo prazo, que tem uma capacidade infinita, e a memória de curto prazo, que é limitada pela lei de Miller (1956), a qual sugere uma capacidade de memória restrita a sete itens, com variação de mais ou menos dois. Reconhecendo essa limitação, nosso cérebro emprega um mecanismo chamado agrupamento para armazenar com eficiência mais informações na memória de curto prazo. Esse mecanismo envolve a associação de informações de tipos semelhantes e sua organização em grupos coesos. O sucesso dessa associação depende do reservatório de conhecimento à nossa disposição.

Considere um cenário prático em que você está cuidando de um paciente com um problema de "equilíbrio de líquidos". Seu conhecimento sobre "equilíbrio de líquidos" abrange vários componentes, como entrada (p. ex., ingestão oral, fluidos intravenosos, alimentação por sonda) e saída (p. ex., urina, fezes, drenos, feridas grandes, suor, êmese). Ao coletar e analisar metodicamente diversos dados pertinentes ao "equilíbrio de líquidos", o conhecimento adquirido se torna fundamental para agrupar as informações pertinentes de forma ágil.

Ilustrando esse processo com o caso do Sr. Roberto, a enfermeira começou a discernir padrões por meio do agrupamento estratégico de informações. Conforme ilustrado na ▶ Figura 2.2, essa representação visual resume como as informações se agrupam e se unem perfeitamente em padrões discerníveis.

2.11 Identificando possíveis diagnósticos de enfermagem (hipóteses diagnósticas)

Nesse momento do processo, o enfermeiro examina as informações agrupadas e padronizadas, obtendo *insights* sobre as possíveis experiências do paciente, especificamente suas respostas humanas.

Infelizmente, é nesse estágio que o processo de enfermagem costuma ser interrompido de forma prematura. Os enfermeiros podem compilar uma lista de possíveis diagnósticos e se apressar em implementar intervenções ou escolher um diagnóstico com base apenas em seu título e, em seguida, selecionar

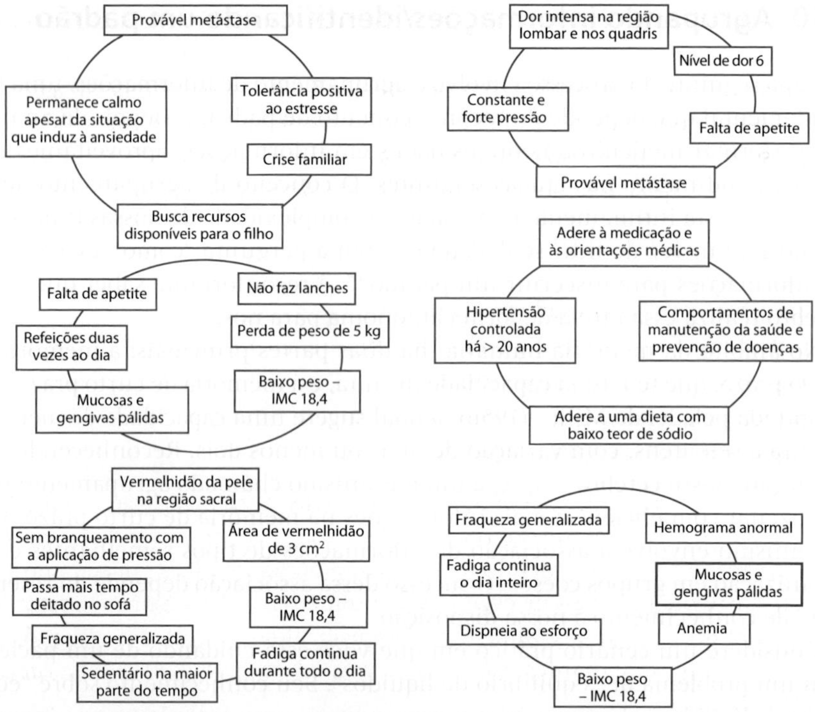

Figura 2.2 Agrupando informações: identificando um padrão com os dados do Sr. Roberto.

intervenções para os diagnósticos escolhidos. Como alternativa, alguns enfermeiros podem definir um resultado desejado e direcionar as intervenções para atingir esse objetivo. No entanto, a falha inerente a essas abordagens está na possível incompatibilidade entre as intervenções e o problema específico do paciente e a sua causa principal. Em termos simples, esses métodos não são apenas ineficazes, mas são também cursos de ação inadequados. Para que os diagnósticos sejam realmente precisos, eles precisam de validação – uma avaliação extensa e aprofundada para confirmar ou refutar (efetivamente "descartar") um diagnóstico.

Nesta etapa, recomendamos analisar todos os diagnósticos de enfermagem possíveis que surgem à mente. No caso de enfermeiros experientes e especializados, essa exploração mental se desenvolve rapidamente, geralmente em segundos. Por outro lado, enfermeiros novatos ou estudantes de enfermagem podem se beneficiar da orientação de colegas mais experientes ou de membros do corpo docente para ajudar no seu processo de pensamento. A capacidade de reconhecer padrões nas informações depende de uma compreensão profunda dos conceitos subjacentes que sustentam cada diagnóstico em potencial. Em certos casos, a compreensão conceitual de cada diagnóstico de enfermagem pode impulsionar o enfermeiro a realizar uma avaliação mais abrangente e detalhada.

Revisitando a ▸ Figura 2.2, munido de conhecimentos de enfermagem que englobam os conceitos de resiliência, dor, nutrição, autogestão da saúde, lesão por pressão, tolerância à atividade e fadiga, a enfermeira pode começar a discernir as informações como possíveis diagnósticos de enfermagem, por exemplo:

- Disposição para resiliência melhorada (00212)
- Dor aguda (00132)
- Ingestão nutricional inadequada (00343)
- Disposição para autogestão da saúde melhorada (00293)
- Lesão por pressão no adulto (00312)
- Tolerância à atividade diminuída (00298)
- Carga excessiva de fadiga (00477)

Nesse estágio, você pode ter em mente diagnósticos de enfermagem semelhantes e se perguntar qual deles é o mais adequado. No entanto, não há necessidade de apressar esse raciocínio. Na próxima etapa, explicaremos como diferenciar entre diagnósticos de enfermagem semelhantes. Conforme ilustrado, a enfermeira do Sr. Roberto também parece estar lidando com dois diagnósticos de enfermagem semelhantes: *tolerância à atividade diminuída* (00298) e *carga excessiva de fadiga* (00477).

2.12 Confirmando/refutando possíveis diagnósticos de enfermagem

Nessa etapa, os possíveis diagnósticos de enfermagem (hipóteses diagnósticas) identificados são validados ou descartados, processo que envolve um exame meticuloso da lógica por trás de cada diagnóstico. Especificamente, as informações coletadas são revisadas e comparadas meticulosamente com os termos padronizados em uso, como os diagnósticos de enfermagem da NANDA-I.

O uso de termos padronizados, como os fornecidos pela NANDA-I, é fundamental, pois eles proporcionam não apenas um título (p. ex., *disposição para resiliência melhorada*), mas também uma definição e indicadores diagnósticos (características definidoras e fatores relacionados ou fatores de risco). Isso permite aos enfermeiros validar – ou possivelmente contestar – o diagnóstico de forma consistente à medida que surgem novos dados sobre o paciente. Os termos elaborados à beira do leito sem essas definições e indicadores padronizados não têm um significado consistente e não podem ser submetidos a uma avaliação de validade ou confirmação clínica. Nos casos em que não existe um diagnóstico de enfermagem da NANDA-I apropriado para um padrão identificado em um paciente, é mais prudente fornecer uma descrição detalhada da condição em vez de inventar um termo, que pode estar sujeito a interpretações variadas entre diferentes enfermeiros.

A segurança do paciente depende de uma comunicação eficaz, enfatizando a necessidade de uso de termos padronizados, com definições inequívocas e indicadores diagnósticos que possam ser prontamente validados. É imperativo que as informações que formam a base de um possível diagnóstico estejam alinhadas com os indicadores diagnósticos da NANDA-I. Os diagnósticos que não têm um suporte sólido dos indicadores da NANDA-I geralmente não são adequados para um paciente. Uma estratégia útil é realizar uma comparação detalhada entre o diagnóstico em potencial e as páginas relevantes do livro da NANDA-I, enfatizando as características definidoras e os fatores relacionados/de risco identificados durante a avaliação de enfermagem. Isso garante a solidez e a adequação das conclusões diagnósticas obtidas.

Disposição para resiliência melhorada (00212): a situação geral do Sr. Roberto se adapta bem à definição desse diagnóstico, abrangendo um "padrão de habilidade para recuperar-se de situações que são percebidas como adversas ou que estão se modificando, que pode ser fortalecido". Apesar de enfrentar os desafios de uma possível metástase e de uma crise familiar, o Sr. Roberto demonstra uma tolerância ao estresse louvável. Seus esforços proativos, juntamente com a esposa, na busca de moradia adequada para o filho, alinham-se com a característica definidora "Deseja melhorar o sistema de apoio". No entanto, devido ao imediatismo dos sintomas problemáticos atuais do Sr. Roberto, que exigem pronta atenção, a enfermeira decidiu excluir esse diagnóstico da consideração.

Dor aguda (00132): nas últimas 2 semanas, o Sr. Roberto sentiu uma pressão intensa e constante na região lombar e nos quadris, classificando-a como 6 em uma escala de dor que varia de 0 (sem dor) a 10 (pior dor). Isso se alinha com a definição de dor aguda como uma "experiência sensorial e emocional desagradável, associada ou semelhante à associada a um dano tecidual real ou potencial, com duração inferior a 3 meses". Embora exista a possibilidade de que a dor possa estar associada à metástase e possa persistir além de 3 meses, a previsão da duração futura é incerta neste momento. O nível de dor de 6 relatado pelo Sr. Roberto e a falta de apetite associada alinham-se às características definidoras de dor aguda, incluindo "relato verbal de dor", "intensidade da dor avaliada por um instrumento de avaliação padronizado e validado" e "apetite inadequado". O fator relacionado pode ser um "agente físico lesivo", embora os enfermeiros não tenham autonomia para modificar essa causa de forma independente. No entanto, os enfermeiros podem direcionar as intervenções para o controle dos sintomas, usando posicionamento, frio/calor, imagens guiadas e meditação, por exemplo. Se um médico prescrever analgésicos, a enfermeira pode orientar o Sr. Roberto quanto ao controle eficaz da dor por meio dos fármacos. A enfermeira validou e confirmou esse diagnóstico.

Ingestão nutricional inadequada (00343): os hábitos alimentares do Sr. Roberto – fazer duas refeições por dia, evitar lanches, apresentar mucosas e gengivas pálidas, perder 5 kg no último ano e ser considerado abaixo do peso – alinham-se com as características definidoras de *ingestão nutricional inadequada*, incluindo "ingestão de alimentos menor que as necessidades estimadas", "mucosas pálidas" e "baixo peso para a idade e o sexo". A definição "consumo de nutrientes insuficiente para atender às necessidades metabólicas" resume com precisão a sua condição. No entanto, o plano de tratamento médico do Sr. Roberto ainda não foi determinado e, dependendo da estratégia médica escolhida, os enfermeiros decidem esperar para revisar o plano de tratamento médico antes de implementar intervenções independentes para esse problema. Consequentemente, a enfermeira optou por eliminar esse diagnóstico no momento, embora ele possa ser revisado quando o plano de tratamento médico for identificado.

Disposição para autogestão da saúde melhorada (00293): o Sr. Roberto, que vive com hipertensão há mais de 20 anos, adere à terapia medicamentosa e a uma dieta hipossódica, segue diligentemente as sugestões dos profissionais de saúde e demonstra comportamentos de manutenção da saúde e prevenção de doenças. Esses comportamentos se alinham com as características definidoras desse diagnóstico de enfermagem, incluindo "deseja melhorar as escolhas da vida diária para atingir metas de saúde", "deseja melhorar a inclusão do regime terapêutico à vida diária" e "deseja melhorar o manejo dos fatores de risco". A definição "padrão de manejo de sintomas, regime terapêutico, consequências e mudanças no estilo de vida associados a viver com uma condição crônica, que pode ser fortalecido" caracteriza com precisão sua situação atual. A enfermeira validou e confirmou esse diagnóstico. Deve-se observar que, dependendo do sistema de saúde e do tempo de internação, os diagnósticos de autogestão podem não ser validados ou confirmados até que o paciente esteja próximo da alta.

Lesão por pressão no adulto (00312): o Sr. Roberto apresenta vermelhidão da pele na região sacral, em uma área de 3 cm^2, sem branqueamento após a aplicação de pressão. Isso se alinha com a característica definidora de uma lesão por pressão em adultos, especificamente "eritema". O eritema sem branqueamento geralmente é o sinal inicial de uma lesão por pressão. Devido à fraqueza generalizada, à fadiga e à dor, que levaram a períodos prolongados de permanência no sofá e à descrição de que o paciente é "na maior parte sedentário", isso se alinha ao fator relacionado "pressão sobre proeminência óssea". A definição "dano localizado na pele e/ou no tecido subjacente de um indivíduo com > 18 anos de idade, como resultado de pressão ou pressão em combinação com cisalhamento" representa com precisão a sua condição atual. Considerando o estado nutricional comprometido devido à diminuição do apetite, existe a possibilidade da lesão por pressão piorar se não for tratada. A enfermeira validou e confirmou esse diagnóstico.

Tolerância à atividade diminuída (00298) e *carga excessiva de fadiga* (00477): o Sr. Roberto apresenta fraqueza generalizada, fadiga e dispneia ao esforço, o que leva à consideração de dois possíveis diagnósticos de enfermagem. Para distinguir entre eles, vamos examinar atentamente as definições. Ambos os diagnósticos se enquadram no mesmo domínio e classe da Taxonomia II da NANDA-I (Domínio 4, Atividade/repouso, e Classe 3, Equilíbrio de energia), indicando semelhança conceitual. No entanto, após uma inspeção mais detalhada, *tolerância à atividade diminuída* tem como definição "resistência insuficiente para completar as atividades diárias necessárias ou desejadas", com foco em resistência. Por outro lado, *carga excessiva de fadiga* é definida como "sensação opressiva e prolongada de exaustão e habilidade diminuída de realizar trabalho físico e mental no nível habitual", concentrando-se na sensação de exaustão, um sintoma de fadiga. Embora o Sr. Roberto relate fadiga, sua experiência vai além do simples cansaço. Os achados da avaliação estão alinhados com as características definidoras de *tolerância à atividade diminuída*: fraqueza, fadiga e dispneia ao esforço. Os fatores relacionados incluem desequilíbrio entre a oferta e a demanda de oxigênio (devido à anemia), desnutrição (devido à ingestão nutricional inadequada) e inatividade prolongada (devido à fadiga). Portanto, a enfermeira confirmou o diagnóstico.

A enfermeira do Sr. Roberto examinou cuidadosamente os possíveis diagnósticos de enfermagem e finalizou com os quatro diagnósticos a seguir:

- Dor aguda (00132)
- Lesão por pressão no adulto (00312)
- Tolerância à atividade diminuída (00298)
- Disposição para autogestão da saúde melhorada (00293). Conforme observado acima, dependendo dos recursos ou sistemas de saúde, os diagnósticos de autogestão podem não ser validados ou confirmados até que o paciente esteja próximo do momento da alta.

2.13 Diferenciando entre diagnósticos similares

No processo de confirmação/refutação de possíveis diagnósticos de enfermagem, por vezes surge uma tarefa adicional: determinar o diagnóstico de enfermagem mais apropriado entre aqueles que são conceitualmente semelhantes. As semelhanças nos diagnósticos de enfermagem geralmente se tornam aparentes quando os títulos contêm termos comuns ou quando os diagnósticos compartilham semelhanças conceituais. Em tais situações, as abordagens descritas a seguir podem ser úteis.

Domínios e classes. A abordagem inicial envolve o exame minucioso da localização dos diagnósticos na Taxonomia II da NANDA-I. Cada domínio (que representa uma ampla área de conhecimento de enfermagem) e classe (que reúne diagnósticos com atributos semelhantes) são claramente definidos, fornecendo uma base para uma compreensão geral de suas diferenças. Os diagnósticos do mesmo domínio e da mesma classe geralmente compartilham atributos comuns. Para ilustrar, a distinção entre *letramento em saúde inadequado* (00339) e *conhecimento de saúde inadequado* (00435) pode ser feita examinando-se atentamente suas posições na taxonomia. Além da semelhança entre esses dois títulos de diagnóstico, os termos "conhecimento" e "letramento" estão intimamente relacionados. *Letramento em saúde inadequado* está situado no Domínio 1 – Promoção da saúde –, Classe 2 – Gestão da saúde. Por outro lado, *conhecimento de saúde inadequado* está localizado no Domínio 5 – Percepção/cognição –, Classe 4 – Cognição. As definições para esses domínios e classes são as seguintes:

- Domínio 1 – Promoção da Saúde: percepção de bem-estar ou de normalidade de função e estratégias utilizadas para manter o controle e melhorar esse bem-estar ou normalidade de função
  - Classe 2 – Gestão da Saúde: identificação, controle, desempenho e integração de atividades para manter a saúde e o bem-estar em geral
- Domínio 5 – Percepção/cognição: sistema humano de processamento de informação que inclui atenção, orientação, sensação, percepção, cognição e comunicação
  - Classe 4 – Cognição: uso de memória, aprendizagem, raciocínio, solução de problemas, abstração, julgamento, *insight*, capacidade intelectual, cálculo e linguagem

Com base nessas informações, fica claro que *letramento em saúde inadequado* é um diagnóstico relacionado à gestão da saúde, enquanto *conhecimento de saúde inadequado* é um diagnóstico associado à função cognitiva.

Definições. Nos casos em que dois diagnósticos de enfermagem estão localizados no mesmo domínio e classe, é aconselhável empregar a segunda abordagem. Esta envolve um exame cuidadoso da definição de cada diagnóstico. A NANDA-I fornece uma terminologia padronizada e com definições específicas, garantindo um entendimento consistente de cada termo de diagnóstico. Apesar disso, alguns enfermeiros podem selecionar um diagnóstico de enfermagem com base apenas em sua impressão inicial do título, o que leva a suposições arbitrárias sobre seu significado. Se os enfermeiros e estudantes desconsiderarem as definições fornecidas e interpretarem os diagnósticos de enfermagem à sua própria maneira, isso impedirá o alcance do objetivo final da terminologia padronizada. Portanto, o entendimento integral da definição torna-se imperativo quando se trabalha com diagnósticos de enfermagem. Por exemplo, os enfermeiros frequentemente se deparam com a confusão entre *ansiedade excessiva* (00400) e *medo excessivo* (00390). Ambos os diagnósticos pertencem ao Domínio 9 – Enfrentamento/tolerância ao estresse – e à Classe 2 – Respostas de enfrentamento – na taxonomia. Para diferenciar entre diagnósticos conceitualmente semelhantes, é essencial examinar atentamente a definição de cada diagnóstico. As definições dos dois diagnósticos são as seguintes:

- *Ansiedade excessiva*: preocupação desproporcional e persistente com situações e eventos percebidos como ameaçadores.
- *Medo excessivo*: resposta emocional intensa desproporcional despertada pela detecção de uma ameaça iminente.

Embora ambos os diagnósticos impliquem respostas emocionais desproporcionais, é fundamental observar que a ansiedade excessiva é caracterizada pela preocupação persistente com ameaças percebidas, enquanto o medo excessivo é marcado por uma reação emocional intensa a uma ameaça iminente.

Abrangência. A classificação da NANDA-I incorpora diagnósticos de enfermagem que abrangem vários níveis de abstração, desde os mais amplos até os mais específicos. Ao se deparar com uma situação em que um diagnóstico de enfermagem engloba outros, uma estratégia recomendada é adotar uma terceira abordagem: identificar o diagnóstico de enfermagem mais específico. A razão para isso é que os diagnósticos de enfermagem mais específicos desempenham um papel fundamental na projeção dos resultados de enfermagem e no delineamento das intervenções de enfermagem apropriadas. Para garantir a inclusão de um diagnóstico em outro, precisa-se analisar cuidadosamente a definição e as características definidoras do diagnóstico. Por exemplo, *eliminação urinária prejudicada* (00016), *incontinência urinária de esforço* (00017), *incontinência urinária de urgência* (00019) e *incontinência urinária mista* (00310) estão todos situados no Domínio 3 – Eliminação e troca – e na Classe 1 – Função urinária – na taxonomia. A definição e as características definidoras de *eliminação urinária prejudicada* são descritas a seguir:

- Definição: inabilidade de excretar de forma efetiva fluidos e resíduos armazenados na bexiga pela uretra.
- Características definidoras: disúria, frequência urinária aumentada, hesitação urinária, incontinência urinária, noctúria, retenção urinária e urgência urinária.

A partir dessas informações, fica evidente que *eliminação urinária prejudicada* é um diagnóstico de enfermagem abrangente, que engloba outros diagnósticos de enfermagem mais específicos. Em geral, um diagnóstico de enfermagem abrangente e abstrato raramente se mantém sozinho como diagnóstico final. No entanto, pode ser útil para os enfermeiros refinarem gradualmente seu raciocínio diagnóstico e restringirem suas escolhas de diagnósticos de enfermagem.

Conceitos de enfermagem. Se as estratégias mencionadas anteriormente se mostrarem ineficazes, uma abordagem final é reavaliar a sua compreensão dos conceitos de enfermagem – respostas humanas ou foco diagnóstico – associados aos diagnósticos. Cada diagnóstico de enfermagem é sustentado por conceitos de enfermagem, que representam o conhecimento disciplinar. A compreensão desses conceitos subjacentes ajuda os enfermeiros a sintetizar (agrupar) informações pertinentes, como o domínio e a classe na taxonomia, a definição e os indicadores diagnósticos, em um padrão coeso. Portanto, a simples revisão da localização dentro da taxonomia pode não ser suficiente se o enfermeiro não compreender os conceitos fundamentais do diagnóstico.

Por exemplo, para diferenciar entre os diagnósticos *autoeficácia em saúde inadequada* (00338) e *autocompaixão inadequada* (00325), as informações de domínio e classe não fazem sentido sem uma compreensão dos conceitos de autoeficácia e autocompaixão:

- *Autoeficácia em saúde inadequada*: Domínio 6 (Autopercepção) e Classe 2 (Autoestima).
- *Autocompaixão inadequada*: Domínio 9 (Enfrentamento/tolerância ao estresse) e Classe 2 (Resposta de enfrentamento)

Além disso, sem o conhecimento desses conceitos, as definições a seguir podem confundir ainda mais o enfermeiro:

- *Autoeficácia em saúde inadequada*: Crença insuficiente na habilidade da própria pessoa de promover, manter ou restaurar um estado de saúde adequado.
- *Autocompaixão inadequada:* Habilidade insuficiente de estender bondade e compreensão para consigo mesmo, reconhecer sua conexão com a experiência humana mais ampla, estar atento e autoconsciente de seus pensamentos e sentimentos em momentos de falhas, limitações ou sofrimento.

Para entender conceitos desconhecidos, uma consulta rápida a um dicionário é uma abordagem útil. A versão *online* do Cambridge Dictionary (2023) define autoeficácia como "a crença de uma pessoa de que pode ser bem-sucedida ao realizar uma determinada tarefa". Após essa consulta, a definição mencionada anteriormente se torna mais acessível. Por outro lado, o termo "autocompaixão" não foi encontrado no dicionário mencionado. Embora tenha suas raízes na filosofia oriental, é um conceito que tem atraído atenção e pesquisas recentes. Devido à sua complexidade, recomendamos explorar fontes de informação diversas para obter uma compreensão mais abrangente.

2.14 Priorizando diagnósticos

O final da transição da avaliação para o diagnóstico de enfermagem envolve a etapa de priorização dos diagnósticos. Ao se deparar com vários diagnósticos de enfermagem, o enfermeiro deve decidir qual abordar primeiro. Embora algumas situações permitam o manejo simultâneo de vários diagnósticos, a realidade das cargas de trabalho massivas dos profissionais de enfermagem e equipes limitadas enfatiza a importância de um atendimento ao paciente com eficiência de recursos.

Vários princípios orientadores podem ajudar na priorização dos diagnósticos de enfermagem:

- Considerar a urgência:
  - Priorizar os diagnósticos de enfermagem que representem uma ameaça imediata ou que possam se agravar rapidamente se não tratados prontamente. Os diagnósticos que afetam diretamente a vida do paciente devem ter prioridade.
- Avaliar as interações:
  - Avaliar a interação entre os diagnósticos de enfermagem. Dar prioridade aos diagnósticos que causam ou exacerbam outros diagnósticos de enfermagem. Por exemplo, a ansiedade excessiva em alguns pacientes pode contribuir para um padrão de sono ineficaz; em outros, um padrão de sono ineficaz pode contribuir para o aumento da ansiedade. Ao abordar a fonte do problema, podem-se resolver outros diagnósticos associados.
- Respeitar as preferências do paciente:
  - Considerar a opinião do paciente e priorizar os diagnósticos que se alinham com suas preferências e preocupações. Entretanto, nos casos em que houver discrepância entre as prioridades definidas pelo enfermeiro e pelo paciente, é fundamental manter uma comunicação aberta. Explicar a lógica por trás das prioridades escolhidas promove a compreensão e a colaboração.
- Aplicar a Hierarquia de Necessidades de Maslow:
  - Utilizar a hierarquia de necessidades de Maslow (1943) como uma estrutura para priorização. Inicia-se abordando os diagnósticos de enfermagem relacionados às necessidades fisiológicas do paciente, passando gradualmente para aqueles associados às necessidades de ordem superior.

Ao aderir a esses princípios, os enfermeiros podem priorizar sistematicamente os diagnósticos de enfermagem, garantindo uma abordagem focada e eficaz para o atendimento ao paciente dentro das restrições de seu ambiente de trabalho.

A enfermeira do Sr. Roberto considerou cuidadosamente a urgência de cada diagnóstico, as possíveis interações entre eles e as preferências do paciente. A enfermeira definiu as seguintes prioridades:

- Lesão por pressão no adulto (00312)
- Dor aguda (00132)
- Tolerância à atividade diminuída (00298)
- Disposição para autogestão da saúde melhorada (00293)

A estratégia de priorização da enfermeira está em harmonia com os princípios fundamentais da hierarquia de necessidades de Maslow, em que as necessidades fisiológicas imediatas têm prioridade em relação a outras dimensões do atendimento. A priorização é determinada da seguinte forma:

- Lesão por pressão no adulto (00312):
  - Identificado como a mais alta prioridade devido à sua potencial deterioração rápida e ao risco de complicações graves se não tratado. A ausência de branqueamento após a pressão, juntamente com o estado nutricional comprometido, ressalta a urgência da intervenção. Evitar o agravamento do quadro é fundamental para o bem-estar do Sr. Roberto.
- Dor aguda (00132):
  - Embora não seja uma ameaça iminente à vida, a dor não controlada pode afetar significativamente o bem-estar geral e dificultar o manejo de outros problemas de saúde. O tratamento da dor aguda surge como a segunda prioridade para aumentar o conforto do Sr. Roberto e melhorar a sua capacidade de lidar com os desafios de saúde concomitantes.
- Tolerância à atividade diminuída (00298):
  - A terceira prioridade está alinhada com o princípio de priorizar os diagnósticos desejados pelo paciente. A fraqueza generalizada, a fadiga e a dispneia ao esforço do Sr. Roberto impedem diretamente suas atividades diárias. Ao abordar a tolerância à atividade diminuída, o enfermeiro atende a uma preocupação que influencia substancialmente a qualidade de vida do paciente, alinhando-se com seus desejos expressos.
- Disposição para autogestão da saúde melhorada (00293):
  - A prioridade final se alinha à ideia de que o aproveitamento dos pontos fortes de uma pessoa pode apoiar o plano geral de tratamento. (Ver o comentário anterior sobre a validação/confirmação de diagnósticos de autogestão). O Sr. Roberto tem demonstrado consistentemente seu desejo de manejar sua saúde da melhor forma possível, de modo que a enfermeira pode aproveitar esse ponto forte apoiando o paciente no manejo de qualquer plano de tratamento estabelecido.

Essa abordagem de priorização não só considera a urgência das necessidades fisiológicas, mas também integra as preferências e os pontos fortes do paciente, levando a um plano de cuidados centrado no paciente que trata das ameaças imediatas ao mesmo tempo em que considera as preocupações que afetam a vida diária e o conforto do Sr. Roberto.

2.15 Resumo

Este capítulo ressalta o papel fundamental da avaliação no processo de enfermagem, enfatizando que uma avaliação completa e precisa é a base para a determinação eficaz dos diagnósticos de enfermagem e do planejamento de cuidados subsequente. O caminho desde a avaliação até o diagnóstico de enfermagem abrange uma combinação de conhecimento científico, habilidades de comunicação, exame físico, atitude compassiva e pensamento crítico. Os diagnósticos de enfermagem, que empregam termos padronizados com definições precisas, significam um domínio singular do conhecimento de enfermagem. As etapas na progressão da avaliação para o diagnóstico de enfermagem abrangem:

- Avaliação de rastreamento:
  - Etapa inicial da coleta de dados para identificar os indivíduos que precisam de uma avaliação mais detalhada.
- Avaliação aprofundada:
  - Uma fase indispensável iniciada quando os dados de rastreamento sugerem preocupações; integra-se a cada aspecto do processo.
- Análise dos dados:
  - Conversão de dados brutos em informações significativas por meio da aplicação do conhecimento de enfermagem, permitindo a interpretação e a atribuição de significado aos dados acumulados.
- Agrupamento de informações/identificação de padrões:
  - Organização de informações em grupos ou padrões que facilita o armazenamento eficiente na memória e o reconhecimento de dados pertinentes.
- Identificação de possíveis diagnósticos de enfermagem:
  - Consideração de todos os diagnósticos de enfermagem plausíveis com base em informações agrupadas, reconhecendo padrões e compreendendo as respostas humanas do paciente.
- Confirmação/refutação de possíveis diagnósticos de enfermagem:
  - Validação ou eliminação de diagnósticos de enfermagem possíveis por meio do exame minucioso das informações em relação aos diagnósticos da NANDA-I.

- Priorização de diagnósticos:
  - Priorização dos diagnósticos com base em fatores como urgência, interações entre diagnósticos, preferências do paciente e adesão à hierarquia de necessidades de Maslow.

Esse processo amplo revela a interação complexa entre a avaliação e o diagnóstico na prestação de cuidados de enfermagem centrados no paciente e baseados em evidências.

2.16 Referências

Cambridge University Press. Cambridge Dictionary online. 2023. Available at: https:// dictionary.cambridge.org/.

Gordon, M. Nursing diagnosis: Process and application. New York, NY: McGraw-Hill, 1982.

Gordon, M. Nursing diagnosis: Process and application, 3rd ed. St. Louis, MO: Mosby, 1994.

Gordon M. Assess Notes: Nursing assessment and diagnostic reasoning, Philadelphia, PA: FA Davis. 2008.

Jones DA, Herdman TH, Butcher RCGS. Clinical reasoning: from assessment to diagnosis. In: Herdman TH, Kamitsuru S, Takao Lopes C (eds). NANDA International nursing diagnosis: definitions and classification, 2021-2023. New York, NY: Thieme, 2021.

Maslow, A. H. (1943). A theory of human motivation. Psychological Review, 50(4), 370–396. https://doi.org/10.1037/h0054346.

Miller GA. The magical number seven, plus or minus two: Some limits on our capacity for processing information. Psychological Review 1956; 63(2): 81–97.

NANDA International. Position Statement: The use of Taxonomy II as an assessment framework, 2010. Available at: https://nanda.org/publications-resources/resources/position-statement/.

World Health Organization. Body mass index (BMI). 2023. Available at: https://www. who.int/data/gho/data/themes/topics/topic-details/GHO/body-mass-index.

Parte 2
Classificação da NANDA International: estrutura e diagnósticos

3	**Classificação dos diagnósticos de enfermagem da NANDA International**	66
4	**Estrutura axial da NANDA International**	93
5	**Princípios de ordenação dos diagnósticos na estrutura taxonômica**	107

HERDMAN, T. H.; KAMITSURU, S.; LOPES, C. T. (org.). Diagnósticos de enfermagem da NANDA-I: definições e classificação – 2024-2026. Porto Alegre: Artmed, 2024.

3 Classificação dos diagnósticos de enfermagem da NANDA International

T. Heather Herdman

3.1 Introdução a ontologia, classificação e taxonomia da NANDA-I

As classificações padronizadas são sistemas estruturados usados para descrever os fenômenos de interesse na enfermagem. Elas fornecem uma linguagem comum para os enfermeiros, garantindo consistência e acurácia na comunicação. As terminologias em enfermagem referem-se a conjuntos de termos e definições usados em contextos específicos. Esses termos aumentam a precisão da comunicação entre os profissionais de saúde.

3.1.1 Ontologia

A ontologia é um ramo da filosofia que lida com o estudo da natureza da existência ou da realidade. Na ciência da computação, a ontologia é uma especificação formal e explícita de uma conceitualização compartilhada. Ela fornece um método estruturado de representação do conhecimento sobre um domínio específico e define os conceitos e suas relações dentro desse domínio. As ontologias são usadas para capturar e formalizar o conhecimento de forma que possa ser processado por computadores (Noy e McGuinness, sem data; Tiwari e Abraham, 2020), facilitando a compreensão, a organização e o compartilhamento de informações pelos sistemas.

A ontologia em sistemas de documentação de enfermagem refere-se à representação estruturada do conhecimento e conceitos de enfermagem, bem como suas inter-relações no domínio da ciência da enfermagem. Ela fornece uma estrutura formal para organizar conceitos de enfermagem, como diagnósticos, resultados e intervenções de enfermagem, bem como outras informações relevantes, como dados de avaliação ou indicadores diagnósticos. A ontologia de enfermagem está intimamente relacionada à classificação de enfermagem de várias maneiras.

Clareza conceitual

As ontologias apoiam a clareza conceitual de várias maneiras, inclusive demonstrando como os conceitos estão conectados e como se relacionam entre si, o que proporciona uma visão mais abrangente e clara do domínio. Elas formalizam o conhecimento e a lógica usada para representar esse conhecimento. A consistência e a coerência na representação do conhecimento são fundamentais para manter uma compreensão inequívoca dos conceitos, pois as inconsistências podem gerar confusão e interpretações equivocadas. Um vocabulário compartilhado e uma estrutura formal facilitam a comunicação entre pessoas e sistemas. As ontologias incluem axiomas e regras que dão suporte à inferência lógica, o que pode ajudar a deduzir novos conhecimentos a partir de conceitos existentes, contribuindo para a compreensão mais abrangente e clara do domínio (Tiwari e Abraham, 2020).

A ontologia da NANDA-I apoia a clareza conceitual, definindo explicitamente conceitos importantes para a disciplina de enfermagem (diagnósticos de enfermagem), especificando as relações entre os conceitos, organizando o conhecimento hierarquicamente e, ao mesmo tempo, garantindo consistência, padronização e apoio à inferência lógica. Por meio dos domínios da NANDA-I e de suas classes associadas, a estrutura de diagnósticos de enfermagem da NANDA-I fornece uma representação estruturada dos conceitos (diagnósticos) usados na prática de enfermagem, suas relações e sua relevância para o atendimento ao paciente. Esses domínios e classes podem ser usados para apoiar o pensamento crítico e a agregação de dados e facilitar a comunicação clara entre as disciplinas e dentro delas.

Padronização

A oferta de definições explícitas ajuda a esclarecer o significado de cada conceito, evitando ambiguidades e garantindo um entendimento compartilhado entre os usuários. Isso garante o entendimento comum dos conceitos em diversos contextos, permitindo a interoperabilidade entre diferentes sistemas e aplicativos. As ontologias de enfermagem definem os principais conceitos e termos usados em enfermagem e estabelecem uma linguagem padronizada para descrever dados dos pacientes, diagnósticos, resultados e intervenções. A NANDA-I usa um processo formalizado para definir, descrever (usando indicadores diagnósticos) e classificar diagnósticos de enfermagem. Os diagnósticos baseiam-se em um entendimento comum dos conceitos de enfermagem – em vez de apenas dados/observações –, o que garante que eles sejam abrangentes, relevantes e específicos para o conhecimento de enfermagem. A padronização garante que os profissionais de saúde usem a terminologia de forma consistente, promovendo a comunicação efetiva e o entendimento entre os enfermeiros.

Interoperabilidade

Você pode ter ouvido esse termo com frequência em nossa era informatizada, mas já parou para pensar em sua importância para a enfermagem e para o atendimento e a segurança do paciente? Na assistência à saúde, a interoperabilidade permite que diversas plataformas de registro eletrônico de saúde (RES) troquem informações sobre os pacientes com segurança. A capacidade de visualizar e compartilhar dados entre locais clínicos em tempo real pode reduzir erros relacionados aos assistência cuidados de saúde e permitir que os profissionais da prática clínica tenham as informações mais atualizadas disponíveis nos RES, favorecendo a precisão do diagnóstico e do tratamento.

A interoperabilidade entre diferentes sistemas e aplicativos de saúde é aprimorada com o uso de ontologias. Quando as classificações de enfermagem são baseadas em uma ontologia comum, fica mais fácil integrar dados de várias fontes, como o RES e os sistemas de suporte a decisões clínicas. A interoperabilidade melhora a continuidade do atendimento e permite aos profissionais de saúde acessar e compartilhar informações de enfermagem padronizadas entre locais, ambientes clínicos e localizações geográficas.

Os diagnósticos de enfermagem padronizados da NANDA-I, influenciados pela ontologia, aprimoram a interoperabilidade nos ambientes de saúde. Enfermeiros no mundo todo podem usar esses diagnósticos padronizados para se comunicar de forma eficaz, garantindo que os mesmos termos sejam usados para descrever respostas humanas e intervenções de enfermagem. Essa consistência é essencial para oferecer um cuidado seguro e de alta qualidade ao paciente.

Pesquisa e análise de dados

A presença de uma ontologia auxilia a pesquisa de enfermagem ao fornecer uma estrutura para organizar os dados da pesquisa. Os pesquisadores podem usar classificações de enfermagem padronizadas, como a NANDA-I, para categorizar e analisar dados (diagnósticos de enfermagem e dados de avaliação) de forma consistente. As relações definidas entre os conceitos dão suporte à análise automatizada e ao raciocínio clínico. Essa consistência aumenta a validade e a confiabilidade dos resultados da pesquisa, permitindo comparações significativas entre locais e apoiando a prática baseada em evidências.

Melhoria da qualidade

As classificações padronizadas de enfermagem baseadas em ontologia facilitam as iniciativas de melhoria da qualidade no setor de saúde, permitindo que as organizações de saúde coletem e analisem dados de forma consistente. Por meio do uso de uma linguagem padronizada para documentar diagnósticos, resultados e intervenções de enfermagem, as organizações de saúde podem analisar os dados com mais eficiência, identificar tendências e implementar práticas baseadas em evidências para aumentar a eficácia e a eficiência no cuidado ao paciente.

3.1.2 Definições críticas

Três termos são frequentemente usados de forma intercambiável: classificação, terminologia e taxonomia. Embora as diferenças às vezes possam ser difíceis de perceber, considerá-los sinônimos simplesmente não é correto, portanto, vamos entender as semelhanças e diferenças.

Terminologias

Uma terminologia engloba uma gama mais ampla de termos usados em contextos específicos, garantindo precisão na comunicação. A ISO 17115 define ***terminologia clínica*** como uma "terminologia necessária direta ou indiretamente para descrever condições de saúde e atividades de cuidados de saúde" (International Standards Organization, 2020).

Uma terminologia é a linguagem usada para descrever algo específico; é a linguagem usada em determinada disciplina para descrever seu conhecimento. Portanto, os diagnósticos de enfermagem formam uma linguagem específica da disciplina; assim, quando falamos dos próprios diagnósticos, estamos falando da terminologia dos julgamentos de enfermagem, conhecidos como diagnósticos de enfermagem.

Classificação

Uma classificação representa um arranjo sistemático de itens, conceitos ou fenômenos com base em características, propriedades ou critérios compartilhados; envolve o agrupamento de itens semelhantes e a separação de itens diferentes em categorias separadas para facilitar a recuperação de informações. As classificações são usadas em vários campos, inclusive na enfermagem e na medicina, para organizar, analisar e compreender diversos elementos, reconhecendo padrões e as relações entre eles. O objetivo de uma classificação é simplificar informações complexas, aumentar a compreensão e facilitar a comunicação por meio da criação de uma estrutura que permita a comparação e a diferenciação entre os itens categorizados.

A ISO 17115 define uma classificação como "um conjunto exaustivo de categorias mutuamente excludentes para agregar dados em um nível de especialização pré-prescrito para uma finalidade específica" (International Standards Organization, 2020). Com a classificação da NANDA-I, podemos focar em fenômenos de enfermagem específicos por meio de uma linguagem padronizada para os diagnósticos de enfermagem. Assim, a Classificação da NANDA-I representa o arranjo de nossos diagnósticos com base em uma ontologia: conceitos e categorias em uma área de assunto ou domínio que mostram suas propriedades e as relações entre eles.

Os *sistemas de classificação* na assistência à saúde denotam conhecimentos disciplinares e demonstram como um grupo específico de profissionais percebe quais são as áreas importantes de conhecimento da disciplina. Logo, um sistema de classificação na assistência à saúde tem múltiplas funções, incluindo:

1. proporcionar uma visão do conhecimento e da área de atuação de determinada profissão;
2. organizar os fenômenos de forma que se refiram a mudanças na saúde, nos processos e em mecanismos que são significativos para o profissional; e
3. mostrar a conexão lógica entre fatores que podem ser controlados ou manipulados por profissionais na disciplina (von Krogh, 2011).

Aprender e usar um conjunto comum de diagnósticos de enfermagem permite aos enfermeiros desenvolver uma compreensão profunda dos conceitos de enfermagem, o que leva a melhoras no raciocínio clínico e nas habilidades de tomada de decisão. É útil entender a maneira como a classificação da NANDA-I organiza os julgamentos dos enfermeiros (diagnósticos de enfermagem) sobre os fenômenos de interesse para a prática de enfermagem em grupos taxonômicos, de acordo com as semelhanças observadas.

Para conhecer melhor a classificação da NANDA-I, precisamos entender o que é e o que não é um diagnóstico de enfermagem. Em seguida, precisamos entender como usamos uma taxonomia para organizar esses diagnósticos e como a classificação da NANDA-I representa nosso conhecimento disciplinar – refletindo os julgamentos que os enfermeiros fazem sobre os pacientes com base no conhecimento de nossos conceitos disciplinares, nos dados de avaliação e na contribuição do paciente/família, combinados com o conhecimento teórico de enfermagem e com a nossa compreensão das respostas humanas.

Organização do conhecimento de enfermagem com taxonomias

As taxonomias são sistemas hierárquicos usados para categorizar e organizar informações. Elas podem ajudar os enfermeiros a entender as relações entre vários conceitos e fornecer uma estrutura para a prática de enfermagem. De forma a garantir a consistência na documentação de enfermagem, a ISO 18104, uma norma global para documentação de diagnósticos e intervenções de enfermagem, definiu o termo taxonomia como:

> "...*uma representação estruturada, legível por humanos e máquinas, de conceitos clínicos necessários direta ou indiretamente para descrever condições de saúde e atividades de saúde, e permitir sua recuperação ou análise subsequente. Também a relação da terminologia com as especificações para organizar, comunicar e interpretar esse conjunto de conceitos*". (ISO, 2014)

Taxonomia é a ciência da classificação, normalmente aplicada a organismos vivos, mas também usada em várias disciplinas acadêmicas para classificar e categorizar diferentes entidades com base em suas características. Ela pode fornecer um método de organização hierárquica de conceitos, facilitando uma compreensão sistemática do conhecimento. A taxonomia nos ajuda a organizar a diversidade dos fenômenos de enfermagem em uma estrutura sistemática e estruturada, facilitando o estudo, a compreensão e a comunicação sobre diferentes conceitos de interesse para nossa disciplina.

A taxonomia da NANDA-I é um esquema de classificação que nos ajuda a organizar os conceitos de preocupação para a prática da enfermagem (julgamentos de enfermagem ou diagnósticos de enfermagem). Quando queremos falar sobre a maneira como estruturamos ou categorizamos os diagnósticos da NANDA-I, estamos falando da *taxonomia*.

Todos esses três conceitos – terminologia, classificação e taxonomia – têm como objetivo aprimorar a comunicação, promover a precisão e garantir a consistência na prática da enfermagem. A NANDA-I projeta sua classificação, terminologia e taxonomia para capacitar os enfermeiros com uma estrutura comum, baseada em uma ontologia de enfermagem, que promove o cuidado de saúde coeso e eficaz.

3.1.3 Taxonomia II da NANDA-I

A NANDA-I apresenta seus diagnósticos em uma estrutura conhecida como *taxonomia*. Uma definição possível da *taxonomia* da NANDA-I é "uma ordenação sistemática dos fenômenos que emergem como resultados do raciocínio clínico e que definem o conhecimento da disciplina de enfermagem". É um esquema de classificação que nos ajuda a organizar os conceitos de interesse (julgamentos ou diagnósticos de enfermagem) para a prática de enfermagem. Em outras palavras, nossa taxonomia está preocupada com a classificação ordenada dos focos diagnósticos de interesse da enfermagem, de acordo com suas relações naturais presumidas. Quando queremos falar da maneira como estruturamos ou categorizamos os diagnósticos da NANDA-I, estamos falando da *taxonomia*.

A taxonomia da NANDA-I oferece uma maneira de classificar e categorizar as áreas de interesse do enfermeiro (i.e., os focos diagnósticos). Conforme observado anteriormente, a taxonomia da NANDA-I agrupa seus diagnósticos de enfermagem em 13 domínios e 48 classes. Um domínio é uma "esfera de conhecimento" e os domínios da NANDA-I identificam o conhecimento exclusivo da disciplina de enfermagem. Os 13 domínios da NANDA-I são, por sua vez, subdivididos em classes (agrupamentos que compartilham atributos comuns). *Infecção, Lesão física, Violência, Riscos ambientais, Processos defensivos* e *Termorregulação*, por exemplo, são as classes do domínio *Segurança/proteção*. Todas essas classes contêm diagnósticos de enfermagem relevantes. *Lesão por pressão no adulto* (00312) é um diagnóstico de enfermagem na classe *Lesão física* (Classe 2) dentro do domínio *Segurança/proteção* (Domínio 11).

A compreensão da estrutura da taxonomia da NANDA-I ajuda o enfermeiro a identificar e revisar os diagnósticos dentro da mesma classe. Por exemplo, sob o domínio *Enfrentamento/tolerância ao estresse* e dentro da classe *Respostas de enfrentamento*, o enfermeiro encontrará os títulos que representam diagnósticos de enfermagem relacionados com ansiedade, enfrentamento, luto, medo, resiliência e autocompaixão.

Estrutura de codificação taxonômica da NANDA-I

A estrutura de códigos da Taxonomia II para os títulos diagnósticos e os indicadores diagnósticos (características definidoras, fatores relacionados, fatores de risco, condições associadas e populações em risco) é um número inteiro de 32 bits (ou, se o banco de dados do usuário usar outra notação, a estrutura é um código de cinco dígitos). Embora não seja necessário que os enfermeiros da prática aprendam ou memorizem os códigos dos diagnósticos, é fundamental que eles existam. Nas classificações da área da saúde, os códigos alfanuméricos são usados para representar vários aspectos da assistência à saúde, como diagnósticos ou intervenções, relacionados ao atendimento ao paciente. Todos os conceitos de enfermagem exigem um código exclusivo que seja legível por máquina, o que permite a troca de informações entre diferentes sistemas de RES. De acordo com o Federal Enterprise Data Resources (2023) são legíveis por máquina as "informações ou dados que estão em um formato que pode ser facilmente processado por um computador sem intervenção humana, garantindo que nenhum significado semântico seja perdido". Esses códigos devem ser universais para garantir o acesso seguro dos profissionais de saúde, apoiando sua capacidade de entender, com eficiência, informações importantes sobre a condição e o tratamento de um paciente.

A Taxonomia II tem uma estrutura de código que está em conformidade com as recomendações de que os códigos não contenham informações sobre o conceito classificado. Essa estrutura proporciona a estabilidade, ou crescimento e desenvolvimento, da estrutura de classificação, evitando a necessidade de alterar os códigos quando novos diagnósticos, refinamentos e revisões sejam adicionados. Novos códigos são atribuídos a diagnósticos recém-aprovados ou a diagnósticos já aprovados que passam por mudança de título durante a revisão.

Deve-se observar que a NANDA-I solicita que o código do título diagnóstico seja usado nas publicações, para garantir que os leitores cujo idioma materno seja diferente do idioma do documento possam compreender o diagnóstico em questão.

Taxonomia: um exemplo prático

Pensemos na taxonomia em relação a algo que todos vivenciamos no cotidiano. Tenho usado esse exemplo durante muitos anos com estudantes, e acredito que os ajude a entender rapidamente como a taxonomia pode ser usada na prática. Quando você precisa comprar comida, vai ao mercado. Suponhamos que haja um novo mercado em seu bairro, chamado *Mercado Categorizado, Ltda*. Você decide ir a esse local para fazer as compras. Entrando no mercado, nota que a disposição dos itens parece bastante diferente da organização com que está acostumado, mas a pessoa que o cumprimenta à entrada do estabelecimento lhe entrega um diagrama que ajuda a saber onde cada item está localizado (▶ Figura 3.1).

Você pode ver que o mercado organizou os itens alimentares em oito categorias principais, ou corredores: proteínas, grãos, legumes/vegetais, frutas, alimentos processados, lanches, alimentos especiais e bebidas. Essas categorias ou corredores podem também ser chamados de "Domínios" – são os níveis mais amplos da classificação, dividindo os fenômenos em grupos principais. Nesse caso, os fenômenos são representados por "itens alimentares".

Você também pode observar que o diagrama não mostra apenas os oito corredores; cada um deles tem alguns termos que também ajudam o consumidor a compreender os tipos de alimentos encontrados em cada corredor. Por exemplo, o corredor (domínio) com o título "bebidas" mostra seis subcategorias: "café", "chá", "refrigerante", "água", "cerveja/cidra" e "vinho/saquê." Outra maneira de dizer isso seria que essas subcategorias são "Classes" de produtos que são encontrados no "Domínio" das bebidas.

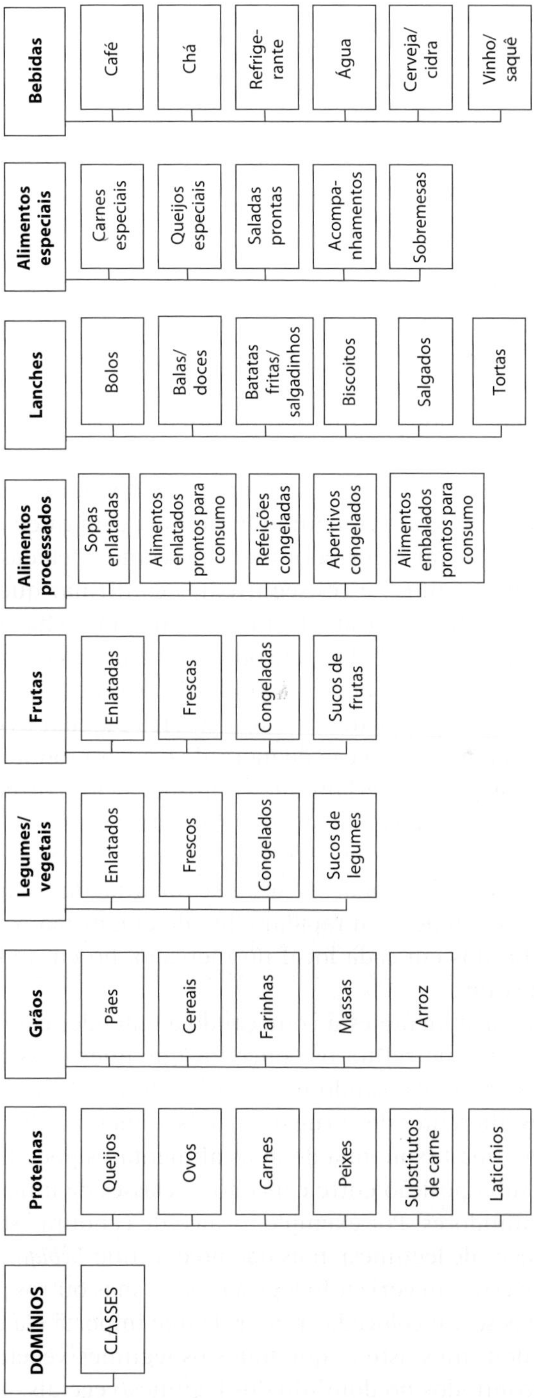

Figura 3.1 Domínios e classes do Mercado Categorizado, Ltda.

Uma das regras que as pessoas tentam seguir ao elaborar uma taxonomia é que as classes sejam mutuamente excludentes – em outras palavras, um tipo de alimento não deve ser encontrado em múltiplas classes. Isso nem sempre é possível, mais ainda deve ser a meta, visto que a estrutura se torna mais clara para quem vai usá-la. Se você encontrar queijo *cheddar* no corredor das proteínas, mas requeijão de *cheddar* no corredor dos lanches, será difícil compreender o sistema de classificação usado.

Voltando à análise do diagrama de nosso mercado, há mais informações a serem acrescentadas (▶ Figura 3.2). Cada um dos corredores com alimentos recebe mais uma explicação, com informações mais detalhadas sobre os itens encontrados nos vários corredores. Por exemplo, são mostradas as informações detalhadas encontradas no corredor das "bebidas", com as seis "classes" junto de detalhes adicionais para cada uma delas. Elas representam vários tipos (ou conceitos) de bebidas, todos partilhando propriedades similares que os agrupam em um mesmo conjunto.

Com as informações disponíveis, encontramos facilmente os itens da lista de compras. Se quisermos encontrar algum refrigerante com cafeína, rapidamente conseguiremos encontrar o corredor marcado como "Bebidas", a prateleira marcada como "Refrigerante", e conseguiremos confirmar que aqueles com cafeína encontram-se ali. Da mesma forma, se quisermos chá verde a granel, procuramos o corredor das "Bebidas", encontramos a prateleira marcada com a palavra "Chá" e encontraremos depois "Chá verde a granel".

A finalidade dessa taxonomia de itens alimentares é ajudar os consumidores a determinarem rapidamente a seção do mercado com os produtos que desejam adquirir. Sem isso, as pessoas teriam que caminhar pelos corredores e tentar entender quais produtos estão em qual corredor – dependendo do tamanho do supermercado, esta poderia ser uma experiência frustrante e confusa. Assim, o diagrama oferecido pelos funcionários torna-se um guia ou "mapa conceitual" para os compradores entenderem rapidamente de que forma os itens alimentares foram classificados em cada local no mercado, procurando melhorar a experiência de consumo.

Por ora, você provavelmente está começando a entender como é difícil elaborar uma taxonomia que reflita os conceitos que quer classificar de modo claro, conciso e coerente. Pensando no exemplo do mercado, você consegue imaginar maneiras diferentes de agrupar os itens alimentares?

Esse exemplo de uma taxonomia de itens alimentares pode não atender ao objetivo de evitar sobreposição entre conceitos e classes de uma maneira lógica a todos os consumidores. Por exemplo, o suco de cenoura está no domínio *Legumes/vegetais* (sucos de legumes), mas não no domínio *Bebidas*. Um grupo de pessoas talvez ache essa categorização lógica e clara, mas outros podem sugerir que todas as bebidas sejam colocadas juntas. O que importa é a distinção bem definida entre os domínios; isto é, que todos os legumes/vegetais e produtos vegetais sejam encontrados no domínio dos legumes/vegetais, ao passo que o

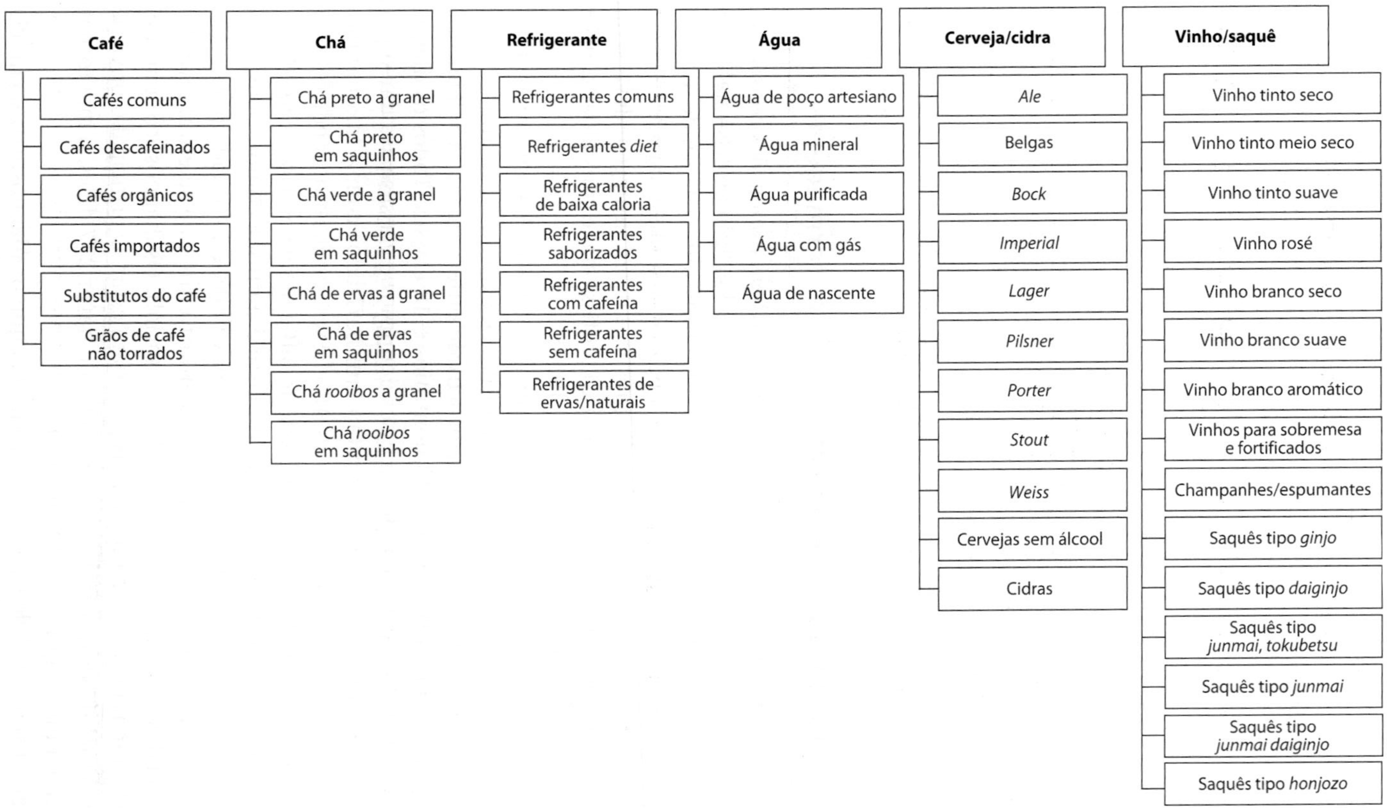

Figura 3.2 Classes e tipos (conceitos) de bebidas do Mercado Categorizado, Ltda.

domínio das bebidas contenha bebidas que não tenham vegetais como base. O problema com essa distinção é que pode ser que alguém defenda que vinhos e cidras tenham que estar no corredor das frutas, e as cervejas e os saquês, no corredor de grãos! Isso enfatiza a importância das definições fornecidas para cada domínio e classe para entender as regras por trás da organização dos itens.

As taxonomias estão sempre em andamento: elas continuam a aumentar, evoluir e podem ter mudanças drásticas à medida que mais conhecimentos sobre a área de estudos são desenvolvidos. Geralmente há discussões acirradas sobre qual estrutura é melhor para categorizar fenômenos de interesse para disciplinas diferentes. Há muitas formas distintas para categorizar itens e, na verdade, não há uma maneira "absolutamente correta". A meta é encontrar um modo lógico e consistente de categorizar itens similares, ao mesmo tempo em que se evita a sobreposição de conceitos e classes. Para os usuários de taxonomias, o objetivo é compreender como elas classificam conceitos similares em domínios e classes de modo a identificarem conceitos específicos rapidamente, conforme a necessidade.

3.2 Organizando o conhecimento da enfermagem

As profissões organizam seu conhecimento formal em dimensões consistentes, conceituais e lógicas, para que elas reflitam o seu domínio profissional e o tornem relevante para a prática clínica. Para os profissionais da saúde, conhecer os diagnósticos é parte importante do conhecimento profissional e é essencial à prática clínica. O conhecimento dos diagnósticos de enfermagem deve, assim, ser organizado de modo a legitimar a prática profissional e consolidar a jurisdição da profissão de enfermagem (Abbott, 1988).

Na taxonomia de diagnósticos de enfermagem da NANDA-I usamos um gráfico hierárquico para mostrar nossos domínios e classes. A Taxonomia II tem três níveis: domínios, classes e diagnósticos de enfermagem. A ▸ Figura 3.3 mostra a Taxonomia II com seus 13 domínios e 48 classes. Todos os diagnósticos são colocados ou "atribuídos" a esses domínios e classes para dar suporte ao raciocínio clínico. Aqueles que estão familiarizados com a taxonomia da NANDA-I perceberão que agora temos 48 classes, enquanto as edições anteriores apresentavam 47. Uma nova classe foi adicionada ao Domínio 12, Conforto: Classe 4, Conforto psicológico. A classe é definida como: "Sensação de bem-estar ou tranquilidade mental". Essa nova classe foi criada para refletir dois novos diagnósticos voltados para o conforto que não se encaixavam em nenhuma das três classes (físico, ambiental, social). Os diagnósticos em si não estão representados no diagrama, mas poderiam estar. O principal motivo pelo qual não incluímos os diagnósticos é o fato de haver 277 deles, o que tornaria o diagrama muito grande e difícil de ler.

Na enfermagem, é de extrema importância que os diagnósticos sejam classificados de modo a ter sentido clínico; assim, quando um enfermeiro está

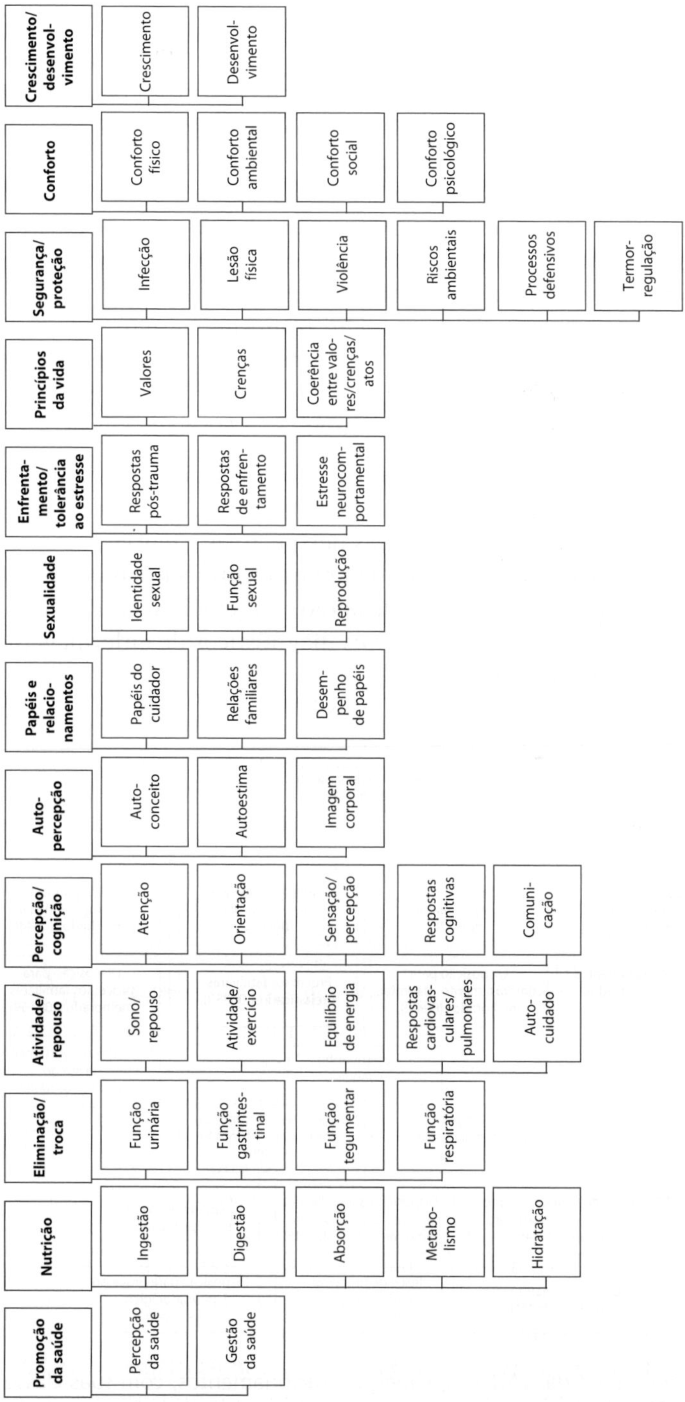

Figura 3.3 Domínios e classes da Taxonomia II da NANDA-I.

tentando identificar um diagnóstico que não costuma encontrar na prática, ele consegue, de modo lógico, usar a taxonomia para encontrar informações adequadas sobre possíveis diagnósticos relacionados. Embora a Taxonomia II da NANDA-I *não* pretenda funcionar como uma estrutura de avaliação, ela é uma estrutura de classificação dos diagnósticos de enfermagem em domínios e classes, cada um definido com clareza.

Na ▸ Figura 3.4, damos um exemplo de um diagrama que inclui os diagnósticos de enfermagem da taxonomia. Apenas um dos domínios é mostrado, com suas classes e diagnósticos de enfermagem e, como você pode ver, é bastante informação para ser representada em um diagrama.

O conhecimento de enfermagem inclui respostas humanas de indivíduos, famílias e da comunidade, que podem ser com foco no problema, de risco (potencial para deteriorar) e com base nos pontos fortes (potencial para melhorar). De acordo com von Krogh (2011), a taxonomia da NANDA-I deve:

- fornecer um modelo ou mapa cognitivo do conhecimento da disciplina de enfermagem;
- comunicar esse conhecimento e essas perspectivas e teorias;
- fornecer uma estrutura e ordenação para esse conhecimento;
- funcionar como um instrumento de apoio ao raciocínio clínico; e
- oferecer uma maneira de organizar os diagnósticos de enfermagem em um registro eletrônico de saúde.

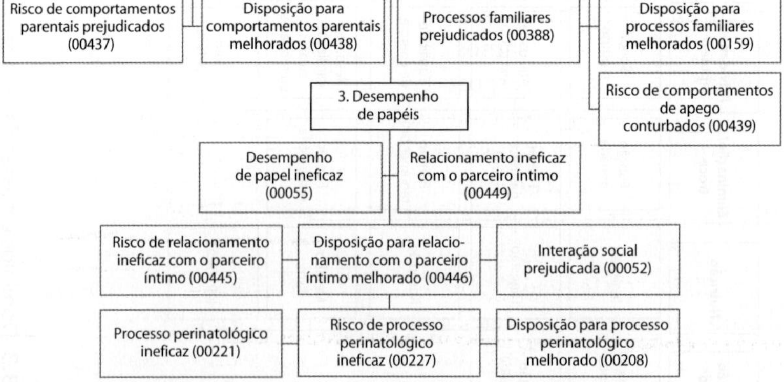

Papéis e relacionamentos Domínio 7
1. Papéis do cuidador
2. Relações familiares
Comportamentos parentais prejudicados (00436)
Conflito excessivo no papel parental (00387)
Padrões de interação familiar conturbados (00389)
Risco de padrões de interação familiar conturbados (00440)
Risco de comportamentos parentais prejudicados (00437)
Disposição para comportamentos parentais melhorados (00438)
Processos familiares prejudicados (00388)
Disposição para processos familiares melhorados (00159)
Risco de comportamentos de apego conturbados (00439)
3. Desempenho de papéis
Desempenho de papel ineficaz (00055)
Relacionamento ineficaz com o parceiro íntimo (00449)
Risco de relacionamento ineficaz com o parceiro íntimo (00445)
Disposição para relacionamento com o parceiro íntimo melhorado (00446)
Interação social prejudicada (00052)
Processo perinatológico ineficaz (00221)
Risco de processo perinatológico ineficaz (00227)
Disposição para processo perinatológico melhorado (00208)

Figura 3.4 Domínio 7 da NANDA-I, Papéis e relacionamentos, com suas classes e diagnósticos de enfermagem.

3.3 Usando a Taxonomia da NANDA-I

Ainda que a taxonomia ofereça uma forma de categorizar fenômenos da enfermagem, ela pode ter outras funções, como auxiliar professores universitários a elaborarem um currículo de enfermagem, por exemplo, e auxiliar um enfermeiro a identificar um diagnóstico que ele não utilize com frequência, mas que possa ser necessário para determinado paciente. Vejamos as duas situações.

3.3.1 Estruturando currículos de enfermagem

Os currículos de enfermagem podem ser desenvolvidos a partir dos domínios e classes da NANDA-I, de forma que os cursos sejam ministrados com base nos conceitos centrais da prática de enfermagem, os quais estão categorizados em cada um dos domínios da NANDA-I.

Durante um curso sobre saúde familiar, por exemplo, pode-se organizar uma aula em torno do domínio Papéis e relacionamentos (▶ Figura 3.4), com unidades baseadas em cada uma das classes. Na Unidade 1, o foco pode estar nos papéis do cuidador, e o conceito de parentalidade seria investigado em profundidade. O que é? Como impacta a saúde individual e familiar? Quais são alguns dos problemas comuns relacionados à parentalidade que nossos pacientes enfrentam? Em que tipos de pacientes mais provavelmente identificaremos essas condições? Quais são as etiologias primárias? Quais são as consequências se essas condições não forem diagnosticadas e/ou tratadas? Como podemos prevenir, tratar e/ou aliviar essas condições? Como podemos lidar com os sintomas?

A construção de um currículo de enfermagem em torno desses conceitos-chave do conhecimento de enfermagem permite que os estudantes realmente entendam e construam *expertise* na ciência da enfermagem, ao mesmo tempo em que também podem aprender e entender os diagnósticos e as condições clínicas relacionadas que encontrarão na prática diária. Comportamento, relacionamento, parentalidade, apego, papel e interação social são alguns dos conceitos do Domínio 7, Papéis e relacionamentos (▶ Figura 3.4) – eles são os "estados neutros" que precisamos conhecer antes de identificar problemas potenciais ou reais com essas respostas.

Em uma disciplina que se concentra no conteúdo cardiovascular, um professor poderia ter um módulo sobre *função circulatória*, por exemplo, como um conceito central da prática de enfermagem. Isso requer um entendimento sólido de anatomia, fisiologia, fisiopatologia (incluindo diagnósticos médicos relacionados) e respostas de outros domínios que possam coincidir com problemas na função circulatória adequada. O entendimento da função circulatória é fundamental para a compreensão dos diagnósticos de enfermagem relacionados com pressão arterial, débito cardíaco, função cardiovascular, trombose, perfusão tissular etc. Quando realmente entendemos o conceito de *função circulatória* (o estado "normal" ou neutro), identificar o estado anormal é muito mais fácil, pois sabemos o que deveríamos estar vendo se a função circulatória fosse eficiente;

se esses dados não estiverem presentes, começamos a suspeitar que pode haver um problema (ou que pode haver risco de desenvolvimento de um problema).

Ao desenvolver os cursos de enfermagem em torno desses conceitos centrais, o corpo docente de enfermagem pode se concentrar no conhecimento da disciplina de enfermagem e, em seguida, incorporar diagnósticos médicos relacionados e/ou preocupações interdisciplinares. Assim, os enfermeiros se concentram primeiro nos fenômenos de enfermagem e, em seguida, levem seu conhecimento específico a uma visão interdisciplinar do paciente para melhorar a oferta de cuidados. Esse conteúdo deve incluir resultados realistas para o paciente e intervenções baseadas em evidências que serão utilizadas pelos enfermeiros (intervenções de enfermagem dependentes e independentes) para oferecer o melhor cuidado possível ao paciente e alcançar os resultados nos quais os enfermeiros têm responsabilidade.

3.3.2 Identificando diagnósticos de enfermagem fora da sua *expertise*

Os enfermeiros adquirem *expertise* em diagnósticos de enfermagem que encontram com maior frequência na prática clínica. Se sua área de atuação for trabalhar com adolescentes que têm sobrepeso, sua *expertise* pode incluir conceitos-chave como *comportamento, desenvolvimento, identidade, autocuidado* e *resposta ao estresse*, entre outros. Entretanto, você cuidará de pacientes que, apesar de estarem sob seus cuidados principalmente devido ao desejo de controlarem seu peso, também terão outros problemas que necessitam da sua atenção. A taxonomia da NANDA-I pode ser útil na identificação dos potenciais diagnósticos para esses pacientes e no apoio às suas habilidades de raciocínio clínico, esclarecendo quais dados da avaliação/indicadores diagnósticos são necessários para diagnosticar seus pacientes de maneira rápida e acurada.

Considere o seguinte caso da Sra. K.

> Você está internando uma mulher cisgênero de 36 anos, a Sra. K, grávida de 34 semanas para o tratamento de pré-eclâmpsia moderada. Você percebe que ela está extremamente inquieta e tensa. Ela conta que não fez os cuidados pré-natais devido à violência doméstica e perseguição de seu ex-companheiro; ela tem ficado em um abrigo com sua filha de 3 anos nos últimos 3 meses. Ela ficou órfã quando menina e cresceu em uma série de lares adotivos, dos quais não tem lembranças positivas. Seu índice de massa corporal (IMC) é de 38,6 kg/m^2, ela é sedentária e indica que tem se alimentado principalmente de *fast food* porque é barato e porque pode conseguir no abrigo. Ela tem hipertensão crônica, mas não toma os medicamentos anti-hipertensivos há vários meses porque não tem condições de pagar por eles. Sua pressão arterial atual é de 168/110 mmHg, e tem se mantido constante desde que foi medida no abrigo esta manhã; estava um pouco mais elevada quando ela chegou ao ambulatório esta manhã e durante as verificações ao longo de duas horas. Ela está ansiosa com a possibilidade de um parto prematuro. Ela também refere que teve diabetes gestacional com sua primeira filha.

Você não tem muita experiência com pacientes com um histórico complexo como o que está vendo agora com a Sra. K. Você é novo na área obstétrica, e sua formação anterior foi em saúde do adolescente. Devido a esse histórico, você se sente muito à vontade para considerar possíveis diagnósticos relacionados a respostas ao estresse, mas não a complicações cardiovasculares e reprodutivas. Você quer refletir as respostas com foco no problema e de risco da paciente, mas não tem certeza de qual diagnóstico de enfermagem é o mais preciso para essa paciente nessa situação. Observando a taxonomia, você pode formar rapidamente um "mapa cognitivo" que pode ajudá-lo a encontrar mais informações sobre os diagnósticos relevantes para essa paciente (▶ Figura 3.5).

Você está especialmente preocupado com a resposta cardiovascular da Sra. K e revisa a taxonomia para identificar o domínio em que essas respostas podem ser encontradas: Domínio 4; em seguida, identifica a classe na qual é mais provável encontrar diagnósticos relacionados às questões de pressão arterial e possíveis sequelas: Classe 4, Respostas cardiovasculares/pulmonares. Você analisa o diagnóstico *risco de pressão arterial desequilibrada* (00362), mas rapidamente descarta essa possibilidade porque a paciente já está em desequilíbrio, visto que apresenta uma elevação recorrente da pressão arterial: ela já passou do diagnóstico de risco. Em seguida, você identifica o diagnóstico *risco de função cardiovascular prejudicada* (00311), e a definição se encaixa na sua preocupação com a Sra. K. Além disso, você consegue identificar facilmente os fatores de risco dos dados de avaliação que estão representados nesse diagnóstico (estresse excessivo, autogestão inadequada da pressão arterial, autogestão ineficaz do sobrepeso e média de atividade física diária inferior à recomendada para idade e sexo). A situação econômica da paciente definitivamente influencia a sua saúde, e você também está preocupado com o histórico de diabetes gestacional. Esse diagnóstico é uma boa hipótese para a Sra. K. Você também identifica respostas humanas em relação a autogestão do peso (sobrepeso) e autogestão da saúde em geral. Você poderia agora considerar confirmar esses diagnósticos coletando mais dados, conversando mais com a Sra. K e consultando colegas que tenham mais experiência nessa área.

Ao concluir a avaliação aprofundada, você descartou um diagnóstico (*risco de pressão arterial desequilibrada*) e identificou que a Sra. K se considera muito resiliente e vê isso como um ponto forte. Ela se orgulha da sua capacidade de reagir a situações adversas e "dar a volta por cima". Ela indica que essa é uma de suas qualidades mais importantes e deseja usar sua resiliência para superar essa possível situação de emergência. Isso o ajuda a identificar um diagnóstico de promoção da saúde relacionado à resiliência como um diagnóstico fundamental para o tratamento dessa paciente. Isso, por sua vez, exclui *resiliência prejudicada* (00210) e *risco de resiliência prejudicada* (00211) como diagnósticos. Embora você reconheça que os diagnósticos de autogestão são relevantes para a Sra. K., você também reconhece que, esta provavelmente será uma internação de curto prazo para a paciente, então seu foco será *risco de função cardiovascular*

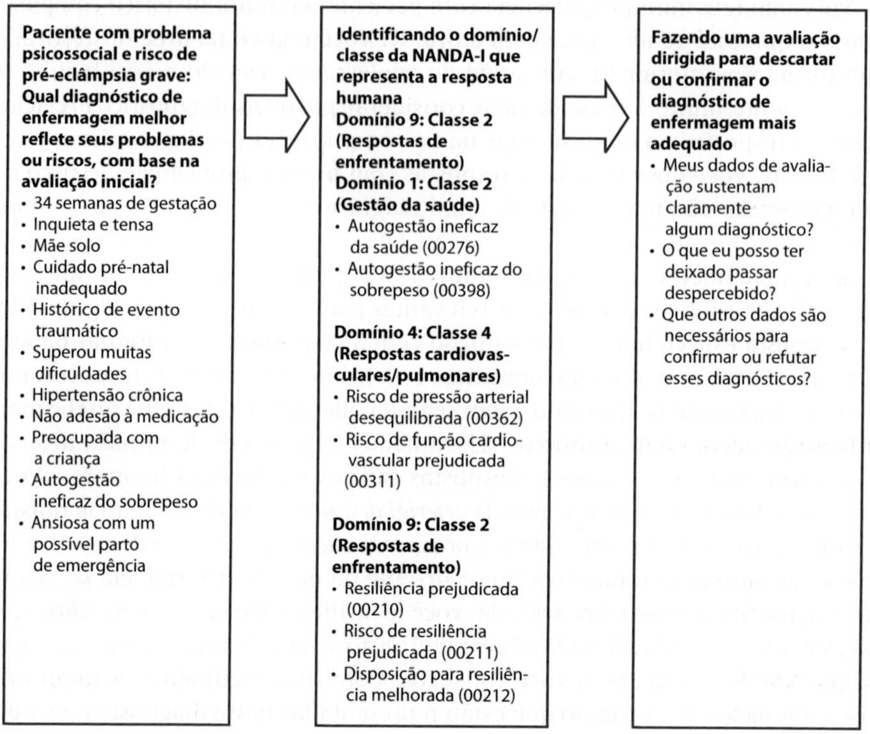

Figura 3.5 Uso da Taxonomia da NANDA-I para identificar e validar um diagnóstico de enfermagem fora da sua área de *expertise*.

prejudicada e *disposição para resiliência melhorada* (00212) para enfrentar a situação estressante que ela está vivendo. Você pode documentar os diagnósticos de autogestão (*autogestão ineficaz do sobrepeso* e *autogestão ineficaz da saúde*) como encaminhamentos para enfermeiros no ambulatório, depois que a Sra. K receber alta.

O uso da taxonomia dessa forma apoia o raciocínio clínico e ajuda a navegar por um grande volume de informações/conhecimento de forma efetiva e eficiente. Uma revisão dos fatores de risco ou dos fatores relacionados e das características definidoras de possíveis diagnósticos pode: (1) fornecer dados adicionais que você precisa obter para tomar uma decisão informada e/ou (2) permitir que você compare sua avaliação com os indicadores diagnósticos para diagnosticar seu paciente com acurácia.

Pense sobre pacientes com os quais você trabalhou recentemente: foi difícil diagnosticar suas respostas humanas? Foi difícil saber como identificar potenciais diagnósticos? O uso da taxonomia pode apoiá-lo na identificação de possíveis diagnósticos devido ao modo de agrupamento dos diagnósticos em classes e domínios representativos de áreas específicas do conhecimento. Não se esqueça, todavia, de que ***apenas buscar os títulos dos diagnósticos e "escolher um deles" não representa uma prática segura!*** Você deve revisar a definição e os indicadores diagnósticos (características definidoras, fatores relacionados ou de risco) para cada potencial diagnóstico, o que o auxiliará a identificar quais outros dados deverão ser coletados, ou se há dados suficientes para diagnosticar, com acurácia, a resposta humana do paciente.

3.4 Uma breve nota sobre a NANDA-I

Inicialmente, a NANDA-I publicou a Taxonomia I, que foi estruturada para refletir os modelos teóricos de enfermagem da América do Norte (North American Nursing Diagnosis Association, 1986). Em 2002, foi adotada a Taxonomia II, que foi adaptada da estrutura de avaliação de Padrões Funcionais de Saúde da Dra. Marjory Gordon (North American Nursing Diagnosis Association, 2001). Essa é provavelmente a estrutura de avaliação de enfermagem mais usada em todo o mundo. No momento em que este texto está sendo escrito, há 277 diagnósticos que foram aceitos para publicação na classificação da NANDA-I e que estão descritos neste livro, com definições e critérios diagnósticos completos.

Os diagnósticos de enfermagem da NANDA-I são usados internacionalmente, com tradução para mais de 20 idiomas. Em um mundo cada vez mais global e eletrônico, a NANDA-I também permite que os enfermeiros envolvidos academicamente comuniquem fenômenos de interesse da enfermagem de forma padronizada em artigos, conferências, ensino e prática clínica, com consequente avanço da ciência da enfermagem.

Os diagnósticos de enfermagem são baseados em evidência, avaliados por pares e submetidos à NANDA-I para aceite/revisão por enfermeiros na prática, professores de enfermagem e pesquisadores da área, no mundo inteiro. A submissão de novos diagnósticos e/ou de revisões dos existentes vem aumentando em quantidade continuamente ao longo dos quase 50 anos da terminologia de diagnósticos de enfermagem da NANDA-I. A continuidade das submissões (e das revisões) à NANDA-I fortalecerá ainda mais o alcance, o tamanho e as evidências de suporte à terminologia.

3.5 Considerações internacionais sobre o uso dos diagnósticos de enfermagem da NANDA-I

A NANDA International, Inc., começou inicialmente como uma associação profissional de enfermagem com membros da América do Norte e, portanto, os primeiros diagnósticos de enfermagem foram desenvolvidos principalmente por enfermeiros dos Estados Unidos e do Canadá. No entanto, sugerir que a NANDA-I continua sendo uma associação norte-americana – ou que os diagnósticos da NANDA-I são usados somente na América do Norte – é claramente equivocado. A NANDA International, Inc., agora inclui enfermeiros de quase 40 países, sendo que quase dois terços de seus membros vêm de países fora da América do Norte. Os diagnósticos de enfermagem da NANDA-I são usados em todos os continentes em currículos, prática clínica, pesquisa e aplicativos de informática. O desenvolvimento e o refinamento dos diagnósticos estão em andamento em vários países, e a maioria das pesquisas relacionadas aos diagnósticos de enfermagem da NANDA-I ocorre fora da América do Norte. O aumento evidente de nossas traduções ano após ano evidencia a aplicação internacional de nossa classificação.

Como reflexo dessa maior atividade, contribuição e utilização internacionais, a North American Nursing Diagnosis Association alterou seu âmbito para uma organização internacional em 2002, mudando seu nome para **NANDA International, Inc.** Portanto, pedimos por gentileza **não se referir à organização como *North American Nursing Diagnosis Association (ou como North American Nursing Diagnosis Association International)***, a não ser que se refira a algo ocorrido antes de 2002 – tal denominação simplesmente não reflete nosso alcance internacional, e **não é o nome legal da organização**. Mantivemos "NANDA" no nome em razão de seu reconhecimento na profissão da enfermagem; assim, considere-o mais como uma marca comercial ou um nome de marca do que um acrônimo, uma vez que ele não mais "significa" o nome original da associação.

Como a NANDA-I está sendo cada vez mais adotada no mundo inteiro, devem ser discutidas questões relativas a diferenças no escopo da prática da enfermagem, à diversidade dos modelos de prática da enfermagem, a leis e regulamentos divergentes, à competência dos enfermeiros e a diferenças educacionais. Em 2009, a NANDA-I realizou a International Think Tank Meeting, que incluiu 86 participantes de 16 países. Nesse encontro, houve debates importantes sobre a melhor maneira de lidar com essas e outras questões. Enfermeiros de alguns países não conseguem utilizar diagnósticos de enfermagem de natureza mais fisiológica porque são conflitantes com o atual alcance de sua prática. Em outros países, os enfermeiros têm regulamentos para garantir que tudo que é feito na prática da enfermagem possa ser demonstrado com base em evidências e, portanto, enfrentam dificuldades com os diagnósticos mais antigos e/ou associados a intervenções que não são apoiadas por um nível sólido de evidências na literatura. Em consequência, houve discussões com lideranças internacionais acerca do uso e da pesquisa de diagnósticos de enfermagem, em busca de um rumo que atenda às necessidades da comunidade global.

Esses debates resultaram na decisão unânime de manter a taxonomia como um conjunto de conhecimentos único em todos os idiomas, de modo a permitir que enfermeiros no mundo todo vejam, discutam e considerem conceitos diagnósticos sendo usados por profissionais em seu país e fora dele, e que participem de debates, pesquisas e discussões sobre a adequação de todos os diagnósticos. Trazemos aqui uma importante declaração acordada nesse encontro, antes da apresentação dos próprios diagnósticos de enfermagem:

> Nem todos os diagnósticos na taxonomia da NANDA-I são adequados a todos os enfermeiros em suas práticas – e nunca foi assim. Alguns são bastante específicos a algumas especialidades e não seriam necessariamente utilizados por todos os enfermeiros na prática clínica [...]. Há diagnósticos na taxonomia que podem se situar fora do escopo ou dos padrões de prática da enfermagem de uma determinada área geográfica na qual atuam os enfermeiros.

Esses diagnósticos e/ou fatores relacionados/de risco seriam, nessas situações, inadequados à prática, não devendo ser utilizados se estiverem fora do âmbito de atuação ou dos padrões da prática da enfermagem em uma determinada região geográfica. Contudo, é adequado que permaneçam visíveis na classificação, já que ela representa julgamentos clínicos feitos por enfermeiros *no mundo inteiro*, e não somente em uma determinada região ou país. Todos os enfermeiros devem conhecer os padrões e trabalhar dentro deles, bem como conhecer o alcance de sua prática e todas as leis e regras que regem seu registro profissional. Também é importante a todos os enfermeiros ter consciência das áreas de prática de enfermagem globalmente, uma vez que isso acrescenta informações às discussões, podendo, com o tempo, fundamentar a ampliação de sua atuação em outros países. Por outro lado, essas pessoas podem oferecer evidências em apoio à retirada de diagnósticos da atual classificação, o que provavelmente não ocorreria se os diagnósticos não estivessem nas traduções.

Dito isso, é importante não evitar usar um diagnóstico porque, na opinião de algum especialista local ou livro publicado, ele não é adequado. Já conheci autores que indicam que enfermeiros de centros cirúrgicos "não podem diagnosticar porque não avaliam", ou que enfermeiros em unidades de tratamento intensivo "precisam atuar sob um rígido protocolo médico que não inclui diagnósticos de enfermagem". Essas não são declarações baseadas em fatos, representando as opiniões pessoais desses enfermeiros. Assim, é importante que você realmente busque informações sobre regulamentação, legislação e padrões de prática profissional no seu país e área de atuação, em vez de confiar no que diz uma pessoa ou um grupo de pessoas que podem estar definindo ou descrevendo o diagnóstico de enfermagem de forma imprecisa.

Por último, os enfermeiros devem identificar os diagnósticos adequados para sua área de atuação, dentro do âmbito de sua prática e em conformidade com os regulamentos legais, e para os quais esses profissionais têm competência. Professores, especialistas clínicos e gestores de enfermagem são fundamentais para garantir que os enfermeiros realmente saibam quais diagnósticos estão localizados fora do âmbito de sua prática em determinada região geográfica. Muitos livros, em vários idiomas, incluem toda a taxonomia da NANDA-I; assim, a retirada de diagnósticos pela NANDA-I em um determinado país sem dúvida causaria grande confusão mundial. A publicação da classificação não exige, de forma alguma, que um enfermeiro utilize todos os diagnósticos que a compõem; isso também não é justificativa para que um enfermeiro atue fora do alcance da sua licença profissional ou dos regulamentos de sua prática.

3.6 Desenvolvimento de diagnósticos de enfermagem e submissão à NANDA-I

Havia 50 diagnósticos identificados para serem retirados da classificação na edição de 2024-2026; com exceção de cinco, todos os outros foram atualizados ou foram produzidas evidências para apoiar sua retirada por enfermeiros de todo o mundo. A NANDA-I continua a incentivar fortemente o foco em trazer esses diagnósticos restantes para um nível mínimo de evidência e aumentar o nível de evidência de outros diagnósticos. Isso não quer dizer que não aceitaremos ou revisaremos novos diagnósticos – isso sempre será feito – mas que retiraremos os diagnósticos restantes no próximo ciclo se não for realizado trabalho para melhorar o nível de evidência e se nós acreditarmos que esses diagnósticos não são usados por enfermeiros na prática.

O outro foco da NANDA-I será fortalecer a utilidade clínica dos indicadores diagnósticos (características definidoras e fatores relacionados/de risco). Nosso desejo é poder identificar, por meio de pesquisa clínica e metanálise/metassíntese, as características definidoras que são necessárias para que um diagnóstico seja feito ("características definidoras críticas") em diferentes ambientes de cuidado à saúde e remover aquelas que não são clinicamente úteis. Isso fortalecerá nossa capacidade de oferecer suporte à decisão para enfermeiros à beira leito. A capacidade de validar o grau em que o mesmo grupo de fatores relacionados permite uma interpretação causal para diferentes populações em múltiplos contextos (validade generalizada) é fundamental para definir intervenções que possam abordar esses fatores causais. Infelizmente, grande parte da literatura atual sobre intervenções visa ao controle dos sintomas (abordando as características definidoras), que são importantes, não nos permitem resolver totalmente o diagnóstico.

Embora esses tipos de pesquisa exijam um comprometimento significativo, a obtenção desses níveis de validade dará suporte a ferramentas avançadas de tomada de decisão clínica à beira do leito, além de fornecer conteúdo educacional importante para a próxima geração de enfermeiros.

Às pessoas que estão avançando no desenvolvimento de novos diagnósticos ou avaliando a validade clínica de diagnósticos em populações específicas de pacientes, recomendamos que analisem nossas diretrizes antes da submissão. Além disso, se o seu trabalho for resultado de um projeto de pesquisa, recomendamos enfaticamente que ele seja listado no Registro de Pesquisa da NANDA-I (mais informações em https://nanda.org/research-registry/). Um título de diagnóstico é construído pela combinação dos conceitos do Eixo 1 (o foco primário e, quando aplicável, o foco secundário ou foco contextual/sintoma do diagnóstico), do Eixo 2 (sujeito do cuidado) e do Eixo 3 (julgamento), com o acréscimo de termos dos outros eixos para maior clareza. Os pesquisadores ou enfermeiros interessados começariam com o foco do diagnóstico (Eixo 1) e acrescentariam o termo de julgamento apropriado (Eixo 3).

Em seguida, eles especificariam o sujeito do cuidado (Eixo 2). Se o sujeito for um "indivíduo", não é necessário explicitá-lo. A NANDA-I apoia o desenvolvimento de títulos diagnósticos com relação a seus aspectos multiaxiais, de forma a aumentar a especificidade e a precisão do processo de diagnóstico, que é conhecido por ser o núcleo do raciocínio e da prática clínica. Assim, incentivamos considerar se a distinção possibilitada pelo uso de eixos adicionais poderia levar a um diagnóstico mais preciso, o que poderia ajudar no raciocínio diagnóstico. Por exemplo, uma revisão dos diagnósticos *temperatura corporal neonatal diminuída* (00474) e *temperatura corporal diminuída* (00472) demonstra uma diferença significativa nas características definidoras e fatores relacionados com base na incorporação do *limite inferior* do Eixo 5 de 0 dias e do *limite superior* de 28 dias (refletindo o neonato). Portanto, se o foco for uma criança ou um idoso, pode ser útil identificar isso no título.

Todos os indivíduos interessados em desenvolver ou revisar um diagnóstico são direcionados aos requisitos de submissão e ao *site* https://nanda.org/connectengage/committees-task-forces/diagnosis-development/.

A NANDA-I não apoia a *construção aleatória* de conceitos diagnósticos, que ocorreria pela simples combinação de termos de um eixo com os de outro para a criação "em tempo real" de um título diagnóstico para representar julgamentos baseados na avaliação de um paciente. Problemas clínicos/áreas de focos da enfermagem identificados que não têm um título da NANDA-I devem ser cuidadosamente descritos na documentação para garantir a acurácia da interpretação do julgamento clínico de outros enfermeiros/profissionais de saúde.

A criação de um diagnóstico a ser usado na prática clínica e/ou na documentação pela combinação de termos de eixos diferentes, sem o desenvolvimento da definição e de outras partes componentes de um diagnóstico (características definidoras, fatores relacionados ou de risco, condições associadas e populações em risco, se for o caso) de forma baseada em evidências, nega a finalidade de uma linguagem padronizada como um método para realmente representar, informar e direcionar o julgamento clínico e a prática clínica.

Esta é uma grande preocupação relacionada à segurança do paciente, uma vez que a falta de conhecimentos inerentes aos componentes diagnósticos impossibilita a garantia de acurácia diagnóstica. Termos de enfermagem criados arbitrariamente no local do cuidado podem resultar em interpretações incorretas do problema clínico/área do foco e, assim, levar ao estabelecimento de resultados equivocados e à escolha de intervenções inadequadas. Isso também impossibilita a pesquisa sobre a incidência de diagnósticos de enfermagem ou a realização de estudos de resultados ou intervenções relativos aos diagnósticos, já que, sem os componentes diagnósticos (definições, características definidoras, fatores relacionados ou de risco) esclarecidos, é impossível saber se o conceito estudado representa de fato os mesmos fenômenos.

Assim, na discussão da construção de conceitos diagnósticos neste capítulo, o objetivo é informar os profissionais como são desenvolvidos os conceitos diagnósticos e dar esclarecimentos às pessoas que estão desenvolvendo diagnósticos para submissão à NANDA-I; **isso *não deve* ser interpretado como se a NANDA-I apoiasse a criação de títulos diagnósticos por enfermeiros no local do atendimento ao paciente**.

3.7 Glossário de termos

T. Heather Herdman, Shigemi Kamitsuru, Camila Takáo Lopes

3.7.1 Diagnóstico de enfermagem

Um diagnóstico de enfermagem é um julgamento clínico sobre uma resposta humana a condições de saúde/processos da vida, ou uma suscetibilidade a tal resposta, que é reconhecida em um indivíduo, família ou comunidade. Um diagnóstico de enfermagem fornece a base para a escolha de intervenções de enfermagem para alcance de resultados pelos quais o enfermeiro tem responsabilidade (aprovado na 9ª Conferência da NANDA; emendas em 2009, 2013, 2019, 2023).

Diagnóstico de enfermagem com foco no problema

Um julgamento clínico a respeito de uma resposta humana indesejável a condições de saúde/processos da vida que é reconhecida em um indivíduo, família ou comunidade.

Para diagnosticar uma resposta humana como um diagnóstico com foco no problema, os seguintes elementos devem estar presentes: características definidoras agrupadas em padrões de pistas ou inferências relacionadas, além de fatores relacionados.

Diagnóstico de enfermagem de promoção da saúde

Um julgamento clínico a respeito do potencial para melhorar: motivação e desejo de aumentar o bem-estar e de concretizar o potencial humano de saúde que existe no momento atual (Pender et al., 2006).

Essas respostas são expressas pela disposição para melhorar comportamentos de saúde específicos, podendo ser usadas em qualquer estado de saúde. Em pessoas incapazes de expressar sua própria disposição para melhorar comportamentos de saúde, o enfermeiro pode determinar a existência de uma condição para promoção da saúde e agir em benefício do indivíduo. As respostas de promoção da saúde podem manifestar-se em um indivíduo, família ou comunidade.

Para diagnosticar uma resposta humana como um diagnóstico de promoção da saúde, os seguintes elementos devem estar presentes: características definidoras agrupadas em padrões de pistas ou inferências relacionadas que reflitam um desejo de melhorar um comportamento ou uma resposta atual, ou que representem essa possibilidade em pacientes incapazes de expressar a própria disposição.

Diagnóstico de enfermagem de risco

Um julgamento clínico a respeito do potencial para deteriorar: suscetibilidade de desenvolver, no futuro, uma resposta humana indesejável a condições de saúde/processos da vida. Esse estado é representado nos títulos da NANDA-I usando a expressão "Risco de", e pode ser reconhecido em um indivíduo, família ou comunidade.

Para o diagnóstico de risco, os seguintes elementos devem estar presentes: fatores de risco que contribuam para o aumento da suscetibilidade.

Síndrome

Um julgamento clínico a respeito de um determinado agrupamento de diagnósticos de enfermagem que ocorrem juntos, sendo mais bem abordados em conjunto e por meio de intervenções similares.

Para diagnosticar uma síndrome, os elementos a seguir devem estar presentes: características definidoras, duas ou mais das quais devem ser diagnósticos de enfermagem, e fatores relacionados. Outras características definidoras que não são diagnósticos de enfermagem podem ser usadas, desde que intervenções similares possam ser usadas para abordá-las.

3.7.2 Eixos diagnósticos

Os eixos são discutidos e descritos em detalhes no Capítulo 4.3, portanto as definições não serão duplicadas nesta seção.

3.7.3 Componentes de um diagnóstico de enfermagem

Título do diagnóstico

Atribui um nome a uma resposta humana diagnosticada por um enfermeiro, refletindo pelo menos o seu foco (do Eixo 1) e o julgamento de enfermagem (do Eixo 3). É um termo ou expressão concisa que representa um padrão de pistas relacionadas. Pode incluir modificadores.

Definição

Fornece uma descrição clara e precisa; delineia o significado do diagnóstico e ajuda a diferenciá-lo de diagnósticos similares.

Características definidoras

Pistas/inferências observáveis que agrupam-se como manifestações de um diagnóstico com foco no problema, de promoção da saúde ou de síndrome. Implicam não apenas o que o enfermeiro consegue ver, mas o que pode ouvir (p. ex., o que o paciente/família informa), tocar ou cheirar.

Fatores de risco

Fatores antecedentes que aumentam a suscetibilidade de um indivíduo, família ou comunidade a uma resposta humana indesejável. São fatores que devem ser modificáveis por intervenções autônomas de enfermagem e, sempre que possível, as intervenções devem ter esses fatores como alvo.

Fatores relacionados

Fatores antecedentes que parecem ter uma relação padronizada com a resposta humana. Esses fatores podem ser descritos como associados a, relacionados com ou contribuindo para essa resposta. Devem ser modificáveis por intervenções autônomas de enfermagem, e, sempre que possível, devem ter esses fatores etiológicos como alvo. Diagnósticos de enfermagem com foco no problema e de síndrome devem ter fatores relacionados; diagnósticos de promoção da saúde podem ter fatores relacionados se estes ajudarem a esclarecer o diagnóstico.

Populações em risco

Grupos de pessoas que compartilham características sociodemográficas, histórico de saúde/familiar, estágios de crescimento/desenvolvimento, exposição a determinados eventos/experiências que levam seus membros a serem suscetíveis a determinada resposta humana. Essas características não são modificáveis por intervenções autônomas de enfermagem.

Condições associadas

Diagnósticos médicos, procedimentos diagnósticos/cirúrgicos, dispositivos médicos/cirúrgicos ou preparações farmacêuticas. Essas condições não são modificáveis por intervenções autônomas de enfermagem.

3.7.4 Definições de termos associados aos diagnósticos de enfermagem

Intervenções autônomas de enfermagem

Intervenções que podem ser iniciadas pelo enfermeiro que vão além do monitoramento básico, de encaminhamento a outros profissionais, de obediência a um protocolo organizacional e/ou que não exigem recomendações de outros profissionais da saúde. Têm a sanção de legislação ou regulações da prática da enfermagem.

Resultados sensíveis à enfermagem

Estados, comportamentos ou percepções mensuráveis de um indivíduo, família ou comunidade em resposta a intervenções de enfermagem.

Plano de cuidados de enfermagem

Inclui os diagnósticos de enfermagem, os resultados e as intervenções de enfermagem individualizadas, com base na avaliação completa feita pelo enfermeiro e na compreensão das metas e dos desejos do indivíduo, família ou comunidade que recebe os cuidados.

3.7.5 Definições associadas à classificação dos diagnósticos de enfermagem

Classificação

Um conjunto exaustivo de categorias mutuamente excludentes para agregar dados em um nível de especialização pré-prescrito para uma finalidade específica" (International Standards Organization, 2020). A classificação da NANDA-I permite que nos concentremos em fenômenos de enfermagem específicos e fornece uma linguagem padronizada para os diagnósticos de enfermagem.

Nível de abstração

Descreve a concretude/abstração de um conceito:

- Conceitos muito abstratos são teóricos e podem não ser diretamente mensuráveis. São definidos por conceitos concretos, incluem conceitos concretos, estão dissociados de qualquer situação específica, são independentes de tempo e espaço, apresentam descritores mais gerais e podem não ter utilidade clínica para o planejamento do tratamento.
- Conceitos concretos são observáveis, mensuráveis e limitados por tempo e espaço. Constituem uma categoria específica, são mais exclusivos, nomeiam algo real ou uma classe de algo real. São limitados por natureza e podem ser clinicamente úteis para planejar o tratamento.

Terminologia

A ISO 17115 define terminologia clínica como uma "terminologia necessária direta ou indiretamente para descrever condições de saúde e atividades de assistência à saúde" (International Standards Organization, 2020). Os diagnósticos de enfermagem formam uma linguagem específica da disciplina, portanto, quando falamos sobre os diagnósticos em si, estamos falando sobre a terminologia dos julgamentos de enfermagem, conhecidos como diagnósticos de enfermagem.

Taxonomia

A ciência da classificação, normalmente aplicada a organismos vivos, mas também usada em várias disciplinas acadêmicas para classificar e categorizar diferentes entidades com base em suas características. A taxonomia pode fornecer um método de organização hierárquica de conceitos, facilitando a compreensão sistemática do conhecimento. Uma definição da taxonomia da NANDA-I pode ser "uma ordenação sistemática dos fenômenos que surgem como resultados do raciocínio clínico e que definem o conhecimento da disciplina de enfermagem".

3.8 Referências

Abbott A. The Systems of Professions. Chicago, IL: The University of Chicago Press, 1988.

Cambridge University Press. Cambridge Dictionary Online. 2023. Available from: https://dictionary.cambridge.org/us/.

Federal Enterprise Data Resources. Glossary: Machine readable file. Available at: https://resources.data.gov/glossary/machine-readable-file/.

International Standards Organization (ISO) (2020). ISO 17115: Health informatics: vocabulary of compositional terminological systems. Available at: https://www.iso.org/ standard/32881.html.

International Standards Organization (ISO) (2023). International Standard ISO 18104: Health informatics – Categorial structures for representation of nursing diagnoses and nursing actions in terminological systems. Licensed to NANDA International. Downloaded: December 6, 2023.

International Standards Organization (ISO) (2014). International Standard ISO 18104: Health informatics – Categorial structures for representation of nursing diagnoses and nursing actions in terminological systems. Licensed to NANDA International. ISO Store Order: OP-626322 / Downloaded: August 26, 2022.

North American Nursing Diagnosis Association. Nursing Diagnosis Taxonomy I. St. Louis: Author, 1986.

North American Nursing Diagnosis Association. Nursing Diagnoses: definitions and classification 2001/2002. Philadelphia: Author, 2001.

Noy NF, McGuinness DL. Ontology development 101: a guide to creating your first ontology. Stanford, CA: Stanford University (no date). Available at: https://protege. stanford.edu/ publications/ontology_development/ontology101-noy-mcguinness. html.

Pender NJ, Murdaugh CL, Parsons MA. Health Promotion in Nursing Practice. 5th ed. Upper Saddle River, NJ: Pearson Prentice-Hall, 2006.

Tiwari S, Abraham A. Semantic assessment of smart healthcare ontology. International Journal of Web Information Systems 2020; 16(4): 475-491.

von Krogh G. Taxonomy III Proposal. NANDA International Latin American Symposium. Sao Paulo, Brazil: May, 2011.

4 Estrutura axial da NANDA International

T. Heather Herdman, Silvia Caldeira

4.1 Introdução à estrutura axial

A terminologia da NANDA-I foi a primeira terminologia de enfermagem reconhecida pela American Nurses Association (Lundberg et al., 2008). Ter uma linguagem de enfermagem reconhecida é vantajoso porque indica que o sistema de classificação é aceito como apoio à prática de enfermagem, fornecendo uma terminologia clinicamente útil. A terminologia também está registrada no Health Level Seven International (HL7), um padrão para a informática de assistência à saúde, como uma terminologia a ser usada na identificação de diagnósticos de enfermagem em mensagens eletrônicas entre sistemas de informações clínicas (www. HL7.org). Nossos termos foram mapeados na SNOMED, sendo uma das primeiras terminologias de enfermagem a fazê-lo; atualmente continuamos a solicitar a atualização de nossos termos na SNOMED CT. Os países membros da SNOMED podem apoiar-nos nesse esforço entrando em contato com seus centros nacionais de lançamento do SNOMED CT para solicitar a atualização completa da última edição dos termos da NANDA-I na SNOMED CT.

4.2 Taxonomia II da NANDA-I: um sistema multiaxial

Os diagnósticos da NANDA-I são conceitos que representam os julgamentos que os enfermeiros fazem como resultado de sua avaliação: um diagnóstico resulta do raciocínio clínico. O termo padronizado usado para representar esse diagnóstico é construído por meio de um sistema de termos que são categorizados como eixos. Há oito eixos no modelo da NANDA-I. O que é um eixo e por que temos tantos? Um eixo, para fins da Taxonomia II da NANDA-I, é definido operacionalmente como uma dimensão da resposta humana que é considerada no processo de diagnóstico. A principal razão para ter um sistema multiaxial para o diagnóstico é possibilitar:

"descrição clínica, comunicação profissional, planejamento de tratamento, prognóstico, pesquisa clínica e treinamento profissional. Além disso, e mais especificamente, o diagnóstico multiaxial tem propósitos que têm sido a motivação real para o desenvolvimento de propostas e esquemas específicos. Esses propósitos correspondem a uma determinada conceituação do escopo apropriado da condição clínica a ser descrita e codificada de forma ordenada, sistemática e sucinta (ou seja, diagnosticada)." (Mezzich et al, orgs., 1994)

Os enfermeiros na prática clínica precisam estar intimamente familiarizados com os eixos da NANDA-I? A resposta imediata a essa pergunta é "não", isso não é necessário para usar os diagnósticos. Outros campos clínicos, como o da psicologia, reestruturaram seus sistemas de documentação de forma a remover o diagnóstico e a documentação multiaxial, porque se considerou que os eixos não eram clinicamente úteis (American Psychiatric Association, 2013). Acreditamos que os eixos sejam muito úteis para os enfermeiros na informática, no uso de sistemas de terminologia padronizados nos registros eletrônicos de saúde, em aplicativos e para o desenvolvimento de ferramentas de apoio clínico. No entanto, pode ser útil refletir sobre os eixos, especialmente ao lidar com uma resposta humana que seja nova para você como profissional da prática clínica ou que seja incomum em sua prática.

Primeiro, vamos descrever os eixos e, em seguida, veremos um exemplo de como eles podem ser usados na prática clínica. É importante reconhecer os seguintes pontos-chave:

1. A maioria dos diagnósticos não terá todos os termos dos eixos identificados, mas ***todos*** os diagnósticos devem ter, no mínimo, o sujeito do cuidado (Eixo 2), o termo de julgamento (Eixo 3) e o foco primário (Eixo 1) identificados (embora os Eixos 1 e 3 sejam ocasionalmente combinados em um único termo, como no caso da *contaminação*);
2. Os valores dos eixos para cada diagnóstico são mostrados neste livro abaixo do título de cada diagnóstico na Parte 4; entretanto – e é fundamental entender isso – haverá termos de eixo identificados que não são encontrados no título diagnóstico. Em vez disso, o termo do eixo representa os conceitos/termos dentro do título. Um exemplo disso será apresentado mais adiante neste capítulo.

O *modelo NANDA-I de um diagnóstico de enfermagem* (▸ Figura 4.1) é um diagrama que apresenta os eixos da NANDA-I e sua relação entre si. Para relembrar, um eixo é definido operacionalmente como uma dimensão da resposta humana que é considerada no processo de diagnóstico. Há oito eixos no modelo multiaxial revisado da NANDA-I.

4.3 Definições dos eixos

Os oito eixos da NANDA-I são brevemente descritos aqui e, em seguida, serão discutidos em profundidade.

- Eixo 1:
  - **Foco primário** – o foco conceitual do diagnóstico (comportamento, desenvolvimento, função respiratória, função termorregulatória etc.); a área de atenção (International Standards Organization, 2014)
  - **Foco secundário** – foco contextual/sintoma (alergia, comunicação, tomada de decisão, gestão da saúde, lactação, parentalidade, etc.)
- Eixo 2: **sujeito do cuidado** (indivíduo, família, comunidade)

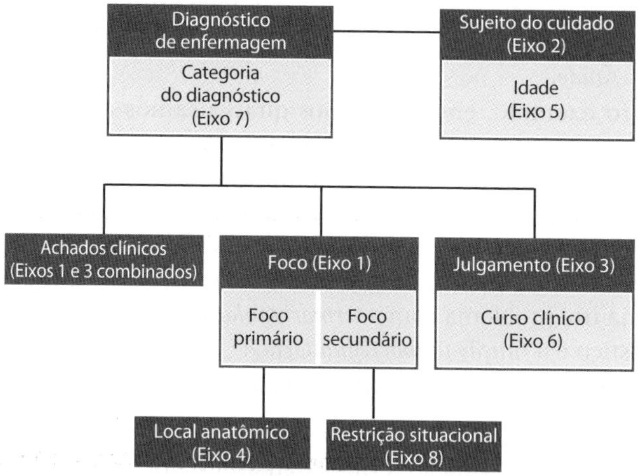

Figura 4.1 Modelo NANDA-I de um diagnóstico de enfermagem, 2024.

- Eixo 3: **julgamento** (atrasado, excessivo, ineficaz, desadaptativo, etc.)
- Eixo 4: **local anatômico** (sistema cardiopulmonar, sistema geniturinário, sistema nervoso sensorial, etc.)
- Eixo 5: **idade**
  - **limite inferior de idade** (1 dia, 1 ano, 120 dias, 61 anos, etc.)
  - **limite superior de idade** (28 dias, 365 dias, 9 anos, 18 anos, 60 anos, etc.)
- Eixo 6: **curso clínico** (agudo, crônico, intermitente)
- Eixo 7: **categoria do diagnóstico** (com foco no problema, potencial para melhorar, potencial para deteriorar)
- Eixo 8: **restrição situacional** (ambiente ocupacional, período perioperatório, fim da vida)

Os eixos podem conter valores mesmo se o termo exato do eixo estiver no título. Em alguns casos, eles são nomeados explicitamente, como no caso dos diagnósticos com foco no problema, *enfrentamento desadaptativo da comunidade* (00456) e *gestão ineficaz da saúde familiar* (00080), em que o sujeito do diagnóstico é nomeado usando os valores "comunidade" e "família" retirados do Eixo 2 (sujeito do cuidado). Os termos "desadaptativo" e "ineficaz" são dois dos valores contidos no Eixo 3 (julgamento). O foco primário, entretanto, não está em nenhum dos títulos. Por exemplo, no caso de *enfrentamento desadaptativo da comunidade*, o foco primário (o que você pensa primeiro) é representado pelo termo do eixo *resposta ao estresse*, enquanto o foco secundário ou contextual/sintoma (o que você pensa em seguida) é representado pelo termo do eixo *adaptação*. Em *gestão ineficaz da saúde familiar*, o foco primário é *comportamento*, e o foco secundário ou contextual/sintoma, que faz parte do título do diagnóstico, é *gestão da saúde*.

Como outro exemplo, em termos nos quais usamos apenas uma palavra, como *hipertermia* (00007), não há termo de julgamento individual ou sujeito da informação encontrados no título. No entanto, podemos identificar facilmente que a intenção do julgamento é que há muito calor ("hiper-"), que representamos usando o termo de julgamento *excessivo*; o sujeito é inferido como sendo o *indivíduo*. Da mesma forma, nesse mesmo diagnóstico, o que pensamos primeiro é que há um problema com a *termorregulação* e, portanto, o foco primário nesse diagnóstico é a *função termorregulatória*.

Isso significa que o diagnóstico *hipertermia* (00007) é representado pelos seguintes eixos:

- Eixo 1: foco primário, função termorregulatória; foco secundário ou contextual/sintoma, [nenhum]
- Eixo 2 (sujeito do cuidado): indivíduo
- Eixo 3 (julgamento): excessivo
- Eixo 4 (local anatômico): [nenhum]
- Eixo 5 (idade): [nenhuma]
- Eixo 6 (curso clínico): [nenhum]
- Eixo 7 (categoria do diagnóstico): com foco no problema
- Eixo 8: restrição situacional: [nenhuma]

Em alguns casos, o eixo está implícito, como no diagnóstico *tolerância à atividade diminuída* (00298), em que o sujeito do diagnóstico (Eixo 2) é sempre o indivíduo. Em outros casos, um eixo pode não ser pertinente a determinado diagnóstico, não sendo parte do título. Por exemplo, o eixo de idade pode não ser relevante a todos os diagnósticos. Nos casos de diagnósticos sem identificação explícita do sujeito do diagnóstico, pode ser útil lembrar que a NANDA-I define um paciente como "indivíduo, família ou comunidade".

O Eixo 1 (foco do diagnóstico) e o Eixo 3 (julgamento) são componentes essenciais de um diagnóstico de enfermagem. Todavia, em alguns casos, o foco do diagnóstico contém o julgamento, p. ex., *contaminação* (00181); em casos assim, o julgamento não está separado de forma explícita no título do diagnóstico. O Eixo 2 (sujeito do diagnóstico) também é fundamental, embora, como descrito anteriormente, possa estar implícito, não sendo parte do título. O DDC exige esses eixos no envio para análise do diagnóstico; os demais podem ser usados sempre que relevantes para clareza.

Por fim, você deve notar que, em alguns diagnósticos, a maioria dos termos dos eixos, se não todos, não aparecerá no título diagnóstico. É provável que isso cause confusão, portanto, vamos considerar brevemente como a estrutura axial será usada. O principal motivo para o uso dos eixos, como dissemos anteriormente, é fornecer dados legíveis por máquina que serão úteis para os enfermeiros no âmbito da informática, especialmente para o desenvolvimento de ferramentas de suporte clínico. Isso significa que os termos dos eixos existem em segundo plano, dentro dos sistemas de registro eletrônico de saúde – eles não estão sendo usados no dia a dia pelos enfermeiros na prática – mas são importantes no sentido de que dão suporte à aprendizagem de máquina, são ferramentas de apoio aos enfermeiros na consideração de diagnósticos com base em dados de avaliação e possibilitam um banco de dados pesquisável para encontrar termos que representem conceitos semelhantes.

O diagnóstico de enfermagem *comportamento autolesivo não suicida* (00467) é representado pelos seguintes termos dos eixos – apenas um dos quais aparece de fato em seu título:

- Eixo 1: foco primário, comportamento; foco secundário ou contextual/sintoma, *violência*
- Eixo 2 (sujeito do cuidado): indivíduo
- Eixo 3 (julgamento): desadaptativo
- Eixo 4 (local anatômico): [nenhum]
- Eixo 5 (idade): [nenhuma]
- Eixo 6 (curso clínico): [nenhum]
- Eixo 7 (categoria do diagnóstico): com foco no problema
- Eixo 8: restrição situacional: [nenhuma]

Vamos considerar o exemplo de E.G., uma adolescente cisgênero, no ambiente escolar.

E.G. foi encaminhada para avaliação por um professor que observou a aluna se cortando e apresentando comportamentos de raiva evidentes na sala de aula. Ela está claramente sob a influência de uma substância ilegal no momento da avaliação, e seu professor indica que ela está demonstrando ansiedade excessiva e impulsividade. A enfermeira observa cortes com crostas nas coxas, nas canelas e nos braços de E.G. Observam-se cicatrizes mais antigas que estão completamente curadas. Dois dos cortes mais recentes precisaram de curativo, e um é mais profundo, de modo que a enfermeira aplicou sutura cutânea adesiva (Steri-Strip®) para aproximar as bordas.

E.G. afirma passar a maior parte do tempo em jogos *online* e interagindo em redes sociais. Ela admite ter padrões de sono ruins. Ao ser questionada, E.G. diz que seus pais estão praticamente ausentes em sua vida cotidiana: "eles estão ocupados demais brigando por causa do divórcio para sequer lembrar que estou viva". Ela nega ideação suicida e afirma que o corte " ajuda a liberar toda a tensão".

Ao concluir a avaliação inicial, a primeira coisa que chama a atenção da enfermeira é a ameaça à *integridade física* da paciente (o comportamento de se cortar está piorando: há muitos ferimentos novos, alguns mais profundos, e eles não estão sendo tratados); o contexto ou foco secundário é que essa ameaça à integridade física é uma *violência* autodirigida. Esse comportamento é considerado *desadaptativo* (julgamento da enfermeira), e trata-se de um diagnóstico *com foco no problema*. A enfermeira diagnostica a resposta humana que está observando em E.G. como *comportamento autolesivo não suicida* (00467). Infelizmente, não é a primeira vez que a enfermeira se depara com essa resposta humana, já que frequentemente cuida de alunos com esse diagnóstico. Mas e se fosse uma enfermeira para a qual esse é o primeiro paciente que apresenta esse tipo de resposta?

Na aprendizagem de máquina e na inteligência artificial, os eixos taxonômicos podem ser usados para classificar e organizar conjuntos de dados, o que é fundamental para agregar dados e fazer previsões. A capacidade de classificar os dados de avaliação em dimensões mais amplas da resposta humana que são consideradas no processo de diagnóstico (eixos) permite o apoio à tomada de decisão clínica e ao diagnóstico por meio de ferramentas computadorizadas de apoio à decisão clínica. Essas ferramentas podem oferecer suporte aos enfermeiros que se deparam com uma situação que nunca viram antes com um paciente, fornecendo recomendações a serem consideradas como diagnósticos em potencial com base nas informações obtidas com a avaliação.

4.3.1 Eixo 1: foco do diagnóstico

O foco do diagnóstico é o elemento principal, a parte fundamental e essencial ou a raiz do conceito diagnóstico; ele descreve a "resposta humana", que é o elemento central do diagnóstico.

O foco de um diagnóstico pode consistir em um ou mais substantivos. Quando mais de um substantivo é usado (p. ex., *regulação do humor*), cada um contribui com um significado único para o foco do diagnóstico, como se os dois fossem um único substantivo; o significado do termo combinado, entretanto, é diferente de quando os substantivos são declarados separadamente. Frequentemente, um substantivo (*função*) pode ser usado junto com um adjetivo (*cognitiva*), denotando o foco *função cognitiva*. Os adjetivos descrevem ou modificam os substantivos, fornecendo mais informações sobre seus atributos. Nesse caso, *cognitiva* descreve o tipo de função a que estamos nos referindo; *função* é um substantivo que representa um conceito ou algo específico.

Decidimos dividir o foco em duas partes. Uma forma de entender isso pode ser perguntar a si mesmo: "Ao considerar a avaliação desse paciente, o que vem à cabeça primeiro?" A resposta pode ser um problema ou risco evidente ou pode ser algo de natureza mais ampla. Você pode pensar: "Há um problema com a função termorregulatória desse paciente". Ou pode pensar: "Tem algo de errado com o padrão de glicemia do Sr. J. Ultimamente, os valores estão variando muito para cima e para baixo, ficando fora da faixa desejável, e normalmente ele se mantinham estáveis". Será que algo está afetando a capacidade de gestão da saúde do paciente? Assim, você poderia considerar a capacidade de autogestão do Sr. J. Essas categorias amplas podem ser consideradas os focos desses diagnósticos: *função termorregulatória* e *autogestão*.

Eixo 1 – foco primário. Pode ser considerado como a inferência que "vem à mente primeiro" quando está considerando a resposta humana sendo identificada. Por exemplo, no caso do *enfrentamento desadaptativo da comunidade*, mencionado anteriormente, o foco primário (o que você pensa primeiro) é representado pelo termo do eixo *resposta ao estresse*. Ao observar os residentes da comunidade lutando contra um desastre ambiental, definindo culpados em vez de mobilizar esforços para prevenir e controlar as sequelas, por exemplo, a primeira coisa que pode ocorrer ao enfermeiro é que essa é uma *resposta ao estresse*.

Eixo 1 – foco secundário (contextual/sintoma). Esse é um nível mais específico de inferência ou "o que é percebido em seguida". Após a coleta de dados adicionais, esse foco para a comunidade que está lidando com dificuldade com a resposta ao estresse pode ser representado pelo termo de eixo *adaptação*.

Em alguns casos, pode ser difícil determinar exatamente qual deve ser considerado o foco do diagnóstico. Embora tenhamos passado quase dois anos em nossa tentativa de esclarecer e especificar os termos de nossos eixos, este é um processo e sabemos que pode haver revisões adicionais à medida que trabalhamos com esses novos termos de eixos.

Os focos contextuais/sintomas dos diagnósticos de enfermagem da NANDA-I são mostrados na ▸ Tabela 4.1.

4.3.2 Eixo 2: sujeito do cuidado

O sujeito do cuidado é definido como a(s) pessoa(s) para quem é determinado um diagnóstico de enfermagem. Os termos no Eixo 2 são indivíduo, família e comunidade, que representam a definição de "paciente" da NANDA-I.

- ***Indivíduo***: um ser humano único, diferente de outros, uma pessoa.
  - *Cuidadores informais* são incluídos como indivíduos: um membro da família ou ajudante que cuida regularmente de uma criança ou de uma pessoa doente, idosa ou com deficiência.
- ***Família***: duas ou mais pessoas com relações contínuas ou permanentes, que percebem obrigações recíprocas, conferem sentidos comuns e compartilham algumas obrigações uns com os outros; relações de sangue ou por escolha.
- ***Comunidade***: grupo de pessoas que moram em um mesmo lugar, sob uma mesma governança. Exemplos incluem bairros, cidades e grupos.
  - *Grupos* são incluídos como comunidades: várias pessoas com características comuns.

Tabela 4.1 Focos contextuais/sintomas dos diagnósticos de enfermagem da NANDA-I

Abstinência de substâncias	Função hepática	Papel
Adaptação	Função musculoesquelética	Parentalidade
Alergia	Gestão da boca seca	Percepção
Ameaça	Gestão da dor	Percepção da saúde
Apego	Gestão da energia	Perfusão tissular
Aspiração	Gestão da glicemia	Peristaltismo
Atividade	Gestão da náusea	Prestação de cuidados
Autoconceito	Gestão da saúde	Processamento de informações
Autocontrole	Gestão do linfedema	Recuperação
Autoeficácia	Gestão do peso	Reprodução
Autoestima	Gestão do ressecamento ocular	Resiliência
Bem-estar espiritual	Higiene	Resistência
Comunicação	Infecção	Resposta ao trauma
Continência fecal	Ingestão de nutrientes	Risco ambiental
Continência urinária	Interação social	Sofrimento moral
Deglutição	Lactação	Sono
Desenvolvimento motor	Letramento	Tomada de decisão
Disreflexia	Luto	Transição sociocultural
Débito cardíaco	Manutenção da saúde	Trauma tissular
Eliminação	Manutenção do lar	Violência
Envelhecimento	Neurocomportamento	Volume de líquidos
Equilíbrio eletrolítico	Oxigenação	Volume sanguíneo
Fuga	Padrão alimentar	
Função cardiovascular	Padrão respiratório	

No exemplo anterior de *enfrentamento desadaptativo da comunidade* (00456), a comunidade é claramente indicada no título como o sujeito da informação.

Quando o sujeito do diagnóstico não é declarado explicitamente, consideramos que se trata do indivíduo. Entretanto, é perfeitamente adequado considerar esses diagnósticos também para os outros sujeitos do diagnóstico. Uma enfermeira pode diagnosticar com *medo excessivo* (00390) indivíduos que tenham uma resposta aprendida à ameaça, que estejam em uma situação desconhecida, afastados do apoio social, e que estejam vivenciando sentimentos de apreensão, alarme, pavor intenso e agitação psicomotora e/ou que sofram de náusea, pressão arterial aumentada, frequência cardíaca aumentada e diarreia. No entanto, *medo excessivo* (00390) também pode ser um diagnóstico apropriado para um bairro que abriga uma nova comunidade de imigrantes cujos membros foram expostos a um evento traumático (p. ex., guerra), moram em áreas com aumento da violência e cujos membros enfrentam barreiras de comunicação em seu ambiente novo e desconhecido, e cujos residentes estão apresentando sintomas angustiantes como apreensão, autossegurança diminuída, apetite inadequado e concentração na fonte do medo.

No entanto, a NANDA-I acredita que, à medida que houver mais pesquisas sobre respostas individuais e de grupo, pode haver diferentes fatores etiológicos – ou características definidoras – e, nesse caso, a especificidade do diagnóstico aumentará a relevância clínica.

4.3.3 Eixo 3: julgamento

Um julgamento é um descritor ou modificador que limita ou especifica o significado do foco diagnóstico. A ISO definiu anteriormente um julgamento como *"opinião ou discernimento relacionado a um foco"* (International Standards Organization, 2014). O foco do diagnóstico, juntamente com o julgamento do enfermeiro sobre ele, forma o diagnóstico. Os valores do Eixo 3 podem ser encontrados na ▶ Tabela 4.2.

Tabela 4.2 Definições de termos de julgamento do Eixo 3 da Taxonomia II da NANDA-I

Julgamento	Definição
Diminuído	Menor em tamanho ou quantidade, intensidade ou grau em relação ao esperado ou às normas vigentes.
Atrasado	Atinge com lentidão ou não atinge um marco esperado, ou leva mais tempo do que o esperado para alcançar um estado ou desfecho.
Conturbado	Distúrbio no curso normal ou na continuidade de uma função, um processo ou uma resposta.
Excessivo	Quantidade maior que a esperada ou que as normas vigentes.
Desequilibrado	Falta de proporção ou relação entre coisas correspondentes.
Prejudicado	Algo enfraquecido ou danificado (especialmente uma faculdade ou função); ausência ou diferença significativa em uma estrutura ou função corporal.
Inadequado	Não ter suficiente de uma qualidade ou ingrediente específico; ausência de certos elementos ou características.
Ineficaz	Não produz qualquer efeito desejado ou significativo.
Desadaptativo	Não se ajusta adequada ou apropriadamente ao ambiente ou à situação.
Preparado	Disposição para realizar algo.
Instável	Que tende a mudar, falhar ou desistir; não equilibrado.

No exemplo anterior de *enfrentamento desadaptativo da comunidade*, podemos agora identificar que o termo de julgamento é *desadaptativo*, que é definido como "que não se ajusta adequada ou apropriadamente ao ambiente ou à situação".

Em sua versão mais recente, a ISO (2023) parece estar diminuindo a ênfase no julgamento de enfermagem, o que acreditamos ser potencialmente desastroso para a autonomia da profissão. Atualmente, a ISO define os diagnósticos de enfermagem como "julgamentos sobre os dados de avaliação; formam a base para o estabelecimento de metas e a decisão sobre as ações de enfermagem" (ISO, 2023, p. 27), mas ela não inclui mais um termo de julgamento em seu modelo e parece estar mais focada em observações em sua nova versão que, como afirmamos anteriormente, não exigem raciocínio clínico. Claramente, isso não é consistente com as definições atuais de diagnóstico, que são mais do que meras observações. Essas mudanças são preocupantes, pois sugerem uma falta de compreensão da importância do raciocínio clínico para a precisão do diagnóstico por parte dos indivíduos que desenvolvem padrões que nossa profissão pode ser obrigada a seguir, ameaçando, assim, a capacidade dos pesquisadores de aproveitar informações de enfermagem verificáveis dos registros eletrônicos de saúde.

4.3.4 Eixo 4: local anatômico

O local anatômico (anteriormente apenas "local") descreve os sistemas do corpo e/ou suas funções relacionadas – todos os tecidos, órgãos, locais anatômicos ou estruturas. O uso de termos nesse nível de especificidade evita a sobreposição de termos, aumentando assim a clareza. Os termos do Eixo 4 são mostrados na ▸ Tabela 4.3. Esse eixo encontra-se abaixo do foco (eixo 1) no modelo da NANDA-I, pois está relacionado ao foco do diagnóstico.

4.3.5 Eixo 5: idade

A idade refere-se à faixa etária da(s) pessoa(s) que é(são) sujeito(s) de cuidado (Eixo 2). O eixo está incorporado ao Eixo 2 (sujeito do cuidado) na representação gráfica do modelo da NANDA-I, pois fornece informações específicas sobre o indivíduo. No trabalho de revisão dos eixos, observou-se que era excepcionalmente difícil encontrar termos que não se sobrepusessem. Por exemplo, no conceito de criança, é possível distinguir neonato, lactente e adolescente. Entretanto, isso força a sobreposição de termos, o que viola as regras de criação de eixos. Portanto, não há termos remanescentes no Eixo 5. Em vez disso, são fornecidos limites inferior e superior de idade, demarcados como dias ou anos. Idades específicas, quando apropriado, são indicadas na definição de diagnósticos que usam um termo relacionado à idade (p. ex., neonato, criança, adolescente, idoso) no título do diagnóstico.

Tabela 4.3 Definições dos locais anatômicos do Eixo 4 da Taxonomia II da NANDA-I

Local	Definição
Sistema cardiopulmonar	Inclui o coração e seus vasos sanguíneos, a traqueia, os brônquios e os pulmões. Esses sistemas interdependentes são responsáveis pela captação e transporte de oxigênio para as células do corpo e pelo transporte e descarte de dióxido de carbono.
Sistema cerebrovascular	Compreende os vasos que transportam o sangue do e para o cérebro.
Sistema gastrintestinal	A passagem do sistema digestivo que vai da boca ao ânus; contém todos os principais órgãos do sistema digestivo, incluindo o esôfago, o estômago e os intestinos.
Sistema geniturinário	Também conhecido como sistema urogenital, inclui todos os órgãos dos sistemas reprodutivo e urinário.
Sistema tegumentar	Camada externa do corpo, composta de pele, unhas, cabelos, glândulas e nervos da pele.
Sistema linfático	Sistema de órgãos que faz parte do sistema imunológico e complementa o sistema circulatório; consiste em uma grande rede de vasos linfáticos, linfonodos, órgãos linfoides, tecidos linfoides e linfa.
Sistema musculoesquelético	Inclui os ossos, os músculos, os ligamentos, os tendões e as articulações que sustentam e movimentam o corpo.
Sistema vascular periférico	Inclui todos os vasos sanguíneos que existem fora do coração, classificados da seguinte forma: aorta e seus ramos, arteríolas, capilares, vênulas e veias que retornam o sangue ao coração.
Sistema nervoso sensorial	Consiste em neurônios sensoriais, vias neurais e partes do cérebro envolvidas na percepção sensorial e na interocepção.

4.3.6 Eixo 6: curso clínico

O curso clínico, anteriormente denominado "Tempo", descreve o início e/ou a duração do foco do diagnóstico e está incluído no retângulo de Julgamento à direita da linha central do Modelo da NANDA-I. Os termos do Eixo 6 são:

- *Agudo*: duração < 3 meses
- *Crônico*: duração ≥ 3 meses
- *Intermitente*: que interrompe e inicia novamente a intervalos; periódico; cíclico

4.3.7 Eixo 7: categoria do diagnóstico

A NANDA-I considera três tipos de diagnósticos: com foco no problema e dois tipos de diagnósticos potenciais, incluindo *potencial para deteriorar* e *potencial para melhorar*. Os termos da NANDA-I no Eixo 7 e suas definições são:

- *Com foco no problema*: resposta humana indesejável a uma condição de saúde/processo da vida que existe no momento atual (inclui diagnósticos de síndrome). *Nota*: nos diagnósticos com foco no problema, a categoria está implícita no próprio título, não há termos padronizados para usar nesses diagnósticos.

- *Potencial para melhorar*: motivação e desejo de aumentar o bem-estar e concretizar o potencial de saúde humana que existe no momento atual (Pender et al., 2006). Essa categoria é representada nos títulos da NANDA-I usando a expressão "Disposição para... melhorado".
- *Potencial para deteriorar*: suscetibilidade de desenvolver, no futuro, uma resposta humana indesejável a condições de saúde/processos da vida. Essa categoria é representada nos títulos da NANDA-I usando a expressão "*Risco de*".

Atualmente, os termos do Eixo 7 (categoria do diagnóstico) não são expressos, explicitamente, em nenhum dos títulos dos diagnósticos de enfermagem da NANDA-I (Miguel et al., 2019). No entanto, o eixo está implícito em todos os diagnósticos, pois está relacionado ao tipo de diagnóstico representado pelo título.

4.3.8 Eixo 8: restrição situacional

Esse eixo refere-se a ambientes (p. ex., ambiente ocupacional) ou períodos situacionais (p. ex., período perioperatório) relacionados ao conceito diagnóstico. A necessidade de termos para abordar o período e a circunstância do *fim da vida*, por exemplo, foi abordada por especialistas em diagnóstico (Bragança et al., 2021) e exigiu consideração. Os termos do Eixo 8 nesta primeira versão são: *ambiente ocupacional, período perioperatório* e *fim da vida*. Prevê-se que outros termos, como escola (ambiente) ou puberdade (período situacional), possam ser adicionados para representar diagnósticos que ocorrem nessas situações. A NANDA-I optou por um eixo que pudesse fornecer informações relacionadas a períodos situacionais e ambientes, apoiando, assim, a tomada de decisão clínica por meio de um eixo independente com termos legíveis por máquina. Por exemplo, estar ciente das respostas humanas que ocorrem restritas a um determinado período de tempo (como o fim da vida) ou local (como um ambiente de trabalho) pode ser útil para enfermeiros que trabalham com indivíduos nesses ambientes ou períodos de tempo. Os termos do Eixo 8 e suas definições são:

- *Fim da vida*: período de tempo de uma doença progressiva que limita a vida com um prognóstico de meses ou menos, geralmente com função prejudicada e aumento da carga de sintomas que exigem níveis mais altos de cuidados (Bragança et al., 2021; Hui et al., 2014; National Institutes of Health, 2004).
- *Ambiente ocupacional*: local onde o trabalho é realizado, remunerado ou voluntário, fora do ambiente doméstico do indivíduo.
- *Período perioperatório*: lapso de tempo que envolve o ato cirúrgico; ocorre em três estágios: pré-operatório, intraoperatório e pós-operatório.

4.4 Considerações futuras

Uma análise estatística simples recente de títulos diagnósticos demonstrou que os diagnósticos de enfermagem da NANDA-I de 2018-2020 usavam o Eixo 1 (foco) associado a diferentes termos de outros eixos, exceto em situações em que o título diagnóstico era apenas uma palavra (p. ex., ansiedade, medo, obesidade). O Eixo 3 (julgamento) foi o segundo mais usado, contribuindo para a construção de 82% dos diagnósticos de enfermagem. Os demais eixos foram menos utilizados, presentes em 18% dos diagnósticos (Miguel et al., 2019).

Atualmente, temos 62 diagnósticos sem um termo de julgamento explícito; esses serão o foco do próximo ciclo. Até o momento, poucos diagnósticos da NANDA-I abordam especificamente as populações de idosos (n = 2), adultos (n = 4), crianças e adolescentes n = 10), lactentes (n = 7) ou neonatos (n = 6) no título do diagnóstico. Da mesma forma, há apenas alguns que abordam explicitamente um sujeito da informação que não é o indivíduo: família (n = 8) e comunidade (n = 2). Portanto, parece que a adequação dos diagnósticos de enfermagem a essas populações, cujas especificidades as tornam únicas quando comparadas à população em geral, pode permanecer limitada. A ausência de um quadro clínico consistente com a realidade desses clientes – incluindo características definidoras e fatores relacionados e/ou de risco diferenciados – e a complexidade das decisões que os enfermeiros tomam ao cuidar deles, nos levam a pensar que os títulos dos diagnósticos de enfermagem estão longe de estarem completamente desenvolvidos (Miguel et al., 2019).

Os ajustes dos títulos diagnósticos a determinados contextos, ambientes e populações – com inclusão implícita dos "certos" no raciocínio clínico defendidos por Levett-Jones et al. (2010) – poderiam aumentar a qualidade dos cuidados de enfermagem. Além disso, proporcionariam a base de evidências necessária para a terminologia da NANDA-I, corroborando com a hierarquia dos diagnósticos de enfermagem na Taxonomia II, ou levariam a um apelo por domínios e classes mais apropriados e mais claros (Miguel et al., 2019).

4.5 Referências

American Psychiatric Association. Diagnostic and statistical manual of mental disorders. 5th ed. Arlington, VA: Author, 2013.

Bragança J, Martins L, Campos de Carvalho E, Vieira M, Caldeira S. End-of-life: An urgent update in nursing terminology. Jpn J Nurs Sci. 2021; 18(4): e12439. doi: 10.1111/jjns.12439. Epub 2021 Jul 1. PMID: 34196489.

Hui D, Nooruddin Z, Didwaniya N, Dev R, De La Cruz M, Kim SH, Kwon JH, Hutchins R, Liem C, Bruera E. Concepts and definitions for "actively dying," "end of life," "terminally ill," "terminal care," and "transition of care": a systematic review. J Pain Symptom Manage 2014; 47(1): 77–89. doi: 10.1016/j.jpainsymman.2013.02.021. Epub 2013 Jun 21. PMID: 23796586; PMCID: PMC3870193.

International Standards Organization (ISO) (2023). International Standard ISO 18104: Health informatics – Categorial structures for representation of nursing diagnoses and nursing actions in terminological systems. Licensed to NANDA International. Downloaded: December 6, 2023.

International Standards Organization (ISO) Second edition. (2014). International Standard ISO 18104:2014(en): Health informatics – Categorial structures for representation of nursing diagnoses and nursing actions in terminological systems. Licensed to NANDA International. ISO Store Order: OP-626322 / Downloaded: August 26, 2022.

Levett-Jones T, Hoffman K, Dempsey J, Jeong S, Noble D, Norton CA, Roche J, Hickey, N. The 'five rights' of clinical reasoning: An educational model to enhance nursing students' ability to identify and manage clinically 'at risk' patients. Nurse Education Today 2010; 30(6): 515–520.

Lundberg C, Warren J, Brokel J, et al. Selecting a standardized terminology for the electronic health record that reveals the impact of nursing on patient care. Online J Nurs Inform 2008; 12(2). Available at: http://ojni.org/12_2/lundberg.pdf.

Mezzich JE, et al. (eds), Psychiatric Diagnosis©. New York: Springer, 1994, p. 167.

Miguel S, Romeiro J, Martins H, Casaleiro T, Caldeira S, Herdman TH. "Call for the Use of Axial Terms": Toward Completeness of NANDA-I Nursing Diagnoses Labels. Int J Nurs Knowl 2019; 30(3): 131–136.

National Institutes of Health (NIH) State-of-the-Science Conference Statement on improving end-of-life care. NIH Consens State Sci Statements 2004; 21: 1–26.

Pender NJ, Murdaugh CL, Parsons MA. Health Promotion in Nursing Practice. 5th ed. Upper Saddle River, NJ: Pearson Prentice-Hall, 2006.

5 Princípios de ordenação dos diagnósticos na estrutura taxonômica

Além das alterações em nossos eixos, o usuário pode observar diferenças na ordem em que os diagnósticos aparecem em cada classe. Essa mudança intencional foi planejada com o usuário em mente, de forma a agrupar nas classes os diagnósticos que têm focos mais próximos. Tentamos usar as seguintes regras para criar nossa estratégia de ordenação:

1. Os conceitos que estiverem mais alinhados com o nome da classe aparecerão primeiro
2. Conceitos mais amplos virão antes dos mais específicos
3. O Eixo 1 (Foco) será usado para agrupar os diagnósticos nas classes, com os diagnósticos sendo listados dos mais abrangentes aos mais específicos e, então, em ordem alfabética dentro desses "agrupamentos" de termos de eixo
4. Quando houver diagnósticos semelhantes que tenham termos de eixo de idade diferentes, usaremos a ordem do tempo de vida (primeiramente neonato, seguido de lactente, criança, adolescente, adulto e idoso)
5. Os diagnósticos que têm os mesmos conceitos, mas categorias diferentes (Eixo 7), serão listados nesta ordem: diagnósticos com foco no problema, de risco e de promoção da saúde
6. Os diagnósticos que têm os mesmos conceitos, mas diferentes sujeitos de cuidado (Eixo 2), serão listados nesta ordem: indivíduo, família e comunidade

Observemos a ordenação no Domínio 1 (Promoção da saúde), Classe 2 (Gestão da saúde), na ▸ Tabela 5.1, que identifica os focos primário e secundário e a justificativa para cada diagnóstico ser posicionado onde está.

Tabela 5.1 Ordenação dos diagnósticos no Domínio 1, Promoção da Saúde, Classe 2, Gestão da Saúde, da Taxonomia II da NANDA-I

Código do diagnóstico	Título do diagnóstico	Foco primário	Foco secundário	Comentários
00276	Autogestão ineficaz da saúde	Comportamento	Gestão da saúde	Mais semelhante à classe, conceito amplo
00369	Risco de autogestão ineficaz da saúde	Comportamento	Gestão da saúde	
00293	Disposição para autogestão da saúde melhorada	Comportamento	Gestão da saúde	

(continua)

Tabela 5.1 Ordenação dos diagnósticos no Domínio 1, Promoção da Saúde, Classe 2, Gestão da Saúde, da Taxonomia II da NANDA-I *(Continuação)*

Código do diagnóstico	Título do diagnóstico	Foco primário	Foco secundário	Comentários
00080	Gestão ineficaz da saúde familiar	Comportamento	Gestão da saúde	Conceito amplo, muito similar à classe; família precede comunidade
00410	Risco de gestão ineficaz da saúde familiar	Comportamento	Gestão da saúde	
00356	Gestão ineficaz da saúde da comunidade	Comportamento	Gestão da saúde	
00413	Risco de gestão ineficaz da saúde da comunidade	Comportamento	Gestão da saúde	
00352	Autogestão ineficaz da boca seca	Comportamento	Gestão da boca seca	Diagnósticos mais específicos, com correspondência próxima à classe; o Eixo 1 (Foco) é usado para agrupar os diagnósticos nas classes, com os diagnósticos sendo listados em ordem alfabética dentro desses "agrupamentos" de eixos [NOTA: o diagnóstico de promoção da saúde de gestão do peso foi colocado em primeiro lugar por ser mais amplo do que os demais diagnósticos de risco e com foco no problema]
00412	Risco de autogestão ineficaz da boca seca	Comportamento	Gestão da boca seca	
00418	Autogestão ineficaz da dor	Comportamento	Gestão da dor	
00397	Autogestão ineficaz da fadiga	Comportamento	Gestão da energia	
00489	Risco de autogestão ineficaz do padrão de glicemia	Comportamento	Gestão do padrão de glicemia	
00384	Autogestão ineficaz da náusea	Comportamento	Gestão da náusea	
00278	Autogestão ineficaz do linfedema	Comportamento	Gestão do linfedema	
00281	Risco de autogestão ineficaz do linfedema	Comportamento	Gestão do linfedema	
00447	Disposição para autogestão do peso melhorada	Comportamento	Gestão do peso	
00398	Autogestão ineficaz do sobrepeso	Comportamento	Gestão do peso	
00487	Risco de autogestão ineficaz do sobrepeso	Comportamento	Gestão do peso	

(continua)

Tabela 5.1 Ordenação dos diagnósticos no Domínio 1, Promoção da Saúde, Classe 2, Gestão da Saúde, da Taxonomia II da NANDA-I *(Continuação)*

Código do diagnóstico	Título do diagnóstico	Foco primário	Foco secundário	Comentários
00485	Autogestão ineficaz do baixo peso	Comportamento	Gestão do peso	
00486	Risco de autogestão ineficaz do baixo peso	Comportamento	Gestão do peso	
00277	Autogestão ineficaz do ressecamento ocular	Comportamento	Gestão do ressecameto ocular	
00292	Comportamentos ineficazes de manutenção da saúde	Comportamento	Manutenção da saúde	Conceito amplo, não corresponde exatamente à classe e, portanto, são posicionados após os diagnósticos de Gestão da saúde; o diagnóstico com foco no problema precede o diagnóstico de risco
00395	Risco de comportamentos ineficazes de manutenção da saúde	Comportamento	Manutenção da saúde	
00300	Comportamentos ineficazes de manutenção do lar	Comportamento	Manutenção do lar	Conceito amplo, não corresponde exatamente à classe e, portanto, esses diagnósticos são posicionados após os diagnósticos de Gestão da saúde, em ordem alfabética; o diagnóstico com foco no problema precede o diagnóstico de risco e de promoção da saúde
00308	Risco de comportamentos ineficazes de manutenção do lar	Comportamento	Manutenção do lar	
00309	Disposição para comportamentos melhorados de manutenção do lar	Comportamento	Manutenção do lar	
00307	Disposição para engajamento em exercícios melhorado	Comportamento	Atividade	Diagnóstico mais específico, sem correspondência exata com a classe; agrupado com diagnósticos de foco "comportamento", em ordem alfabética por foco secundário

(continua)

Tabela 5.1 Ordenação dos diagnósticos no Domínio 1, Promoção da Saúde, Classe 2, Gestão da Saúde, da Taxonomia II da NANDA-I *(Continuação)*

Código do diagnóstico	Título do diagnóstico	Foco primário	Foco secundário	Comentários
00339	Letramento em saúde inadequado	Comportamento	Letramento	Diagnósticos mais específicos, sem correspondência exata com a classe; agrupados com diagnósticos com o foco "comportamento", na ordem alfabética por foco secundário; o diagnóstico com foco no problema precede os diagnósticos de risco e de promoção da saúde
00411	Risco de letramento em saúde inadequado	Comportamento	Letramento	
00262	Disposição para letramento em saúde melhorado	Comportamento	Letramento	
00340	Disposição para envelhecimento saudável melhorado	Bem-estar	Envelhecimento	Diagnóstico amplo, sem correspondência exata com a classe
00353	Síndrome da fragilidade do idoso	Fragilidade	Gestão da saúde	Diagnósticos mais granulares, sem correspondência exata com a classe; agrupados com o diagnóstico com foco no "envelhecimento", devido ao foco semelhante no eixo Idade; o diagnóstico com foco no problema precede o diagnóstico de risco
00357	Risco de síndrome da fragilidade do idoso	Fragilidade	Gestão da saúde	

Parte 3

Classificação da NANDA International: novidades e recomendações futuras

6	**O que é novo na edição 2024-2026 da NANDA-I**	112
7	**Melhorias futuras para a Classificação da NANDA-I**	166
8	**Critérios revisados de níveis de evidência para submissão de diagnósticos**	173

HERDMAN, T. H.; KAMITSURU, S.; LOPES, C. T. (org.). Diagnósticos de enfermagem da NANDA-I: definições e classificação – 2024-2026. Porto Alegre: Artmed, 2024.

6 O que é novo na edição 2024-2026 da NANDA-I

Camila Takáo Lopes, T. Heather Herdman

6.1 Visão geral das alterações e revisões na edição 2024-2026 da NANDA-I

Este capítulo apresenta uma visão geral das mudanças mais importantes desta edição: diagnósticos novos e revisados, diagnósticos retirados e revisão contínua para padronização de termos indicadores diagnósticos.

Esperamos que a organização desta 13ª edição torne a sua utilização efetiva e eficaz. Encorajamos seu *feedback*. Se tiver sugestões, por favor, enviem-nas por e-mail para admin@nanda.org.

Muitos diagnósticos foram revisados por colaboradores internacionais da Força-Tarefa do Comitê de Desenvolvimento Diagnóstico, a fim de fortalecer seus níveis de evidência. Os indicadores diagnósticos foram revisados de forma a diminuir a ambiguidade e aumentar a clareza. Sempre que possível, as organizadoras consultaram os termos Medical Subject Headings (MeSH®) para fornecer definições padronizadas; estes estão disponíveis aos clínicos, garantindo a compreensão consistente dos termos, e aos tradutores, garantindo a consistência entre os idiomas. O MeSH é um vocabulário controlado produzido pela National Library of Medicine e usado para indexação, catalogação e pesquisa de informações e documentos biomédicos e relacionados à saúde (National Library of Medicine, 2023a, 2023b). No Capítulo 8, os critérios de nível de evidência revisados são apresentados para garantir que todos os futuros diagnósticos submetidos para inclusão na classificação estejam em um nível de evidência apropriado para representar a força atual do conhecimento de enfermagem. Para reduzir o tamanho da obra impressa, a literatura que respalda cada diagnóstico é disponibilizada *online**. Incentivamos os leitores a buscar essas referências para entender melhor os diagnósticos.

Nesta edição, estamos fornecendo todos os valores de eixo para cada diagnóstico, conforme foram atribuídos. Nem todo diagnóstico tem um valor para cada eixo, e isso também não é necessário. No entanto, quando apropriado, os eixos fornecem informações adicionais que podem apoiar módulos de raciocínio clínico, aplicativos e ferramentas de apoio nos registros eletrônicos de saúde. Esses valores de eixos não se destinam à memorização e talvez nem mesmo sejam úteis para enfermeiros na prática. No entanto, eles são importantes para

* N. da E. A lista de referências para os diagnósticos está disponibilizada em https://paginas.grupoa.com.br/nanda-i-2024-2026/referencias.pdf

os especialistas em informática e para aqueles que trabalham com estruturas de registros eletrônicos de saúde e que desenvolvem aplicativos.

O leitor poderá notar discrepâncias nos termos de nossa classificação à medida que avançamos em direção a uma terminologia inclusiva que respeita todos os seres humanos. Sempre que possível, termos gênero-específicos foram alterados para termos neutros (p. ex., *"mulheres que dão à luz a..."* passou a ser *"indivíduos que dão à luz a..."*; *"homens"* passou a ser *"homens cisgênero"*). No entanto, como uma terminologia baseada em evidências, não podemos simplesmente mudar alguns termos para termos neutros em relação a gênero. Por exemplo, se a literatura que sustenta um diagnóstico indica que "mulheres" correm maior risco de ter um diagnóstico, não podemos simplesmente dizer "indivíduos". Isso requer uma investigação mais aprofundada para determinar o que há nas "mulheres" que coloca esses indivíduos em risco. A condição tem relação com fatores biológicos ou socioculturais, por exemplo? Assim, embora tenhamos conseguido alterar os títulos dos diagnósticos com a palavra *breastfeeding* para *chestfeeding*, não alteramos o foco do título *risco de binômio mãe-feto prejudicado* (00349) nessa versão.* O Comitê de Desenvolvimento Diagnóstico (DDC) trabalhará com o nosso Comitê de Diversidade e Inclusão e com outros especialistas durante o próximo ciclo para realizar uma revisão completa dos termos a fim de garantir a inclusão e, ao mesmo tempo, assegurar o mais alto nível de prática baseada em evidências.

Por consistência com o uso de pronomes neutros em relação ao gênero, o leitor notará que usamos o pronome *"they"*** quando nos referimos a um paciente individual. Embora reconheçamos que esta será uma mudança difícil em alguns idiomas, devido ao uso de um substantivo no singular e um pronome no plural, adotamos essa estrutura para respeitar todos os indivíduos. Além disso, precisamos realizar uma revisão completa das expressões associadas a todos os grupos e indivíduos sub-representados para garantir que nossos termos sejam respeitosos e inclusivos.

6.2 Diagnósticos de enfermagem novos

O Comitê de Desenvolvimento Diagnóstico da NANDA-I recebeu um volume significativo de trabalho representando a submissão de novos diagnósticos e a revisão de diagnósticos existentes. As organizadoras gostariam de aproveitar

* N. de R.T. Na versão original em inglês da classificação, os diagnósticos com o conceito *breastfeeding* foram alterados para *chestfeeding*, um termo cujo uso está se consagrando na língua inglesa pelo caráter inclusivo. No português, contudo, não temos um termo equivalente apropriado. Dessa forma, mantivemos a tradução como "amamentação", com uma nota explicando essa alteração do diagnóstico na classificação.

** N. de R.T. *They* é amplamente usado como um pronome neutro na língua inglesa. Não há correspondência no português, portanto esse uso não será evidenciado na versão traduzida.

esta oportunidade para parabenizar aqueles que submeteram diagnósticos que atenderam aos critérios de nível de evidências em suas submissões e/ou revisões. Foram aprovados 56 novos diagnósticos (▶ Tabela 6.1) pelo Comitê de Desenvolvimento Diagnóstico, que foram apresentados ao Corpo Diretor da NANDA-I e estão incluídos nesta edição para membros e usuários da classificação. As pessoas que submeteram os diagnósticos são mencionadas na ▶ Tabela 6.5.

Tabela 6.1 Novos diagnósticos de enfermagem da NANDA-I, 2024-2026*

Domínio	Classe	Título do diagnóstico
1	1	Risco de engajamento diminuído em atividades de recreação
		Risco de comportamentos sedentários excessivos
	2	Risco de autogestão ineficaz da saúde
		Risco de gestão ineficaz da saúde familiar
		Risco de gestão ineficaz da saúde da comunidade
		Risco de autogestão ineficaz da boca seca
		Autogestão ineficaz da fadiga
		Autogestão ineficaz da dor
		Disposição para autogestão do peso melhorada
		Autogestão ineficaz do sobrepeso
		Risco de autogestão ineficaz do sobrepeso
		Autogestão ineficaz do baixo peso
		Risco de autogestão ineficaz do baixo peso
		Risco de comportamentos ineficazes de manutenção da saúde
		Letramento em saúde inadequado
		Risco de letramento em saúde inadequado
		Disposição para envelhecimento saudável melhorado
2	1	Risco de ingestão nutricional inadequada
		Ingestão nutricional proteico-calórica inadequada
		Risco de ingestão nutricional proteico-calórica inadequada
		Risco de amamentação ineficaz**
		Risco de amamentação exclusiva conturbada**
		Risco de produção inadequada de leite humano
	5	Risco de volume de líquidos excessivo
3	2	Eliminação intestinal prejudicada
		Risco de eliminação intestinal prejudicada
		Risco de continência fecal prejudicada

(continua)

Tabela 6.1 Novos diagnósticos de enfermagem da NANDA-I, 2024-2026* *(Continuação)*

Domínio	Classe	Título do diagnóstico
4	1	Padrão de sono ineficaz
		Risco de padrão de sono ineficaz
		Comportamentos ineficazes de higiene do sono
		Risco de comportamentos ineficazes de higiene do sono
	2	Risco de mobilidade física prejudicada
	5	Síndrome da habilidade de autocuidado diminuída
		Risco de síndrome da habilidade de autocuidado diminuída
		Habilidade de cuidados pessoais diminuída
		Comportamentos ineficazes de higiene oral
		Risco de comportamentos ineficazes de higiene oral
5	5	Risco de comunicação verbal prejudicada
6	1	Disposição para identidade social como pessoa transgênero melhorada
	2	Autoeficácia em saúde inadequada
7	2	Risco de padrões de interação familiar conturbados
9	2	Autocompaixão inadequada
11	2	Risco de lesão pelo calor
		Risco de lesão pelo frio
	4	Risco de doença ocupacional
	6	Risco de hipertermia
12	1	Conforto físico prejudicado
		Disposição para conforto físico melhorado
		Síndrome do conforto prejudicado no fim da vida
	3	Disposição para conforto social melhorado
		Rede de apoio social inadequada
		Solidão excessiva
	4	Conforto psicológico prejudicado
		Disposição para conforto psicológico melhorado
13	1	Crescimento atrasado da criança
		Risco de crescimento atrasado da criança

*Para fins taxonômicos, quando o título de um diagnóstico é revisado, o código original é desativado e um novo código é atribuído. Os diagnósticos que tiveram seus títulos alterados estão listados na Tabela 6.3.

**N. de R.T. Diagnósticos com conceito alterado no inglês de *breastfeeding* para *chestfeeding*. No português, mantivemos a tradução como "amamentação".

6.3 Diagnósticos de enfermagem revisados

Neste ciclo, 123 diagnósticos tiveram seu conteúdo revisado por membros da NANDA-I, usuários, e pelo Comitê de Desenvolvimento Diagnóstico. A ▶ Tabela 6.2 apresenta esses diagnósticos. Não estão listados na tabela os diagnósticos com revisões apenas para refinamento de termos ou pequenas revisões editoriais; somente os diagnósticos que tiveram alteração no conteúdo (revisão do título e da definição ou mudança de indicadores diagnósticos) são apresentados.

Tabela 6.2 Diagnósticos de enfermagem da NANDA-I revisados, 2024-2026*

Domínio: Classe originais	Código do diagnóstico	Título do diagnóstico	Mudança de domínio	Mudança de classe	Mudança de definição	Mudanças editoriais				Adições				Remoções			
						CD	FRe/ FRi	CA	PR	CD	FRe/ FRi	CA	PR	CD	FRe/ FRi	CA	PR
Promoção da saúde: Percepção da saúde	00097	Engajamento diminuído em atividades de recreação				X		X							X		
	00262	Disposição para letramento em saúde melhorado		Gestão da saúde	X	X									X		
Promoção da saúde: Gestão da saúde	00290	Risco de tentativa de fuga	Segurança/ proteção	Lesão física	X		X				X		X				X
	00276	Autogestão ineficaz da saúde			X	X	X	X			X				X		
	00293	Disposição para autogestão da saúde melhorada			X	X											
	00292	Comportamentos ineficazes de manutenção da saúde								X	X				X		
	00300	Comportamentos ineficazes de manutenção do lar					X	X			X				X		
	00308	Risco de comportamentos ineficazes de manutenção do lar			X		X	X			X				X		

(continua)

Tabela 6.2 Diagnósticos de enfermagem da NANDA-I revisados, 2024-2026* *(Continuação)*

Domínio: Classe originais	Código do diagnóstico	Título do diagnóstico	Mudança de domínio	Mudança de classe	Mudança de definição	Mudanças editoriais				Adições				Remoções			
						CD	FRe/ FRi	CA	PR	CD	FRe/ FRi	CA	PR	CD	FRe/ FRi	CA	PR
	00309	Disposição para comportamentos melhorados de manutenção do lar				X											
	00307	Disposição para engajamento em exercícios melhorado				X				X							
Nutrição: Ingestão	00271	Dinâmica de alimentação ineficaz do lactente			X		X								X		X
	00270	Dinâmica alimentar ineficaz da criança			X	X			X	X					X		
	00269	Dinâmica alimentar ineficaz do adolescente			X			X		X	X	X	X				
	00103	Deglutição prejudicada			X		X	X		X				X			
	00295	Resposta ineficaz de sucção-deglutição do lactente	Crescimento/ desenvolvimento	Desenvolvimento		X	X					X	X		X		

(continua)

Tabela 6.2 Diagnósticos de enfermagem da NANDA-I revisados, 2024-2026* *(Continuação)*

Domínio: Classe originais	Código do diagnóstico	Título do diagnóstico	Mudança de domínio	Mudança de classe	Mudança de definição	Mudanças editoriais				Adições				Remoções			
						CD	FRe/ FRi	CA	PR	CD	FRe/ FRi	CA	PR	CD	FRe/ FRi	CA	PR
Nutrição: Metabolismo	00194	Hiperbilirrubinemia neonatal			X		X		X		X						
	00230	Risco de hiper-bilirrubinemia neonatal			X		X		X		X						
Nutrição: Hidratação	00026	Volume de líquidos excessivo			X						X	X	X				
Eliminação e troca: Função urinária	00016	Eliminação urinária prejudicada			X		X		X		X				X		
	00297	Incontinência urinária associada à incapacidade			X	X	X					X	X		X		
	00310	Incontinência urinária mista					X		X			X				X	
	00017	Incontinência urinária de esforço									X						
	00019	Incontinência urinária de urgência			X	X	X		X			X		X	X	X	
	00022	Risco de incontinência urinária de urgência			X							X		X	X	X	
	00322	Risco de retenção urinária			X							X					

(continua)

Tabela 6.2 Diagnósticos de enfermagem da NANDA-I revisados, 2024-2026* *(Continuação)*

Domínio: Classe originais	Código do diagnóstico	Título do diagnóstico	Mudança de domínio	Mudança de classe	Mudança de definição	Mudanças editoriais				Adições				Remoções			
						CD	FRe/ FRi	CA	PR	CD	FRe/ FRi	CA	PR	CD	FRe/ FRi	CA	PR
Eliminação e troca: Função gastrintestinal	00235	Constipação funcional crônica			X	X	X	X	X	X	X			X			
	00236	Risco de constipação funcional crônica			X		X	X	X	X	X			X			
Eliminação e troca: Função respiratória	00030	Troca de gases prejudicada	Atividade/ repouso	Respostas cardiovasculares/ pulmonares	X												
Atividade/ repouso: Atividade/exercício	00085	Mobilidade física prejudicada			X	X	X				X	X	X		X		
	00091	Mobilidade no leito prejudicada					X					X	X	X	X	X	X
	00089	Mobilidade prejudicada com cadeira de rodas					X					X	X		X		
	00298	Tolerância à atividade diminuída		Equilíbrio de energia		X	X			X			X		X		
	00299	Risco de tolerância à atividade diminuída		Equilíbrio de energia	X		X			X			X		X		
Atividade/ repouso: Equilíbrio de energia	00273	Campo de energia desequilibrado	Promoção da saúde	Percepção da saúde	X	X	X			X			X	X	X		

(continua)

Tabela 6.2 Diagnósticos de enfermagem da NANDA-I revisados, 2024-2026* *(Continuação)*

Domínio: Classe originais	Código do diagnóstico	Título do diagnóstico	Mudança de domínio	Mudança de classe	Mudança de definição	Mudanças editoriais				Adições				Remoções			
						CD	FRe/ FRi	CA	PR	CD	FRe/ FRi	CA	PR	CD	FRe/ FRi	CA	PR
Atividade/ repouso: Respostas cardiovasculares/ pulmonares	00311	Risco de função cardiovascular prejudicada			X		X	X	X								
	00240	Risco de débito cardíaco diminuído			X						X	X	X			X	
	00201	Risco de perfusão tissular cerebral ineficaz			X			X			X		X				
	00204	Perfusão tissular periférica ineficaz			X					X	X	X	X	X		X	
	00228	Risco de perfusão tissular periférica ineficaz			X						X	X	X	X		X	
	00032	Padrão respiratório ineficaz			X		X		X	X	X			X		X	
	00033	Ventilação espontânea prejudicada								X	X	X	X				
	00278	Autogestão ineficaz do linfedema	Promoção da saúde	Gestão da saúde	X	X	X	X				X				X	X
	00281	Risco de autogestão ineficaz do linfedema	Promoção da saúde	Gestão da saúde	X	X	X	X				X				X	X

(continua)

Tabela 6.2 Diagnósticos de enfermagem da NANDA-I revisados, 2024-2026* *(Continuação)*

Domínio: Classe originais	Código do diagnóstico	Título do diagnóstico	Mudança de domínio	Mudança de classe	Mudança de definição	Mudanças editoriais				Adições				Remoções			
						CD	FRe/ FRi	CA	PR	CD	FRe/ FRi	CA	PR	CD	FRe/ FRi	CA	PR
Percepção/ cognição: Cognição	00128	Confusão aguda					X			X	X	X	X	X	X	X	X
	00173	Risco de confusão aguda			X		X				X	X	X		X	X	X
	00129	Confusão crônica					X			X	X	X	X	X		X	
	00222	Controle de impulsos ineficaz			X		X			X	X			X			
	00131	Memória prejudicada			X		X			X	X	X					
	00184	Disposição para tomada de decisão melhorada			X												
Percepção/ cognição: Comunicação	00051	Comunicação verbal prejudicada			X	X	X			X		X		X	X	X	
Autopercepção: Autoconceito	00167	Disposição para autoconceito melhorado				X											
Papéis e relacionamentos: Relações familiares	00159	Disposição para processos familiares melhorados			X	X											

(continua)

Tabela 6.2 Diagnósticos de enfermagem da NANDA-I revisados, 2024-2026* *(Continuação)*

Domínio: Classe originais	Código do diagnóstico	Título do diagnóstico	Mudança de domínio	Mudança de classe	Mudança de definição	Mudanças editoriais				Adições				Remoções			
						CD	FRe/ FRi	CA	PR	CD	FRe/ FRi	CA	PR	CD	FRe/ FRi	CA	PR
Papéis e relacionamentos: Desempenho de papéis	00055	Desempenho de papel ineficaz				X	X	X		X							
	00052	Interação social prejudicada				X		X		X						X	
Sexualidade: Reprodução	00221	Processo perinatológico ineficaz	Papéis e relacionamentos	Desempenho de papéis		X					X			X	X		
	00227	Risco de processo perinatológico ineficaz	Papéis e relacionamentos	Desempenho de papéis		X					X			X	X		
	00208	Disposição para processo perinatológico melhorado	Papéis e relacionamentos	Desempenho de papéis													
Enfrentamento/tolerância ao estresse: Respostas pós-trauma	00141	Síndrome pós-trauma					X	X		X		X	X	X			
	00145	Risco de síndrome pós-trauma					X	X		X		X	X	X			
Enfrentamento/tolerância ao estresse: Respostas de enfrentamento	00158	Disposição para enfrentamento melhorado				X				X				X			
	00075	Disposição para enfrentamento familiar melhorado			X					X							

(continua)

Tabela 6.2 Diagnósticos de enfermagem da NANDA-I revisados, 2024-2026* *(Continuação)*

Domínio: Classe originais	Código do diagnóstico	Título do diagnóstico	Mudança de domínio	Mudança de classe	Mudança de definição	Mudanças editoriais				Adições				Remoções			
						CD	FRe/ FRi	CA	PR	CD	FRe/ FRi	CA	PR	CD	FRe/ FRi	CA	PR
	00076	Disposição para enfrentamento melhorado da comunidade				X											
	00301	Luto desadaptativo			X	X	X	X	X								
	00302	Risco de luto desadaptativo			X		X	X	X								
	00285	Disposição para luto melhorado			X	X											
	00185	Disposição para esperança melhorada			X	X											
	00210	Resiliência prejudicada			X	X				X				X			
	00211	Risco de resiliência prejudicada			X		X		X		X	X	X		X		
	00212	Disposição para resiliência melhorada				X											

(continua)

Tabela 6.2 Diagnósticos de enfermagem da NANDA-I revisados, 2024-2026* *(Continuação)*

Domínio: Classe originais	Código do diagnóstico	Título do diagnóstico	Mudança de domínio	Mudança de classe	Mudança de definição	Mudanças editoriais				Adições				Remoções			
						CD	FRe/ FRi	CA	PR	CD	FRe/ FRi	CA	PR	CD	FRe/ FRi	CA	PR
Enfrentamento/tolerância ao estresse: Respostas neurocomportamentais	00010	Risco de disreflexia autonômica			X		X	X	X								
	00241	Regulação do humor prejudicada			X	X		X		X	X	X		X	X		
	00258	Síndrome de abstinência de substâncias aguda				X				X			X	X			
	00259	Risco de síndrome de abstinência de substâncias aguda			X					X			X	X			
Princípios da vida: Coerência entre valores/crenças/atos	00242	Tomada de decisão emancipada prejudicada	Percepção/ cognição	Cognição		X	X	X									
	00244	Risco de tomada de decisão emancipada prejudicada	Percepção/ cognição	Cognição		X	X	X									
	00243	Disposição para tomada de decisão emancipada melhorada	Percepção/ cognição	Cognição	X	X											
	00175	Sofrimento moral				X											
	00068	Disposição para bem-estar espiritual melhorado				X											

(continua)

Tabela 6.2 Diagnósticos de enfermagem da NANDA-I revisados, 2024-2026* *(Continuação)*

Domínio: Classe originais	Código do diagnóstico	Título do diagnóstico	Mudança de domínio	Mudança de classe	Mudança de definição	Mudanças editoriais				Adições				Remoções			
						CD	FRe/ FRi	CA	PR	CD	FRe/ FRi	CA	PR	CD	FRe/ FRi	CA	PR
	00169	Religiosidade prejudicada			X	X											
	00170	Risco de religiosidade prejudicada			X	X											
	00171	Disposição para religiosidade melhorada			X	X				X							
Segurança/ proteção: Infecção	00004	Risco de infecção			X		X								X		
Segurança/ proteção: Lesão física	00245	Risco de lesão na córnea			X						X	X	X				
	00087	Risco de lesão por posicionamento perioperatório			X		X		X			X	X		X		X
	00287	Lesão por pressão neonatal			X		X				X	X					
	00288	Risco de lesão por pressão neonatal			X			X				X	X				
	00313	Lesão por pressão na criança			X		X										

(continua)

Tabela 6.2 Diagnósticos de enfermagem da NANDA-I revisados, 2024-2026* *(Continuação)*

Domínio: Classe originais	Código do diagnóstico	Título do diagnóstico	Mudança de domínio	Mudança de classe	Mudança de definição	Mudanças editoriais				Adições				Remoções			
						CD	FRe/ FRi	CA	PR	CD	FRe/ FRi	CA	PR	CD	FRe/ FRi	CA	PR
	00286	Risco de lesão por pressão na criança			X		X										
	00312	Lesão por pressão no adulto			X		X				X		X				X
	00304	Risco de lesão por pressão no adulto			X		X				X		X				X
	00250	Risco de lesão do trato urinário			X		X	X			X	X			X		
	00044	Integridade tissular prejudicada			X		X			X	X	X	X				
	00248	Risco de integridade tissular prejudicada			X		X			X	X	X	X				
	00046	Integridade da pele prejudicada					X			X	X	X	X		X		
	00047	Risco de integridade da pele prejudicada					X			X	X	X	X		X		
	00277	Autogestão ineficaz do ressecamento ocular	Promoção da saúde	Gestão da saúde	X	X	X	X				X			X		

(continua)

Tabela 6.2 Diagnósticos de enfermagem da NANDA-I revisados, 2024-2026* *(Continuação)*

Domínio: Classe originais	Código do diagnóstico	Título do diagnóstico	Mudança de domínio	Mudança de classe	Mudança de definição	Mudanças editoriais				Adições				Remoções			
						CD	FRe/ FRi	CA	PR	CD	FRe/ FRi	CA	PR	CD	FRe/ FRi	CA	PR
	00045	Integridade da mucosa oral prejudicada			X		X				X	X		X	X		
	00247	Risco de integridade da mucosa oral prejudicada			X		X				X	X		X	X		
	00219	Risco de ressecamento ocular			X		X	X	X		X	X	X			X	X
	00039	Risco de aspiração			X		X				X				X		
	00031	Desobstrução ineficaz das vias aéreas			X	X					X	X	X	X	X		X
	00205	Risco de choque			X		X					X				X	
	00291	Risco de trombose			X		X	X				X	X				X
	00156	Risco de morte súbita do lactente			X		X						X				
	00306	Risco de quedas na criança			X		X						X				X
	00303	Risco de quedas no adulto			X	X				X		X		X			

(continua)

Tabela 6.2 Diagnósticos de enfermagem da NANDA-I revisados, 2024-2026* *(Continuação)*

Domínio: Classe originais	Código do diagnóstico	Título do diagnóstico	Mudança de domínio	Mudança de classe	Mudança de definição	Mudanças editoriais				Adições				Remoções			
						CD	FRe/ FRi	CA	PR	CD	FRe/ FRi	CA	PR	CD	FRe/ FRi	CA	PR
Segurança/ proteção: Violência	00138	Risco de violência direcionada a outros			X					X	X			X			
	00272	Risco de mutilação genital feminina			X	X		X									
Segurança/ proteção: Riscos ambientais	00181	Contaminação			X		X		X								
	00180	Risco de contaminação			X		X		X								
Segurança/ proteção: Processos defensivos	00217	Risco de reação alérgica			X		X		X		X	X	X		X		X
	00042	Risco de reação alérgica ao látex			X		X		X		X	X	X		X		X
Segurança/ proteção: Termorregulação	00008	Termorregulação ineficaz			X			X		X				X			
	00274	Risco de termorregulação ineficaz			X			X		X				X			
	00007	Hipertermia			X	X	X	X		X	X	X		X		X	

(continua)

Tabela 6.2 Diagnósticos de enfermagem da NANDA-I revisados, 2024-2026* *(Continuação)*

Domínio: Classe originais	Código do diagnóstico	Título do diagnóstico	Mudança de domínio	Mudança de classe	Mudança de definição	Mudanças editoriais				Adições				Remoções			
						CD	FRe/ FRi	CA	PR	CD	FRe/ FRi	CA	PR	CD	FRe/ FRi	CA	PR
Conforto: Conforto físico	00132	Dor aguda			X	X				X				X			
	00255	Síndrome da dor crônica				X	X				X						
	00133	Dor crônica			X	X	X		X	X	X			X	X		
	00256	Dor no trabalho de parto				X				X							
Crescimento/ desenvolvimento: Desenvolvimento	00314	Desenvolvimento atrasado da criança					X	X	X								
	00305	Risco de desenvolvimento atrasado da criança			X		X	X	X								
	00315	Desenvolvimento motor atrasado do lactente			X		X	X					X			X	X
	00316	Risco de desenvolvimento motor atrasado do lactente			X		X	X					X			X	X

*CD, característica definidora; FRe, fator relacionado; FRi, fator de risco; CA, condição associada; PR, população em risco.

6.4 Mudanças nos títulos de diagnósticos de enfermagem

Foram alterados 98 títulos de diagnósticos de enfermagem para garantir que fossem consistentes com a literatura atual e que refletissem uma resposta humana. Sempre que possível, foram acrescentados termos de julgamento distintos aos títulos que não os incluíam anteriormente. A revisão dos termos de eixos da NANDA-I levou a uma redução no número de termos de julgamento, muitos dos quais eram sinônimos, o que também levou a alterações em vários títulos.

As alterações dos títulos diagnósticos são apresentadas na ▸ Tabela 6.3.

Tabela 6.3 Mudanças nos títulos de diagnósticos de enfermagem da NANDA-I, 2024-2026

Domínio	Novo título diagnóstico	Domínio anterior	Título anterior
1	Comportamentos sedentários excessivos		Estilo de vida sedentário
	Gestão ineficaz da saúde familiar		Autogestão ineficaz da saúde familiar
	Gestão ineficaz da saúde da comunidade		Saúde deficiente da comunidade
	Risco de autogestão ineficaz do padrão de glicemia	2	Risco de glicemia instável
	Risco de autogestão ineficaz da boca seca	11	Risco de boca seca
	Autogestão ineficaz da náusea	12	Náusea
	Síndrome da fragilidade do idoso		Síndrome do idoso frágil
	Risco de síndrome da fragilidade do idoso		Risco de síndrome do idoso frágil
2	Ingestão nutricional inadequada		Nutrição desequilibrada: menor do que as necessidades corporais
	Disposição para ingestão nutricional melhorada		Disposição para nutrição melhorada
	Amammentação ineficaz*		Amamentação ineficaz
	Amamentação exclusiva conturbada*		Amamentação interrompida
	Disposição para amamentação melhorada*		Disposição para amamentação melhorada

(continua)

Tabela 6.3 Mudanças nos títulos de diagnósticos de enfermagem da NANDA-I, 2024-2026 *(Continuação)*

Domínio	Novo título diagnóstico	Domínio anterior	Título anterior
	Produção inadequada de leite humano		Produção insuficiente de leite materno
	Risco de equilíbrio hidreletrolítico prejudicado		Risco de desequilíbrio eletrolítico
	Risco de equilíbrio do volume de líquidos prejudicado		Risco de volume de líquidos desequilibrado
	Volume de líquidos inadequado		Volume de líquidos deficiente
	Risco de volume de líquidos inadequado		Risco de volume de líquidos deficiente
3	Motilidade gastrintestinal prejudicada		Motilidade gastrintestinal disfuncional
	Risco de motilidade gastrintestinal prejudicada		Risco de motilidade gastrintestinal disfuncional
	Continência fecal prejudicada		Continência intestinal prejudicada
4	Disposição para padrão de sono melhorado		Disposição para sono melhorado
	Habilidade de sentar-se prejudicada		Sentar-se prejudicado
	Habilidade ficar em pé prejudicada		Levantar-se prejudicado
	Habilidade de transferência prejudicada		Capacidade de transferência prejudicada
	Habilidade de deambulação prejudicada		Deambulação prejudicada
	Carga excessiva de fadiga		Fadiga
	Recuperação cirúrgica prejudicada	11	Recuperação cirúrgica retardada
	Risco de recuperação cirúrgica prejudicada	11	Risco de recuperação cirúrgica retardada
	Risco de pressão arterial desequilibrada		Risco de pressão arterial instável
	Resposta prejudicada ao desmame ventilatório da criança		Resposta disfuncional ao desmame ventilatório
	Resposta prejudicada ao desmame ventilatório do adulto		Resposta disfuncional ao desmame ventilatório do adulto
	Disposição para habilidades de autocuidado melhoradas		Disposição para autocuidado melhorado

(continua)

Tabela 6.3 Mudanças nos títulos de diagnósticos de enfermagem da NANDA-I, 2024-2026 *(Continuação)*

Domínio	Novo título diagnóstico	Domínio anterior	Título anterior
	Habilidade de banhar-se diminuída		Déficit no autocuidado para banho
	Habilidade de vestir-se diminuída		Déficit no autocuidado para vestir-se
	Habilidade de alimentar-se diminuída		Déficit no autocuidado para alimentação
	Habilidade de utilizar o vaso sanitário diminuída		Déficit no autocuidado para higiene íntima
5	Processos de pensamento conturbados		Distúrbio no processo de pensamento
	Conhecimento de saúde inadequado		Conhecimento deficiente
	Disposição para conhecimento de saúde melhorado		Disposição para conhecimento melhorado
	Tomada de decisão prejudicada	10	Conflito de decisão
	Disposição para comunicação verbal melhorada		Disposição para comunicação melhorada
6	Identidade pessoal conturbada		Distúrbio na identidade pessoal
	Síndrome da identidade familiar conturbada	7	Síndrome de distúrbio na identidade familiar
	Risco de síndrome da identidade familiar conturbada	7	Risco de síndrome de distúrbio na identidade familiar
	Risco de dignidade humana prejudicada		Risco de dignidade humana comprometida
	Autoestima inadequada crônica		Baixa autoestima crônica
	Risco de autoestima inadequada crônica		Risco de baixa autoestima crônica
	Autoestima inadequada situacional		Baixa autoestima situacional
	Risco de autoestima inadequada situacional		Risco de baixa autoestima situacional
	Imagem corporal conturbada		Distúrbio na imagem corporal
7	Comportamentos parentais prejudicados		Paternidade ou maternidade prejudicada
	Risco de comportamentos parentais prejudicados		Risco de paternidade ou maternidade prejudicada

(continua)

Tabela 6.3 Mudanças nos títulos de diagnósticos de enfermagem da NANDA-I, 2024-2026 *(Continuação)*

Domínio	Novo título diagnóstico	Domínio anterior	Título anterior
	Disposição para comportamentos parentais melhorados		Disposição para paternidade ou maternidade melhorada
	Conflito excessivo no papel parental	**	Conflito no papel de pai/mãe
	Padrões de interação familiar conturbados		Processos familiares interrompidos
	Processos familiares prejudicados		Processos familiares disfuncionais
	Risco de comportamentos de apego conturbados		Risco de vínculo prejudicado
	Relacionamento ineficaz com o parceiro íntimo		Relacionamento ineficaz
	Risco de relacionamento ineficaz com o parceiro íntimo		Risco de relacionamento ineficaz
	Disposição para relacionamento com o parceiro íntimo melhorado		Disposição para relacionamento melhorado
8	Função sexual prejudicada		Disfunção sexual
	Risco de binômio mãe-feto prejudicado		Risco de distúrbio do binômio mãe-feto
9	Risco de transição imigratória conturbada		Risco de transição complicada na imigração
	Enfrentamento desadaptativo		Enfrentamento ineficaz
	Enfrentamento familiar desadaptativo		Enfrentamento familiar comprometido
	Enfrentamento desadaptativo da comunidade		Enfrentamento ineficaz da comunidade
	Carga excessiva de prestação de cuidados	7	Tensão do papel de cuidador
	Risco de carga excessiva de prestação de cuidados	7	Risco de tensão do papel de cuidador
	Ansiedade excessiva		Ansiedade
	Ansiedade excessiva relacionada à morte		Ansiedade relacionada à morte
	Medo excessivo		Medo
	Regulação ineficaz das emoções	5	Controle emocional lábil

(continua)

Tabela 6.3 Mudanças nos títulos de diagnósticos de enfermagem da NANDA-I, 2024-2026 *(Continuação)*

Domínio	Novo título diagnóstico	Domínio anterior	Título anterior
10	Bem-estar espiritual prejudicado		Sofrimento espiritual
	Risco de bem-estar espiritual prejudicado		Risco de sofrimento espiritual
11	Resposta imune prejudicada	1	Proteção ineficaz
	Risco de infecção de ferida cirúrgica		Risco de infecção no sítio cirúrgico
	Risco de lesão física		Risco de lesão
	Integridade do complexo mamilo-areolar prejudicada		Lesão no complexo aréolo-mamilar
	Risco de integridade do complexo mamilo-areolar prejudicada		Risco de lesão no complexo aréolo-mamilar
	Risco de sufocamento acidental		Risco de sufocação
	Risco de sangramento excessivo		Risco de sangramento
	Risco de função neurovascular periférica prejudicada		Risco de disfunção neurovascular periférica
	Risco de comportamento autolesivo suicida		Risco de comportamento suicida
	Comportamento autolesivo não suicida		Automutilação
	Risco de comportamento autolesivo não suicida		Risco de automutilação
	Risco de intoxicação acidental		Risco de envenenamento
	Risco de lesão física ocupacional		Risco de lesão ocupacional
	Temperatura corporal neonatal diminuída		Hipotermia neonatal
	Risco de temperatura corporal neonatal diminuída		Risco de hipotermia neonatal
	Temperatura corporal diminuída		Hipotermia
	Risco de temperatura corporal diminuída		Risco de hipotermia
	Risco de temperatura corporal perioperatória diminuída		Risco de hipotermia perioperatória
12	Conexão social inadequada		Isolamento social
	Risco de solidão excessiva		Risco de solidão

(continua)

Tabela 6.3 Mudanças nos títulos de diagnósticos de enfermagem da NANDA-I, 2024-2026 *(Continuação)*

Domínio	Novo título diagnóstico	Domínio anterior	Título anterior
13	Organização prejudicada do neurodesenvolvimento do lactente	9	Comportamento desorganizado do lactente
	Risco de organização prejudicada do neurodesenvolvimento do lactente	9	Risco de comportamento desorganizado do lactente
	Disposição para organização melhorada do neurodesenvolvimento do lactente	9	Disposição para comportamento organizado melhorado do lactente

*N. de R.T. Diagnósticos com conceito alterado no inglês de *breastfeeding* para *chestfeeding*. No português, mantivemos a tradução como "amamentação".
**Esse diagnóstico estava anteriormente classificado na Classe 3 do Domínio 7 e agora está classificado na Classe 1 do mesmo domínio.

6.5 Diagnósticos de enfermagem retirados

Na edição anterior da classificação da NANDA-I, 40 diagnósticos foram apontados para possível remoção nesta edição a menos que fosse realizado trabalho adicional para elevá-los a um nível de evidência adequado ou para identificar indicadores diagnósticos apropriados. Entre eles, 16 foram removidos e 24 foram atualizados.

Quarenta e seis diagnósticos foram retirados da classificação; eles estão listados na ▶ Tabela 6.4.

Tabela 6.4 Diagnósticos retirados da classificação da NANDA-I, 2024-2026

Domínio	Classe	Título do diagnóstico	Código
1	2	Comportamento de saúde propenso a risco	00188
2	1	Obesidade	00232
		Sobrepeso	00233
		Risco de sobrepeso	00234
	4	Risco de função hepática prejudicada	00178
		Risco de síndrome metabólica	00296
3	1	Retenção urinária	00023
	2	Constipação	00011
		Risco de constipação	00015
		Constipação percebida	00012
		Diarreia	00013
4	1	Insônia	00095
		Privação do sono	00096

(continua)

Tabela 6.4 Diagnósticos retirados da classificação da NANDA-I, 2024-2026 *(Continuação)*

Domínio	Classe	Título do diagnóstico	Código
		Distúrbio no padrão de sono	00198
	2	Risco de síndrome do desuso	00040
	3	Perambulação	00154
	4	Débito cardíaco diminuído	00029
		Risco de perfusão tissular cardíaca diminuída	00200
	5	Autonegligência	00193
5	1	Negligência unilateral	00123
6	1	Desesperança	00124
		Risco de distúrbio na identidade pessoal	00225
8	2	Padrão de sexualidade ineficaz	00065
9	1	Síndrome do trauma de estupro	00142
		Síndrome do estresse por mudança	00114
		Risco de síndrome do estresse por mudança	00149
	2	Planejamento de atividade ineficaz	00199
		Risco de planejamento de atividade ineficaz	00226
		Enfrentamento defensivo	00071
		Enfrentamento familiar incapacitado	00073
		Negação ineficaz	00072
		Sentimento de impotência	00125
		Risco de sentimento de impotência	00152
		Disposição para poder melhorado	00187
		Tristeza crônica	00137
		Sobrecarga de estresse	00177
	3	Disreflexia autonômica	00009
		Síndrome de abstinência neonatal	00264
11	2	Dentição prejudicada	00048
		Risco de lesão térmica	00220
		Risco de trauma físico	00038
		Risco de trauma vascular	00213
	3	Risco de violência direcionada a si mesmo	00140
	5	Risco de reação adversa a meio de contraste iodado	00218
12	1, 2, 3 *	Conforto prejudicado	00214
	1, 2, 3 *	Disposição para conforto melhorado	00183

*Esses diagnósticos estavam classificados em três classes do Domínio 12.

Durante esse ciclo, solicitou-se a vários especialistas que revisassem os diagnósticos, o que levou a muitas alterações e remoções de diagnósticos. A justificativa para a retirada desses diagnósticos foi agrupada em algumas categorias: (1) pesquisas sugerindo que os termos anteriores estavam desatualizados ou foram substituídos na literatura de enfermagem, (2) falta de fatores relacionados ou fatores de risco modificáveis por intervenções autônomas de enfermagem, (3) incorporação do termo de julgamento em um novo título diagnóstico de enfermagem, (4) incorporação de termos indicadores diagnósticos em outro título diagnóstico de enfermagem e (5) o diagnóstico não atende à definição de diagnóstico de enfermagem.

As explicações para cada revisão de títulos são encontradas abaixo, por justificativa, e, em seguida, listadas pelo domínio no qual os diagnósticos retirados estavam localizados na classificação.

6.5.1 Atualização dos termos para que sejam consistentes com a literatura

Domínio 2: ***amamentação interrompida*** (00105-retirado), ***produção insuficiente de leite materno*** (00216-retirado), ***amamentação ineficaz*** (00104-retirado) e ***disposição para amamentação melhorada*** (00106-retirado) foram removidos porque os especialistas em conteúdo, durante a revisão da literatura, encontraram termos mais apropriados para descrever o foco do diagnóstico. Especificamente, esses termos em inglês foram identificados como não sendo inclusivos para genitores que se identificam como transmasculinos e não binários para descrever como fornecem leite humano a seus lactentes. Além disso, essas revisões da literatura proporcionaram clareza nas definições e nos fatores relacionados. Foi indicado que a NANDA-I precisava retirar os termos antigos e adotar aqueles que apoiam e reconhecem todos os pais que fornecem leite humano a seus filhos, de acordo com a literatura atual. Portanto, esses termos foram substituídos por: *amamentação ineficaz* (00371)*, *produção inadequada de leite humano* (00333), *amamentação exclusiva conturbada* (00347)* e *disposição para amamentação melhorada* (00479)*.

Domínio 5: ***conhecimento deficiente*** (00126-retirado) e ***disposição para conhecimento melhorado*** (00161-retirado) foram revisados para refletir a realidade de que os enfermeiros abordam o conhecimento em saúde, e não o conhecimento geral ou o relacionado a outras disciplinas específicas, por exemplo. Os novos diagnósticos são: *conhecimento de saúde inadequado* (00435) e *disposição para conhecimento de saúde melhorado* (00499).

Domínio 8: o diagnóstico ***padrão de sexualidade ineficaz*** (00065-retirado) foi revisado por especialistas em conteúdo e considerado desatualizado em relação à literatura atual. Um novo diagnóstico, *função sexual prejudicada* (00386) foi desenvolvido.

---

* N. de R.T. Diagnósticos com foco alterado no inglês de *breastfeeding* para *chestfeeding*. No português, mantivemos a tradução como "amamentação".

Domínio 9: a análise por especialista de ***enfrentamento defensivo*** (00071-retirado) e ***negação ineficaz*** (00072-retirado) levaram à sua retirada e atualização para refletir o conhecimento e a literatura atuais; eles foram substituídos por *enfrentamento desadaptativo* (00405).

Domínio 11: uma revisão do título ***risco de infecção no sítio cirúrgico*** (00266-retirado) levou ao reconhecimento de que o termo na literatura é *risco de infecção de ferida cirúrgica* (00500) e, portanto, o título foi ajustado para refletir essa realidade. Em alguns casos, sentiu-se que a literatura apoiava diagnósticos mais concretos que permitiam indicadores diagnósticos mais claros. Portanto, o diagnóstico ***risco de lesão térmica*** (00220-retirado) foi removido e dois novos diagnósticos foram propostos e aceitos: *risco de lesão pelo calor* (00350) e *risco de lesão pelo frio* (00351). O diagnóstico ***risco de violência direcionada a si mesmo*** (00140-retirado) agora está incorporado no novo diagnóstico *risco de comportamento autolesivo não suicida* (00468).

Domínio 12: ***conforto prejudicado*** (00214-retirado) estava classificado nas três classes do domínio Conforto, o que viola as regras taxonômicas. Os especialistas em conteúdo recomendaram a retirada desse diagnóstico, cujo conteúdo agora é englobado por: *conforto físico prejudicado* (00380), *conforto psicológico prejudicado* (00379), *bem-estar espiritual prejudicado* (00454)* e *rede de apoio social inadequada* (00358).

6.5.2 Ausência de fatores relacionados ou fatores de risco modificáveis por intervenções autônomas de enfermagem

A ausência na literatura de fatores relacionados ou fatores de risco modificáveis por intervenções autônomas de enfermagem levou à remoção de:

Domínio 2: ***risco de função hepática prejudicada*** (00178-retirado)

Domínio 4: ***risco de síndrome de desuso*** (00040-retirado)

Domínio 5: ***negligência unilateral*** (00123-retirado)

Domínio 9: ***síndrome do trauma por estupro*** (00142-retirado) não tinha fatores relacionados que pudessem ser modificados, mas foi identificado que a frase *indivíduos com história de estupro* é uma população de risco identificada nos diagnósticos mais abrangentes *síndrome pós-trauma* (00141) e *risco de síndrome pós-trauma* (00145).

6.5.3 Incorporação de termos de julgamento aos títulos dos diagnósticos de enfermagem

Vários títulos foram modificados para incluir um termo de julgamento. Esse trabalho não está concluído, e deve ser finalizado na próxima versão da classificação. Nesta seção, o novo título diagnóstico é identificado e, quando aplicável, também é apresentada a mudança de localização na taxonomia.

---

* N. de R.T. Agora alocado no Domínio 10, Classe 3.

Domínio 2: ***risco de sobrepeso*** (00234-retirado), ***sobrepeso*** (00233-retirado) e ***obesidade*** (00232-retirado) foram removidos por dois motivos: falta de um termo de julgamento claro e um novo foco na autogestão, com base na literatura, em vez do peso em si. Esses diagnósticos foram substituídos por *risco de autogestão ineficaz do sobrepeso* (00487), *autogestão ineficaz do sobrepeso* (00398) e *disposição para autogestão do peso melhorada* (00447). Esses novos diagnósticos estão inseridos no Domínio 1 (Promoção da saúde), Classe 2 (Gestão da saúde). ***Fadiga*** (00093-retirado) agora é representado pelo título *carga excessiva de fadiga* (00477).

Domínio 7: ***tensão do papel de cuidador*** (00061-retirado) e ***risco de tensão do papel de cuidador*** (00062-retirado) agora são representados pelos títulos *carga excessiva de prestação de cuidados* (00366) e *risco de carga excessiva de prestação de cuidados* (00401), e foram transferidos para o Domínio 9 para refletir uma resposta de enfrentamento. *Conflito no papel de pai/mãe* (00064-retirado) agora é representado pelo título *conflito excessivo no papel parental* (00387).

Domínio 9: ***ansiedade*** (00146-retirado), ***ansiedade relacionada à morte*** (00147-retirado) e ***medo*** (00148-retirado) são agora representados pelos títulos *ansiedade excessiva* (00400), *ansiedade excessiva relacionada à morte* (00399) e *medo excessivo* (00390).

Domínio 11: ***risco de sangramento*** (00206-retirado) agora é representado pelo título *risco de sangramento excessivo* (00374). ***Lesão no complexo aréolo-mamilar*** (00320-retirado) e ***risco de lesão no complexo aréolo-mamilar*** (00321-retirado) agora são representados pelos títulos *integridade do complexo mamilo-areolar prejudicada* (00461) e *risco de integridade do complexo mamilo-areolar prejudicada* (00462).

Domínio 12: ***isolamento social*** (00053-retirado) agora é representado pelo título *conexão social inadequada* (00383). ***Risco de solidão*** (00054-retirado) agora é representado pelo título *risco de solidão excessiva* (00335).

6.5.4 Incorporação de termos indicadores diagnósticos em outro título de diagnóstico de enfermagem

Nesses diagnósticos, observou-se que as características definidoras e/ou os fatores relacionados que representam muitos diagnósticos – ou os próprios títulos – estavam incluídos nos critérios diagnósticos de outros diagnósticos. Após uma análise especializada da literatura, em alguns casos, determinou-se que um diagnóstico era mais apropriado do que outro. Mais frequentemente, um diagnóstico tinha mais apoio da literatura ou tinha um foco mais forte para a disciplina de enfermagem do que o outro diagnóstico.

Domínio 1: ***comportamento de saúde propenso a risco*** (00188-retirado) está incluído no diagnóstico *comportamentos ineficazes de manutenção da saúde* (00292) (Domínio 1).

Domínio 2: ***risco de síndrome metabólica*** (00296-retirado) está representado em *risco de função cardiovascular prejudicada* (00311).

Domínio 3: ***constipação percebida*** (00012-retirado) é representado por *comportamentos ineficazes de manutenção da saúde* (00292), enquanto ***risco de constipação*** (00015-retirado) – um sintoma – é representado pelo novo diagnóstico *risco de eliminação intestinal prejudicada* (00346).

Domínio 4: ***distúrbio no padrão de sono*** (00198-retirado), ***insônia*** (00095-retirado) e ***privação do sono*** (00096-retirado) estão todos representados no novo diagnóstico *padrão de sono ineficaz* (00337); ***perambulação*** (00154-retirado) – um sintoma – está representado em *risco de tentativa de fuga* (00290) e *risco de quedas no adulto* (00303). ***Risco de perfusão tissular cardíaca diminuída*** (00200-retirado) está representado em *risco de função cardiovascular prejudicada* (00311); ***autonegligência*** (00193-retirado) está representado em *comportamentos ineficazes de manutenção da saúde* (00292).

Domínio 6: ***desesperança*** (00124-retirado), um sintoma, é representado por *resiliência prejudicada* (00210) e *autoestima inadequada crônica* (00483).

Domínio 9: ***síndrome do estresse por mudança*** (00114-retirado) e ***risco de síndrome do estresse por mudança*** (00149-retirado) estão representados nos indicadores diagnósticos de *enfrentamento desadaptativo* (00405), *resiliência prejudicada* (00210) e *rede de apoio social inadequada* (00358). ***Planejamento de atividade ineficaz*** (00199-retirado) está representado em *comportamentos ineficazes de manutenção da saúde* (00292) (Domínio 1). ***Sentimento de impotência*** (00125-retirado) – um sintoma – e ***risco de sentimento de impotência*** (00152-retirado) estão representados em *resiliência prejudicada* (00210) e *autoestima inadequada crônica* (00483). ***Sobrecarga de estresse*** (00177-retirado) agora é representado como o fator relacionado "estresse excessivo" e é encontrado em vários diagnósticos (p. ex., *autoeficácia em saúde inadequada*, 00338; *síndrome do conforto prejudicado no fim da vida*, 00342; *regulação ineficaz das emoções*, 00372; *autogestão ineficaz da fadiga*, 00397; *organização prejudicada do neurodesenvolvimento do lactente*, 00451; entre outros).

6.5.5 Diagnóstico que não atende à definição de um diagnóstico de enfermagem

Os diagnósticos a seguir foram revisados por especialistas em conteúdo e foi determinado que eles não atendiam à definição de um diagnóstico de enfermagem.

Domínio 4: ***débito cardíaco diminuído*** (00029-retirado) foi determinado pelos especialistas como estando fora do escopo da prática autônoma de enfermagem. O diagnóstico *risco de débito cardíaco diminuído* (00240) foi mantido na classificação.

Domínio 11: ***dentição prejudicada*** (00048-retirado) foi determinado pelos especialistas como estando fora do escopo da prática autônoma de enfermagem. Um diagnóstico de risco foi considerado, mas entendeu-se que a intenção de tal diagnóstico já estava representada em outros diagnósticos, como *comportamentos ineficazes de manutenção da saúde* (00292) e *habilidade de cuidados* *pessoais diminuída* (00330). ***Risco de reação adversa a meio de contraste iodado*** (00218-retirado) foi determinado como estando fora do escopo da prática autônoma de enfermagem. ***Risco de trauma vascular*** (00213-retirado) foi determinado como potencialmente fora do escopo da prática autônoma de enfermagem, com fatores de risco que representam má prática profissional.

6.6 Contribuições aos diagnósticos novos ou revisados

Os colaboradores que enviaram novos diagnósticos ou revisões de diagnósticos existentes são apresentados nesta seção (▸ Tabela 6.5). Os indivíduos que trabalharam em grupo são listados juntos; nos casos em que mais de um indivíduo ou grupo enviou conteúdo, eles são listados separados por um ponto e vírgula (;).

Tabela 6.5 Colaboradores dos diagnósticos novos ou revisados por país

Domínio: Classe	Código do diagnóstico	Título do diagnóstico	Pessoa/grupo que submeteu ou revisou o diagnóstico	País
Promoção da saúde: Percepção da saúde	00097	Engajamento diminuído em atividades de recreação	Comitê de Desenvolvimento Diagnóstico (DDC)	–
	00448	Risco de engajamento diminuído em atividades de recreação		
	00273	Campo de energia desequilibrado	Camila S. Carneiro, Ana Cristina de Sá, Viviane M. Silva, Gisele S. B. Hirano, Alba Lucia B.L. Barros	Brasil
	00355	Comportamentos sedentários excessivos	DDC	–
	00394	Risco de comportamentos sedentários excessivos		
Promoção da saúde: Gestão da saúde	00340	Disposição para envelhecimento saudável melhorado	Rosane B. Cardoso, Célia P. Caldas, Priscilla A. Souza, Marcos Antonio G. Brandão, Rosimere F. Santana, Rosane B. Cardoso	Brasil
	00353	Síndrome da fragilidade do idoso	DDC	–
	00357	Risco de síndrome da fragilidade do idoso		
	00307	Disposição para engajamento em exercícios melhorado		
	00339	Letramento em saúde inadequado	Carolina S. Alvarenga, Willyane A. Alvarenga, Ana Carolina A.B. Leite, Rebecca O. La Banca, Lucila C. Nascimento, Emília C. Carvalho; Rachel Serejo, Rosimere F. Santana; Allyne F. Vitor, Amanda B. Silva	Brasil
	00411	Risco de letramento em saúde inadequado		–

(continua)

Tabela 6.5 Colaboradores dos diagnósticos novos ou revisados por país *(Continuação)*

Domínio: Classe	Código do diagnóstico	Título do diagnóstico	Pessoa/grupo que submeteu ou revisou o diagnóstico	País
	00262	Disposição para letramento em saúde melhorado		
	00292	Comportamentos ineficazes de manutenção da saúde	DDC	–
	00395	Risco de comportamentos ineficazes de manutenção da saúde		
	00276	Autogestão ineficaz da saúde	Gianfranco Sanson, Ercole Vellone, Camila T. Lopes, Sergio Barrientos-Trigo, Ana María Porcel-Gálvez, Barbara Riegel, Fabio D'Agostino	Itália, Espanha, EUA, Brasil
	00369	Risco de autogestão ineficaz da saúde		
	00293	Disposição para autogestão da saúde melhorada	DDC	–
	00080	Gestão ineficaz da saúde familiar		
	00410	Risco de gestão ineficaz da saúde familiar		
	00356	Gestão ineficaz da saúde da comunidade		
	00413	Risco de gestão ineficaz da saúde da comunidade		
	00277	Autogestão ineficaz do ressecamento ocular		
	00352	Autogestão ineficaz da boca seca	Shigemi Kamitsuru	Japão
	00412	Risco de autogestão ineficaz da boca seca		
	00397	Autogestão ineficaz da fadiga		

(continua)

Tabela 6.5 Colaboradores dos diagnósticos novos ou revisados por país *(Continuação)*

Domínio: Classe	Código do diagnóstico	Título do diagnóstico	Pessoa/grupo que submeteu ou revisou o diagnóstico	País
	00278	Autogestão ineficaz do linfedema	Edvane B.L. de Domenico	–
	00281	Risco de autogestão ineficaz do linfedema		
	00384	Autogestão ineficaz da náusea	Shigemi Kamitsuru	Japão
	00418	Autogestão ineficaz da dor		
	00398	Autogestão ineficaz do sobrepeso	T. Heather Herdman	EUA
	00487	Risco de autogestão ineficaz do sobrepeso		
	00485	Autogestão ineficaz do baixo peso		
	00486	Risco de autogestão ineficaz do baixo peso		
	00447	Disposição para autogestão do peso melhorada		
	00300	Comportamentos ineficazes de manutenção do lar	DDC	–
	00308	Risco de comportamentos ineficazes de manutenção do lar		
	00309	Disposição para comportamentos de manutenção do lar melhorados		
	00489	Risco de autogestão ineficaz do padrão de glicemia	Rafael O.P. Lopes, Letícia M. Gonçalves, Eduardo S. Gomes, Marcos Antônio G. Brandão; Lídia R. Oliveira, Tahissa F. Cavalcante, Rafaella P. Moreira	Brasil

(continua)

Tabela 6.5 Colaboradores dos diagnósticos novos ou revisados por país *(Continuação)*

Domínio: Classe	Código do diagnóstico	Título do diagnóstico	Pessoa/grupo que submeteu ou revisou o diagnóstico	País
Nutrição: Ingestão	00343	Ingestão nutricional inadequada	Silvia Brunner, Maria Müller-Staub	Suíça
	00409	Risco de ingestão nutricional inadequada		
	00359	Ingestão nutricional proteico-calórica inadequada		
	00360	Risco de ingestão nutricional proteico-calórica inadequada		
	00419	Disposição para ingestão nutricional melhorada	DDC	–
	00371	Amamentação ineficaz	T. Heather Herdman, Martin R. Frisare, Suéllen C. D. Emidio, Pedro Melo, Markus Saueregger; Elenice V. Carmona, Simoni S. Bordignon, Beatriz P. Almeida-Hamasaki, Carla C. Rodrigues, Emanuelle O. G. Bozi, Bruna Cristina Ribeiro, Leticia F. Carbol	EUA, Argentina, Brasil, Portugal, Áustria
	00406	Risco de amamentação ineficaz		
	00347	Amamentação exclusiva conturbada		
	00382	Risco de amamentação exclusiva conturbada		
	00479	Disposição para amamentação melhorada		
	00333	Produção inadequada de leite humano	T. Heather Herdman Elenice V. Carmona, Suéllen Cristina D. Emidio, Simoni S. Bordignon, Beatriz P. Almeida-Hamasaki, Carla C. Rodrigues, Emanuelle O.G. Bozi, Bruna Cristina Ribeiro, Leticia F. Carbol	EUA
	00334	Risco de produção inadequada de leite humano		
	00269	Dinâmica alimentar ineficaz do adolescente	DDC	–
	00270	Dinâmica alimentar ineficaz da criança		
	00271	Dinâmica de alimentação ineficaz do lactente		

(continua)

Tabela 6.5 Colaboradores dos diagnósticos novos ou revisados por país *(Continuação)*

Domínio: Classe	Código do diagnóstico	Título do diagnóstico	Pessoa/grupo que submeteu ou revisou o diagnóstico	País
	00103	Deglutição prejudicada		
Nutrição: Metabolismo	00194	Hiperbilirrubinemia neonatal		
	00230	Risco de hiperbilirrubinemia neonatal		
Nutrição: Hidratação	00491	Risco de equilíbrio hidreletrolítico prejudicado		
	00492	Risco de equilíbrio do volume de líquidos prejudicado		
	00026	Volume de líquidos excessivo	Maria Isabel C.D. Fernandes, Ana Luisa B.C. Lira	Brasil
	00370	Risco de volume de líquidos excessivo		
	00421	Volume de líquidos inadequado	DDC	–
	00420	Risco de volume de líquidos inadequado		
Eliminação e troca: Função urinária	00016	Eliminação urinária prejudicada		
	00297	Incontinência urinária associada à incapacidade		
	00017	Incontinência urinária de esforço		
	00019	Incontinência urinária de urgência		
	00022	Risco de incontinência urinária de urgência		
	00310	Incontinência urinária mista		
	00322	Risco de retenção urinária		

(continua)

Tabela 6.5 Colaboradores dos diagnósticos novos ou revisados por país *(Continuação)*

Domínio: Classe	Código do diagnóstico	Título do diagnóstico	Pessoa/grupo que submeteu ou revisou o diagnóstico	País
Eliminação e troca: Função gastrintestinal	00423	Motilidade gastrintestinal prejudicada		
	00422	Risco de motilidade gastrintestinal prejudicada		
	00344	Eliminação intestinal prejudicada	T. Heather Herdman	EUA
	00346	Risco de eliminação intestinal prejudicada		
	00424	Continência fecal prejudicada		
	00345	Risco de continência fecal prejudicada		
	00235	Constipação funcional crônica	DDC	–
	00236	Risco de constipação funcional crônica		
Eliminação e troca: Função respiratória	00030	Troca de gases prejudicada		
Atividade/repouso: Sono/repouso	00323	Comportamentos ineficazes de higiene do sono	T. Heather Herdman Renan A. Silva	EUA Brasil
	00408	Risco de comportamentos ineficazes de higiene do sono		
	00337	Padrão de sono ineficaz		
	00407	Risco de padrão de sono ineficaz		
	00417	Disposição para padrão de sono melhorado		
Atividade/repouso: Atividade/exercício	00085	Mobilidade física prejudicada	DDC	–
	00324	Risco de mobilidade física prejudicada		
	00091	Mobilidade no leito prejudicada		

(continua)

Tabela 6.5 Colaboradores dos diagnósticos novos ou revisados por país *(Continuação)*

Domínio: Classe	Código do diagnóstico	Título do diagnóstico	Pessoa/grupo que submeteu ou revisou o diagnóstico	País
	00089	Mobilidade prejudicada com cadeira de rodas		
	00363	Habilidade de sentar-se prejudicada		
	00364	Habilidade de ficar em pé prejudicada		
	00367	Habilidade de transferência prejudicada		
	00365	Habilidade de deambulação prejudicada		
Atividade/repouso: Equilíbrio de energia	00298	Tolerância à atividade diminuída	DDC	–
	00299	Risco de tolerância à atividade diminuída		
	00477	Carga excessiva de fadiga		
	00465	Recuperação cirúrgica prejudicada	Aline A. Eduardo, Emilia C. Carvalho	Brasil
	00464	Risco de recuperação cirúrgica prejudicada		
Atividade/repouso: Respostas cardiovasculares/pulmonares	00311	Risco de função cardiovascular prejudicada	DDC	–
	00240	Risco de débito cardíaco diminuído		
	00362	Risco de pressão arterial desequilibrada	Gabrielle P. Silva, Suzana O. Mangueira, Francisca Márcia P. Linhares; Gabriela Feitosa Esplendori	Brasil
	00204	Perfusão tissular periférica ineficaz	Lorrany F.M. Silva, Livia M. Pascoal, Francisca E.T. Lima, Floriacy S. Santos, Marcelino Santos Neto, Paula S. Brito	Brasil
	00228	Risco de perfusão tissular periférica ineficaz		
	00201	Risco de perfusão tissular cerebral ineficaz	Camila T. Lopes	Brasil
	00032	Padrão respiratório ineficaz	DDC	–

(continua)

Tabela 6.5 Colaboradores dos diagnósticos novos ou revisados por país *(Continuação)*

Domínio: Classe	Código do diagnóstico	Título do diagnóstico	Pessoa/grupo que submeteu ou revisou o diagnóstico	País
	00033	Ventilação espontânea prejudicada	Virginia Fazi, Nicola Ramacciati	Itália
	00430	Resposta prejudicada ao desmame ventilatório do adulto	Ludmila Christiane R. Silva, Tânia C.M. Chianca	Brasil
	00431	Resposta prejudicada ao desmame ventilatório da criança	T. Heather Herdman	EUA
Atividade/repouso: Autocuidado	00326	Habilidade de banhar-se diminuída	Shigemi Kamitsuru	Japão
	00327	Habilidade de vestir-se diminuída		
	00328	Habilidade de alimentar-se diminuída		
	00330	Habilidade de cuidados pessoais diminuída		
	00329	Habilidade de utilizar o vaso sanitário diminuída		
	00331	Síndrome da habilidade de autocuidado diminuída		
	00332	Risco de síndrome da habilidade de autocuidado diminuída		
	00442	Disposição para habilidades de autocuidado melhoradas		
	00375	Comportamentos ineficazes de higiene oral	Elaine O. Souza, Rudval S. Silva, Larissa C. Pedreira, Rosimere F. Santana, Marcos Antonio G. Brandão	Brasil
	00414	Risco de comportamentos ineficazes de higiene oral		

(continua)

Tabela 6.5 Colaboradores dos diagnósticos novos ou revisados por país *(Continuação)*

Domínio: Classe	Código do diagnóstico	Título do diagnóstico	Pessoa/grupo que submeteu ou revisou o diagnóstico	País
Percepção/cognição: Cognição	00131	Memória prejudicada	Priscila A. Souza	Brasil
	00493	Processos de pensamento conturbados	Thiago S. Domingos	Brasil
	00128	Confusão aguda		
	00173	Risco de confusão aguda		
	00129	Confusão crônica	Priscila A. Souza	Brasil
	00222	Controle de impulsos ineficaz	Thiago S. Domingos	Brasil
	00435	Conhecimento de saúde inadequado	Suelayne S. Araújo, Cláudia G. Silva, Suzana O. Mangueira, Ana L.B.C. Lira, Marcos Venícios O. Lopes, Camila T. Lopes, Cecília Maria F.Q. Frazão	Brasil
	00499	Disposição para conhecimento de saúde melhorado	DDC	–
	00429	Tomada de decisão prejudicada		
	00184	Disposição para tomada de decisão melhorada		
	00242	Tomada de decisão emancipada prejudicada		
	00244	Risco de tomada de decisão emancipada prejudicada		
	00243	Disposição para tomada de decisão emancipada melhorada		
Percepção/cognição: Comunicação	00051	Comunicação verbal prejudicada		
	00434	Risco de comunicação verbal prejudicada		
	00368	Disposição para comunicação verbal melhorada		

(continua)

Tabela 6.5 Colaboradores dos diagnósticos novos ou revisados por país *(Continuação)*

Domínio: Classe	Código do diagnóstico	Título do diagnóstico	Pessoa/grupo que submeteu ou revisou o diagnóstico	País
Autopercepção: Autoconceito	00167	Disposição para autoconceito melhorado		
	00494	Identidade pessoal conturbada	Thiago S. Domingos	Brasil
	00495	Síndrome da identidade familiar conturbada	Ana Lúcia M. Horta	Brasil
	00496	Risco de síndrome da identidade familiar conturbada		
	00488	Risco de dignidade humana prejudicada	DDC	–
Autopercepção: Autoestima	00481	Autoestima inadequada situacional	Susana Sofia A. Miguel, Silvia B. Caldeira	Portugal
	00482	Risco de autoestima inadequada situacional		
	00483	Autoestima inadequada crônica	DDC	–
	00480	Risco de autoestima inadequada crônica	DDC	–
	00338	Autoeficácia em saúde inadequada	Reinaldo G. Barreiro, Marcos Venícios O. Lopes	Brasil
	00341	Disposição para identidade social da pessoa transgênero melhorada	Nathália L. Silva, Rafael O.P. Lopes, Graziele R. Bitencourt, Hércules R. Bossato, Marcos A.G. Brandão, Márcia A. Ferreira	Brasil
Autopercepção: Imagem corporal	00497	Imagem corporal conturbada	Susana Sofia A. Miguel, Silvia B. Caldeira	Portugal
Papéis e relacionamentos: Papéis do cuidador	00436	Comportamentos parentais prejudicados	T. Heather Herdman	EUA
	00437	Risco de comportamentos parentais prejudicados		

(continua)

Tabela 6.5 Colaboradores dos diagnósticos novos ou revisados por país *(Continuação)*

Domínio: Classe	Código do diagnóstico	Título do diagnóstico	Pessoa/grupo que submeteu ou revisou o diagnóstico	País
	00438	Disposição para comportamentos parentais melhorados		
	00387	Conflito excessivo no papel parental	Daniela Stadler, Anke Steckelberg, Gertrud Ayerle; Elenice V. Carmona	Alemanha; Brasil
Papéis e relacionamentos: Relações familiares	00389	Padrões de interação familiar conturbados	Ana Lúcia M. Horta	Brasil
	00440	Risco de padrões de interação familiar conturbados		
	00388	Processos familiares prejudicados		
	00159	Disposição para processos familiares melhorados		
	00439	Risco de comportamentos de apego conturbados	DDC	–
Papéis e relacionamentos: Desempenho de papéis	00055	Desempenho de papel ineficaz	DDC	–
	00449	Relacionamento ineficaz com o parceiro íntimo	T. Heater Herdman	EUA
	00445	Risco de relacionamento ineficaz com o parceiro íntimo		
	00446	Disposição para relacionamento com o parceiro íntimo melhorado		
	00052	Interação social prejudicada	DDC	–

(continua)

Tabela 6.5 Colaboradores dos diagnósticos novos ou revisados por país *(Continuação)*

Domínio: Classe	Código do diagnóstico	Título do diagnóstico	Pessoa/grupo que submeteu ou revisou o diagnóstico	País
	00221	Processo perinatológico ineficaz	Ryanne Carolynne M. G. Mendes, Suzana O. Mangueira e Francisca Márcia P. Linhares	Brasil
	00227	Risco de processo perinatológico ineficaz		
	00208	Disposição para processo perinatológico melhorado	DDC	
Sexualidade: Função sexual	00386	Função sexual prejudicada	Edvone A. Lima, Ana Paula F. Aguiar, Lanay D. Anjos, Erika V. Abuchaim, Vinicius Batista Santos; Camila T. Lopes	Brasil
Sexualidade: Reprodução	00349	Risco de binômio mãe-feto prejudicado	DDC	–
Enfrentamento/ tolerância ao estresse: Respostas pós-trauma	00141	Síndrome pós-trauma		
	00145	Risco de síndrome pós-trauma		
	00484	Risco de transição imigratória conturbada		
Enfrentamento/ tolerância ao estresse: Respostas de enfrentamento	00405	Enfrentamento desadaptativo	Shigemi Kamitsuru	Japão
	00158	Disposição para enfrentamento melhorado		
	00373	Enfrentamento familiar desadaptativo	Ana Lúcia M. Horta	Brasil
	00075	Disposição para enfrentamento familiar melhorado		
	00456	Enfrentamento desadaptativo da comunidade	DDC	–
	00076	Disposição para enfrentamento melhorado da comunidade		
	00366	Carga excessiva de prestação de cuidados	Shigemi Kamitsuru	Japão
	00401	Risco de carga excessiva de prestação de cuidados		

(continua)

Tabela 6.5 Colaboradores dos diagnósticos novos ou revisados por país *(Continuação)*

Domínio: Classe	Código do diagnóstico	Título do diagnóstico	Pessoa/grupo que submeteu ou revisou o diagnóstico	País
	00400	Ansiedade excessiva	DDC	–
	00399	Ansiedade excessiva relacionada à morte		
	00390	Medo excessivo		
	00301	Luto desadaptativo		
	00302	Risco de luto desadaptativo		
	00285	Disposição para luto melhorado		
	00185	Disposição para esperança melhorada		
	00210	Resiliência prejudicada	Joana M. Romeiro, Silvia Caldeira	Portugal
	00211	Risco de resiliência prejudicada		
	00212	Disposição para resiliência melhorada	DDC	–
	00325	Autocompaixão inadequada	Aarón Muñoz Devesa	Espanha
Enfrentamento/tolerância ao estresse: Respostas neurocomportamentais	00010	Risco de disreflexia autonômica	DDC	–
	00372	Regulação ineficaz das emoções	Thiago S. Domingos	Brasil
	00241	Regulação do humor prejudicada	DDC	–
	00258	Síndrome de abstinência de substâncias aguda		
	00259	Risco de síndrome de abstinência de substâncias aguda		

(continua)

Tabela 6.5 Colaboradores dos diagnósticos novos ou revisados por país *(Continuação)*

Domínio: Classe	Código do diagnóstico	Título do diagnóstico	Pessoa/grupo que submeteu ou revisou o diagnóstico	País
Princípios da vida: Coerência entre valores/crenças/atos	00175	Sofrimento moral		
	00454	Bem-estar espiritual prejudicado	Helga T. Martins, Silvia Caldeira; Joana Romeiro, Silvia Caldeira	Portugal
	00460	Risco de bem-estar espiritual prejudicado		
	00068	Disposição para bem-estar espiritual melhorado		
	00169	Religiosidade prejudicada		
	00170	Risco de religiosidade prejudicada	DDC	–
	00171	Disposição para religiosidade melhorada		
Segurança/proteção: Infecção	00004	Risco de infecção		
	00500	Risco de infecção de ferida cirúrgica		
	00361	Resposta imune prejudicada		
Segurança/proteção: Lesão física	00336	Risco de lesão física	DDC	–
	00350	Risco de lesão pelo calor	Shigemi Kamitsuru	Japão
	00351	Risco de lesão pelo frio		
	00245	Risco de lesão na córnea	DDC	–
	00250	Risco de lesão do trato urinário		
	00087	Risco de lesão por posicionamento perioperatório	Camila M. M. Lopes	Brasil

(continua)

Tabela 6.5 Colaboradores dos diagnósticos novos ou revisados por país *(Continuação)*

Domínio: Classe	Código do diagnóstico	Título do diagnóstico	Pessoa/grupo que submeteu ou revisou o diagnóstico	País
	00312	Lesão por pressão no adulto	Anamaria A. Napoleão, Camila T. Lopes, Carme Espinosa, Rosa Rifà Ros	Brasil, Andorra, Espanha
	00304	Risco de lesão por pressão no adulto		
	00313	Lesão por pressão na criança	Hortensia Castañeda Hidalgo, Marcos Venícios O. Lopes, T. Heather Herdman, Viviane M. Silva	México, Brasil, EUA
	00286	Risco de lesão por pressão na criança		
	00287	Lesão por pressão neonatal	Elenice V. Carmona, Fabio D'Agostino, Marta Avena, T. Heather Herdman	Brasil, Itália, EUA
	00288	Risco de lesão por pressão neonatal		
	00039	Risco de aspiração	DDC	–
	00031	Desobstrução ineficaz das vias aéreas		
	00463	Risco de sufocamento acidental	Shigemi Kamitsuru; Cibelle Nayara S. Santos, Ana Paula E. Lima, Sheila C.R.V. Morais	Japão; Brasil
	00374	Risco de sangramento excessivo	DDC	–
	00205	Risco de choque		
	00291	Risco de trombose	Thamires S. Hilário, Graziella B. Aliti, Amália de Fátima Lucena, Vanessa M. Mantovani, Marcos Venícios O. Lopes, Marco Aurélio L. Saffi, Eneida Rejane R. Silva	Brasil
	00156	Risco de morte súbita do lactente	Paula S.S. Freitas, Aline O. Ramalho, Renan A. Silva	Brasil
	00044	Integridade tissular prejudicada	DDC	
	00248	Risco de integridade tissular prejudicada		

(continua)

Tabela 6.5 Colaboradores dos diagnósticos novos ou revisados por país *(Continuação)*

Domínio: Classe	Código do diagnóstico	Título do diagnóstico	Pessoa/grupo que submeteu ou revisou o diagnóstico	País
	00046	Integridade da pele prejudicada		
	00047	Risco de integridade da pele prejudicada		
	00219	Risco de ressecamento ocular		
	00045	Integridade da mucosa oral prejudicada		
	00247	Risco de integridade da mucosa oral prejudicada		
	00461	Integridade do complexo mamilo-areolar prejudicada		
	00462	Risco de integridade do complexo mamilo-areolar prejudicada		
	00303	Risco de quedas no adulto		
	00306	Risco de quedas na criança		
	00425	Risco de função neurovascular periférica prejudicada		
	00290	Risco de tentativa de fuga		
Segurança/proteção: Violência	00138	Risco de violência direcionada a outros		
	00272	Risco de mutilação genital feminina		
	00466	Risco de comportamento autolesivo suicida	T. Heather Herdman	EUA
	00467	Comportamento autolesivo não suicida		
	00468	Risco de comportamento autolesivo não suicida		

(continua)

Tabela 6.5 Colaboradores dos diagnósticos novos ou revisados por país *(Continuação)*

Domínio: Classe	Código do diagnóstico	Título do diagnóstico	Pessoa/grupo que submeteu ou revisou o diagnóstico	País
Segurança/proteção: Riscos ambientais	00181	Contaminação	DDC	–
	00180	Risco de contaminação		
	00469	Risco de intoxicação acidental	Shigemi Kamitsuru	Japão
	00404	Risco de doença ocupacional	Romanniny H.S.C. Almino, Harlon F. Menezes, Roberta K.G.S. Manso, Richardson A.R. Silva	Brasil
	00402	Risco de lesão física ocupacional		
Segurança/proteção: Processos defensivos	00217	Risco de reação alérgica	DDC	–
	00042	Risco de reação alérgica ao látex		
Segurança/proteção: Termorregulação	00008	Termorregulação ineficaz		
	00274	Risco de termorregulação ineficaz		
	00472	Temperatura corporal diminuída	T. Heather Herdman	EUA
	00473	Risco de temperatura corporal diminuída		
	00474	Temperatura corporal neonatal diminuída		
	00476	Risco de temperatura corporal neonatal diminuída		
	00490	Risco de temperatura corporal perioperatória diminuída	DDC	–
	00007	Hipertermia	T. Heather Herdman	EUA
	00471	Risco de hipertermia		

(continua)

Tabela 6.5 Colaboradores dos diagnósticos novos ou revisados por país *(Continuação)*

Domínio: Classe	Código do diagnóstico	Título do diagnóstico	Pessoa/grupo que submeteu ou revisou o diagnóstico	País
Conforto: Conforto físico	00342	Síndrome do conforto prejudicado no fim da vida	Antonia R. Almeida, Rosimere F. Santana, Dayana M.A. Passarelles, Daniel E.S. Silva	Brasil
	00380	Conforto físico prejudicado	Mariana B. Sanches, Ramon M. Penha, Marina G. Salvetti	Brasil
	00378	Disposição para conforto físico melhorado		
	00132	Dor aguda		
	00133	Dor crônica	Elisabetta Metlichin, Nicola Ramacciati, Giandomenico Giusti	Itália
	00256	Dor no trabalho de parto	DDC	–
	00255	Síndrome da dor crônica	Mariana B. Sanches, Ramon M. Penha, Marina G. Salvetti	Brasil
Conforto: Conforto social	00376	Disposição para conforto social melhorado	Ramon M. Penha, Mariana B. Sanches, Marina G. Salvetti	Brasil
	00475	Solidão excessiva	Shigemi Kamitsuru	Japão
	00335	Risco de solidão excessiva	Shigemi Kamitsuru; Meiry Fernanda P. Okuno	Japão; Brasil
	00383	Conexão social inadequada	DDC	–
	00358	Rede de apoio social inadequada	Michelline S. França, Francisca Márcia P. Linhares, Marcos Venícios O. Lopes, Cleide Maria Pontes	Brasil
Conforto: Conforto psicológico	00379	Conforto psicológico prejudicado	Marina G. Salvetti, Mariana B. Sanches, Ramon M. Penha	Brasil
	00377	Disposição para conforto psicológico melhorado		

(continua)

Tabela 6.5 Colaboradores dos diagnósticos novos ou revisados por país *(Continuação)*

Domínio: Classe	Código do diagnóstico	Título do diagnóstico	Pessoa/grupo que submeteu ou revisou o diagnóstico	País
Crescimento/ desenvolvimento: Crescimento	00348	Crescimento atrasado da criança	Edgar Noé Morelos-García, Dolores Eunice Hernández-Herrera, Luis Ángel R. Díaz	México
	00478	Risco de crescimento atrasado da criança		
Crescimento/ desenvolvimento: Desenvolvimento	00314	Desenvolvimento atrasado da criança	T. Heather Herdman	EUA
	00305	Risco de desenvolvimento atrasado da criança		
	00315	Desenvolvimento motor atrasado do lactente		
	00316	Risco de desenvolvimento motor atrasado do lactente		
	00295	Resposta ineficaz de sucção-deglutição do lactente		
	00451	Organização prejudicada do neurodesenvolvimento do lactente		
	00452	Risco de organização prejudicada do neurodesenvolvimento do lactente		
	00453	Disposição para organização melhorada do neurodesenvolvimento do lactente		

6.7 Diagnósticos de enfermagem da NANDA-I: padronização de termos indicadores

Durante esta 13ª edição da classificação, continuamos nosso trabalho para diminuir a variação nos termos usados para características definidoras, fatores relacionados e fatores de risco. Esse trabalho contínuo requer pesquisas de literatura, revisão, discussão e consulta com especialistas clínicos em diferentes especialidades de enfermagem em todo o mundo. O processo usado para a tradução de nossos termos em mais de 20 idiomas levou a avanços em nosso reconhecimento de termos/frases que não são bem traduzidos em alguns idiomas ou para os quais não existem palavras que sejam distintas de outros termos já existentes na classificação. Nossa capacidade de revisar termos duplicados, por exemplo, em toda a tradução, garante que as traduções não tenham um termo representando duas frases diferentes. Esse é um processo meticuloso que, às vezes, exige discussão e consideração durante todo o processo. Apesar desses avanços, no entanto, esta edição não será perfeita, e esse trabalho seguirá nas edições subsequentes.

Os leitores podem notar que muitos diagnósticos têm alterações pequenas nos termos. Essas alterações editoriais não são consideradas revisões de diagnóstico, e os diagnósticos com termos que tiveram *apenas* alterações editoriais não aparecem na ▸ Tabela 6.2. Por exemplo, *"relata...", "expressa desejo de..." e "verbaliza..." foram removidos no início de todas as características definidoras em que eram usados anteriormente, pois não foram considerados úteis ou necessários.*

Observamos também que houve uma alteração consistente nas definições de diagnósticos de risco, em que a expressão "que pode comprometer a saúde" foi eliminada. Isso reflete o fato de que a suscetibilidade a um diagnóstico com foco no problema sugere inerentemente um potencial para comprometer a saúde. Além disso, conforme discutido em nossa revisão dos eixos, esses diagnósticos são identificados com o termo de eixo *"potencial para deteriorar"*, o que também indica claramente que a saúde pode ser comprometida. Isso não sugere que os diagnósticos de risco devam ser atribuídos aleatoriamente aos pacientes; em vez disso, os enfermeiros devem considerar quais pacientes correm alto risco de desenvolver um diagnóstico com foco no problema.

Os benefícios dessa revisão são muitos, mas os seguintes talvez sejam os de maior destaque.

6.7.1 Melhora da tradução

Ao longo dos anos, houve várias perguntas e comentários de tradutores sobre alguns termos da classificação da NANDA-I. Por exemplo:

Há muitos termos/frases semelhantes que eu traduziria exatamente da mesma forma em meu idioma. Posso usar o mesmo termo/frase ou devo traduzir esses termos de forma diferente, mesmo que não o façamos na prática diária?

Até agora, não exigimos que os autores de diagnósticos de enfermagem pesquisassem na terminologia termos/expressões já existentes para padronizar seus termos. Como resultado, o número de termos/expressões de indicadores diagnósticos na terminologia aumentou substancialmente ao longo dos anos. O DDC passou a revisar todas as submissões para encontrar expressões compatíveis, que são então compartilhadas com os remetentes para garantir que a expressão capte a intenção da submissão. Isso nos permite evitar o problema de termos semelhantes aparecerem na classificação no futuro.

É importante que os tradutores garantam clareza conceitual ao traduzir os termos/expressões. Havendo alguma diferença conceitual entre dois termos no inglês original (p. ex., *helplessness* e *hopelessness*), um mesmo termo não pode ser usado para representar esses dois conceitos diferentes. Todavia, as dificuldades dos tradutores em geral resultam de uma falta de padronização dos termos/expressões no inglês original. Apresentamos aqui um dos exemplos da edição anterior: o termo *anorexia* era usado em oito diagnósticos, *apetite insatisfatório* aparecia em três diagnósticos, *diminuição no apetite* era empregado em dois diagnósticos e *perda de apetite* em um! Seria difícil, se não impossível, traduzir esses termos para alguns idiomas de modo a diferenciá-los com clareza.

A redução da variação desses termos/expressões deve facilitar o processo de tradução, já que apenas um termo/expressão agora é usado em toda a classificação para indicadores diagnósticos semelhantes. Na edição anterior, iniciamos a incorporação de termos do Medical Subject Headings (MeSH) (National Library of Medicine, 2023a, 2023b). O MeSH é o tesauro de vocabulário controlado da National Library of Medicine dos EUA, usado para indexar artigos para o banco de dados MEDLINE/PubMed®. Os termos do MeSH são definidos e servem como um tesauro que facilita a pesquisa. Embora as definições dos termos MeSH não sejam visualizadas neste texto, nossos tradutores tiveram acesso aos termos MeSH, sempre que foram adotados, juntamente com suas definições. Esses termos e suas definições devem ajudar os tradutores em uma tradução mais precisa. Deve-se observar também que pode haver mais de um termo MeSH associado a uma frase ou título (p. ex., *disposição para autogestão da saúde melhorada* [00293] está associado a *self-management, health e health behavior* (autogestão, saúde, comportamento de saúde), porque todos os três termos MeSH estão contidos nesse título de diagnóstico). Em outros casos, o termo MeSH representa apenas uma parte do título, como no caso do diagnóstico *disposição para engajamento em exercícios melhorado* (00307), em que apenas "exercício" é representado por um termo MeSH. Por fim, há ocasiões em que um termo MeSH não foi usado porque sua definição era substancialmente diferente da intenção do nosso termo ou porque sua definição foi considerada desatualizada. Neste livro, fornecemos os termos MeSH somente quando eles estão associados ao nível de título do diagnóstico de enfermagem.* No entanto, em nossa estrutura de banco de dados, para aqueles que usam a NANDA-I em registros

* N. da E. Os termos MeSH (em inglês) para os títulos diagnósticos podem ser acessados em https://paginas.grupoa.com.br/nanda-i-2024-2026/termosmesh.pdf

eletrônicos de saúde ou em aplicativos, também fornecemos termos MeSH para o nível de indicador diagnóstico.

Continuamos com a tentativa de condensar os termos da NANDA-I e padronizá-los, sempre que possível.

6.7.2 Aumento da consistência terminológica

À medida que o trabalho prosseguia em nossos termos de eixo, uma análise profunda dos termos de julgamento e da localização anatômica levou a mudanças significativas. Por exemplo, na 12ª edição, tínhamos 34 termos de julgamento; nesta edição, os usuários notarão que há apenas 11. Nossos termos de localização anatômica diminuíram de 23 para 9, pois padronizamos o nível de granularidade desse eixo. Palavras semelhantes, ou mesmo sinônimas, foram retiradas sempre que possível. Às vezes, isso faz o título diagnóstico "soar estranho" em inglês e talvez também possa causar estranheza em outros idiomas. Isso também é observado em outras terminologias e classificações profissionais. É importante lembrar que os termos precisam ser claros para permitir a compreensão e a comparação consistentes dos dados representados pelos termos em todos os locais clínicos e regiões geográficas. Não é incomum que os profissionais de saúde usem termos mais coloquiais para descrever diagnósticos para pacientes e familiares – "ataque cardíaco" em vez de "infarto do miocárdio", por exemplo – e isso também é comum na enfermagem. Embora não utilizemos o título *continência fecal prejudicada* (00424) ao conversar com um paciente ou membro da família – optando-se por usar o termo mais comum *incontinência* – o uso de um termo padronizado permite consistência na definição e nos indicadores diagnósticos. Isso facilita o compartilhamento de dados entre locais, regiões geográficas e populações de pacientes, o que pode promover a pesquisa em enfermagem.

6.7.3 Facilitando a codificação dos indicadores diagnósticos

O trabalho da NANDA-I possibilita a codificação dos indicadores diagnósticos, que deve facilitar seu uso para alimentar as bases de dados nos registros eletrônicos de saúde (RES). Todos os termos agora estão codificados para utilização em sistemas de RES, algo que nos foi solicitado com frequência por várias organizações e instituições comerciais. Em um futuro próximo, será possível saber quais características definidoras ocorrem com maior frequência nos dados de avaliação quando um diagnóstico de enfermagem for documentado, o que poderá levar à identificação de critérios diagnósticos críticos. Além disso, a identificação dos fatores relacionados (etiológicos) mais comuns encontrados em cada diagnóstico facilitará as intervenções de enfermagem adequadas. Tudo isso simplificará a criação de ferramentas de apoio à decisão com relação à acurácia diagnóstica, além de associar o diagnóstico à avaliação e os fatores relacionados/de risco a planos de tratamento apropriados.

Frequentemente recebemos dúvidas de enfermeiros e estudantes a respeito da longa lista de indicadores diagnósticos: "Eu realmente não sei se esse diagnóstico é o correto para meu paciente. Preciso encontrar todas as características definidoras e fatores relacionados do diagnóstico em meu paciente? Quantas características definidoras um paciente precisa ter para ser diagnosticado com um diagnóstico de enfermagem?".

No atual estágio de desenvolvimento dos diagnósticos de enfermagem, os critérios diagnósticos não são tão claros quanto em muitos diagnósticos médicos. A identificação de critérios diagnósticos de enfermagem com base em pesquisas é uma tarefa urgente para a comunidade de enfermagem. Os estudos de pesquisa para identificar características definidoras essenciais ou críticas são discutidos no capítulo sobre critérios de níveis de evidência. Sem critérios diagnósticos, é impossível garantir a precisão no diagnóstico de uma resposta humana. Além disso, não há garantia de que os enfermeiros de todo o mundo usem o mesmo título diagnóstico de enfermagem para uma resposta humana semelhante se as características definidoras não forem identificadas.

6.8 Referências

National Library of Medicine. National Center for Biotechnology Information. Medical Subject Headings (MeSH). 2023a. https://www.ncbi.nlm.nih.gov/mesh.

National Library of Medicine. Medical Subject Headings. Prefatory remarks. 2023b. Available at: https://www.nlm.nih.gov/mesh/intro_preface.html.

Thurn A. A categorial structure for identifying physiological measurement observables. Stud Health Technol Inform 2023; 302:759–760. doi: 10.3233/SHTI230260. PMID: 37203490.

7 Melhorias futuras para a Classificação da NANDA-I

T. Heather Herdman, Camila Takáo Lopes, Shigemi Kamitsuru

7.1 Prioridades de pesquisa

Uma das prioridades para o próximo ciclo é a revisão ou retirada dos diagnósticos que não foram revisados nesta edição e, consequentemente, não apresentam um nível de evidência. Eles estão identificados com uma nota de rodapé em suas respectivas páginas na seção da terminologia. Continuamos a incentivar estudos de avaliação de validação clínica dos diagnósticos, com amostras grandes e, de preferência, em diferentes locais e populações de pacientes. Muitos estudos são conduzidos com populações de pacientes que têm um diagnóstico médico (condição associada) específico, como o estudo de Júnior et al. (2023) sobre *autogestão ineficaz da saúde* (00276) em pacientes que vivem com HIV, ou o estudo de *risco de binômio mãe-feto prejudicado* (00349) em indivíduos com gestações de alto risco (Mendes et al., 2023). Em outros casos, os estudos de avaliação de validade ocorrem em populações de risco, como *risco de lesão na córnea* (00245) em adultos gravemente enfermos em unidades de terapia intensiva (Oliveira Pinheiro et al., 2023). Esses estudos são muito úteis para aqueles que trabalham em áreas especializadas. No entanto, estudos com amostras definidas por outros critérios que não o diagnóstico médico (p. ex., amostras de todos os pacientes em um hospital, daqueles em cuidado domiciliar ou daqueles em um ambulatório) contribuiriam para ampliar a compreensão dos diagnósticos de enfermagem. É provável que, para a maioria dos diagnósticos, existam indicadores clínicos essenciais que abrangem todos os pacientes, além daqueles que podem ocorrer apenas em populações específicas de pacientes.

É fundamental que se realizem mais pesquisas sobre quais indicadores de avaliação são preditivos de condições representadas por um diagnóstico de enfermagem. Isso possibilitará a realização de estudos secundários que resumam os dados e permitam reduzir a lista de indicadores clínicos, ou separar essas listas em características definidoras (CDs) críticas – aquelas que precisam estar presentes para que se faça um diagnóstico – e CDs de suporte. Da mesma forma, pouca atenção tem sido dada aos fatores de risco/relacionados dos diagnósticos de enfermagem em pesquisas clínicas, embora sejam os fatores relacionados que devem primariamente orientar a intervenção. Logo, encorajamos estudos que forneçam informações sobre quais fatores relacionados são mais críticos para os diagnósticos, para que sejam feitos estudos de intervenções para remover ou diminuir os efeitos das causas, ou fatores de risco, de um diagnóstico.

Considerando que as populações em risco e as condições associadas constituem informações de apoio ao raciocínio diagnóstico, e não elementos essenciais para um diagnóstico, pesquisas com foco apenas nesses elementos não são incentivadas.

7.2 Refinamento e diagnósticos a serem desenvolvidos

A evolução de nossa linguagem científica é um processo contínuo; não há um ponto final no qual a terminologia estará completa. Pelo contrário, teremos indefinidamente revisões, acréscimos e retirada de elementos da taxonomia em razão da evolução do conhecimento. Alguns desses avanços têm natureza mais editorial, como a elaboração de um esquema específico para definições e expressões indicadoras dos termos diagnósticos. Outros são mais complexos e requerem discussões e pesquisa extensa para melhor situar a terminologia da NANDA-I para ser a linguagem padronizada de diagnósticos de enfermagem mais sólida e baseada em evidências. Os tópicos a seguir representam algumas questões essenciais para as quais esperamos atrair a atenção imediata dos pesquisadores.

7.2.1 Sintomas ou diagnósticos de enfermagem?

Na edição atual, os usuários perceberão a ausência de muitos desses títulos: eles foram retirados ou revisados. Por exemplo, os sintomas de *constipação* (00011-retirado) e *diarreia* (00013-retirado) não são mais encontrados na classificação da NANDA-I. A seguinte pergunta foi feita: o que esses sintomas representam? De que processo ou resposta eles são sintomáticos? Os novos diagnósticos, como *continência fecal prejudicada* (00424) e *eliminação intestinal prejudicada* (00344), representam melhor os conceitos baseados em evidências de importância para a enfermagem – continência fecal e eliminação intestinal –, dos quais a diarreia e a constipação são sintomas.

Há outro problema com esses títulos diagnósticos que representam sintomas. *Ansiedade* (00146-retirado) e *fadiga* (00093-retirado) eram diagnósticos integrantes da classificação da NANDA-I, mas esses termos também são encontrados como características definidoras de muitos outros diagnósticos de enfermagem. Era difícil compreender como eles podiam ser tanto diagnósticos de enfermagem como características definidoras. Isso confundiu muitos usuários, pois ouvimos perguntas como: "Devo diagnosticar ansiedade ou considero a ansiedade como uma característica definidora de outros diagnósticos de enfermagem?", ou "Acho que os problemas do meu paciente são *fadiga* e *enfrentamento ineficaz* (00069). Devo documentar os dois diagnósticos ou apenas o enfrentamento ineficaz, já que ele inclui "fadiga" em suas características definidoras?" "Todo mundo sente ansiedade, certo? Então quando ela se torna um diagnóstico em vez de um sintoma de algo ou simplesmente uma experiência transitória que quase todo mundo experimenta de vez em quando? Como posso saber?".

Os conceitos de "controle de sintomas" e "autogestão de sintomas" recebem muita atenção na literatura de enfermagem. Foi tomada a decisão de reconceituar os diagnósticos de sintomas na classificação da NANDA-I, quando apropriado, de forma a refletir a aplicação mais recente dessas evidências. Por exemplo, em vez de simplesmente nomear o sintoma de *náusea* (00134-retirado), foi desenvolvido um diagnóstico clinicamente útil: *autogestão ineficaz da náusea* (00384). Da mesma forma, no lugar do diagnóstico do sintoma de *sobrepeso* (00233-retirado), *autogestão ineficaz do sobrepeso* (00398) é mais representativo de uma resposta do paciente que o enfermeiro pode identificar e na qual pode intervir de forma independente.

Outros títulos representativos de sintomas foram modificados para refletir a intensidade – talvez uma decisão intermediária, uma vez que continuamos a considerar o melhor caminho a seguir. Por exemplo, o usuário notará que *ansiedade* (00146-retirado) se tornou *ansiedade excessiva* (00400), *medo* (00148) se tornou *medo excessivo* (00390), *risco de sangramento* (00206) se tornou *risco de sangramento excessivo* (00374), etc. Continuamos a ter dificuldades com sintomas que levam a intervenções de enfermagem, mas que, por si só, não atendem à definição de um diagnóstico de enfermagem. Esperamos dar uma atenção significativa a essa questão no próximo ciclo.

7.2.2 Nível adequado de especificidade de um diagnóstico

Um tópico contínuo de discussão é o nível de especificidade ou granularidade que deve ser usado para os diagnósticos de enfermagem na terminologia. Os diagnósticos devem ser abrangentes (abstratos), específicos (concretos) ou ambos? Por exemplo, há vários diagnósticos de risco que tratam de questões relacionadas a lesões: *risco de lesão na córnea* (00245), *risco de lesão pelo calor* (00350), *risco de lesão por pressão no adulto* (00304), *risco de lesão por posicionamento perioperatório* (00087), entre outros. Todos esses diagnósticos lidam com o risco de um tipo distinto de lesão física. O diagnóstico *risco de lesão física* (00336) é definido como "Suscetibilidade a dano corporal devido a traumas, descargas elétricas, mudanças de pressão e/ou radiação". Esse é um diagnóstico mais amplo que poderia ser usado para abordar os diagnósticos de risco citados anteriormente relacionados a tipos mais específicos de lesão: calor, posicionamento perioperatório ou lesão por pressão. No entanto, os diagnósticos mais específicos têm fatores de risco mais granulares para direcionar a intervenção de enfermagem para o risco específico de lesão do que o diagnóstico mais abrangente. Qual é o nível ideal? Há momentos para ambos os níveis de especificidade?

Obtemos uma perspectiva diferente ao avaliar os três diagnósticos sobre dinâmica alimentar (ou de alimentação): *dinâmica alimentar ineficaz do adolescente* (00269), *dinâmica alimentar ineficaz da criança* (00270) e *dinâmica de alimentação ineficaz do lactente* (00271). Esses três diagnósticos são específicos e baseados na idade/estágio de desenvolvimento do indivíduo. Entretanto, não há um diagnóstico mais amplo que aborde o problema da dinâmica alimentar em todas as faixas etárias, como *dinâmica alimentar ineficaz*.

Assim, observamos que a classificação atual da NANDA-I inclui diagnósticos de enfermagem com vários níveis de granularidade/especificidade. Por exemplo, o diagnóstico *amamentação ineficaz* (00371) é mais amplo do que *produção inadequada de leite humano* (00333) e *integridade do complexo mamilo-areolar prejudicada* (00461). Alguns enfermeiros argumentariam que apenas o diagnóstico *amamentação ineficaz* é necessário, pois todos os problemas relacionados à amamentação poderiam ser tratados com esse diagnóstico; outros enfermeiros preferem diagnósticos mais específicos. Eles podem argumentar que um diagnóstico específico, como *integridade do complexo mamilo-areolar prejudicada*, oferece melhor orientação para a intervenção. Em geral, diagnósticos mais específicos podem direcionar melhor o cuidado preciso ao paciente.

Abarcar diagnósticos de enfermagem mais abrangentes e diagnósticos mais específicos auxilia no desenvolvimento de uma taxonomia mais organizada e hierárquica. Além disso, nossa classificação de diagnósticos de enfermagem, com vários níveis de granularidade, pode dar suporte ao raciocínio clínico dos enfermeiros ao orientar a categorização de dados clínicos, do abstrato ao mais concreto. Por exemplo, ao avaliar uma paciente com queixa de incontinência, você pode considerar inicialmente um diagnóstico mais geral ou mais abrangente, como *eliminação urinária prejudicada* (00016). Em seguida, com uma avaliação ou reflexão mais detalhada, você pode estreitar o foco para um diagnóstico mais específico, como *incontinência urinária de urgência* (00019).

A NANDA-I apoia a elaboração de diagnósticos granulares, pois eles podem orientar cuidados de enfermagem específicos. Porém, é necessário determinar qual nível de especificidade seria considerado suficiente. Há algum nível de que pode ser considerado específico demais? Por exemplo, precisamos realmente de um diagnóstico como *mobilidade prejudicada do polegar esquerdo*?

7.2.3 O que é necessário para melhorar a tradução?

A questão da granularidade é importante também para a tradução, para a compreensão do foco do diagnóstico em idiomas diferentes e para a aplicabilidade dos diagnósticos na prática clínica internacional. Um exemplo disso pode ser o diagnóstico *risco de quedas no adulto* (00303). As pessoas podem cair da escada, da cama ou enquanto caminham no quarto. Mas, no inglês, a língua original da taxonomia, há somente um termo – *fall* – que é usado para expressar qualquer rebaixamento não intencional de superfícies mais elevadas para superfícies mais baixas ou de um ponto mais alto para um ponto mais baixo na mesma superfície. Em alguns idiomas, esses conceitos são diferentes, e diferentes palavras são empregadas. Assim, os enfermeiros tomam precauções diferentes para cada tipo de queda, relatando esses acidentes de modo separado. Pode até ser perigoso combinar dois problemas de enfermagem diferentes em um único diagnóstico de enfermagem. Talvez seja necessário levar em consideração que alguns idiomas seriam mais bem atendidos por diagnósticos diferentes que abordem fenômenos que não podem ser traduzidos de forma acurada como uma só palavra a partir do inglês original.

Na edição anterior, o título diagnóstico *intolerância à atividade* (00092) foi revisado para *tolerância à atividade diminuída* (00298). Tal revisão baseou-se na discussão sobre eixos, em especial o Eixo 1 (foco do diagnóstico) e o Eixo 3 (julgamento). Já explicamos que o foco de *intolerância à atividade* é tolerância à atividade, e que o título diagnóstico continha o julgamento "in-". Em inglês, o prefixo "in-" costuma significar "não" ou "impossível". Entretanto, apenas negar a resposta humana de "tolerância à atividade" não faz sentido como um título diagnóstico, e houve dificuldades na tradução desse termo para alguns idiomas. Logo, a definição foi examinada atentamente, e o termo de julgamento refletido nessa definição ficou determinado como "diminuído". Essa alteração facilitará uma tradução exata e o uso internacional consistente dos títulos de diagnósticos.

7.2.4 O foco do diagnóstico capta a resposta humana adequada?

O foco de um diagnóstico (Eixo 1) descreve a resposta humana que é o elemento central do diagnóstico. Contudo, um exame mais atento do Eixo 1 dos títulos diagnósticos da classificação da NANDA-I revelou títulos que poderiam ser questionados: *conhecimento deficiente* (00126-retirado) e *disposição para conhecimento melhorado* (00161-retirado). O foco desses diagnósticos é, sem dúvida, "conhecimento". No entanto, será que conhecimento reflete uma resposta humana?

A base de dados MeSH da National Library of Medicine (2023a, 2023b) define conhecimento como "o corpo de verdades ou fatos acumulados ao longo do tempo, a soma acumulada de informações, seu volume e natureza, em qualquer civilização, período ou país". O termo conhecimento, portanto, não contém uma resposta humana a algum estímulo interno ou externo. Em alguns idiomas, uma tradução literal de *disposição para conhecimento melhorado* não fez sentido, então um termo local com significado de "aquisição" foi acrescentado após o termo "conhecimento".

Conhecimento de saúde inadequado (00435), revisado, é definido como "Insuficiência na aquisição, no processamento, na compreensão e/ou na recordação de informações relacionadas a um tópico específico que afete o bem-estar da pessoa". Embora esteja agora especificado o tipo de conhecimento que está sendo considerado, e isso tenha sido considerado uma melhoria, é importante revisar esse diagnóstico no futuro. Ele sugere que o paciente não tem a *habilidade* de adquirir, processar, compreender e/ou recordar informações, o que é uma situação muito diferente de ainda não ter aprendido algo. É possível que a ideia de aquisição de conhecimento seja o melhor caminho a seguir, mas é necessária uma avaliação mais profunda.

Embora alguns termos possam parecer estranhos no vernáculo cotidiano em inglês, e talvez em outros idiomas também, é importante lembrar que precisamos de títulos que reflitam as respostas humanas reais e que sigam convenções de nomenclatura padronizadas. Na prática, os enfermeiros podem falar sobre o *mal-entendido ou a falta de conhecimento de um paciente* quando conversam entre si ou com outros profissionais de saúde, mas o termo na documentação do paciente pode ser declarado de forma diferente, como no caso do termo *conhecimento de saúde inadequado.*

7.2.5 A taxonomia da NANDA-I é fácil de usar?

Doze novos diagnósticos de enfermagem aparecem nesta edição da classificação incorporando o termo "autogestão" no título do diagnóstico. Passamos um tempo considerável discutindo onde – em qual domínio – cada um desses diagnósticos deveria ser classificado. O problema é que a resposta humana representada por esses diagnósticos não é apenas *autogestão,* mas é combinada com termos específicos que descrevem o alvo da autogestão: *saúde, linfedema* e *ressecamento ocular,* por exemplo. Todos podem concordar que *autogestão da saúde* é uma resposta humana que deve ser classificada no Domínio 1 (promoção da saúde). No entanto, onde você esperaria encontrar *autogestão ineficaz do linfedema* (00278)?

Na edição anterior, foi decidido classificar cada diagnóstico com base na percepção da facilidade de uso. Por exemplo, será que uma enfermeira pensaria em procurar um diagnóstico em dois domínios diferentes para ser usado com pacientes com linfedema? No entanto, depois de receber alguns comentários durante esse ciclo, parece que ter todos os termos de autogestão em um só lugar pode facilitar a localização, de uma perspectiva clínica. Assim, você encontrará todos os diagnósticos de autogestão no Domínio 1 (Promoção da saúde), Classe 2 (Gestão da saúde). Como sempre, nossa meta é garantir que os diagnósticos sejam classificados dentro da estrutura taxonômica de uma forma que seja clinicamente útil.

Continuaremos a examinar a estrutura da taxonomia da NANDA-I buscando melhorar sua usabilidade clínica. Alguns enfermeiros tiveram dificuldades de localizar diagnósticos relacionados à respiração, que estão classificados em três domínios: Domínio 3 (Eliminação e troca), Domínio 4 (Atividade/repouso) e Domínio 11 (Segurança/proteção). Outros tiveram dificuldade de localizar diagnósticos de resposta emocional, que estão classificados em três domínios: Domínio 6 (Autopercepção), Domínio 9 (Enfrentamento/tolerância ao estresse) e Domínio 12 (Conforto). Surgem motivos contundentes para que esses diagnósticos sejam colocados em domínios diferentes quando revisadas as definições desses diagnósticos. Mas é fundamental que a taxonomia seja uma estrutura com sentido aos que a usam. Mesmo que uma taxonomia perfeita não seja possível, temos que chegar o mais perto possível.

Consideraremos a estrutura taxonômica durante este próximo ciclo. A Taxonomia II está em uso há 22 anos, mas ainda temos seis classes sem diagnósticos. É difícil considerar quais diagnósticos de enfermagem podem ser desenvolvidos para algumas dessas classes, o que as torna questionáveis dentro de uma representação estrutural taxonômica de nossa disciplina.

Sempre temos novos desafios, novos conhecimentos e novas formas de pensar sobre as respostas humanas diagnosticadas pelos enfermeiros. Queremos muito receber um *feedback* dos leitores, além de achados de pesquisas sobre esses e outros tópicos, para que aperfeiçoemos ainda mais a terminologia da NANDA-I.

7.3 Referências

Júnior AD, Rabêlo PP, Lopes MV, Rodrigues LD, Lopes CT, Silva RA. Clinical validation of the nursing diagnosis "Ineffective health self-management" in people living with HIV. International Journal of Nursing Knowledge 2023; 34(1): 13–20.

Mendes RC, Morais SC, Pontes CM, Frazão CM, França MS, Lopes MV, Silva GP, Mangueira SO, Linhares FM. Clinical validation of the nursing diagnosis risk for disturbed maternal–fetal dyad in high-risk pregnancy: A case–control study. International Journal of Nursing Knowledge 2023 (Aug 24).

National Library of Medicine. National Center for Biotechnology Information. Medical Subject Headings (MeSH). 2023a. Available at: https://www.ncbi.nlm.nih.gov/mesh.

National Library of Medicine. Medical Subject Headings. Prefatory remarks. 2023b. Available at: https://www.nlm.nih.gov/mesh/intro_preface.html.

de Oliveira Pinheiro CE, Carneiro e Silva RS, de Sousa FR, Mantilla NP, Silva NN, de Assis SF, do Prado PR. Causal validation of the risk for corneal injury in critically ill adults. Nursing in Critical Care 2023; 28(6): 1053–1060.

8 Critérios revisados de níveis de evidência para submissão de diagnósticos

Marcos Venícios de Oliveira Lopes, Viviane Martins da Silva, Diná de Almeida Lopes Monteiro da Cruz

8.1 Introdução

Este capítulo tem como objetivo apresentar os novos critérios para os níveis de evidência de validade dos diagnósticos da NANDA-I. Começaremos com uma apresentação e uma breve discussão dos conceitos relacionados à teoria da evidência e da validade e, em seguida, iremos descrever e detalhar os níveis de evidência dos diagnósticos de enfermagem da NANDA-I.

Esta seção será de interesse principalmente dos pesquisadores, alunos da pós-graduação e outros que buscam o desenvolvimento de um novo diagnóstico de enfermagem ou a revisão de um diagnóstico existente para melhorar seu nível de evidência.

"Evidência" é um termo de difícil definição, gerando vários debates na área da saúde (Pearson et al., 2005; Miller e Fredericks, 2003). Em geral, o termo se refere a resultados de pesquisas que testam a eficácia de intervenções, tendo um papel central na prática baseada em evidências que pretende definir a melhor opção entre tratamentos diferentes. Essa noção foi ampliada, e organizações dedicadas ao desenvolvimento da prática baseada em evidências elaboraram outras abordagens, incluindo: propostas de avaliação das evidências sobre os significados que as intervenções têm para as pessoas que as recebem; evidências sobre a viabilidade de intervenções em determinados contextos (Pearson et al., 2007); ou evidências da acurácia de determinado exame diagnóstico (Pearson et al., 2005).

A evidência é um fenômeno contínuo organizado em hierarquias conforme sua robustez. Isso significa que, independentemente do tipo de evidência, ela pode ser mais fraca ou mais forte. Uma evidência muito forte seria um fato – ou um conjunto de fatos – que, sem sombra de dúvida, confirma uma declaração. Quando dizemos que uma evidência é muito fraca, reconhecemos que novos fatos que se oponham aos fatos que temos hoje podem surgir. Vários estudiosos e organizações se esforçam para criar critérios que definam hierarquias de evidências na saúde, para auxiliar os profissionais na tomada de decisões em suas práticas (Merlin et al., 2009).

A NANDA-I é a única associação preocupada com os critérios para os níveis de evidências de validade diagnóstica, nesse caso, dos diagnósticos de enfermagem. Não há outra área que utilize uma padronização da linguagem dos diagnósticos com critérios para os níveis de evidências de sua validade. Como será mostrado mais adiante, a hierarquia de evidências de validade de diagnósticos da NANDA-I é orientada por critérios relativos aos tipos de estudos que os originaram. Porém, antes disso, há necessidade de associar "evidência" e "teoria da validade", já que tratamos de níveis de evidência de validade de diagnósticos de enfermagem.

8.2 Relação entre evidência clínica e teoria da validade

A teoria da validade originou-se com o desenvolvimento de instrumentos para avaliar o desempenho e as habilidades cognitivas, principalmente com o objetivo de selecionar candidatos para cargos públicos ou para universidades europeias e norte-americanas em meados do século XIX (Gregory, 2010). As primeiras definições de validade tentam representá-la como a característica de um instrumento, o que significa que ele mede o que se propõe a medir. Se transpuséssemos essa definição para um diagnóstico de enfermagem, identificaríamos que um diagnóstico de enfermagem válido seria aquele cujas características definidoras medem o diagnóstico que se propõem a representar.

Por exemplo, o diagnóstico *dor aguda* (00132) não seria válido por si só; o que seria válido seria o conjunto de características definidoras que supostamente "medem" a dor aguda, independentemente do contexto clínico, da população, do ambiente ou do sujeito avaliado.

Você pode achar que essa definição é óbvia e relativamente simples. E de fato, ela é! Mas a simplicidade dessa primeira definição resultou em algumas dúvidas ao longo do tempo. De que forma se comprova a capacidade de mensuração de um instrumento? Se for comprovado que um instrumento mede um fenômeno em determinada população, ele poderá ser usado para medir o mesmo fenômeno em outra população? Se a própria avaliação foi feita para se chegar a uma conclusão baseada na presença/ausência de um fenômeno, seria o instrumento em si ou a interpretação obtida com ele considerada válida?

Vamos transpor essas perguntas para o contexto dos diagnósticos de enfermagem. Como se prova que as características definidoras representam um diagnóstico de enfermagem se a maioria das respostas humanas não está sujeita à observação direta, ou seja, não há um padrão-ouro para a maioria dos diagnósticos de enfermagem? Se for comprovado que um conjunto de características definidoras representa um diagnóstico de enfermagem em uma população específica – por exemplo, *autoestima inadequada situacional* (00481) entre adolescentes – elas representariam o mesmo diagnóstico em outra população – por exemplo, adultos com ostomia? Suponha que o conjunto de características definidoras de um determinado diagnóstico seja usado para concluir a presença/ausência do diagnóstico. O que é essa questão de validade? É o conjunto de características definidoras ou a interpretação que se faz do conjunto de características definidoras (o próprio diagnóstico) que é válido?

Essas perguntas levaram a reformulações do conceito de validade, bem como dos métodos que foram elaborados para a identificação de tal conceito, comumente chamados de validação. Após décadas de debates e desenvolvimento, o conceito de validade entre os acadêmicos das áreas de psicologia e educação evoluiu e levou ao entendimento de validade como o grau em que evidências e teorias acumuladas fundamentam a interpretação de escores do teste (entendido como um instrumento de avaliação de um atributo psicológico) para um determinado uso desse teste (American Educational Research Association; American Psychological Association; National Council on Measurement in Education, 2014).

Transpondo essa definição para o contexto dos diagnósticos de enfermagem, podemos pressupor que a validade de um diagnóstico é o grau em que as evidências e a teoria sustentam que ele (o diagnóstico) é a interpretação apropriada para um determinado uso clínico de um determinado conjunto de manifestações (características definidoras do diagnóstico). A partir dessa definição, podemos extrapolar que a validade de um diagnóstico a) pode ser apresentada em vários níveis (graus); b) depende das evidências disponíveis; c) depende da teoria subjacente; d) é uma propriedade do diagnóstico, e não de seus componentes (o diagnóstico é válido, não suas características); e e) depende do uso clínico pretendido. Uma definição provisória da validade do diagnóstico de enfermagem, parafraseando a American Educational Research Association (2014), deve ser *"o grau em que as evidências e teorias acumuladas apoiam a interpretação de um conjunto de manifestações empíricas como representativas de uma determinada resposta humana"*. Portanto, graduar a validade de um determinado diagnóstico de enfermagem é uma questão de graduar as evidências que apoiam a interpretação de que o conjunto de características definidoras reflete a resposta humana representada pelo título diagnóstico.

A graduação do nível de evidência da validade de um diagnóstico (LOE, do inglês *level of evidence*) deve ser feita por meio da avaliação da robustez da pesquisa que trata da adequação da interpretação de um conjunto de características definidoras como sendo representativas do diagnóstico. Portanto, a graduação do nível de evidência está solidamente relacionada ao processo de geração das evidências de validade de um diagnóstico de enfermagem. Esse processo é contínuo e cumulativo; envolve várias etapas inter-relacionadas, que vão desde o enunciado de um título, um termo ou uma expressão para designar uma ideia mais ou menos clara de uma resposta humana pertinente à enfermagem, até a obtenção de dados empíricos de que as observações selecionadas para representar ou indicar o diagnóstico, de fato, o fazem.

8.3 Níveis de evidência de validade para os diagnósticos da NANDA-I

Como vimos, a validade de um diagnóstico está diretamente relacionada à evidência dessa validade. Os níveis de evidência da validade do diagnóstico de enfermagem dependem da fonte da evidência existente. Presumimos que as evidências sejam produzidas por pesquisas de qualquer metodologia ou por opinião de especialistas. A forma como a evidência é produzida fornece um julgamento preliminar sobre a robustez da evidência. Obviamente, as evidências fornecidas pela opinião de especialistas são menos robustas do que aquelas geradas por uma revisão sistemática de estudos experimentais bem planejados e bem conduzidos. Assim, a evidência da validade de um diagnóstico pode ter níveis diferentes, dependendo de como foi gerada e do contexto clínico em que o diagnóstico será usado. Em outras palavras, a validade de um diagnóstico depende de um processo de investigação contínuo que permite a expansão de seu uso para diferentes populações à medida que as evidências clínicas se acumulam.

Na edição de 2018 da classificação da NANDA-I, o nível de evidência de um diagnóstico estava relacionado principalmente à consistência entre os componentes do diagnóstico (consistência entre título, definição, características definidoras ou fatores de risco, etc.), referências da literatura e pesquisa teórica ou empírica, e os critérios foram usados no processo e nos procedimentos para submissão e revisão dos diagnósticos (Herdman e Kamitsuru, 2018). Para fins de clareza, esta proposta de revisão dos critérios dos níveis de evidência de validade dos diagnósticos de enfermagem omite o processo e os procedimentos de apresentação e revisão dos diagnósticos. Embora a hierarquia proposta para os níveis de evidência seja fundamental para o processo e os procedimentos de submissão e revisão de diagnósticos, ela deve ser abordada em um trabalho separado.

Nesta revisão, o nível de evidência de validade de um diagnóstico refere-se ao grau em que as evidências e teorias acumuladas apoiam que a resposta humana, representada pelo título do diagnóstico, é a interpretação correta do conjunto de atributos (características definidoras, fatores relacionados, fatores de risco, condições associadas e populações em risco) para fins clínicos estabelecidos (ou seja, para o contexto ou população a partir da qual a respectiva evidência foi produzida). Assim, a NANDA-I revisou a estrutura dos níveis de evidência de validade dos diagnósticos para melhor refletir o estado atual da ciência da prática baseada em evidências. A seguir, os níveis de evidência dos diagnósticos serão associados aos delineamentos de pesquisa capazes de produzir resultados compatíveis com as interpretações e seus usos esperados.

Esta classificação dos níveis de evidência de validade de um diagnóstico de enfermagem está organizada em dois níveis primários (Nível 1 e Nível 2) e seus subníveis. O Nível 1 é aplicado a diagnósticos nos estágios iniciais de desenvolvimento, e o Nível 2 é aplicado a diagnósticos em vários estágios de verificação por meio de pesquisas. Os diagnósticos de Nível 1 são aqueles para os quais nenhuma evidência foi produzida por pesquisa formal. Os subníveis do Nível 1 são estruturados de acordo com os componentes já propostos do diagnóstico em desenvolvimento. Por outro lado, os diagnósticos de Nível 2 são aqueles para os quais há evidências de pesquisas empíricas ou teóricas bem conduzidas, inclusive aquelas produzidas por estudos de opinião de especialistas ou com populações suscetíveis. Os subníveis do Nível 2 são estruturados de acordo com os tipos (delineamentos) das pesquisas que são as fontes das evidências. Um diagnóstico terá níveis mais altos de evidência quanto mais robusta for a evidência, de acordo com o tipo e o rigor da pesquisa que a produziu, começando com estudos que operacionalizam conceitos e culminando em revisões sistemáticas de alta qualidade.

A interpretação dos níveis de evidência dos diagnósticos é relativa e gradual. Quanto mais altos forem os níveis/subníveis de evidência, mais robusta será a evidência da validade do diagnóstico. Um resumo dos níveis de evidência dos diagnósticos de enfermagem pode ser visto na ▸ Tabela 8.1.

8.3.1 Nível 1. Diagnósticos a serem desenvolvidos

Esse nível é aplicado a diagnósticos não encontrados na classificação da NANDA-I; a respostas humanas sem correspondência na terminologia mais atualizada. O nível 1 é dividido em três subníveis, de acordo com a completude do possível diagnóstico, em termos de seus componentes.

Nível 1.1. Apenas o título. Este nível é aplicado a diagnósticos para os quais existe apenas um título. Os critérios para diagnósticos no Nível 1.1 são: 1) o título deve ser consistente com o sistema multiaxial da NANDA-I; 2) o título deve ser claro; e 3) há uma revisão da literatura que apoia o título provisório.

Nível 1.2. Título e definição. Este nível é aplicado aos diagnósticos para os quais há um título e uma definição. Os critérios para diagnósticos no Nível 1.2 são: 1) o título deve atender aos critérios do Nível 1.1; 2) a definição deve ser clara; 3) a definição deve ser distinta de outros diagnósticos e definições da NANDA-I; 4) a declaração da definição não pode incluir o título do diagnóstico; e 5) a definição deve ser consistente com a definição atual da NANDA-I de diagnóstico de enfermagem, ou seja, deve representar uma resposta humana para a qual o enfermeiro pode implementar intervenções de enfermagem autônomas.

Nível 1.3. Componentes do diagnóstico e relação com resultados e intervenções. Este nível é aplicado a diagnósticos com títulos, definições, outros componentes e ligações com resultados e intervenções. Dependendo do tipo de diagnóstico, outros componentes incluem características definidoras,

Tabela 8.1 Níveis de evidência dos diagnósticos de enfermagem

Nível do diagnóstico	Critérios para o desenvolvimento da classificação
Geração do conceito	Nível 1. Diagnóstico a ser desenvolvido Nível 1.1. Apenas o título Nível 1.2. Título e definição Nível 1.3. Componentes do diagnóstico e relação com resultados e intervenções
Suporte teórico	Nível 2. Diagnósticos em desenvolvimento Nível 2.1. Validade conceitual Nível 2.1.1. Validade conceitual dos componentes Nível 2.1.2. Validade teórico-causal Nível 2.1.3. Validade terminológica Nível 2.2. Validade de conteúdo diagnóstico Nível 2.2.1. Validade inicial de conteúdo diagnóstico Nível 2.2.2. Validade moderada de conteúdo diagnóstico Nível 2.2.3. Validade avançada de conteúdo diagnóstico Nível 2.2.4. Validade consolidada de conteúdo diagnóstico
Suporte clínico	Nível 2.3. Validade clínica
	Bloco 1 Identificação de populações às quais o diagnóstico pode ser aplicável Nível 2.3.1a. Validade qualitativa Nível 2.3.1b. Validade demográfica
	Bloco 2 Utilidade das características definidoras para finalidades clínicas Nível 2.3.2. Validade de construto clínico Nível 2.3.3a. Validade seletiva Nível 2.3.3b. Validade discriminante Nível 2.3.3c. Validade prognóstica Nível 2.3.4. Validade generalizável de características definidoras
	Bloco 3 Identificação de fatores relacionados/de risco, populações em risco e condições associadas Nível 2.3.5. Validade causal específica do diagnóstico Nível 2.3.6. Validade causal da variável de exposição Nível 2.3.7. Validade generalizável de fatores relacionados/de risco

fatores relacionados, fatores de risco, condições associadas e populações em risco. Os critérios para diagnósticos no Nível 1.3 são: 1) todos os critérios para o Nível 1.2 devem ser atendidos; 2) os componentes do diagnóstico devem ser claramente declarados; 3) as ligações do diagnóstico com intervenções e resultados, conforme representadas em terminologias padronizadas, devem ser apresentadas; 4) todos os componentes (título, definição, componentes e ligações com resultados e intervenções) devem ser incorporados em um relatório capaz de apoiar a discussão do conceito, a avaliação de sua utilidade e aplicabilidade clínica e sua validação por meio de processos de pesquisa robustos.

8.3.2 Nível 2. Diagnósticos em desenvolvimento

Este nível é aplicado a diagnósticos da classificação da NANDA-I que estão sendo desenvolvidos por pesquisas que buscam continuamente níveis mais altos de evidência de validade. É subdividido em três subníveis: 2.1 Validade conceitual; 2.2 Validade de conteúdo; e 2.3 Validade clínica. Cada subnível tem subdivisões que serão caracterizadas e exemplificadas a seguir.

Nível 2.1. Validade conceitual. Este nível é aplicado a diagnósticos com uma estrutura conceitual ou uma teoria substancial que sustenta as interpretações obtidas de seus componentes. Os diagnósticos nesse nível devem ser submetidos a análises conceituais para demonstrar a existência de um corpo de conhecimento subjacente a seus componentes. A análise conceitual deve fornecer suporte para o título e a definição, incluir uma discussão e apoiar as características definidoras (diagnósticos com foco no problema e de promoção da saúde), fatores relacionados (diagnósticos com foco no problema) ou fatores de risco (diagnósticos de risco). Se aplicável, os componentes de condições associadas e de populações em risco podem ser incluídos na discussão. Os diagnósticos nesse nível permitem a construção de uma teoria substancial que, além de identificar os componentes do diagnóstico, leva a uma compreensão das relações entre as variáveis que fundamentam o diagnóstico. Esse subnível tem três subdivisões.

Nível 2.1.1. Validade conceitual dos componentes. Este nível é aplicado a diagnósticos com evidências originadas da análise de conceitos. Essa análise pode ser desenvolvida para três propósitos:

1. Explicar o alcance do diagnóstico, inclusive a identificação do domínio e da classe apropriados, bem como do sujeito do diagnóstico (indivíduo, família, comunidade). Esses estudos podem incluir a análise de um grupo de pacientes, todos com a mesma condição clínica (condição associada), como no caso de uma análise de *enfrentamento desadaptativo* (00405) em pacientes com câncer de mama.
2. Esclarecer a definição do diagnóstico (e seus componentes), os indicadores clínicos que irão compor as características definidoras e os fatores etiológicos que formarão o conjunto de fatores relacionados/de risco, além de quaisquer condições associadas/populações em risco relevantes.
3. Diferenciar o diagnóstico de outros já existentes na taxonomia, identificando os componentes que estabelecem seus limites clínicos em relação aos demais, caracterizando-o como um fenômeno específico. Em se tratando de um diagnóstico de síndrome, a análise conceitual deverá descrever as relações entre os componentes da síndrome diagnóstica, diferenciando-a de situações clínicas representadas por diagnósticos individuais.

O estudo feito por Cabaço et al. (2018) é um exemplo de análise conceitual baseada no método evolutivo, no qual os autores apresentam os elementos estruturais para a elaboração de três diagnósticos de enfermagem relacionados a enfrentamento espiritual. Sua análise desenvolveu-se a partir de uma revisão de pesquisas qualitativas e possibilitou o desenvolvimento de potenciais diagnósticos: *enfrentamento espiritual prejudicado, risco de enfrentamento espiritual prejudicado* e *disposição para enfrentamento espiritual melhorado.*

Os critérios para diagnósticos no Nível 2.1.1 são: 1) o escopo, a definição e todos os componentes do diagnóstico devem ser fundamentados em estudos bem-conduzidos de análise de conceito; 2) a evidência da singularidade do diagnóstico deve ser apresentada em estudo bem-conduzido de análise de conceito.

Nível 2.1.2. Validade teórico-causal. Este nível se aplica a diagnósticos para os quais há hipóteses plausíveis para as relações clínicas e causais que justifiquem os seus componentes (características definidoras, fatores relacionados/de risco e, quando indicado, condições associadas/populações em risco). O método preferido para esse propósito é o desenvolvimento de teorias de médio alcance, que são teorias formuladas com uma quantidade limitada de conceitos e que pretendem descrever, explicar ou prever situações da prática clínica (Lopes, Silva e Herdman, 2017). Um exemplo da aplicação desse método é o estudo de Lemos et al. (2020), que apresenta uma teoria de médio alcance baseada em uma revisão integrativa da literatura para o diagnóstico de enfermagem *resposta disfuncional ao desmame ventilatório* (00034-retirado; agora *resposta prejudicada ao desmame ventilatório do adulto* [00430]), e que inclui os conceitos principais, diagramas pictoriais, proposições e relações causais para uso na prática clínica. Nesse estudo, os autores identificaram 13 antecedentes clínicos e 21 elementos consequentes relacionados a esse diagnóstico que ocorrem quando há falha no desmame ventilatório.

Os diagnósticos no Nível 2.1.2 devem apresentar hipóteses para as relações clínicas e causais que justifiquem seus componentes com base em teorias de médio alcance.

Nível 2.1.3. Validade terminológica. Este nível se aplica a diagnósticos apoiados por conteúdos de documentação clínica. A validade terminológica refere-se à adequação de interpretações obtidas de documentações de termos que acredita-se representar componentes de um diagnóstico de enfermagem. Esse nível de evidência aplica-se a diagnósticos submetidos a processos de validação baseados em dados secundários, tanto para a identificação dos componentes diagnósticos quanto para a sua prevalência. A validade terminológica do diagnóstico é estudada a partir da documentação dos seus componentes (características definidoras, fatores relacionados/de risco); são necessárias grandes amostras de registros que possibilitem a obtenção de dados suficientes para identificar os componentes diagnósticos. Uma exigência importante nesses estudos é a confirmação da adequação, da precisão e da acurácia dos registros usados. Um exemplo desse tipo de pesquisa é o estudo transversal de Ferreira et al. (2016), em que foram mapeados para 52 títulos diagnósticos da NANDA-I 832 termos encontrados em 256 prontuários de pacientes de uma unidade de terapia intensiva. É importante observar que a validade terminológica depende da descrição dos instrumentos usados para que se possa avaliar a qualidade das informações obtidas. Apenas ter os termos registrados em um prontuário *não garante* que as interpretações obtidas a partir deles sejam válidas. Os critérios para diagnósticos no Nível 2.1.3 são: 1) todos os critérios do Nível 2.1.2 devem ser atendidos; 2) a presença do título diagnóstico nos registros clínicos com o mesmo significado expresso pela definição do diagnóstico.

Nível 2.2. Validade de conteúdo diagnóstico. Este nível se aplica a diagnósticos cujos componentes são confirmados por estudos de análise de conteúdo. Um estudo de análise de conteúdo geralmente é realizado com um grupo de especialistas com conhecimento sobre o foco do diagnóstico. A validade de conteúdo refere-se ao grau com que os componentes do diagnóstico, identificados nos níveis anteriores, são representativos do domínio do conteúdo clínico da resposta humana expressa pelo diagnóstico em questão. Esse nível de evidência tem quatro subdivisões organizadas de acordo com o tamanho da amostra de especialistas e seus respectivos níveis de *expertise*. A validade de conteúdo está mais fortemente relacionada ao nível de *expertise* do que ao tamanho da amostra de especialistas. É essencial incluir especialistas com experiência clínica e pesquisadores do diagnóstico para considerar a experiência clínica e as reflexões teóricas mais amplas sobre o diagnóstico. Um exemplo de estudo de validação de conteúdo de diagnóstico é o de Zeleníková et al. (2014). Nesse estudo, os autores validaram o diagnóstico *dor aguda* (00132) com enfermeiros tchecos e eslovacos, usando o modelo de Fehring. Ao todo, 17 características definidoras foram validadas.

Nível 2.2.1. Validade inicial de conteúdo diagnóstico. Este nível é aplicado a diagnósticos cujo processo de validação de conteúdo foi desenvolvido com uma pequena amostra de especialistas, com perfil predominantemente de iniciante ou iniciante avançado (Benner, Tanner e Chesla, 2009). Nesse nível, são usadas técnicas de avaliação em grupo, como a técnica Delphi. A análise segue uma abordagem mais qualitativa e tende a confirmar a estrutura construída no subnível 2.1. Além disso, processos de validação com essas características permitem verificar o grau de abrangência da estrutura diagnóstica para iniciantes, vislumbrando sua clareza e possível utilidade na prática clínica. Os diagnósticos nesse nível têm potencial moderado de validade de conteúdo. Uma descrição do uso da técnica Delphi para validação de conteúdo de diagnósticos de enfermagem é encontrada no artigo de Grant e Kinney (1992). Um exemplo desse tipo de estudo é o estudo de Melo et al. (2011), que utilizou a técnica Delphi com 25 especialistas em três rodadas. Nesse estudo, os especialistas identificaram oito fatores que representavam um maior *risco de débito cardíaco* *diminuído* (00240). Os critérios para o diagnóstico no Nível 2.2.1 são: 1) todos os critérios para o Nível 2.1.1 devem ser atendidos; 2) ter pelo menos um estudo de análise de conteúdo bem-conduzido com uma pequena amostra com o perfil de iniciantes ou iniciantes avançados sobre os principais componentes do diagnóstico (características definidoras para o diagnóstico com foco no problema, diagnósticos de síndrome e diagnósticos de promoção da saúde; fatores de risco para o diagnóstico de risco).

Nível 2.2.2. Validade moderada de conteúdo diagnóstico. Este nível se aplica a diagnósticos para os quais os processos de validação foram conduzidos com uma grande amostra de especialistas que têm um perfil de *expertise* iniciante ou iniciante avançado. A pesquisa deve incluir análise estatística descritiva e inferencial para verificar a usabilidade do diagnóstico por enfermeiros, geralmente com pouca experiência clínica. O tamanho da amostra de especialistas deve ser adequado para generalizar as opiniões, geralmente obtidas por meio de questionários. A análise estatística inclui índices de validade de conteúdo, testes de proporção e coeficientes de concordância, entre outros. O estudo de Paloma-Castro et al. (2014) sobre *luto* (00136-retirado, agora *luto desadaptativo*, 00301) é um exemplo, embora sua amostra provavelmente incluísse especialistas com vários níveis de *expertise*. Os dados do artigo não permitiram identificar o nível de *expertise* dos especialistas. Os critérios para diagnósticos no Nível 2.2.2 são: 1) todos os critérios para o Nível 2.1.1 devem ser atendidos; 2) ter pelo menos um estudo de análise de conteúdo bem-conduzido com uma grande amostra de enfermeiros com perfil de iniciante ou iniciante avançado sobre os principais componentes do diagnóstico (características definidoras para diagnóstico com foco no problema, diagnósticos de síndrome e diagnósticos de promoção da saúde ou fatores de risco para diagnóstico de risco).

Nível 2.2.3. Validade avançada de conteúdo diagnóstico. Este nível se aplica a diagnósticos para os quais são realizados estudos com especialistas com altos níveis de conhecimento clínico e teórico. Entretanto, uma análise crítica do nível de *expertise* geralmente não é identificável. O processo de validação é desenvolvido com um pequeno número de indivíduos com *expertise* predominantemente no nível proficiente ou de especialista. Os diagnósticos desse subnível são submetidos a uma avaliação qualitativa por um grupo com maior conhecimento e experiência. A avaliação desses especialistas deve ser suficiente para confirmar a relevância, a pertinência e a clareza dos componentes que compõem o diagnóstico em questão. Os critérios para o diagnóstico no Nível 2.2.3 são: 1) todos os critérios do Nível 2.1.1 devem ser atendidos; 2) ter pelo menos um estudo de análise de conteúdo bem-conduzido com uma pequena amostra de enfermeiros com perfil proficiente ou especialista nos principais componentes do diagnóstico (características definidoras para diagnóstico com foco no problema, diagnósticos de síndrome e diagnósticos de promoção da saúde ou fatores de risco para diagnóstico de risco).

Nível 2.2.4. Validade consolidada de conteúdo diagnóstico. Este nível se aplica a diagnósticos para os quais há estudos com uma grande amostra de especialistas com níveis de especialização predominantemente de proficientes ou de especialista. Além disso, as análises de dados incluem índices de validade de conteúdo, testes de proporções, coeficientes de concordância e análise da consistência interna das avaliações dos especialistas. O processo pode incluir revisões da estrutura com base em sugestões feitas por especialistas. Esse nível é a subdivisão mais crítica e exige o processo mais complexo de validação de conteúdo diagnóstico. As sugestões para fortalecer esse processo incluem a obtenção de uma amostra maior do que a considerada inicialmente necessária, o uso de instrumentos objetivos, a utilização de meios eletrônicos de contato e coleta de dados, a busca de especialistas em diferentes países e a organização de um cronograma de pesquisa que considere um período de coleta de dados mais extenso. Os critérios para diagnóstico no Nível 2.2.4 são: 1) todos os critérios do Nível 2.1.1 devem ser atendidos; 2) ter pelo menos um estudo de análise de conteúdo bem-conduzido com uma grande amostra de enfermeiros com perfil de proficiente ou de especialista nos principais componentes do diagnóstico (características definidoras para diagnósticos com foco no problema, diagnósticos de síndrome e diagnósticos de promoção da saúde ou fatores de risco para diagnóstico de risco).

Nível 2.3. Validade clínica. Este nível se aplica a diagnósticos para os quais existem estudos clínicos conduzidos com amostras de indivíduos que se considera apresentarem o diagnóstico. Esse nível tem o maior número de subdivisões ligadas ao uso do diagnóstico na prática clínica. Os subníveis correspondem aos tipos de inferência clínica obtidos de seus componentes, que vão desde o estabelecimento de um construto clínico até o desenvolvimento de processos causais. Para melhor organização, esse nível é dividido em três blocos de acordo com os objetivos do processo de validação clínica.

O primeiro bloco se refere a diagnósticos para os quais há estudos clínicos descritivos; o segundo bloco se refere a diagnósticos para os quais há estudos sobre a utilidade das características definidoras; e o terceiro bloco se refere a diagnósticos para os quais há estudos sobre fatores relacionados/de risco, populações em risco e condições associadas.

Os subníveis são organizados considerando as características definidoras que representam o principal componente para a afirmação de um diagnóstico e sua validade para uma finalidade específica. Os fatores relacionados, por sua vez, são componentes causais que só podem ser identificados se houver um certo grau de precisão no processo de inferência diagnóstica, que se baseia nas características definidoras. Assim, a validade clínica dos diagnósticos em termos de seus fatores relacionados (e outros componentes causais) só é estimada para diagnósticos com validade confirmada de seu componente principal (características definidoras).

O primeiro bloco inclui as duas primeiras subdivisões e refere-se a estudos descritivos que tentam obter perfis iniciais dos componentes diagnósticos em populações que supostamente vivenciaram os fenômenos. Os subníveis de validade qualitativa (2.3.1a) e demográfica (2.3.1b) representam as primeiras tentativas de identificar uma estrutura clínica a partir de dados obtidos de pacientes reais. Assim, esses dois subníveis têm importância igual, são complementares em termos de evidência de validade e podem fornecer orientação para o desenvolvimento de estudos de validade de construto clínico (2.3.2).

Nível 2.3.1a. Validade qualitativa. Este nível se aplica a diagnósticos para os quais há evidência de que seus elementos clínicos são vivenciados por indivíduos. Neste nível, o critério de nível de evidência conta com a realização de estudos qualitativos para a delimitação do fenômeno com base na percepção das pessoas que acredita-se vivenciá-lo. Tais diagnósticos devem ter sido avaliados em um grupo pequeno de pessoas que possivelmente apresentam o diagnóstico, para que sejam obtidas informações sobre a percepção, as crenças, as atitudes e as nuances dessas pessoas que podem influenciar/caracterizar o fenômeno. Amostragens intencionais ou de conveniência são usadas para a análise. O estudo por Pinto et al. (2017) é um exemplo de validação qualitativa, em que os autores empregaram análise de conteúdo interpretativa para derivar diagnósticos relacionados ao conforto do paciente em cuidados paliativos. Os autores derivaram 17 diagnósticos diferentes a partir das experiências relatadas por 15 pacientes de unidades clínico-cirúrgicas de um hospital português. Os critérios para diagnósticos no Nível 2.3.1a são: 1) todos os critérios do Nível 2.1.1 devem ser atendidos; 2) ter pelo menos um estudo qualitativo bem-conduzido com uma grande amostra de indivíduos que acredita-se vivenciarem o diagnóstico.

Nível 2.3.1b. Validade demográfica. Este nível se aplica a diagnósticos para os quais há evidências de que as características demográficas de uma população podem influenciar as interpretações obtidas dos componentes do diagnóstico. Esse tipo de validade tem uma forte relação com os componentes causais (fatores relacionados/de risco, condições associadas e populações em risco). Os critérios desse nível de evidência consistem em estudos de validação transversais, realizados para identificar componentes dos diagnósticos de enfermagem (características definidoras/fatores relacionados/de risco). Esses estudos devem ser desenvolvidos com grandes amostras de indivíduos que se acredita apresentarem o diagnóstico, selecionados consecutivamente (à medida que os pacientes são admitidos, por exemplo) ou por um processo de amostragem aleatória. Um pequeno grupo de enfermeiros diagnosticadores com experiência comprovada com o diagnóstico, ou que tenham recebido treinamento específico para identificá-lo, deve realizar o processo de inferência diagnóstica. A análise dos dados deve incluir a verificação da associação entre variáveis sociodemográficas, características definidoras e fatores relacionados à inferência diagnóstica realizada. Além disso, técnicas de análise multivariada, como regressões logísticas, podem ser usadas para estabelecer conjuntos de características definidoras, modelos hierárquicos de fatores relacionados/de risco ou modelos de associação conjunta de respostas humanas (para diagnósticos que representam síndromes). Por exemplo, Oliveira et al. (2016) analisaram a associação entre os fatores relacionados e a presença de *estilo de vida sedentário* (00168-retirado; agora *comportamentos sedentários excessivos* [00355]), ajustada para o sexo entre adolescentes brasileiros, para verificar possíveis diferenças na causalidade influenciada pelo sexo. O estudo incluiu 564 adolescentes e identificou quatro características definidoras e seis fatores relacionados fortemente associados a um estilo de vida sedentário. Alguns fatores relacionados apresentaram diferenças por sexo, sendo mais fortemente associados aos homens. Nesse caso, as interpretações obtidas a partir das características definidoras identificadas entre os adolescentes devem ser analisadas considerando possíveis diferenças etiológicas por sexo. Os critérios para o diagnóstico no Nível 2.3.1b são: 1) todos os critérios do nível 2.1.1 devem ser atendidos; 2) ter pelo menos um estudo transversal bem-conduzido com uma grande amostra de indivíduos que se acredita apresentarem o diagnóstico, selecionados consecutivamente ou por amostragem aleatória, com o processo de inferência feito por um pequeno grupo de enfermeiros diagnosticadores com experiência comprovada com o diagnóstico ou que tenham recebido treinamento específico para identificá-lo.

Nível 2.3.2. Validade de construto clínico. Este nível é aplicado a diagnósticos para os quais há evidências de que são corretamente identificados por suas características definidoras. Diferentemente dos níveis anteriores, que se concentram em abordagens exploratórias gerais, esse nível se concentra em componentes específicos (características definidoras) e representa a categoria principal dos níveis de evidência. A validade do construto clínico é o grau em que um conjunto de características definidoras permite a interpretação correta (inferência) do diagnóstico a partir de um contexto clínico definido. Os critérios desse nível de evidência incluem estudos sobre a capacidade das características definidoras de classificar corretamente os indivíduos quanto à presença/ausência do diagnóstico. A evidência da validade do construto clínico deve medir a acurácia de cada característica definidora (sensibilidade e especificidade). Ela também pode verificar a importância de um grupo de características definidoras e a influência de seu espectro clínico para modificar a inferência diagnóstica. A inclusão de pacientes nesses estudos deve ser consecutiva, com um número suficiente de indivíduos para calcular a acurácia do diagnóstico diretamente. A inferência diagnóstica é feita preferencialmente por um painel de enfermeiros diagnosticadores ou por meio de modelos de variáveis latentes para calcular diretamente a acurácia diagnóstica. O estudo de Mangueira e Lopes (2016) é um exemplo desse tipo de validação, no qual os autores avaliaram 110 pacientes alcoolistas, mediram a acurácia diagnóstica de 115 características definidoras e identificaram 24 com medidas estatisticamente significativas de sensibilidade ou especificidade para *processos familiares disfuncionais* (00063-retirado; agora *padrões de interação familiar conturbados* [00389]). A validade do construto clínico busca características definidoras que permitam uma inferência diagnóstica mais acurada, representando o diagnóstico de enfermagem em sua forma mais completa. Os critérios para o diagnóstico no Nível 2.3.3 são: 1) todos os critérios do Nível 2.1.1 devem ser atendidos; 2) pelo menos um estudo transversal bem-conduzido com poder adequado, uma amostra de participantes selecionados consecutivamente, e o processo de inferência deve ser conduzido por um painel de enfermeiros diagnosticadores com experiência comprovada com o diagnóstico ou que tenham recebido treinamento específico para identificá-lo, e com medidas de sensibilidade e especificidade das características definidoras.

O segundo bloco inclui cinco subníveis subsequentes e refere-se a processos de validação que se concentram na utilidade das características definidoras para diferentes finalidades clínicas, incluindo a própria inferência diagnóstica, a capacidade de rastreamento, o estabelecimento de prognóstico, a capacidade de diferenciação e a generalização para várias populações.

Nesse bloco, o primeiro subnível, 2.3.3, refere-se à organização estrutural do diagnóstico de enfermagem com base em características definidoras que apoiam o julgamento clínico e a inferência diagnóstica. Os três subníveis subsequentes (2.3.3a, 2.3.3b, 2.3.3c) referem-se a evidências de validade que apoiam interpretações específicas em contextos clínicos particulares. Portanto, esses subníveis não são aplicáveis a todos os diagnósticos e representam evidências de validade complementar e igual importância nessa estrutura. O último subnível desse bloco, 2.3.4, representa o conjunto de evidências de validade que permite a identificação de uma estrutura global para um diagnóstico específico aplicável a diferentes populações.

Os níveis de validade clínica diferem dos níveis da validade do construto clínico por representarem usos e interpretações mais específicos. Os estudos que produzem evidências de validade clínica incluem aqueles que visam a estabelecer:

- características definidoras específicas para o rastreamento e a rápida tomada de decisão;
- características definidoras que permitem a distinção entre diagnósticos similares; e
- características definidoras que representam deterioração clínica.

Os dois primeiros níveis se aplicam a um número seleto de diagnósticos, enquanto o último pode se aplicar a todos os diagnósticos.

Nível 2.3.3a. Validade seletiva (rastreamento clínico). Este nível é aplicado a diagnósticos para os quais há evidências de que um subconjunto de características definidoras poderia ser usado adequadamente para definir sua presença. Em outras palavras, a validade seletiva refere-se ao grau em que um conjunto mínimo de características pode ser usado de forma heurística para uma interpretação minimamente aceitável da presença de um diagnóstico de enfermagem. Essas características definidoras permitiriam a rápida tomada de decisão em ambientes clínicos como o atendimento de urgência e emergência. Esse critério de nível de evidência inclui estudos que estabelecem probabilidades condicionais entre pequenos grupos de características definidoras, permitindo uma interpretação rápida para uso em protocolos de classificação de risco ou cenários de rastreamento clínico.

Deve-se considerar que a validação de um construto clínico tem que ser realizada para que, com base nesses dados, um conjunto mínimo de características definidoras possa ser identificado para uso em rastreamentos diagnósticos e tomada de decisão rápida. Técnicas de análise de dados para esse tipo de validação incluem o uso de algoritmos para a construção de árvores de classificação. Tal técnica, entretanto, demanda amostras grandes que permitam o cálculo de probabilidades condicionais para um número mínimo pré-estabelecido de características definidoras que devem compor um modelo de tomada de decisão. Para esses estudos, podem ser usados painéis de enfermeiros diagnosticadores para inferência diagnóstica, e todo o processo de validação da árvore de classificação precisa ser relatado.

O estudo de Chaves et al. (2018) é um exemplo do processo usado para estabelecer esse tipo de validade. Os autores desenvolveram uma árvore de classificação para a tomada de decisão rápida na identificação de *desobstrução ineficaz das vias aéreas* (00031) entre crianças com infecções respiratórias agudas. A árvore de classificação foi baseada na comparação dos resultados de três algoritmos diferentes em uma amostra de 249 crianças com infecção respiratória aguda. A árvore de melhor desempenho incluiu as características definidoras *tosse ineficaz* e *sons respiratórios adventícios*, que eram adequadas para o rastreamento de crianças com *desobstrução ineficaz das vias aéreas* atendidas no departamento de emergência. Os critérios para diagnóstico no Nível 2.3.3a são 1) todos os critérios do nível 2.3.2 devem ser atendidos; 2) ter pelo menos um estudo bem--conduzido que estabeleça probabilidades condicionais entre pequenos grupos de características definidoras do diagnóstico em questão.

Nível 2.3.3b. Validade discriminante. Este nível aplica-se a diagnósticos que compartilham características definidoras para os quais há evidências de que subgrupos de suas características definidoras os diferenciam corretamente. A validade discriminante busca determinar o conjunto de características definidoras que permite diferenciar diagnósticos que compartilham sinais e sintomas similares. Esse tipo de validade é definido como o grau em que um conjunto de características definidoras possibilita estabelecer um limite interpretativo entre diagnósticos com componentes clínicos similares. Assim, para que se pesquise a validade discriminante de dois diagnósticos de enfermagem, ambos devem ter validade de construto clínico. As amostras devem ser suficientemente grandes para o cálculo de estimativas, e a análise deve ser fundamentada em técnicas como a análise de correspondências múltiplas ou conjuntos difusos (lógica *fuzzy*).

Um exemplo desse tipo de validade pode ser encontrado no estudo de Pascoal et al. (2016a), que analisaram a validação discriminante para os diagnósticos *desobstrução ineficaz das vias aéreas* (00031), *padrão respiratório ineficaz* (00032) e *troca de gases prejudicada* (00030) entre crianças com infecção respiratória aguda. Os autores identificaram 27 características definidoras que apresentaram capacidade de discriminação entre os três diagnósticos. Os critérios para o diagnóstico no Nível 2.3.3b são: 1) todos os critérios do Nível 2.3.2 devem ser atendidos para todos os diagnósticos em estudo; 2) ter pelo menos um estudo bem-conduzido usando técnicas de análise adequadas para identificar características definidoras discriminantes.

Nível 2.3.3c. Validade prognóstica. Este nível se aplica a diagnósticos para os quais há evidência de que um subconjunto de características definidoras prevê a deterioração clínica dos sujeitos em determinado contexto. A validade prognóstica refere-se ao grau em que um conjunto específico de características definidoras apoia a inferência de deterioração clínica de um paciente em relação a um dado diagnóstico, em determinado contexto. Esse nível de evidência baseia-se na identificação de taxas de sobrevida/recuperação de sujeitos com determinadas características definidoras. Esse critério de nível de evidência inclui estudos longitudinais complexos cujo objetivo é identificar um conjunto de características definidoras que possibilitam uma avaliação prognóstica: estabelecimento de características definidoras que sejam marcadores de deterioração clínica do paciente.

Esse processo de validação baseia-se em estudos de coorte diagnóstica, em que a ocorrência de características definidoras deve ser avaliada e registrada em vários pontos no acompanhamento. A duração do acompanhamento dos pacientes depende de cada diagnóstico, especialmente se sua trajetória clínica tende a ser aguda ou crônica, o que pode significar dias a anos de acompanhamento até o estabelecimento de marcadores prognósticos confiáveis. As amostras costumam ser obtidas de forma sequencial e/ou por encaminhamento de sujeitos que possam apresentar o diagnóstico. A análise nesse tipo de estudo inclui técnicas estatísticas específicas, como medidas de risco relativo, coeficientes de incidência e taxas de sobrevida. Além disso, modelos estatísticos baseados em métodos multivariados são usados, como as equações de estimativas generalizadas e os modelos de riscos proporcionais de Cox.

Um exemplo de validade prognóstica pode ser encontrado no trabalho de Pascoal et al. (2016b), que analisaram de forma prospectiva as características definidoras de *padrão respiratório ineficaz* (00032) entre crianças hospitalizadas com infecção respiratória aguda para identificar marcadores de deterioração clínica associados ao diagnóstico de enfermagem. Os autores acompanharam 136 crianças durante 10 dias consecutivos e, após uma análise baseada no modelo de Cox estendido para covariáveis tempo-dependentes, identificaram quatro características definidoras que podem ser interpretadas como indicativas de um prognóstico ruim para *padrão respiratório ineficaz* (00032).

Os critérios para o diagnóstico no Nível 2.3.3c são: 1) todos os critérios do Nível 2.3.2 devem ser atendidos; 2) ter pelo menos um estudo longitudinal bem-conduzido sobre a progressão das características definidoras.

Nível 2.3.4. Validade generalizável de características definidoras. Este nível se aplica a diagnósticos com evidência de invariância de suas características definidoras em diferentes populações. Inclui revisões sistemáticas de características definidoras e visa a identificar sinais e sintomas clínicos que possibilitam uma interpretação generalizada do diagnóstico de enfermagem em várias populações. Esse critério de nível de evidência fundamenta-se na identificação e inclusão de pesquisas de validação do construto clínico do mesmo diagnóstico em populações diferentes, empregando métodos similares e descrevendo medidas da acurácia diagnóstica das características definidoras. Portanto, as amostras para as revisões sistemáticas compõem-se de pesquisas selecionadas que atendam aos critérios de validade do construto clínico 2.3.2. O estudo de revisão deve aplicar técnicas de metanálise para estabelecer medidas resumidas de sensibilidade e especificidade para confirmar a validade generalizável das características definidoras.

Um exemplo desse tipo de evidência é o relatado no artigo de Sousa, Lopes e Silva (2015), que realizaram uma revisão sistemática com metanálise para identificar as características definidoras de *desobstrução ineficaz das vias aéreas* (00031) que apresentavam melhor acurácia diagnóstica em diferentes condições clínicas. O estudo incluiu uma amostra final de sete estudos, cinco realizados com crianças e dois com adultos. A análise foi realizada inicialmente para todos os sete estudos e, posteriormente, apenas para os estudos desenvolvidos com crianças. Os autores concluíram que oito características eram válidas para uma interpretação generalizável de *desobstrução ineficaz das vias aéreas*. Os critérios para o diagnóstico no Nível 2.3.4 são: 1) todos os critérios do Nível 2.3.2 devem ser atendidos; 2) ter pelo menos uma revisão sistemática bem-conduzida com metanálise para identificar as características definidoras que apresentam melhor precisão em diferentes condições clínicas.

Nível 2.3.5. Validade causal específica do diagnóstico. Este nível se aplica a diagnósticos para os quais há evidência de relação causal entre um ou mais fatores e o diagnóstico. A validade causal específica refere-se ao grau em que a evidência clínica estabelece interpretações sobre as relações causais entre múltiplos fatores e um diagnóstico. Esse critério de nível de evidência baseia-se na identificação desses fatores em estudos de caso-controle, ou mediante uso de outros métodos que atestem sua relação com o diagnóstico. Esse nível de validade clínica refere-se a estudos desenvolvidos para identificar múltiplos fatores relacionados/de risco para um diagnóstico. Os métodos frequentemente utilizados incluem estudos de caso-controle bem-delineados com tamanhos amostrais suficientes para determinar a magnitude do efeito de potenciais fatores causais, além de identificar estruturas hierárquicas e causas suficientes para múltiplos fatores relacionados/de risco e condições associadas ou populações em risco.

A inferência diagnóstica para estabelecer participantes que farão parte dos grupos de caso (com o diagnóstico de enfermagem) e de controle (sem o diagnóstico de enfermagem) deve basear-se em medidas da acurácia do diagnóstico estabelecidas por estudos de validade de construto clínico: devem ser atendidos critérios do subnível 2.3.2.

Esse tipo de validade foi empregado na pesquisa de Medeiros et al. (2018), que desenvolveram um estudo de caso-controle para identificação de fatores de risco de lesão por pressão em adultos na unidade de terapia intensiva. A pesquisa foi feita com 180 pacientes (90 em cada grupo). Utilizando a análise de regressão logística, os autores identificaram seis fatores de risco para o diagnóstico *risco de lesão por pressão* (00249-retirado, modificado para *risco de lesão por pressão no adulto* [00304]).

Os critérios para o diagnóstico no Nível 2.3.5 são: 1) todos os critérios do Nível 2.3.2 devem ser atendidos; 2) ter pelo menos um estudo bem-conduzido para testar as relações causais entre os fatores e o diagnóstico.

Nível 2.3.6. Validade causal da variável de exposição. Este nível se refere à interpretação de uma relação causal entre um fator etiológico e um grupo de diagnósticos. O critério do nível de evidência baseia-se nos resultados obtidos de estudos de coorte, ou outros métodos que possibilitam demonstrar como tal fator é capaz de alterar as interpretações (inferências) de um conjunto de diagnósticos. Esse tipo de validação permite estabelecer a importância de um fator relacionado/de risco para múltiplos diagnósticos, utilizando um delineamento de coorte de exposição, que é baseado em dois grupos: um exposto e um não exposto ao fator relacionado/de risco. Essas pesquisas podem ainda ser usadas para que se estabeleçam cadeias causais em que múltiplos diagnósticos são associados clinicamente e se retroalimentam, caracterizando um diagnóstico de síndrome.

As amostras devem ser suficientes para determinar a magnitude do risco associado à exposição ao fator e para identificar estruturas hierárquicas com etiologias multifatoriais ou cadeias causais. Por fim, os diagnósticos que se acredita serem causados pelo mesmo fator de risco/relacionado devem ser avaliados com base em evidências da validade do construto clínico; cada diagnóstico a ser analisado deve ter atendido aos critérios de validade do Nível 2.3.2. O estudo de Reis e Jesus (2015) é um exemplo de uma coorte de exposição para avaliar *risco de quedas* (00155-retirado; agora *risco de quedas no adulto* [00303]) em 271 idosos institucionalizados. Os critérios para diagnóstico no Nível 2.3.6 são: 1) todos os critérios do Nível 2.3.2 devem ser atendidos; 2) ter pelo menos um estudo bem-conduzido testando se um determinado fator pode modificar as interpretações (inferências) sobre um conjunto de diagnósticos.

Nível 2.3.7. Validade generalizável de fatores relacionados/de risco. Esse tipo de validade refere-se ao grau em que o mesmo conjunto de fatores etiológicos permite a geração de uma interpretação causal para populações diferentes em contextos múltiplos. Esse critério de nível de evidência baseia-se na identificação de estudos que avaliem a validade dos fatores etiológicos do diagnóstico em populações diferentes, usando métodos similares e descrevendo medidas do tamanho do efeito desses fatores no diagnóstico. Assim, esse nível assemelha-se à validade generalizável de características definidoras, embora inclua revisões sistemáticas de fatores relacionados/de risco. Essas amostras incluirão estudos bem-delineados que atendam a critérios do subnível 2.3.7, sendo usadas técnicas de metanálise para a indicação de medidas que resumam o tamanho do efeito dos fatores relacionados/de risco no diagnóstico de enfermagem. Não foram encontrados exemplos desse tipo de validade, possivelmente pelo fato de ainda serem poucos os estudos de fatores relacionados/de risco. Contudo, é importante salientar que a definição de intervenções dependerá do fator causal do diagnóstico. Estudos sobre evidência de validade generalizável são encorajados. Os critérios para diagnóstico no Nível 2.3.7 são: 1) todos os critérios do Nível 2.3.2 devem ser atendidos; 2) ter pelo menos uma revisão sistemática com metanálise bem-conduzida da associação entre fatores relacionados/de risco e o diagnóstico.

8.3.3 Considerações finais

Esses níveis de evidência são uma hierarquia que representa o grau em que as observações identificadas como descritivas de um diagnóstico de fato o descrevem. A revisão dos níveis de evidência dos diagnósticos da NANDA-I deve ajudar os profissionais da prática clínica a conhecer o estágio de desenvolvimento dos diagnósticos e seu potencial para representar os fenômenos da disciplina. Além disso, essa revisão pode ajudar os acadêmicos a definir suas pesquisas, ampliando as possibilidades de aplicação prática dos seus achados. Os processos de validação podem acelerar o desenvolvimento gradual dos diagnósticos, oferecendo maior consistência à terminologia e melhorando o processo de tomada de decisões clínicas. No próximo ciclo da terminologia, os Diretores de

Pesquisa trabalharão para reatribuir o nível de evidência de todos os diagnósticos da classificação usando esses novos critérios. Como um trabalho contínuo, essa proposta será refinada por mais contribuições dos usuários da NANDA-I e atualizações de métodos de pesquisa e conceitos baseados em evidências.

8.4 Referências

American Educational Research Association. American Psychological Association. National Council on Measurement in Education. Standards for educational and psychological testing. Washington: American Psychological Association, 2014.

Benner P, Tanner C, Chesla C. Expertise in nursing practice: caring, clinical judgment, and ethics. 2nd ed. New York: Springer, 2009.

Cabaço SR, Caldeira S, Vieira M, et al. Spiritual coping: a focus of new nursing diagnoses. Int J Nurs Knowl 2018; 29(3): 156–164.

Chaves DBR, Pascoal LM, Beltrão BA, et al. Classification tree to screen for the nursing diagnosis Ineffective airway clearance. Rev Bras Enferm 2018; 71(5): 2353–2358.

Ferreira AM, Rocha EN, Lopes CT, et al. Nursing diagnoses in intensive care: crossmapping and NANDA-I taxonomy. Rev Bras Enferm 2016; 69(2): 285–293.

Grant JS, Kinney MR. Using the Delphi technique to examine the content validity of nursing diagnoses. Nurs Diagn 1992; 3(1): 12–22.

Gregory RJ. The history of psychological testing. In: Gregory RJ. Psychological testing: history, principles, and applications. 6th ed. London: Pearson Education, 2010.

Herdman TH, Kamitsuru S. NANDA International nursing diagnoses: definitions and classification, 2018–2020. New York: Thieme, 2018.

Lemos, L. A., Cavalcante, L. P., & Lopes, M. V. O. (2020). Middle Range Theory for the Nursing Diagnosis of Dysfunctional Ventilatory Weaning Response. International journal of nursing knowledge, 31(4), 253–259. https://doi.org/10.1111/2047-3095.12280.

Lopes MVO, Silva VM, Herdman TH. Causation and validation of nursing diagnoses: a middle range theory. Int J Nurs Knowl 2017; 28(1): 53–59.

Mangueira SO, Lopes MVO. Clinical validation of the nursing diagnosis of dysfunctional family processes related to alcoholism. J Adv Nurs 2016; 72(10): 2401–2412.

Medeiros ABA, Fernandes MICD, Tinôco JDS, et al. Predictors of pressure ulcer risk in adult intensive care patients: a retrospective case-control study. Intensive Crit Care Nurs 2018; 45: 6–10.

Melo RP, Lopes MVO, Araujo TL, et al. Risk for decreased cardiac output: validation of a proposal for nursing diagnosis. Nurs Crit Care 2011; 16(6): 287–294.

Merlin T, Weston A, Tooher R. Extending an evidence hierarchy to include topics other than treatment: revising the Australian 'levels of evidence'. BMC medical research methodology 2009; 9(1): 34.

Miller S, Fredericks M. The nature of "evidence" in qualitative research methods. Int J Qual Methods 2003; 2(1): 1–27.

Oliveira MR, Silva VM, Guedes NG, et al. Clinical validation of the "Sedentary lifestyle" nursing diagnosis in secondary school students. J Sch Nurs 2016; 32(3): 186–194.

Paloma-Castro O, Romero-Sánchez JM, Paramio-Cuevas JC, María Pastor-Montero S, Castro--Yuste C, Frandsen AJ, Albar-Marín MJ, Bas-Sarmiento P, Moreno-Corral LJ. Nursing diagnosis of grieving: content validity in perinatal loss situations.Int J Nurs Knowl 2014; 25(2): 102–109.

Pascoal LM, Lopes MVO, Silva VM, et al. Clinical differentiation of respiratory nursing diagnoses among children with acute respiratory infection. J Pediatr Nurs 2016a, 31 (1): 85–91.

Pascoal LM, Lopes MVO, Silva VM, et al. Prognostic clinical indicators of short-term survival for ineffective breathing pattern in children with acute respiratory infection. J Clinl Nurs 2016b, 25(5–6): 752–759.

Pearson A, Wiechula R, Court A, et al. A re-consideration of what constitutes "evidence" in the healthcare professions. Nurs Sci Q 2007; 20(1): 85–88.

Pearson A, Wiechula R, Court A, et al. The JBI model of evidence-based healthcare. Int J Evid Based Healthc 2005; 3(8): 207–215.

Pinto, S., Caldeira, S., Martins, J.C. (2017). A qualitative study about palliative care patients' experiences of comfort: Implications for nursing diagnosis and interventions. Journal of Nursing Education and Practice, 7(8), 37 – 45. https://doi.org/10.5430/jnep.v7n8p37.

Reis KMC, Jesus CAC. Cohort study of institutionalized elderly people: fall risk factors from the nursing diagnosis. Rev Lat Am Enfermagem 2015; 23(6): 1130–1138.

Sousa VEC, Lopes MVO, Silva VM. Systematic review and meta-analysis of the accuracy of clinical indicators for ineffective airway clearance. J Adv Nurs 2015; 71(3): 498–513.

Zeleníková R, Žiaková K, Čáp J, Jarošová D. Content Validation of Nursing Diagnosis Acute Pain in the Czech Republic and Slovakia. Int J Nurs Terminol Knowledge 2014; 25: 139–146.

Parte 4

Diagnósticos de enfermagem da NANDA International

Domínio 1.	**Promoção da saúde**	197
Domínio 2.	**Nutrição**	259
Domínio 3.	**Eliminação e troca**	301
Domínio 4.	**Atividade/repouso**	325
Domínio 5.	**Percepção/cognição**	377
Domínio 6.	**Autopercepção**	401
Domínio 7.	**Papéis e relacionamentos**	419
Domínio 8.	**Sexualidade**	449
Domínio 9.	**Enfrentamento/tolerância ao estresse**	455
Domínio 10.	**Princípios da vida**	495
Domínio 11.	**Segurança/proteção**	507
Domínio 12.	**Conforto**	595
Domínio 13.	**Crescimento/desenvolvimento**	619

HERDMAN, T. H.; KAMITSURU, S.; LOPES, C. T. (org.). Diagnósticos de enfermagem da NANDA-I: definições e classificação – 2024-2026. Porto Alegre: Artmed, 2024.

Domínio 1.
Promoção da saúde

Percepção de bem-estar ou de normalidade de função e estratégias utilizadas para manter o controle e melhorar esse bem-estar ou normalidade de função

Classe 1.	**Percepção da saúde** **Reconhecimento de função normal e bem-estar**	
Código	Diagnóstico	Página
00355	Comportamentos sedentários excessivos	199
00394	Risco de comportamentos sedentários excessivos	201
00097	Engajamento diminuído em atividades de recreação	202
00448	Risco de engajamento diminuído em atividades de recreação	203
00273	Campo de energia desequilibrado	204

Classe 2.	**Gestão da saúde** **Identificação, controle, desempenho e integração de atividades para manter a saúde e o bem-estar em geral**	
Código	Diagnóstico	Página
00276	Autogestão ineficaz da saúde	205
00369	Risco de autogestão ineficaz da saúde	207
00293	Disposição para autogestão da saúde melhorada	209
00080	Gestão ineficaz da saúde familiar	210
00410	Risco de gestão ineficaz da saúde familiar	212
00356	Gestão ineficaz da saúde da comunidade	214
00413	Risco de gestão ineficaz da saúde da comunidade	215
00352	Autogestão ineficaz da boca seca	216
00412	Risco de autogestão ineficaz da boca seca	218
00418	Autogestão ineficaz da dor	220
00397	Autogestão ineficaz da fadiga	222
00489	Risco de autogestão ineficaz do padrão de glicemia	224
00384	Autogestão ineficaz da náusea	226
00278	Autogestão ineficaz do linfedema	228

00281	Risco de autogestão ineficaz do linfedema	230
00447	Disposição para autogestão do peso melhorada	232
00398	Autogestão ineficaz do sobrepeso	233
00487	Risco de autogestão ineficaz do sobrepeso	235
00485	Autogestão ineficaz do baixo peso	237
00486	Risco de autogestão ineficaz do baixo peso	239
00277	Autogestão ineficaz do ressecamento ocular	241
00292	Comportamentos ineficazes de manutenção da saúde	243
00395	Risco de comportamentos ineficazes de manutenção da saúde	245
00300	Comportamentos ineficazes de manutenção do lar	247
00308	Risco de comportamentos ineficazes de manutenção do lar	248
00309	Disposição para comportamentos melhorados de manutenção do lar	249
00307	Disposição para engajamento em exercícios melhorado	250
00339	Letramento em saúde inadequado	251
00411	Risco de letramento em saúde inadequado	253
00262	Disposição para letramento em saúde melhorado	254
00340	Disposição para envelhecimento saudável melhorado	255
00353	Síndrome da fragilidade do idoso	256
00357	Risco de síndrome da fragilidade do idoso	258

Classe 1 • Percepção da saúde

Código do diagnóstico 00355

Comportamentos sedentários excessivos

Aprovado em 2023 • Nível de evidência 3.2

Foco primário: Comportamento
Foco secundário: Atividade
Sujeito do cuidado: Indivíduo
Julgamento: Excessivo
Local anatômico: —

Limite inferior de idade: —
Limite superior de idade: —
Curso clínico: —
Categoria do diagnóstico: Com foco no problema
Restrição situacional: —

Definição

Padrão insatisfatório de atividade durante as horas de vigília, com baixo gasto de energia.

Características definidoras

- Desempenha a maioria das tarefas em postura reclinada
- Desempenha a maioria das tarefas em postura sentada
- Escolhe uma rotina diária sem exercício físico
- Inatividade prolongada
- Média de atividade física diária inferior à recomendada para idade e sexo
- Não se exercita durante o tempo livre
- Prefere baixa atividade física

Fatores relacionados

- Apoio social inadequado
- Autoeficácia inadequada
- Autoestima inadequada
- Conflito entre crenças culturais e práticas de saúde
- Conhecimento inadequado das consequências do sedentarismo
- Conhecimento inadequado dos benefícios à saúde associados à atividade física
- Dificuldade em adaptar áreas para atividade física
- Dor
- Emoção negativa em relação à atividade física
- Excede o tempo de tela recomendado para a idade
- Habilidades de manejo do tempo inadequadas
- Interesse inadequado em atividades físicas
- Mobilidade física prejudicada
- Modelos de comportamento inadequados
- Motivação inadequada para atividade física
- Percepção de deficiência física
- Percepção de risco à segurança
- Práticas parentais que inibem a atividade física da criança
- Recursos inadequados para atividade física
- Resistência física inadequada
- Treinamento inadequado para fazer exercício físico

Populações em risco

- Adolescentes
- Indivíduos casados
- Indivíduos com alto nível educacional
- Indivíduos com alto nível socioeconômico
- Indivíduos com restrições de tempo significativas
- Indivíduos que moram com um parceiro
- Indivíduos que moram em áreas urbanas
- Indivíduos ≥ 60 anos de idade
- Mulheres cisgênero

Literatura de apoio original disponível em https://paginas.grupoa.com.br/nanda-i-2024-2026/referencias.pdf.

Domínio 1 • Promoção da saúde

Classe 1 • Percepção da saúde

Código do diagnóstico 00394

Risco de comportamentos sedentários excessivos

Aprovado em 2023 • Nível de evidência 3.2

Foco primário: Comportamento
Foco secundário: Atividade
Sujeito do cuidado: Indivíduo
Julgamento: Excessivo
Local anatômico: —
Limite inferior de idade: —
Limite superior de idade: —
Curso clínico: —
Categoria do diagnóstico: Potencial para deteriorar
Restrição situacional: —

Definição

Suscetibilidade a um padrão insatisfatório de atividade durante as horas de vigília, com baixo gasto de energia.

Fatores de risco

- Apoio social inadequado
- Autoeficácia inadequada
- Autoestima inadequada
- Conflito entre crenças culturais e práticas de saúde
- Conhecimento inadequado das consequências do sedentarismo
- Conhecimento inadequado dos benefícios à saúde associados à atividade física
- Dificuldade em adaptar áreas para atividade física
- Dor
- Emoção negativa em relação à atividade física
- Excede o tempo de tela recomendado para a idade
- Habilidades de manejo do tempo inadequadas
- Interesse inadequado em atividades físicas
- Mobilidade física prejudicada
- Modelos de comportamento inadequados
- Motivação inadequada para atividade física
- Percepção de deficiência física
- Percepção de risco à segurança
- Práticas parentais que inibem a atividade física da criança
- Recursos inadequados para atividade física
- Resistência física inadequada
- Treinamento inadequado para fazer exercício físico

Populações em risco

- Adolescentes
- Indivíduos casados
- Indivíduos com alto nível educacional
- Indivíduos com alto nível socioeconômico
- Indivíduos com restrições de tempo significativas
- Indivíduos que moram com um parceiro
- Indivíduos que moram em áreas urbanas
- Indivíduos ≥ 60 anos de idade
- Mulheres cisgênero

Literatura de apoio original disponível em https://paginas.grupoa.com.br/nanda-i-2024-2026/referencias.pdf.

Domínio 1 • Promoção da saúde

Classe 1 • Percepção da saúde — Código do diagnóstico 00097

Engajamento diminuído em atividades de recreação

Aprovado em 1980 • Revisado em 2017, 2023 • Nível de evidência 2.1

Foco primário: Comportamento
Foco secundário: Atividade
Sujeito do cuidado: Indivíduo
Julgamento: Diminuído
Local anatômico: —
Limite inferior de idade: —
Limite superior de idade: —
Curso clínico: —
Categoria do diagnóstico: Com foco no problema
Restrição situacional: —

Definição

Estimulação, interesse ou participação reduzidos em atividades recreativas ou de lazer.

Características definidoras

- Afeto embotado
- Cochilos frequentes
- Descontente com a situação
- Falta de condicionamento físico
- Humor alterado
- Tédio

Fatores relacionados

- Atividades disponíveis inadequadas
- Inatividade prolongada
- Local atual não possibilita engajamento em atividades
- Mobilidade física prejudicada
- Motivação inadequada
- Resistência física inadequada
- Restrições ambientais não abordadas
- Sofrimento psicológico

Populações em risco

- Indivíduos em extremos de idade
- Indivíduos vivenciando hospitalização prolongada
- Indivíduos vivenciando institucionalização prolongada

Condições associadas

- Isolamento terapêutico
- Restrição de mobilidade prescrita

Literatura de apoio original disponível em https://paginas.grupoa.com.br/nanda-i-2024-2026/referencias.pdf.

Classe 1 • Percepção da saúde

Código do diagnóstico 00448

Risco de engajamento diminuído em atividades de recreação

Aprovado em 2023 • Nível de evidência 2.1

Foco primário: Comportamento
Foco secundário: Atividade
Sujeito do cuidado: Indivíduo
Julgamento: Diminuído
Local anatômico: —
Limite inferior de idade: —
Limite superior de idade: —
Curso clínico: —
Categoria do diagnóstico: Potencial para deteriorar
Restrição situacional: —

Definição

Suscetibilidade a estimulação, interesse ou participação reduzidos em atividades recreativas ou de lazer.

Fatores de risco

- Atividades disponíveis inadequadas
- Desconforto físico não abordado
- Local atual não possibilita engajamento em atividades
- Mobilidade física prejudicada
- Motivação inadequada
- Resistência física inadequada
- Restrições ambientais não abordadas
- Sofrimento psicológico

Populações em risco

- Indivíduos em extremos de idade
- Indivíduos vivenciando hospitalização prolongada
- Indivíduos vivenciando institucionalização prolongada

Condições associadas

- Isolamento terapêutico
- Restrição de mobilidade prescrita

Literatura de apoio original disponível em https://paginas.grupoa.com.br/nanda-i-2024-2026/referencias.pdf.

Domínio 1 • Promoção da saúde

Classe 1 • Percepção da saúde

Código do diagnóstico 00273

Campo de energia desequilibrado

Aprovado em 2016 • Revisado em 2023 • Nível de evidência 2.3

Foco primário: Promoção da saúde
Foco secundário: Percepção da saúde
Sujeito do cuidado: Indivíduo
Julgamento: Desequilibrado
Local anatômico: —

Limite inferior de idade: —
Limite superior de idade: —
Curso clínico: —
Categoria do diagnóstico: Com foco no problema
Restrição situacional: —

Definição

Interrupção no campo eletromagnético humano, que costuma ser um todo contínuo único, dinâmico, criativo e não linear.

Características definidoras

- Bloqueio do fluxo energético
- Déficit de energia do fluxo energético
- Diferenciais de temperatura fria no campo energético
- Diferenciais de temperatura fria no fluxo energético
- Diferenciais de temperatura quente no campo energético
- Diferenciais de temperatura quente no fluxo energético
- Expressão da necessidade de recuperar a experiência do todo
- Padrões baixos do campo energético
- Padrões baixos do fluxo energético
- Padrões congestionados do campo energético
- Padrões do campo energético com frequência que varia de pulsátil a latejante
- Padrões elevados do campo energético
- Padrões fortes do campo energético
- Padrões fortes do fluxo energético
- Padrões lentos do fluxo energético
- Padrões rápidos do fluxo energético
- Pulsações sentidas no fluxo energético
- Ritmos não sincronizados no campo energético
- Ritmos não sincronizados no fluxo energético
- Sensação de desajustamento
- Sensação de desintegração
- Sensação de desmotivação
- Tração magnética para uma área do campo energético

Fatores relacionados

- Ansiedade
- Desconforto físico não abordado
- Desconforto psicológico não abordado
- Dor
- Estresse excessivo

Populações em risco

- Indivíduos que sofrem intervenções que interrompem o padrão ou fluxo energético
- Indivíduos vivenciando crise pessoal
- Indivíduos vivenciando transição de vida

Condições associadas

- Estado de saúde prejudicado
- Lesão

Literatura de apoio original disponível em https://paginas.grupoa.com.br/nanda-i-2024-2026/referencias.pdf.

Classe 2 • Gestão da saúde

Código do diagnóstico 00276

Autogestão ineficaz da saúde

Aprovado em 2020 • Revisado em 2023 • Nível de evidência 3.3

Foco primário: Comportamento
Foco secundário: Gestão da saúde
Sujeito do cuidado: Indivíduo
Julgamento: Ineficaz
Local anatômico: —

Limite inferior de idade: 10 anos
Limite superior de idade: —
Curso clínico: —
Categoria do diagnóstico: Com foco no problema
Restrição situacional: —

Definição

Manejo insatisfatório de sintomas, regime terapêutico e mudanças no estilo de vida associados a viver com uma doença crônica.

Características definidoras

- Apresenta sequelas da doença
- Desatenção aos sinais da doença
- Desatenção aos sintomas da doença
- Escolhas da vida diária ineficazes para atingir as metas de saúde
- Exacerbação dos sinais da doença
- Exacerbação dos sintomas da doença
- Falha em agir de forma a reduzir fatores de risco
- Falha em comparecer a compromissos agendados com profissional de saúde
- Falha em incluir o regime terapêutico à vida diária
- Insatisfação com a qualidade de vida

Fatores relacionados

- Abuso de substâncias
- Apoio social inadequado
- Autoeficácia inadequada
- Comprometimento inadequado com um plano de ação
- Conflito entre comportamentos de saúde e normas sociais
- Conflito entre crenças culturais e práticas de saúde
- Conflito entre crenças espirituais e regime terapêutico
- Confusão
- Conhecimento inadequado sobre o regime terapêutico
- Demandas concorrentes
- Dificuldade em acessar recursos da comunidade
- Dificuldade em manejar um regime terapêutico complexo
- Dificuldade em navegar por sistemas de saúde complexos
- Dificuldade em realizar aspectos do regime terapêutico
- Dificuldade em tomar decisões
- Estresse excessivo
- Expectativa não realista em relação ao benefício do tratamento
- Falta de consciência da gravidade da condição
- Falta de consciência da suscetibilidade a sequelas
- Letramento em saúde inadequado
- Modelos de comportamento inadequados
- Não aceitação de uma condição
- Número inadequado de indicações para ação
- Percepção de barreira ao regime terapêutico

1. Promoção da saúde

- Percepção de estigma social associado à condição
- Preferências de estilo de vida concorrentes
- Qualidade de vida diminuída
- Sentimentos negativos em relação ao regime terapêutico
- Sintomas depressivos

Populações em risco

- Crianças
- Idosos
- Indivíduos com baixo nível educacional
- Indivíduos com experiência limitada de tomada de decisão
- Indivíduos com história de autogestão ineficaz da saúde
- Indivíduos com responsabilidades de prestação de cuidados
- Indivíduos desfavorecidos economicamente
- Indivíduos vivenciando reações adversas a medicamentos

Condições associadas

- Comorbidade significativa
- Deficiências do desenvolvimento
- Doença altamente aguda
- Doenças assintomáticas
- Polifarmácia
- Transtornos neurocognitivos

Literatura de apoio original disponível em https://paginas.grupoa.com.br/nanda-i-2024-2026/referencias.pdf.

Domínio 1 • Promoção da saúde

Classe 2 • Gestão da saúde

Código do diagnóstico 00369

Risco de autogestão ineficaz da saúde

Aprovado em 2023 • Nível de evidência 3.3

Foco primário: Comportamento
Foco secundário: Gestão da saúde
Sujeito do cuidado: Indivíduo
Julgamento: Ineficaz
Local anatômico: —
Limite inferior de idade: 10 anos
Limite superior de idade: —
Curso clínico: —
Categoria do diagnóstico: Potencial para deteriorar
Restrição situacional: —

Definição

Suscetibilidade a manejo insatisfatório de sintomas, regime terapêutico e mudanças no estilo de vida associados a viver com uma doença crônica.

Fatores de risco

- Abuso de substâncias
- Apoio social inadequado
- Autoeficácia inadequada
- Comprometimento inadequado com um plano de ação
- Conflito entre comportamentos de saúde e normas sociais
- Conflito entre crenças culturais e práticas de saúde
- Conflito entre crenças espirituais e regime terapêutico
- Confusão
- Conhecimento inadequado sobre o regime terapêutico
- Demandas concorrentes
- Dificuldade em acessar recursos da comunidade
- Dificuldade em manejar um regime terapêutico complexo
- Dificuldade em navegar por sistemas de saúde complexos
- Dificuldade em realizar aspectos do regime terapêutico
- Dificuldade em tomar decisões
- Estresse excessivo
- Expectativa não realista em relação ao benefício do tratamento
- Falta de consciência da gravidade da condição
- Falta de consciência da suscetibilidade a sequelas
- Letramento em saúde inadequado
- Modelos de comportamento inadequados
- Não aceitação de uma condição
- Número inadequado de indicações para ação
- Percepção de barreira ao regime terapêutico
- Percepção de estigma social associado à condição
- Preferências de estilo de vida concorrentes
- Qualidade de vida diminuída
- Sentimentos negativos em relação ao regime terapêutico
- Sintomas depressivos

Populações em risco

- Crianças
- Idosos
- Indivíduos com baixo nível educacional
- Indivíduos com experiência limitada de tomada de decisão
- Indivíduos com história de autogestão ineficaz da saúde
- Indivíduos com responsabilidades de prestação de cuidados
- Indivíduos desfavorecidos economicamente
- Indivíduos vivenciando reações adversas a medicamentos

Condições associadas

- Comorbidade significativa
- Deficiências do desenvolvimento
- Doença altamente aguda
- Doenças assintomáticas
- Polifarmácia
- Transtornos neurocognitivos

Literatura de apoio original disponível em https://paginas.grupoa.com.br/nanda-i-2024-2026/referencias.pdf.

Domínio 1 • Promoção da saúde

Classe 2 • Gestão da saúde

Código do diagnóstico 00293

Disposição para autogestão da saúde melhorada

Aprovado em 2020 • Revisado em 2023 • Nível de evidência 3.3

Foco primário: Comportamento
Foco secundário: Gestão da saúde
Sujeito do cuidado: Indivíduo
Julgamento: Preparado
Local anatômico: —

Limite inferior de idade: 10 anos
Limite superior de idade: —
Curso clínico: —
Categoria do diagnóstico: Potencial para melhorar
Restrição situacional: —

Definição

Padrão de manejo de sintomas, regime terapêutico, consequências e mudanças no estilo de vida associados a viver com uma condição crônica, que pode ser fortalecido.

Características definidoras

- Deseja melhorar a aceitação da condição
- Deseja melhorar a inclusão do regime terapêutico à vida diária
- Deseja melhorar a satisfação com a qualidade de vida
- Deseja melhorar a tomada de decisões
- Deseja melhorar as escolhas da vida diária para atingir metas de saúde
- Deseja melhorar o comprometimento com o seguimento dos cuidados
- Deseja melhorar o manejo dos fatores de risco
- Deseja melhorar o manejo dos sinais da doença
- Deseja melhorar o manejo dos sintomas da doença
- Deseja melhorar o reconhecimento de sinais da doença
- Deseja melhorar o reconhecimento de sintomas da doença

Literatura de apoio original disponível em https://paginas.grupoa.com.br/nanda-i-2024-2026/referencias.pdf.

Domínio 1 • Promoção da saúde

Classe 2 • Gestão da saúde

Código do diagnóstico 00080

Gestão ineficaz da saúde familiar

Aprovado em 1992 • Revisado em 2013, 2017, 2023 • Nível de evidência 2.1

Foco primário: Comportamento
Foco secundário: Gestão da saúde
Sujeito do cuidado: Família
Julgamento: Ineficaz
Local anatômico: —

Limite inferior de idade: —
Limite superior de idade: —
Curso clínico: —
Categoria do diagnóstico: Com foco no problema
Restrição situacional: —

Definição

Manejo insatisfatório de sintomas, regime terapêutico e mudanças no estilo de vida para atender às metas específicas de saúde da unidade familiar.

Características definidoras

- Carga por prestação de cuidados
- Diminuição na atenção à doença em um ou mais membros da família
- Escolhas da vida diária ineficazes para atingir as metas de saúde da unidade familiar
- Exacerbação dos sinais da doença de um ou mais membros da família
- Exacerbação dos sintomas da doença de um ou mais membros da família
- Falha em agir para reduzir fatores de risco em um ou mais membros da família
- Sintomas depressivos do cuidador
- Um ou mais membros da família relatam insatisfação com a qualidade de vida

Fatores relacionados

- Abuso de substâncias
- Apoio social inadequado
- Autoeficácia inadequada
- Comprometimento inadequado com um plano de ação
- Conflito entre comportamentos de saúde e normas sociais
- Conflito entre crenças espirituais e regime terapêutico
- Conflito familiar
- Conhecimento inadequado sobre o regime terapêutico
- Demandas concorrentes na unidade familiar
- Dificuldade em acessar recursos da comunidade
- Dificuldade em lidar com mudanças de papel associadas à condição
- Dificuldade em manejar um regime terapêutico complexo
- Dificuldade em navegar por sistemas de saúde complexos
- Dificuldade em realizar aspectos do regime terapêutico
- Dificuldade em tomar decisões
- Expectativa não realista em relação ao benefício do tratamento
- Falta de apoio nas relações familiares
- Falta de consciência da gravidade da condição
- Falta de consciência da suscetibilidade a sequelas
- Habilidades de comunicação ineficazes
- Habilidades de enfrentamento ineficazes
- Letramento em saúde inadequado do cuidador
- Não aceitação de uma condição
- Número inadequado de indicações para ação

- Percepção de barreira ao regime terapêutico
- Percepção de estigma social associado à condição
- Preferências de estilo de vida concorrentes na unidade familiar
- Sentimentos negativos em relação ao regime terapêutico

Populações em risco

- Famílias com lactente prematuro
- Famílias com membro que tem experiência limitada em tomada de decisão
- Famílias com membro vivenciando demora no diagnóstico
- Famílias desfavorecidas economicamente
- Membros familiares com baixo nível educacional

Condições associadas

- Doenças crônicas
- Doença terminal
- Transtornos mentais

Esse diagnóstico era anteriormente Controle familiar ineficaz do regime terapêutico, aceito em 1992, com uma mudança de título para Controle da saúde familiar ineficaz em 2013. Foi retirado em 2020, quando Autogestão ineficaz da saúde familiar foi aprovado.

Literatura de apoio original disponível em https://paginas.grupoa.com.br/nanda-i-2024-2026/referencias.pdf.

Domínio 1 • Promoção da saúde

Classe 2 • Gestão da saúde
Código do diagnóstico 00410

Risco de gestão ineficaz da saúde familiar

Aprovado em 2023 • Nível de evidência 2.1

Foco primário: Comportamento
Foco secundário: Gestão da saúde
Sujeito do cuidado: Família
Julgamento: Ineficaz
Local anatômico: —
Limite inferior de idade: —
Limite superior de idade: —
Curso clínico: —
Categoria do diagnóstico: Potencial para deteriorar
Restrição situacional: —

Definição

Suscetibilidade a manejo insatisfatório de sintomas, regime terapêutico e mudanças no estilo de vida para atender às metas específicas de saúde da unidade familiar.

Fatores de risco

- Abuso de substâncias
- Apoio social inadequado
- Autoeficácia inadequada
- Comprometimento inadequado com um plano de ação
- Conflito entre comportamentos de saúde e normas sociais
- Conflito entre crenças espirituais e regime terapêutico
- Conflito familiar
- Conhecimento inadequado sobre o regime terapêutico
- Demandas concorrentes na unidade familiar
- Dificuldade em acessar recursos da comunidade
- Dificuldade em lidar com mudanças de papel associadas à condição
- Dificuldade em manejar um regime terapêutico complexo
- Dificuldade em navegar por sistemas de saúde complexos
- Dificuldade em realizar aspectos do regime terapêutico
- Dificuldade em tomar decisões
- Expectativa não realista em relação ao benefício do tratamento
- Falta de apoio nas relações familiares
- Falta de consciência da gravidade da condição
- Falta de consciência da suscetibilidade a sequelas
- Habilidades de comunicação ineficazes
- Habilidades de enfrentamento ineficazes
- Letramento em saúde inadequado do cuidador
- Não aceitação de uma condição
- Número inadequado de indicações para ação
- Percepção de barreira ao regime terapêutico
- Percepção de estigma social associado à condição
- Preferências de estilo de vida concorrentes na unidade familiar
- Sentimentos negativos em relação ao regime terapêutico

Populações em risco

- Famílias com lactente prematuro
- Famílias com membro que tem experiência limitada em tomada de decisão
- Famílias com membro vivenciando demora no diagnóstico
- Famílias desfavorecidas economicamente
- Membros familiares com baixo nível educacional

Condições associadas

- Doenças crônicas
- Doença terminal
- Transtornos mentais

Literatura de apoio original disponível em https://paginas.grupoa.com.br/nanda-i-2024-2026/referencias.pdf.

Domínio 1 • Promoção da saúde

Classe 2 • Gestão da saúde — Código do diagnóstico 00356

Gestão ineficaz da saúde da comunidade

Aprovado em 2023 • Nível de evidência 2.1

Foco primário: Comportamento
Foco secundário: Gestão da saúde
Sujeito do cuidado: Comunidade
Julgamento: Ineficaz
Local anatômico: —

Limite inferior de idade: —
Limite superior de idade: —
Curso clínico: —
Categoria do diagnóstico: Com foco no problema
Restrição situacional: —

Definição

Manejo insatisfatório de problemas de saúde ou fatores que impedem o bem-estar ou aumentam o risco de problemas de saúde vivenciados por uma população.

Características definidoras

- Ausência de programas para eliminar problemas de saúde de uma população
- Ausência de programas para melhorar o bem-estar de uma população
- Ausência de programas para prevenir problemas de saúde de uma população
- Ausência de programas para reduzir problemas de saúde de uma população
- Problemas de saúde vivenciados por uma população
- Risco de hospitalização em uma população
- Risco de manifestações fisiológicas em uma população
- Risco de manifestações psicológicas em uma população

Fatores relacionados

- Acesso inadequado à equipe de saúde
- Apoio inadequado da comunidade para os programas
- Conhecimento especializado inadequado na comunidade
- Programa com dados de resultados inadequados
- Programa com orçamento inadequado
- Programa com plano de avaliação inadequado
- Programas que abordam os problemas de saúde de forma incompleta
- Recursos de saúde inadequados
- Satisfação inadequada do consumidor com os programas

Literatura de apoio original disponível em https://paginas.grupoa.com.br/nanda-i-2024-2026/referencias.pdf.

Classe 2 • Gestão da saúde

Código do diagnóstico 00413

Risco de gestão ineficaz da saúde da comunidade

Aprovado em 2023 • Nível de evidência 2.1

Foco primário: Comportamento
Foco secundário: Gestão da saúde
Sujeito do cuidado: Comunidade
Julgamento: Ineficaz
Local anatômico: —

Limite inferior de idade: —
Limite superior de idade: —
Curso clínico: —
Categoria do diagnóstico: Potencial para deteriorar
Restrição situacional: —

Definição

Suscetibilidade a manejo insatisfatório de problemas de saúde ou fatores que impedem o bem-estar ou aumentam o risco de problemas de saúde vivenciados por uma população.

Fatores de risco

- Acesso inadequado à equipe de saúde
- Apoio inadequado da comunidade para os programas
- Conhecimento especializado inadequado na comunidade
- Programa com dados de resultados inadequados
- Programa com orçamento inadequado
- Programa com plano de avaliação inadequado
- Programas que abordam os problemas de saúde de forma incompleta
- Recursos de saúde inadequados
- Satisfação inadequada do consumidor com os programas

Literatura de apoio original disponível em https://paginas.grupoa.com.br/nanda-i-2024-2026/referencias.pdf.

Domínio 1 • Promoção da saúde

Classe 2 • Gestão da saúde

Código do diagnóstico 00352

Autogestão ineficaz da boca seca

Aprovado em 2023 • Nível de evidência 2.1

Foco primário: Comportamento
Foco secundário: Gestão da boca seca
Sujeito do cuidado: Indivíduo
Julgamento: Ineficaz
Local anatômico: Sistema gastrintestinal
Limite inferior de idade: 10 anos
Limite superior de idade: —
Curso clínico: —
Categoria do diagnóstico: Com foco no problema
Restrição situacional: —

Definição

Manejo insatisfatório de regime terapêutico, consequências e mudanças no estilo de vida associados à redução da secreção salivar.

Características definidoras

Sinais de boca seca

- Exacerbação dos sinais de boca seca
- Excesso de placa dentária
- Fissura labial
- Fissura oral
- Mucosas atróficas
- Mucosas pálidas
- Mucosas ressecadas
- Mucosas rompidas
- Mucosas sem brilho

Sintomas de boca seca

- Desconforto oral
- Dificuldade em deglutir
- Dificuldade em falar
- Dificuldade em mastigar
- Exacerbação dos sintomas de boca seca
- Halitose
- Paladar diminuído
- Ressecamento da boca
- Sensação de queimação

Complicações da boca seca

- Cáries dentárias
- Gengivite
- Glossite
- Infecções orais
- Periodontite marginal
- Úlcera oral

Comportamentos

- Comer alimentos que aumentam o ressecamento da boca
- Consumo frequente de líquidos durante as refeições
- Desatenção aos sinais de boca seca
- Desatenção aos sintomas de boca seca
- Desatenção às complicações da boca seca
- Desatenção às reações adversas do estimulante de saliva
- Ingestão de líquidos inadequada
- Manutenção inadequada da umidade do ar
- Não adesão ao tratamento recomendado
- Práticas inadequadas de higiene oral
- Respiração pela boca
- Usa enxaguantes bucais que contêm álcool

- Usa medicamentos sem prescrição médica que aumentam o ressecamento da boca
- Usa substância que aumenta o ressecamento da boca
- Uso inadequado de estimulante de saliva
- Uso inadequado de lubrificante oral
- Uso inadequado de protetor de boca seca
- Uso inadequado de substituto de saliva

Fatores relacionados

- Ação inadequada para abordar fatores modificáveis
- Acesso inadequado a atendimento odontológico
- Apoio social inadequado
- Autoeficácia inadequada
- Comprometimento inadequado com um plano de ação
- Conflito entre comportamentos de saúde e normas sociais
- Conhecimento inadequado das complicações da boca seca
- Conhecimento inadequado do cuidador sobre os fatores modificáveis
- Conhecimento inadequado dos fatores modificáveis
- Conhecimento inadequado dos sinais de boca seca
- Conhecimento inadequado dos sintomas de boca seca
- Conhecimento inadequado sobre higiene oral
- Conhecimento inadequado sobre o regime terapêutico
- Conhecimento inadequado sobre substâncias que aumentam o ressecamento da boca
- Demandas concorrentes
- Dificuldade em manejar um regime terapêutico complexo
- Estresse excessivo
- Expectativa não realista em relação ao benefício do tratamento
- Falta de consciência da gravidade da condição
- Falta de consciência da suscetibilidade a sequelas
- Letramento em saúde inadequado
- Não aceitação de uma condição
- Percepção de barreira ao regime terapêutico
- Preferências de estilo de vida concorrentes
- Sentimentos negativos em relação ao regime terapêutico
- Sintomas depressivos

Populações em risco

- Indivíduos com história de autogestão ineficaz da saúde
- Indivíduos vivenciando a menopausa
- Indivíduos ≥ 65 anos de idade
- Mulheres cisgênero

Condições associadas

- Avitaminose
- Deficiências do desenvolvimento
- Diabetes mellitus
- Diálise renal
- Doenças da tireoide
- Doenças das glândulas salivares
- Hipercalcemia
- Oxigenoterapia
- Polifarmácia
- Preparações farmacêuticas
- Procedimentos cirúrgicos
- Radioterapia de cabeça e pescoço
- Transtorno depressivo
- Transtornos mentais

Literatura de apoio original disponível em https://paginas.grupoa.com.br/nanda-i-2024-2026/referencias.pdf.

Domínio 1 • Promoção da saúde

Classe 2 • Gestão da saúde | Código do diagnóstico 00412

Risco de autogestão ineficaz da boca seca

Aprovado em 2023 • Nível de evidência 2.1

Foco primário: Comportamento
Foco secundário: Gestão da boca seca
Sujeito do cuidado: Indivíduo
Julgamento: Ineficaz
Local anatômico: Sistema gastrintestinal
Limite inferior de idade: 10 anos
Limite superior de idade: —
Curso clínico: —
Categoria do diagnóstico: Potencial para deteriorar
Restrição situacional: —

Definição

Suscetibilidade a manejo insatisfatório de regime terapêutico, consequências e mudanças no estilo de vida associados à redução da secreção salivar.

Fatores de risco

- Ação inadequada para abordar fatores modificáveis
- Acesso inadequado a atendimento odontológico
- Apoio social inadequado
- Autoeficácia inadequada
- Comprometimento inadequado com um plano de ação
- Conflito entre comportamentos de saúde e normas sociais
- Conhecimento inadequado das complicações da boca seca
- Conhecimento inadequado do cuidador sobre os fatores modificáveis
- Conhecimento inadequado dos fatores modificáveis
- Conhecimento inadequado dos sinais de boca seca
- Conhecimento inadequado dos sintomas de boca seca
- Conhecimento inadequado sobre higiene oral
- Conhecimento inadequado sobre o regime terapêutico
- Conhecimento inadequado sobre substâncias que aumentam o ressecamento da boca
- Demandas concorrentes
- Dificuldade em manejar um regime terapêutico complexo
- Estresse excessivo
- Expectativa não realista em relação ao benefício do tratamento
- Falta de consciência da gravidade da condição
- Falta de consciência da suscetibilidade a sequelas
- Letramento em saúde inadequado
- Não aceitação de uma condição
- Percepção de barreira ao regime terapêutico
- Preferências de estilo de vida concorrentes
- Sentimentos negativos em relação ao regime terapêutico
- Sintomas depressivos

Populações em risco

- Indivíduos com história de autogestão ineficaz da saúde
- Indivíduos vivenciando a menopausa
- Indivíduos ≥ 65 anos de idade
- Mulheres cisgênero

Condições associadas

- Avitaminose
- Deficiências do desenvolvimento
- Diabetes mellitus
- Diálise renal
- Doenças da tireoide
- Doenças das glândulas salivares
- Hipercalcemia
- Oxigenoterapia
- Polifarmácia
- Preparações farmacêuticas
- Procedimentos cirúrgicos
- Radioterapia de cabeça e pescoço
- Transtorno depressivo
- Transtornos mentais

Literatura de apoio original disponível em https://paginas.grupoa.com.br/nanda-i-2024-2026/referencias.pdf.

Domínio 1 • Promoção da saúde

Classe 2 • Gestão da saúde — Código do diagnóstico 00418

Autogestão ineficaz da dor

Aprovado em 2023 • Nível de evidência 2.1

Foco primário: Comportamento
Foco secundário: Gestão da dor
Sujeito do cuidado: Indivíduo
Julgamento: Ineficaz
Local anatômico: —
Limite inferior de idade: 10 anos
Limite superior de idade: —
Curso clínico: —
Categoria do diagnóstico: Com foco no problema
Restrição situacional: —

Definição

Manejo insatisfatório de regime terapêutico, consequências e mudanças no estilo de vida relacionados a uma experiência sensorial e emocional desagradável que se assemelha àquela associada a um dano real ou potencial ao tecido.

Características definidoras

Sinais de dor

- Diaforese
- Esfrega a área dolorida
- Evidência de dor usando *checklist* padronizado de avaliação de comportamento de dor para aqueles que não conseguem se comunicar verbalmente
- Expressão facial de dor
- Frequência cardíaca aumentada
- Frequência respiratória aumentada
- Geme com o movimento
- Gestos de dor
- Inquietação
- Prender a respiração
- Pressão arterial alterada
- Proteção de uma parte específica do corpo
- Pupilas dilatadas
- Relutância em mover-se

Sintomas de dor

- Ansiedade
- Apetite inadequado
- Características da dor avaliadas por um instrumento de avaliação padronizado e validado
- Desesperança
- Fadiga
- Hipervigilância à dor
- Humor irritável
- Intensidade da dor avaliada por um instrumento de avaliação padronizado e validado
- Interação social diminuída
- Medo de mover-se
- Relato verbal de dor
- Resistência física diminuída

Complicação da dor

- Ciclo sono-vigília alterado

Comportamentos

- Catastrofização da dor
- Desatenção aos fatores modificáveis
- Desatenção às causas subjacentes da dor
- Desatenção às complicações da dor
- Não adesão ao tratamento recomendado
- Representante relata comportamento de dor
- Seguimento inadequado da modificação de estilo de vida acordada
- Uso inadequado de técnicas de distração

Fatores relacionados

- Ação inadequada para abordar fatores modificáveis
- Autoconfiança inadequada na tomada de decisão
- Autoeficácia inadequada
- Comprometimento inadequado com um plano de ação
- Conflito entre comportamentos de saúde e normas sociais
- Conhecimento inadequado das causas subjacentes da dor
- Conhecimento inadequado das complicações da dor
- Conhecimento inadequado do cuidador sobre os fatores modificáveis
- Conhecimento inadequado dos fatores modificáveis
- Conhecimento inadequado sobre o regime terapêutico
- Conhecimento inadequado sobre técnicas de distração
- Demandas concorrentes
- Desamparo aprendido
- Dificuldade em manejar um regime terapêutico complexo
- Dificuldade em navegar por sistemas de saúde complexos
- Estresse excessivo
- Expectativa não realista em relação ao benefício do tratamento
- Falta de consciência da gravidade da condição
- Falta de consciência da suscetibilidade a sequelas
- Letramento em saúde inadequado
- Não aceitação de uma condição
- Percepção de barreira ao regime terapêutico
- Preferências de estilo de vida concorrentes
- Restrições ambientais não abordadas
- Sentimentos negativos em relação ao regime terapêutico

População em risco

- Indivíduos com história de autogestão ineficaz da saúde

Condições associadas

- Deficiências do desenvolvimento
- Doença física
- Preparações farmacêuticas
- Regime terapêutico
- Transtorno psicológico
- Transtornos mentais

Literatura de apoio original disponível em https://paginas.grupoa.com.br/nanda-i-2024-2026/referencias.pdf.

Domínio 1 • Promoção da saúde

Classe 2 • Gestão da saúde

Código do diagnóstico 00397

Autogestão ineficaz da fadiga

Aprovado em 2023 • Nível de evidência 2.1

Foco primário: Comportamento
Foco secundário: Gestão da energia
Sujeito do cuidado: Indivíduo
Julgamento: Ineficaz
Local anatômico: —
Limite inferior de idade: 10 anos
Limite superior de idade: —
Curso clínico: —
Categoria do diagnóstico: Com foco no problema
Restrição situacional: —

Definição

Manejo insatisfatório de regime terapêutico, consequências e mudanças no estilo de vida associados a uma sensação opressiva constante de exaustão e baixos níveis de energia para as atividades diárias.

Características definidoras

Sinais de fadiga

- Apatia
- Bocejo
- Desinteresse pelo ambiente que o cerca
- Esfregar os olhos
- Início involuntário do sono
- Piscada dos olhos prolongada
- Tempo de resposta prolongado
- Velocidade de marcha diminuída

Sintomas de fadiga

- Cansaço
- Esgotamento
- Fraqueza
- Insatisfação com o sono
- Libido diminuída
- Motivação diminuída
- Necessidade de descanso aumentada
- Resistência física diminuída
- Sonolência diurna

Complicações da fadiga

- Absenteísmo aumentado
- Atenção diminuída
- Carga aumentada de sintomas físicos
- Concentração diminuída
- Desempenho acadêmico diminuído
- Desempenho no trabalho diminuído
- Dificuldade em manter as atividades habituais
- Dificuldade em tomar decisões
- Esquecimento
- Frequência aumentada de acidentes
- Função imunológica diminuída
- Humor irritável
- Interação social diminuída

Comportamentos

- Desatenção aos fatores modificáveis
- Desatenção aos sinais de fadiga
- Desatenção aos sintomas de fadiga
- Desatenção às causas subjacentes da fadiga
- Desatenção às complicações da fadiga
- Não adesão ao tratamento recomendado

Fatores relacionados

- Ansiedade
- Autoeficácia inadequada
- Autogestão ineficaz da dor
- Ação inadequada para abordar fatores modificáveis
- Comprometimento inadequado com um plano de ação
- Conflito entre comportamentos de saúde e normas sociais
- Conhecimento inadequado das causas subjacentes da fadiga
- Conhecimento inadequado das complicações da fadiga
- Conhecimento inadequado do cuidador sobre os fatores modificáveis
- Conhecimento inadequado dos fatores modificáveis
- Conhecimento inadequado dos sinais de fadiga
- Conhecimento inadequado dos sintomas de fadiga
- Conhecimento inadequado sobre o regime terapêutico
- Demandas concorrentes
- Dificuldade em manejar um regime terapêutico complexo
- Dificuldade em navegar por sistemas de saúde complexos
- Estresse excessivo
- Expectativa não realista em relação ao benefício do tratamento
- Falta de consciência da gravidade da condição
- Falta de consciência da suscetibilidade a sequelas
- Letramento em saúde inadequado
- Não aceitação de uma condição
- Padrão de sono ineficaz
- Percepção de barreira ao regime terapêutico
- Preferências de estilo de vida concorrentes
- Restrições ambientais não abordadas
- Seguimento inadequado da modificação de estilo de vida acordada
- Sentimentos negativos em relação ao regime terapêutico
- Sintomas depressivos

Populações em risco

- Indivíduos com história de autogestão ineficaz da saúde

Condições associadas

- Deficiências do desenvolvimento
- Doença física
- Preparações farmacêuticas
- Regime terapêutico
- Transtorno psicológico
- Transtornos mentais

Literatura de apoio original disponível em https://paginas.grupoa.com.br/nanda-i-2024-2026/referencias.pdf.

Domínio 1 • Promoção da saúde

Classe 2 • Gestão da saúde — Código do diagnóstico 00489

Risco de autogestão ineficaz do padrão de glicemia

Aprovado em 2023 • Nível de evidência 3.2

Foco primário: Comportamento
Foco secundário: Gestão da glicemia
Sujeito do cuidado: Indivíduo
Julgamento: Ineficaz
Local anatômico: —

Limite inferior de idade: 10 anos
Limite superior de idade: —
Curso clínico: —
Categoria do diagnóstico: Potencial para deteriorar
Restrição situacional: —

Definição

Suscetibilidade a manejo insatisfatório de sintomas, regime terapêutico e mudanças no estilo de vida associados à convivência com flutuações recorrentes no nível de glicose sanguínea fora da faixa desejável.

Fatores de risco

- Apoio social inadequado
- Autoeficácia inadequada
- Autogestão ineficaz de medicamentos
- Autogestão ineficaz do sobrepeso
- Automonitoração inadequada da glicemia
- Comportamentos sedentários
- Comprometimento inadequado com um plano de ação
- Conhecimento inadequado dos fatores modificáveis
- Conhecimento inadequado sobre o manejo de doenças
- Conhecimento inadequado sobre o regime terapêutico
- Consumo excessivo de álcool
- Demandas concorrentes
- Dificuldade em manejar um regime terapêutico complexo
- Dificuldade em navegar por sistemas de saúde complexos
- Dificuldade em realizar aspectos do regime terapêutico
- Estresse excessivo
- Expectativa não realista em relação ao benefício do tratamento
- Falta de consciência da gravidade da condição
- Falta de consciência da suscetibilidade a sequelas
- Gestão do peso ineficaz
- Ingestão nutricional inadequada
- Letramento em saúde inadequado
- Manejo inadequado da quantidade de alimentos
- Não aceitação de uma condição
- Número inadequado de indicações para ação
- Percepção de barreira ao regime terapêutico
- Preferências de estilo de vida concorrentes
- Regularidade inadequada do consumo de refeições
- Uso de tabaco

Populações em risco

- Gestantes > 22 anos de idade
- Idosos
- Indivíduos com descendência africana
- Indivíduos com história de diabetes gestacional
- Indivíduos com história de distúrbios autoimunes
- Indivíduos com história de hipoglicemia
- Indivíduos com história de sobrepeso pré-gestacional
- Indivíduos com história familiar de diabetes mellitus
- Indivíduos desfavorecidos socialmente
- Indivíduos indígenas norte-americanos
- Indivíduos que estão em jejum prolongado por vontade própria
- Indivíduos vivenciando período de crescimento rápido
- Mulheres cisgênero com alterações hormonais indicativas de mudanças no estágio normal de vida

Condições associadas

- Alterações nos resultados do modelo de avaliação da homeostase da resistência à insulina
- Diabetes mellitus
- Distúrbios cerebrovasculares
- Doença crítica
- Doenças cardiovasculares
- Doenças hepáticas
- Doenças pancreáticas
- Doenças renais
- Hemoglobina glicada A alterada
- Hipertensão induzida pela gravidez
- Hipoglicemia assintomática
- Infecções
- Neoplasias
- Neuropatia periférica
- Nível diminuído de albumina sérica
- Polifarmácia
- Preparações farmacêuticas
- Procedimentos cirúrgicos
- Pré-eclâmpsia
- Retinopatia diabética
- Síndrome dos ovários policísticos
- Transtornos mentais
- Úlceras diabéticas nos membros inferiores

Literatura de apoio original disponível em https://paginas.grupoa.com.br/nanda-i-2024-2026/referencias.pdf.

Domínio 1 • Promoção da saúde

Classe 2 • Gestão da saúde — Código do diagnóstico 00384

Autogestão ineficaz da náusea

Aprovado em 2023 • Nível de evidência 2.1

Foco primário: Comportamento
Foco secundário: Gestão da náusea
Sujeito do cuidado: Indivíduo
Julgamento: Ineficaz
Local anatômico: Sistema gastrintestinal
Limite inferior de idade: 10 anos
Limite superior de idade: —
Curso clínico: —
Categoria do diagnóstico: Com foco no problema
Restrição situacional: —

Definição

Manejo insatisfatório de regime terapêutico, consequências e mudanças no estilo de vida associados a uma sensação desagradável no estômago, que pode ou não resultar em êmese.

Características definidoras

Sinais de náusea

- Agitação psicomotora
- Deglutição aumentada
- Eructação
- Palidez facial
- Salivação aumentada
- Taquicardia
- Transpiração aumentada

Sintomas de náusea

- Apetite inadequado
- Aversão a alimento
- Cefaleia
- Desconforto abdominal
- Dor abdominal
- Engasgos
- Fadiga
- Fraqueza
- Gosto azedo na boca
- Tontura
- Urgência de vomitar

Complicações da náusea

- Desnutrição
- Perda de peso excessiva
- Volume de líquidos inadequado

Comportamentos

- Comer alimentos que aumentam a náusea
- Consumo de álcool
- Desatenção aos fatores modificáveis
- Desatenção aos sinais de náusea
- Desatenção aos sintomas de náusea
- Desatenção às causas subjacentes da náusea
- Desatenção às complicações da náusea
- Ingestão de líquidos inadequada
- Não adesão ao tratamento recomendado
- Práticas inadequadas de higiene oral
- Uso de tabaco
- Uso inadequado de antieméticos prescritos

Fatores relacionados

- Ansiedade
- Autoeficácia inadequada
- Ação inadequada para abordar fatores modificáveis
- Comprometimento inadequado com um plano de ação
- Conflito entre comportamentos de saúde e normas sociais
- Conhecimento inadequado das complicações da náusea
- Conhecimento inadequado de sinais da náusea
- Conhecimento inadequado de sintomas da náusea
- Conhecimento inadequado do cuidador sobre os fatores modificáveis
- Conhecimento inadequado dos fatores modificáveis
- Conhecimento inadequado sobre higiene oral
- Conhecimento inadequado sobre o regime terapêutico
- Conhecimento inadequado sobre preparo higiênico de alimentos
- Demandas concorrentes
- Dificuldade em manejar um regime terapêutico complexo
- Dificuldade em navegar por sistemas de saúde complexos
- Estresse excessivo
- Estímulos ambientais desagradáveis não abordados
- Expectativa não realista em relação ao benefício do tratamento
- Falta de consciência da gravidade da condição
- Falta de consciência da suscetibilidade a sequelas
- Letramento em saúde inadequado
- Não aceitação de uma condição
- Percepção de barreira ao regime terapêutico
- Preferências de estilo de vida concorrentes
- Restrições ambientais não abordadas
- Sentimentos negativos em relação ao regime terapêutico
- Sintomas depressivos

Populações em risco

- Gestantes no primeiro trimestre
- Indivíduos com história de autogestão ineficaz da saúde

Condições associadas

- Deficiências do desenvolvimento
- Dispepsia
- Doenças cerebrais
- Doenças da tireoide
- Doenças do ouvido
- Doenças do sistema digestório
- Doenças no sistema nervoso
- Doenças renais
- Doenças transmitidas por alimentos
- Enjoo causado por movimento
- Fenômeno bioquímico alterado
- Neoplasias
- Preparações farmacêuticas
- Procedimentos cirúrgicos
- Quimioterapia
- Radioterapia
- Transtornos mentais

Literatura de apoio original disponível em https://paginas.grupoa.com.br/nanda-i-2024-2026/referencias.pdf.

Domínio 1 • Promoção da saúde

Classe 2 • Gestão da saúde | Código do diagnóstico 00278

Autogestão ineficaz do linfedema

Aprovado em 2020 • Revisado em 2023 • Nível de evidência 2.1

Foco primário: Comportamento
Foco secundário: Gestão do linfedema
Sujeito do cuidado: Indivíduo
Julgamento: Ineficaz
Local anatômico: Sistema linfático
Limite inferior de idade: 10 anos
Limite superior de idade: —
Curso clínico: —
Categoria do diagnóstico: Com foco no problema
Restrição situacional: —

Definição

Manejo insatisfatório de regime terapêutico, consequências e mudanças no estilo de vida associados ao edema relacionado com obstrução ou distúrbios dos vasos linfáticos ou linfonodos.

Características definidoras

Sinais de linfedema

- Amplitude de movimentos diminuída no membro afetado
- Edema no membro afetado
- Fibrose no membro afetado
- Infecções recorrentes

Sintomas de linfedema

- Desconforto físico no membro afetado
- Dor no membro afetado
- Sensação de aperto no membro afetado
- Sensação de peso no membro afetado

Comportamentos

- Aplicação inapropriada de bandagem noturna
- Cuidado inapropriado com a pele
- Desatenção a temperaturas extremas
- Desatenção aos sinais de linfedema
- Desatenção aos sintomas de linfedema
- Desatenção quanto a carregar objetos pesados
- Desatenção à exposição ao sol
- Drenagem linfática manual inadequada
- Hábitos alimentares inapropriados
- Média de atividade física diária inferior à recomendada para idade e sexo
- Proteção inadequada da área afetada
- Recusa-se a aplicar bandagem noturna
- Recusa-se a usar roupas de compressão
- Uso inapropriado de roupas de compressão

Fatores relacionados

- Apoio social inadequado
- Autoeficácia inadequada
- Comprometimento inadequado com um plano de ação
- Conflito entre comportamentos de saúde e normas sociais
- Confusão
- Conhecimento inadequado sobre o regime terapêutico
- Demandas concorrentes
- Dificuldade em acessar recursos da comunidade
- Dificuldade em manejar um regime terapêutico complexo

- Dificuldade em navegar por sistemas de saúde complexos
- Dificuldade em realizar aspectos do regime terapêutico
- Dificuldade em tomar decisões
- Expectativa não realista em relação ao benefício do tratamento
- Falta de consciência da gravidade da condição
- Falta de consciência da suscetibilidade a sequelas
- Letramento em saúde inadequado
- Modelos de comportamento inadequados
- Não aceitação de uma condição
- Número inadequado de indicações para ação
- Percepção de barreira ao regime terapêutico
- Percepção de estigma social associado à condição
- Preferências de estilo de vida concorrentes
- Qualidade de vida diminuída
- Sentimentos negativos em relação ao regime terapêutico

Populações em risco

- Indivíduos com baixo nível educacional
- Indivíduos com experiência limitada de tomada de decisão
- Indivíduos com história de autogestão ineficaz da saúde
- Indivíduos desfavorecidos economicamente

Condições associadas

- Cirurgia de grande porte
- Deficiências do desenvolvimento
- Infecções
- Insuficiência venosa crônica
- Mastectomia
- Neoplasias
- Procedimentos invasivos
- Quimioterapia
- Radioterapia
- Remoção de linfonodos
- Transtornos neurocognitivos
- Trauma

Literatura de apoio original disponível em https://paginas.grupoa.com.br/nanda-i-2024-2026/referencias.pdf.

Domínio 1 • Promoção da saúde

Classe 2 • Gestão da saúde | Código do diagnóstico 00281

Risco de autogestão ineficaz do linfedema

Aprovado em 2020 • Revisado em 2023 • Nível de evidência 2.1

Foco primário: Comportamento
Foco secundário: Gestão do linfedema
Sujeito do cuidado: Indivíduo
Julgamento: Ineficaz
Local anatômico: Sistema linfático
Limite inferior de idade: 10 anos
Limite superior de idade: —
Curso clínico: —
Categoria do diagnóstico: Potencial para deteriorar
Restrição situacional: —

Definição

Suscetibilidade a manejo insatisfatório de regime terapêutico, consequências e mudanças no estilo de vida associados ao edema relacionado com obstrução ou distúrbios dos vasos linfáticos ou linfonodos.

Fatores de risco

- Apoio social inadequado
- Autoeficácia inadequada
- Comprometimento inadequado com um plano de ação
- Conflito entre comportamentos de saúde e normas sociais
- Confusão
- Conhecimento inadequado sobre o regime terapêutico
- Demandas concorrentes
- Dificuldade em acessar recursos da comunidade
- Dificuldade em manejar um regime terapêutico complexo
- Dificuldade em navegar por sistemas de saúde complexos
- Dificuldade em realizar aspectos do regime terapêutico
- Dificuldade em tomar decisões
- Expectativa não realista em relação ao benefício do tratamento
- Falta de consciência da gravidade da condição
- Falta de consciência da suscetibilidade a sequelas
- Letramento em saúde inadequado
- Modelos de comportamento inadequados
- Não aceitação de uma condição
- Número inadequado de indicações para ação
- Percepção de barreira ao regime terapêutico
- Percepção de estigma social associado à condição
- Preferências de estilo de vida concorrentes
- Qualidade de vida diminuída
- Sentimentos negativos em relação ao regime terapêutico

Populações em risco

- Indivíduos com baixo nível educacional
- Indivíduos com experiência limitada de tomada de decisão
- Indivíduos com história de autogestão ineficaz da saúde
- Indivíduos desfavorecidos economicamente

Condições associadas

- Cirurgia de grande porte
- Deficiências do desenvolvimento
- Infecções
- Insuficiência venosa crônica
- Mastectomia
- Neoplasias
- Obesidade
- Procedimentos invasivos
- Quimioterapia
- Radioterapia
- Remoção de linfonodos
- Transtornos neurocognitivos
- Trauma

Literatura de apoio original disponível em https://paginas.grupoa.com.br/nanda-i-2024-2026/referencias.pdf.

Domínio 1 • Promoção da saúde

Classe 2 • Gestão da saúde Código do diagnóstico 00447

Disposição para autogestão do peso melhorada

Aprovado em 2023 • Nível de evidência 2.1

Foco primário: Comportamento
Foco secundário: Gestão do peso
Sujeito do cuidado: Indivíduo
Julgamento: Preparado
Local anatômico: —

Limite inferior de idade: 10 anos
Limite superior de idade: —
Curso clínico: —
Categoria do diagnóstico: Potencial para melhorar
Restrição situacional: —

Definição

Padrão de busca e/ou manutenção de um peso corporal saudável, que pode ser fortalecido.

Características definidoras

- Deseja manter o bem-estar físico por meio de atividade física
- Deseja melhorar a capacidade de estabelecer metas alcançáveis
- Deseja melhorar a coerência das decisões com a meta
- Deseja melhorar a ingestão de nutrientes
- Deseja melhorar a nutrição
- Deseja melhorar a participação em programa de controle do peso
- Deseja melhorar comportamentos alimentares positivos
- Deseja melhorar o conhecimento para fazer escolhas alimentares adequadas para promover a saúde
- Deseja melhorar o conhecimento sobre a necessidade de atividade física
- Deseja melhorar o conhecimento sobre nutrientes essenciais
- Deseja melhorar o estilo de vida saudável

Literatura de apoio original disponível em https://paginas.grupoa.com.br/nanda-i-2024-2026/referencias.pdf.

Domínio 1 • Promoção da saúde

Classe 2 • Gestão da saúde

Código do diagnóstico 00398

Autogestão ineficaz do sobrepeso

Aprovado em 2023 • Nível de evidência 2.1

Foco primário: Comportamento
Foco secundário: Gestão do peso
Sujeito do cuidado: Indivíduo
Julgamento: Ineficaz
Local anatômico: —

Limite inferior de idade: 10 anos
Limite superior de idade: —
Curso clínico: —
Categoria do diagnóstico: Com foco no problema
Restrição situacional: —

Definição

Manejo insatisfatório de regime terapêutico, consequências e mudanças no estilo de vida associados ao acúmulo de gordura excessiva para a idade e o sexo.

Características definidoras

Sinais de sobrepeso

- Índice de massa corporal > 25 kg/m^2 em indivíduos > 18 anos de idade
- Índice de massa corporal > percentil 85 ou 25 kg/m^2, mas < percentil 95 ou 30 kg/m^2, para a idade e o sexo em indivíduos de 2 a 18 anos de idade
- Peso por comprimento > percentil 95 em indivíduos com menos de 2 anos de idade

Complicações do sobrepeso

- Apneia obstrutiva do sono
- Dificuldade em manter a atividade física habitual
- Dificuldade para respirar
- Doenças de pele frequentes
- Dor musculoesquelética
- Glicose plasmática em jejum aumentada
- Níveis séricos aumentados de lipoproteína de baixa densidade
- Níveis séricos aumentados de triglicerídeos
- Níveis séricos diminuídos de lipoproteína de alta densidade
- Pressão arterial aumentada
- Resistência à insulina
- Sudorese excessiva

Comportamentos de sobrepeso

- Alimentação estimulada por estresse
- Autogestão ineficaz de medicamentos
- Compulsão alimentar
- Desinibição alimentar
- Dificuldade de estabelecer metas realistas
- Média de atividade física diária inferior à recomendada para idade e sexo
- Participação inadequada em programa de controle de peso
- Priorizar as preferências alimentares dos outros

Fatores relacionados

- Acesso inadequado a equipamentos de adaptação para permitir a atividade física
- Acesso inadequado a informações precisas sobre controle do peso
- Acesso inadequado a locais seguros para realização de exercícios
- Acesso inadequado a programas precisos de controle do peso

- Ausência não abordada de opções acessíveis de alimentos saudáveis
- Ausência não abordada de opções locais de alimentos saudáveis
- Autoconfiança inadequada
- Autoeficácia inadequada
- Autogestão ineficaz da fadiga
- Autonomia inadequada
- Comprometimento inadequado com o nível de atividade física recomendado
- Conhecimento inadequado das necessidades nutricionais apropriadas
- Conhecimento inadequado do cuidador sobre as necessidades nutricionais apropriadas
- Conhecimento inadequado do cuidador sobre estratégias de controle do peso
- Conhecimento inadequado sobre estratégias de controle do peso
- Conscientização diminuída sobre serviços de nutrição disponíveis
- Demandas concorrentes
- Estresse excessivo
- Fontes de informação conflitantes
- Ingestão alimentar inapropriada
- Metas inapropriadas de perda de peso
- Motivação intrínseca inadequada
- Pensamentos autodestrutivos
- Planejamento inadequado das refeições
- Plano alimentar inadequado
- Privação de sono não abordada
- Programa de atividades inadequado
- Recomendações inadequadas quanto ao manejo dos obstáculos à perda de peso
- Rede de apoio social inadequada
- Refeições familiares não saudáveis
- Registro inconsistente em um diário alimentar
- Sintomas depressivos
- Suporte inadequado ao estilo de vida estruturado

Populações em risco

- Adolescentes
- Crianças ultrapassando percentis de índice de massa corporal
- Crianças vítimas de abuso
- Indivíduos com escore elevado de comportamento de restrição e desinibição alimentar
- Indivíduos com história familiar de obesidade
- Indivíduos com percentis de índice de massa corporal elevados para idade e sexo
- Indivíduos com preferências culturais por escolhas alimentares menos saudáveis
- Indivíduos cujo(a) genitor(a) teve diabetes gestacional
- Indivíduos cujos genitores têm diabetes
- Indivíduos cujos pais são obesos
- Indivíduos desfavorecidos economicamente
- Indivíduos que herdaram fatores inter-relacionados
- Indivíduos que não tiveram amamentação exclusiva
- Indivíduos que tiveram ganho de peso rápido durante a infância
- Indivíduos que tiveram ganho de peso rápido durante a primeira infância
- Indivíduos que tiveram sobrepeso durante a primeira infância
- Indivíduos que vivenciaram pubarca precoce

Condições associadas

- Doenças crônicas
- Doenças genéticas inatas
- Limitações de mobilidade
- Preparações farmacêuticas
- Síndrome dos ovários policísticos
- Transtorno alimentar
- Transtorno depressivo

Literatura de apoio original disponível em https://paginas.grupoa.com.br/nanda-i-2024-2026/referencias.pdf.

Domínio 1 • Promoção da saúde

Classe 2 • Gestão da saúde — Código do diagnóstico 00487

Risco de autogestão ineficaz do sobrepeso

Aprovado em 2023 • Nível de evidência 2.1

Foco primário: Comportamento
Foco secundário: Gestão do peso
Sujeito do cuidado: Indivíduo
Julgamento: Ineficaz
Local anatômico: —

Limite inferior de idade: 10 anos
Limite superior de idade: —
Curso clínico: —
Categoria do diagnóstico: Potencial para deteriorar
Restrição situacional: —

Definição

Suscetibilidade a manejo insatisfatório de regime terapêutico, consequências e mudanças no estilo de vida associados ao acúmulo de gordura excessiva para a idade e o sexo.

Fatores de risco

- Acesso inadequado a equipamentos de adaptação para permitir a atividade física
- Acesso inadequado a informações precisas sobre controle do peso
- Acesso inadequado a locais seguros para realização de exercícios
- Acesso inadequado a programas precisos de controle do peso
- Ausência não abordada de opções acessíveis de alimentos saudáveis
- Ausência não abordada de opções locais de alimentos saudáveis
- Autoconfiança inadequada
- Autoeficácia inadequada
- Autogestão ineficaz da fadiga
- Autonomia inadequada
- Comprometimento inadequado com o nível de atividade física recomendado
- Conhecimento inadequado das necessidades nutricionais apropriadas
- Conhecimento inadequado do cuidador sobre as necessidades nutricionais apropriadas
- Conhecimento inadequado do cuidador sobre estratégias de controle do peso
- Conhecimento inadequado sobre estratégias de controle do peso
- Conscientização diminuída sobre serviços de nutrição disponíveis
- Estresse excessivo
- Fontes de informação conflitantes
- Ingestão alimentar inapropriada
- Metas inapropriadas de perda de peso
- Motivação intrínseca inadequada
- Pensamentos autodestrutivos
- Planejamento inadequado das refeições
- Plano alimentar inadequado
- Privação de sono não abordada
- Programa de atividades inadequado
- Recomendações inadequadas quanto ao manejo dos obstáculos à perda de peso
- Rede de apoio social inadequada
- Refeições familiares não saudáveis
- Registro inconsistente em um diário alimentar
- Sintomas depressivos
- Suporte inadequado ao estilo de vida estruturado

Populações em risco

- Adolescentes
- Crianças ultrapassando percentis de índice de massa corporal
- Crianças vítimas de abuso
- Indivíduos com escore elevado de comportamento de restrição e desinibição alimentar
- Indivíduos com história familiar de obesidade
- Indivíduos com percentis de índice de massa corporal elevados para idade e sexo
- Indivíduos com preferências culturais por escolhas alimentares menos saudáveis
- Indivíduos cujo(a) genitor(a) teve diabetes gestacional
- Indivíduos cujos genitores têm diabetes
- Indivíduos cujos pais são obesos
- Indivíduos desfavorecidos economicamente
- Indivíduos que herdaram fatores inter-relacionados
- Indivíduos que não tiveram amamentação exclusiva
- Indivíduos que tiveram ganho de peso rápido durante a infância
- Indivíduos que tiveram ganho de peso rápido durante a primeira infância
- Indivíduos que tiveram sobrepeso durante a primeira infância
- Indivíduos que vivenciaram pubarca precoce

Condições associadas

- Doenças crônicas
- Doenças genéticas inatas
- Limitações de mobilidade
- Preparações farmacêuticas
- Síndrome dos ovários policísticos
- Transtorno alimentar
- Transtorno depressivo

Literatura de apoio original disponível em https://paginas.grupoa.com.br/nanda-i-2024-2026/referencias.pdf.

Classe 2 • Gestão da saúde

Código do diagnóstico 00485

Autogestão ineficaz do baixo peso

Aprovado em 2023 • Nível de evidência 2.1

Foco primário: Comportamento
Foco secundário: Gestão do peso
Sujeito do cuidado: Indivíduo
Julgamento: Ineficaz
Local anatômico: —

Limite inferior de idade: 10 anos
Limite superior de idade: —
Curso clínico: —
Categoria do diagnóstico: Com foco no problema
Restrição situacional: —

Definição

Manejo insatisfatório de regime terapêutico, consequências e mudanças no estilo de vida associados a um peso corporal inferior às normas padronizadas para a idade e o sexo.

Características definidoras

Sinais de baixo peso

- Baixo índice de massa livre de gordura
- Circunferência do braço abaixo das normas para idade e sexo
- Índice de massa corporal < 18,5 kg/m^2 em indivíduos de 20 a 70 anos de idade
- Índice de massa corporal < 22 kg/m^2 em indivíduos > 70 anos de idade
- Índice de massa corporal < percentil 5 em indivíduos de 2 a 20 anos de idade
- Massa muscular inadequada
- Perda de peso não intencional
- Redução de 5% no peso corporal em 6 a 12 meses

Sintomas de baixo peso

- Ansiedade
- Capacidade diminuída de concentração
- Cefaleia
- Deficiências de micronutrientes
- Diarreia
- Enxaquecas
- Extremidades frias
- Fadiga
- Formação de hematomas com facilidade
- Fraqueza
- Humor irritável
- Palidez
- Perda excessiva de cabelos
- Sangramento gengival
- Sensibilidade à luz aumentada

Complicações do baixo peso

- Abortos espontâneos frequentes
- Baixa contagem de espermatozoides
- Cicatrização de ferida prejudicada
- Ciclo sono-vigília alterado
- Densidade óssea diminuída
- Falha no crescimento do lactente
- Frequência cardíaca diminuída (redução > 20% em relação aos parâmetros basais)
- Hospitalização prolongada
- Infecções respiratórias frequentes
- Infertilidade
- Nível sérico diminuído de ferro
- Nível sérico diminuído de glicose
- Nível sérico diminuído de hemoglobina
- Nível sérico diminuído de magnésio
- Nível sérico diminuído de vitamina B
- Pressão arterial diminuída

Comportamentos de baixo peso

- Ingestão alimentar diminuída
- Interesse inadequado em alimentos

Fatores relacionados

- Acesso diminuído a comprimidos antiparasitários
- Acesso diminuído a ferro e folato
- Acesso inadequado a informações precisas sobre controle do peso
- Acesso inadequado a programas precisos de controle do peso
- Apetite inadequado
- Ausência não abordada de opções acessíveis de alimentos saudáveis
- Ausência não abordada de opções locais de alimentos saudáveis
- Autoconfiança inadequada
- Autoeficácia inadequada
- Autogestão ineficaz da fadiga
- Autonomia inadequada
- Conhecimento inadequado das necessidades nutricionais apropriadas
- Conhecimento inadequado do cuidador sobre as necessidades nutricionais apropriadas
- Conhecimento inadequado do cuidador sobre estratégias de controle do peso
- Conhecimento inadequado sobre estratégias de controle do peso
- Conscientização diminuída sobre serviços de nutrição disponíveis
- Estresse excessivo
- Fontes de informação conflitantes
- Ingestão alimentar inapropriada
- Ingestão inadequada de nutrientes para atender ao aumento do gasto calórico
- Insegurança alimentar
- Motivação intrínseca inadequada
- Olfato diminuído
- Paladar diminuído
- Pensamentos autodestrutivos
- Planejamento inadequado das refeições
- Plano alimentar inadequado
- Privação de sono não abordada
- Rede de apoio social inadequada
- Refeições familiares não saudáveis
- Sintomas depressivos
- Suporte inadequado ao estilo de vida estruturado

Populações em risco

- Adolescentes
- Crianças vítimas de abuso
- Idosos
- Indivíduos com história de obesidade na infância
- Indivíduos com pais que fazem dieta com frequência
- Indivíduos com tendência ao perfeccionismo
- Indivíduos cujos genitores fumaram durante a gravidez
- Indivíduos cujos genitores fumaram durante a infância
- Indivíduos que tiveram sobrepeso durante a primeira infância
- Mulheres cisgênero

Condições associadas

- Doenças crônicas
- Doenças estomatognáticas
- Doenças genéticas inatas
- Preparações farmacêuticas
- Síndromes de má-absorção
- Transtorno alimentar
- Transtorno depressivo

Literatura de apoio original disponível em https://paginas.grupoa.com.br/nanda-i-2024-2026/referencias.pdf.

Domínio 1 • Promoção da saúde

Classe 2 • Gestão da saúde Código do diagnóstico 00486

Risco de autogestão ineficaz do baixo peso

Aprovado em 2023 • Nível de evidência 2.1

Foco primário: Comportamento
Foco secundário: Gestão do peso
Sujeito do cuidado: Indivíduo
Julgamento: Ineficaz
Local anatômico: —

Limite inferior de idade: 10 anos
Limite superior de idade: —
Curso clínico: —
Categoria do diagnóstico: Potencial para deteriorar
Restrição situacional: —

Definição

Suscetibilidade a manejo insatisfatório de regime terapêutico, consequências e mudanças no estilo de vida associados a um peso corporal inferior às normas padronizadas para a idade e o sexo.

Fatores de risco

- Acesso diminuído a comprimidos antiparasitários
- Acesso diminuído a ferro e folato
- Acesso inadequado a informações precisas sobre controle do peso
- Acesso inadequado a programas precisos de controle do peso
- Apetite inadequado
- Ausência não abordada de opções acessíveis de alimentos saudáveis
- Ausência não abordada de opções locais de alimentos saudáveis
- Autoconfiança inadequada
- Autoeficácia inadequada
- Autogestão ineficaz da fadiga
- Autonomia inadequada
- Conhecimento inadequado das necessidades nutricionais apropriadas
- Conhecimento inadequado do cuidador sobre as necessidades nutricionais apropriadas
- Conhecimento inadequado do cuidador sobre estratégias de controle do peso
- Conhecimento inadequado sobre estratégias de controle do peso
- Conscientização diminuída sobre serviços de nutrição disponíveis
- Estresse excessivo
- Fontes de informação conflitantes
- Ingestão alimentar inapropriada
- Ingestão inadequada de nutrientes para atender ao aumento do gasto calórico
- Insegurança alimentar
- Motivação intrínseca inadequada
- Olfato diminuído
- Paladar diminuído
- Pensamentos autodestrutivos
- Planejamento inadequado das refeições
- Plano alimentar inadequado
- Privação de sono não abordada
- Rede de apoio social inadequada
- Refeições familiares não saudáveis
- Sintomas depressivos
- Suporte inadequado ao estilo de vida estruturado

1. Promoção da saúde

Populações em risco

- Adolescentes
- Crianças vítimas de abuso
- Idosos
- Indivíduos com história de obesidade na infância
- Indivíduos com pais que fazem dieta com frequência
- Indivíduos com tendência ao perfeccionismo
- Indivíduos cujos genitores fumaram durante a gravidez
- Indivíduos cujos genitores fumaram durante a infância
- Indivíduos desfavorecidos economicamente
- Indivíduos que tiveram sobrepeso durante a primeira infância
- Mulheres cisgênero

Condições associadas

- Doenças crônicas
- Doenças estomatognáticas
- Doenças genéticas inatas
- Preparações farmacêuticas
- Síndromes de má-absorção
- Transtorno alimentar
- Transtorno depressivo

Literatura de apoio original disponível em https://paginas.grupoa.com.br/nanda-i-2024-2026/referencias.pdf.

Classe 2 • Gestão da saúde

Código do diagnóstico 00277

Autogestão ineficaz do ressecamento ocular

Aprovado em 2020 • Revisado em 2023 • Nível de evidência 2.1

Foco primário: Comportamento
Foco secundário: Gestão do ressecamento ocular
Sujeito do cuidado: Indivíduo
Julgamento: Ineficaz
Local anatômico: Sistema nervoso sensorial
Limite inferior de idade: 10 anos
Limite superior de idade: —
Curso clínico: —
Categoria do diagnóstico: Com foco no problema
Restrição situacional: —

Definição

Manejo insatisfatório de regime terapêutico, consequências e mudanças no estilo de vida associados ao filme lacrimal inadequado.

Características definidoras

Sinais de ressecamento ocular

- Ceratite filamentar
- Coloração ceratoconjuntival com fluoresceína
- Epífora
- Hiperemia conjuntival
- Placas mucosas
- Produção inadequada do componente aquoso lacrimal de acordo com o Teste de Schimer I
- Quemose

Sintomas de ressecamento ocular

- Fadiga ocular
- Sensação de ardência nos olhos
- Sensação de areia no olho
- Sensação de corpo estranho nos olhos
- Sensação de prurido ocular
- Sensação de ressecamento ocular
- Visão turva

Comportamentos

- Desatenção ao tabagismo passivo
- Desatenção aos sinais de ressecamento ocular
- Desatenção aos sintomas de ressecamento ocular
- Dificuldade em realizar o cuidado das pálpebras
- Dificuldade em reduzir o consumo de cafeína
- Ingestão alimentar inadequada de vitamina A
- Ingestão alimentar inadequada de ácidos graxos ômega-3
- Ingestão de líquidos inadequada
- Manutenção inadequada da umidade do ar
- Não adesão aos exercícios recomendados de piscar os olhos
- Não adesão aos intervalos recomendados de descanso para os olhos
- Uso de produtos com conservantes à base de cloreto de benzalcônio

- Uso inadequado de dispositivo para fechamento da pálpebra
- Uso inadequado de medicação prescrita
- Uso inapropriado de lentes de contato
- Uso inapropriado de secador de cabelo
- Uso inapropriado de ventiladores
- Uso inapropriado de óculos de câmara úmida

Fatores relacionados

- Apoio social inadequado
- Autoeficácia inadequada
- Comprometimento inadequado com um plano de ação
- Conflito entre comportamentos de saúde e normas sociais
- Conhecimento inadequado sobre o regime terapêutico
- Demandas concorrentes
- Dificuldade em acessar recursos da comunidade
- Dificuldade em manejar um regime terapêutico complexo
- Dificuldade em navegar por sistemas de saúde complexos
- Dificuldade em realizar aspectos do regime terapêutico
- Dificuldade em tomar decisões
- Expectativa não realista em relação ao benefício do tratamento
- Falta de consciência da gravidade da condição
- Falta de consciência da suscetibilidade a sequelas
- Letramento em saúde inadequado
- Modelos de comportamento inadequados
- Não aceitação de uma condição
- Número inadequado de indicações para ação
- Percepção de barreira ao regime terapêutico
- Percepção de estigma social associado à condição
- Preferências de estilo de vida concorrentes
- Qualidade de vida diminuída
- Sentimentos negativos em relação ao regime terapêutico

Populações em risco

- Crianças
- Idosos
- Indivíduos com baixo nível educacional
- Indivíduos com experiência limitada de tomada de decisão
- Indivíduos com história de autogestão ineficaz da saúde
- Indivíduos desfavorecidos economicamente
- Indivíduos vivenciando a menopausa
- Indivíduos vivenciando hospitalização prolongada

Condições associadas

- Alergias
- Alteração hormonal
- Deficiências do desenvolvimento
- Doença do enxerto contra o hospedeiro
- Doenças autoimunes
- Doenças metabólicas
- Fechamento incompleto das pálpebras
- Lesão neurológica com perda de reflexo motor
- Lesão neurológica com perda de reflexo sensorial
- Leucocitose
- Oxigenoterapia
- Preparações farmacêuticas
- Procedimentos cirúrgicos
- Proptose
- Quimioterapia
- Radioterapia
- Transtornos neurocognitivos
- Volume lacrimal diminuído

Literatura de apoio original disponível em https://paginas.grupoa.com.br/nanda-i-2024-2026/referencias.pdf.

Domínio 1 • Promoção da saúde

Classe 2 • Gestão da saúde — Código do diagnóstico 00292

Comportamentos ineficazes de manutenção da saúde

Aprovado em 2020 • Revisado em 2023 • Nível de evidência 2.1

Foco primário: Comportamento
Foco secundário: Manutenção da saúde
Sujeito do cuidado: Indivíduo
Julgamento: Ineficaz
Local anatômico: —
Limite inferior de idade: 10 anos
Limite superior de idade: —
Curso clínico: —
Categoria do diagnóstico: Com foco no problema
Restrição situacional: —

Definição

Manejo de conhecimento em saúde, atitudes e práticas subjacentes a ações de saúde que é insatisfatório para manter ou melhorar o bem-estar ou prevenir doenças e lesões.

Características definidoras

- Comportamento de saúde propenso a risco
- Comprometimento inadequado com um plano de ação
- Escolhas da vida diária ineficazes para atingir as metas de saúde
- Falha em agir de forma a prevenir problemas de saúde
- Falha em agir de forma a reduzir fatores de risco
- Higiene ambiental inadequada
- Interesse inadequado em melhorar a saúde
- Não adesão a atividades de saúde
- Padrão de comportamento de busca de saúde inadequado
- Práticas inadequadas de higiene pessoal
- Uso inapropriado de métodos de estimulação intestinal

Fatores relacionados

- Abuso de substâncias
- Ansiedade social
- Apoio social inadequado
- Autoeficácia inadequada
- Confiança inadequada na equipe de saúde
- Conflito entre comportamentos de saúde e normas sociais
- Conflito entre crenças culturais e práticas de saúde
- Conflitos entre crenças espirituais e práticas de saúde
- Confusão
- Conhecimento inadequado sobre práticas básicas de saúde
- Constipação percebida
- Crenças culturais de saúde
- Demandas concorrentes
- Dificuldade em acessar recursos da comunidade
- Dificuldade em navegar por sistemas de saúde complexos
- Dificuldade em tomar decisões
- Distúrbio nos processos de pensamento
- Estresse excessivo
- Habilidades de comunicação ineficazes
- Habilidades de função executiva prejudicadas
- Inabilidade de manter o controle
- Letramento em saúde inadequado
- Luto desadaptativo
- Medo de institucionalização
- Percepção de preconceito
- Percepção de vitimização

- Preferências de estilo de vida concorrentes
- Recursos de saúde inadequados
- Sintomas depressivos
- Sofrimento espiritual
- Uso ineficaz de estratégias de enfrentamento

Populações em risco

- Adultos jovens
- Homens cisgênero
- Idosos
- Indivíduos com experiência limitada de tomada de decisão
- Indivíduos com história de violência
- Indivíduos de famílias com enfrentamento familiar ineficaz
- Indivíduos desfavorecidos economicamente

Condições associadas

- Deficiências do desenvolvimento
- Dificuldades de aprendizagem
- Distúrbios de habilidades motoras
- Doenças crônicas
- Prejuízo funcional
- Simulação de doença
- Transtornos mentais
- Transtornos psicóticos

Literatura de apoio original disponível em https://paginas.grupoa.com.br/nanda-i-2024-2026/referencias.pdf.

Domínio 1 • Promoção da saúde

Classe 2 • Gestão da saúde | Código do diagnóstico 00395

Risco de comportamentos ineficazes de manutenção da saúde

Aprovado em 2023 • Nível de evidência 2.1

Foco primário: Comportamento
Foco secundário: Manutenção da saúde
Sujeito do cuidado: Indivíduo
Julgamento: Ineficaz
Local anatômico: —
Limite inferior de idade: 10 anos
Limite superior de idade: —
Curso clínico: —
Categoria do diagnóstico: Potencial para deteriorar
Restrição situacional: —

Definição

Suscetibilidade a manejo de conhecimento em saúde, atitudes e práticas subjacentes a ações de saúde que é insatisfatório para manter ou melhorar o bem-estar ou prevenir doenças e lesões.

Fatores de risco

- Abuso de substâncias
- Ansiedade social
- Apoio social inadequado
- Autoeficácia inadequada
- Comportamento de saúde propenso a risco
- Confiança inadequada na equipe de saúde
- Conflito entre comportamentos de saúde e normas sociais
- Conflito entre crenças culturais e práticas de saúde
- Conflitos entre crenças espirituais e práticas de saúde
- Confusão
- Conhecimento inadequado sobre práticas básicas de saúde
- Constipação percebida
- Crenças culturais de saúde
- Demandas concorrentes
- Dificuldade em acessar recursos da comunidade
- Dificuldade em navegar por sistemas de saúde complexos
- Dificuldade em tomar decisões
- Distúrbio nos processos de pensamento
- Estresse excessivo
- Habilidades de comunicação ineficazes
- Habilidades de função executiva prejudicadas
- Inabilidade de manter o controle
- Indivíduos com experiência limitada de tomada de decisão
- Letramento em saúde inadequado
- Luto desadaptativo
- Medo de institucionalização
- Percepção de preconceito
- Percepção de vitimização
- Preferências de estilo de vida concorrentes
- Recursos de saúde inadequados
- Sintomas depressivos
- Sofrimento espiritual
- Uso ineficaz de estratégias de enfrentamento

Populações em risco

- Adultos jovens
- Homens cisgênero
- Idosos
- Indivíduos com história de violência
- Indivíduos de famílias com enfrentamento familiar ineficaz
- Indivíduos desfavorecidos economicamente

Condições associadas

- Deficiências do desenvolvimento
- Dificuldades de aprendizagem
- Distúrbios de habilidades motoras
- Doenças crônicas
- Prejuízo funcional
- Simulação de doença
- Transtornos mentais
- Transtornos psicóticos

Literatura de apoio original disponível em https://paginas.grupoa.com.br/nanda-i-2024-2026/referencias.pdf.

Domínio 1 • Promoção da saúde

Classe 2 • Gestão da saúde | Código do diagnóstico 00300

Comportamentos ineficazes de manutenção do lar

Aprovado em 2020 • Revisado em 2023 • Nível de evidência 2.1

Foco primário: Comportamento
Foco secundário: Manutenção do lar
Sujeito do cuidado: Indivíduo
Julgamento: Ineficaz
Local anatômico: —

Limite inferior de idade: 10 anos
Limite superior de idade: —
Curso clínico: —
Categoria do diagnóstico: Com foco no problema
Restrição situacional: —

Definição

Padrão insatisfatório de conhecimento e atividades para a manutenção segura da residência do indivíduo.

Características definidoras

- Acúmulo de lixo
- Ambiente desordenado
- Ambiente sem condições sanitárias
- Ansiedade relacionada com tarefas domésticas
- Dificuldade em manter um ambiente confortável
- Emoção negativa em relação à manutenção do lar
- Equipamento para cozinhar inseguro
- Estresse relacionado com tarefas domésticas
- Falha em solicitar ajuda para a manutenção do lar
- Habilidade prejudicada de regular as finanças
- Padrão de doenças relacionadas com a higiene
- Roupa suja negligenciada

Fatores relacionados

- Apoio social inadequado
- Confusão
- Conhecimento inadequado dos recursos sociais
- Conhecimento inadequado sobre manutenção do lar
- Demandas concorrentes
- Dificuldade em tomar decisões
- Equilíbrio postural prejudicado
- Habilidades organizacionais inadequadas
- Mobilidade física prejudicada
- Modelos de comportamento inadequados
- Resistência física inadequada
- Restrições ambientais não abordadas
- Sentimento de impotência
- Sintomas depressivos
- Sofrimento psicológico

Populações em risco

- Idosos
- Indivíduos desfavorecidos economicamente
- Indivíduos que moram sozinhos

Condições associadas

- Doenças vasculares
- Neoplasias
- Transtornos mentais
- Transtornos sensoriais

Literatura de apoio original disponível em https://paginas.grupoa.com.br/nanda-i-2024-2026/referencias.pdf.

Domínio 1 • Promoção da saúde

Classe 2 • Gestão da saúde — Código do diagnóstico 00308

Risco de comportamentos ineficazes de manutenção do lar

Aprovado em 2020 • Revisado em 2023 • Nível de evidência 2.1

Foco primário: Comportamento
Foco secundário: Manutenção do lar
Sujeito do cuidado: Indivíduo
Julgamento: Ineficaz
Local anatômico: —

Limite inferior de idade: 10 anos
Limite superior de idade: —
Curso clínico: —
Categoria do diagnóstico: Potencial para deteriorar
Restrição situacional: —

Definição

Suscetibilidade a padrão insatisfatório de conhecimento e atividades para a manutenção segura da residência do indivíduo.

Fatores de risco

- Apoio social inadequado
- Confusão
- Conhecimento inadequado dos recursos sociais
- Conhecimento inadequado sobre manutenção do lar
- Demandas concorrentes
- Dificuldade em tomar decisões
- Equilíbrio postural prejudicado
- Habilidades organizacionais inadequadas
- Mobilidade física prejudicada
- Modelos de comportamento inadequados
- Resistência física inadequada
- Restrições ambientais não abordadas
- Sentimento de impotência
- Sintomas depressivos
- Sofrimento psicológico

Populações em risco

- Idosos
- Indivíduos desfavorecidos economicamente
- Indivíduos que moram sozinhos

Condições associadas

- Doenças vasculares
- Neoplasias
- Transtorno depressivo
- Transtornos mentais
- Transtornos sensoriais

Literatura de apoio original disponível em https://paginas.grupoa.com.br/nanda-i-2024-2026/referencias.pdf.

Classe 2 • Gestão da saúde

Código do diagnóstico 00309

Disposição para comportamentos melhorados de manutenção do lar

Aprovado em 2020 • Revisado em 2023 • Nível de evidência 2.1

Foco primário: Comportamento
Foco secundário: Manutenção do lar
Sujeito do cuidado: Indivíduo
Julgamento: Preparado
Local anatômico: —

Limite inferior de idade: 10 anos
Limite superior de idade: —
Curso clínico: —
Categoria do diagnóstico: Potencial para melhorar
Restrição situacional: —

Definição

Padrão de conhecimento e atividades para a manutenção segura da residência do indivíduo, que pode ser fortalecido.

Características definidoras

- Deseja melhorar a atitude em relação à manutenção do lar
- Deseja melhorar a higiene doméstica
- Deseja melhorar a regulação das finanças
- Deseja melhorar a segurança doméstica
- Deseja melhorar as habilidades de manejo da roupa suja
- Deseja melhorar as habilidades organizacionais
- Deseja melhorar o conforto ambiental
- Deseja melhorar o manejo do lixo
- Deseja melhorar os sentimentos em relação às tarefas domésticas

Literatura de apoio original disponível em https://paginas.grupoa.com.br/nanda-i-2024-2026/referencias.pdf.

Domínio 1 • Promoção da saúde

Classe 2 • Gestão da saúde

Código do diagnóstico 00307

Disposição para engajamento em exercícios melhorado

Aprovado em 2020 • Nível de evidência 2.1

Foco primário: Comportamento
Foco secundário: Atividade
Sujeito do cuidado: Indivíduo
Julgamento: Preparado
Local anatômico: —

Limite inferior de idade: 10 anos
Limite superior de idade: —
Curso clínico: —
Categoria do diagnóstico: Potencial para melhorar
Restrição situacional: —

Definição

Padrão de atenção à atividade física caracterizado por movimentos corporais planejados, estruturados e repetitivos, que pode ser fortalecido.

Características definidoras

- Deseja atender às expectativas dos outros sobre planos de atividade física
- Deseja manter a motivação para participar de um plano de atividade física
- Deseja manter as habilidades físicas
- Deseja manter o bem-estar físico por meio de atividade física
- Deseja melhorar a aparência física
- Deseja melhorar a autonomia para as atividades da vida diária
- Deseja melhorar a competência para interagir com o ambiente físico
- Deseja melhorar a competência para interagir com o ambiente social
- Deseja melhorar as habilidades físicas
- Deseja melhorar o condicionamento físico
- Deseja melhorar o conhecimento sobre a necessidade de atividade física
- Deseja melhorar o conhecimento sobre ambientes físicos para participação em atividade física
- Deseja melhorar o conhecimento sobre condições ambientais para participação em atividade física
- Deseja melhorar o conhecimento sobre oportunidades em grupo para participação em atividade física

Literatura de apoio original disponível em https://paginas.grupoa.com.br/nanda-i-2024-2026/referencias.pdf.

Domínio 1 • Promoção da saúde

Classe 2 • Gestão da saúde | Código do diagnóstico 00339

Letramento em saúde inadequado

Aprovado em 2023 • Nível de evidência 3.2

Foco primário: Comportamento
Foco secundário: Letramento
Sujeito do cuidado: Indivíduo
Julgamento: Inadequado
Local anatômico: —
Limite inferior de idade: 10 anos
Limite superior de idade: —
Curso clínico: —
Categoria do diagnóstico: Com foco no problema
Restrição situacional: —

Definição

Padrão insatisfatório de obtenção, avaliação e aplicação de informações e serviços básicos de saúde necessários à tomada de decisão em saúde.

Características definidoras

- Ausência de comportamento de busca de saúde
- Busca inapropriada de serviços de saúde
- Compreensão inadequada das opções de cuidados à saúde disponíveis
- Compreensão inadequada de informações de saúde
- Conhecimento inadequado das práticas de assistência à saúde
- Conhecimento inadequado sobre hábitos saudáveis
- Dificuldade em implementar um curso de ação relacionado à saúde
- Dificuldade em navegar por sistemas de saúde complexos
- Dificuldade em tomar decisões pessoais sobre cuidados com a saúde
- Implementação atrasada de curso de ação relacionado à saúde
- Vontade diminuída de participar em interação social

Fatores relacionados

- Apoio social inadequado
- Atividades sociais inadequadas
- Autoeficácia inadequada
- Comportamento defensivo
- Compreensão inadequada de informações pela pessoa de apoio
- Confiança inadequada na equipe de saúde
- Dependente das opiniões dos outros
- Desesperança
- Habilidades de comunicação inadequadas
- Hesitação em fazer perguntas
- Informações inadequadas disponíveis à pessoa de apoio
- Informações inadequadas sobre opções de cuidados de saúde
- Percepção de complexidade das informações sobre cuidados à saúde
- Percepção de complexidade do sistema de saúde
- Sintomas depressivos
- Visão inadequada não abordada

Populações em risco

- Indivíduos desfavorecidos economicamente
- Indivíduos desfavorecidos socialmente

Condições associadas

- Distúrbios da fala
- Doença aguda
- Doença crítica
- Doenças crônicas
- Polifarmácia
- Transtornos neurocognitivos

Literatura de apoio original disponível em https://paginas.grupoa.com.br/nanda-i-2024-2026/referencias.pdf.

Classe 2 • Gestão da saúde Código do diagnóstico 00411

Risco de letramento em saúde inadequado

Aprovado em 2023 • Nível de evidência 3.2

Foco primário: Comportamento
Foco secundário: Letramento
Sujeito do cuidado: Indivíduo
Julgamento: Inadequado
Local anatômico: —

Limite inferior de idade: 10 anos
Limite superior de idade: —
Curso clínico: —
Categoria do diagnóstico: Potencial para deteriorar
Restrição situacional: —

Definição

Suscetibilidade a um padrão insatisfatório de obtenção, avaliação e aplicação de informações e serviços básicos de saúde necessários à tomada de decisão em saúde.

Fatores de risco

- Apoio social inadequado
- Atividades sociais inadequadas
- Autoeficácia inadequada
- Comportamento defensivo
- Compreensão inadequada de informações pela pessoa de apoio
- Confiança inadequada na equipe de saúde
- Dependente das opiniões dos outros
- Desesperança
- Habilidades de comunicação inadequadas
- Hesitação em fazer perguntas
- Informações inadequadas disponíveis à pessoa de apoio
- Informações inadequadas sobre opções de cuidados de saúde
- Percepção de complexidade das informações sobre cuidados à saúde
- Percepção de complexidade do sistema de saúde
- Sintomas depressivos
- Visão inadequada não abordada

Populações em risco

- Indivíduos desfavorecidos economicamente
- Indivíduos desfavorecidos socialmente

Condições associadas

- Distúrbios da fala
- Doença aguda
- Doença crítica
- Doenças crônicas
- Polifarmácia
- Transtornos neurocognitivos

Literatura de apoio original disponível em https://paginas.grupoa.com.br/nanda-i-2024-2026/referencias.pdf.

Domínio 1 • Promoção da saúde

Classe 2 • Gestão da saúde | Código do diagnóstico 00262

Disposição para letramento em saúde melhorado

Aprovado em 2016 • Revisado em 2023 • Nível de evidência 2.1

Foco primário: Comportamento
Foco secundário: Letramento
Sujeito do cuidado: Indivíduo
Julgamento: Preparado
Local anatômico: —
Limite inferior de idade: 10 anos
Limite superior de idade: —
Curso clínico: —
Categoria do diagnóstico: Potencial para melhorar
Restrição situacional: —

Definição

Padrão de obtenção, avaliação e aplicação de informações e serviços básicos de saúde necessários à tomada de decisão de saúde, que pode ser fortalecido.

Características definidoras

- Deseja melhorar a compreensão de informações de saúde para fazer escolhas de cuidados de saúde
- Deseja melhorar a comunicação sobre saúde com a equipe de saúde
- Deseja melhorar a conscientização sobre processos cívicos e/ou governamentais que impactam a saúde pública
- Deseja melhorar a habilidade de ler, escrever, falar e interpretar números para as necessidades de saúde cotidianas
- Deseja melhorar a tomada de decisão sobre cuidados de saúde pessoais
- Deseja melhorar o apoio social
- Deseja melhorar o conhecimento sobre os determinantes de saúde atuais em ambientes sociais e físicos
- Deseja obter informações suficientes para navegar no sistema de saúde

Literatura de apoio original disponível em https://paginas.grupoa.com.br/nanda-i-2024-2026/referencias.pdf.

Domínio 1 • Promoção da saúde

Classe 2 • Gestão da saúde | Código do diagnóstico 00340

Disposição para envelhecimento saudável melhorado

Aprovado em 2023 • Nível de evidência 3.2

Foco primário: Bem-estar
Foco secundário: Envelhecimento
Sujeito do cuidado: Indivíduo
Julgamento: Preparado
Local anatômico: —
Limite inferior de idade: 61 anos
Limite superior de idade: —
Curso clínico: —
Categoria do diagnóstico: Potencial para melhorar
Restrição situacional: —

Definição

Padrão de desenvolvimento ou manutenção do bem-estar e da função física, mental, social e espiritual com o avanço da idade, que pode ser fortalecido.

Características definidoras

- Deseja melhorar a autonomia
- Deseja melhorar a capacidade cognitiva
- Deseja melhorar a capacidade funcional
- Deseja melhorar a dinâmica familiar
- Deseja melhorar a espiritualidade
- Deseja melhorar a independência para o autocuidado
- Deseja melhorar a qualidade de vida
- Deseja melhorar a resiliência psicológica
- Deseja melhorar o bem-estar psicológico
- Deseja melhorar o conhecimento para fazer escolhas adequadas para promover a saúde
- Deseja melhorar o engajamento social
- Deseja melhorar o estilo de vida saudável
- Deseja melhorar o manejo de condições

Literatura de apoio original disponível em https://paginas.grupoa.com.br/nanda-i-2024-2026/referencias.pdf.

Domínio 1 • Promoção da saúde

Classe 2 • Gestão da saúde

Código do diagnóstico 00353

Síndrome da fragilidade do idoso

Aprovado em 2023 • Nível de evidência 2.1

Foco primário: Fragilidade
Foco secundário: Gestão da saúde
Sujeito do cuidado: Indivíduo
Julgamento: Inadequado
Local anatômico: —
Limite inferior de idade: 61 anos
Limite superior de idade: —
Curso clínico: —
Categoria do diagnóstico: Com foco no problema
Restrição situacional: —

Definição

Estado dinâmico de desequilíbrio que inclui a deterioração de funções e reservas nos sistemas fisiológicos.

Características definidoras

- Carga excessiva de fadiga (00477)
- Conexão social inadequada (00383)
- Habilidade de alimentar-se diminuída (00328)
- Habilidade de banhar-se diminuída (00326)
- Habilidade de cuidados pessoais diminuída (00330)
- Habilidade de deambulação prejudicada (00365)
- Habilidade de utilizar o vaso sanitário diminuída (00329)
- Habilidade de vestir-se diminuída (00327)
- Incontinência urinária associada à incapacidade (00297)
- Ingestão nutricional inadequada (00343)
- Ingestão nutricional proteico-calórica inadequada (00359)
- Memória prejudicada (00131)
- Mobilidade física prejudicada (00085)
- Risco de quedas no adulto (00303)
- Tolerância à atividade diminuída (00298)

Fatores relacionados

- Anorexia do envelhecimento
- Ansiedade
- Apoio social inadequado
- Autogestão ineficaz do sobrepeso
- Comportamentos sedentários
- Confusão
- Conhecimento inadequado do cuidador sobre os fatores modificáveis
- Conhecimento inadequado dos fatores modificáveis
- Desnutrição
- Energia diminuída
- Equilíbrio postural prejudicado
- Exaustão
- Fraqueza muscular
- Medo de quedas
- Tristeza

Populações em risco

- Indivíduos > 70 anos de idade
- Indivíduos com baixo nível educacional
- Indivíduos com história de quedas
- Indivíduos com perda de peso não intencional de > 4,5 kg em 1 ano
- Indivíduos com perda não intencional de 25% do peso corporal ao longo de 1 ano
- Indivíduos desfavorecidos economicamente
- Indivíduos desfavorecidos socialmente
- Indivíduos que moram em espaços restritos
- Indivíduos que moram sozinhos
- Indivíduos que requerem > 5 segundos para a caminhada de 4 metros
- Indivíduos vivenciando hospitalização prolongada
- Mulheres cisgênero

Condições associadas

- Concentração sérica diminuída de 25-hidroxivitamina D
- Disfunção da regulação endócrina
- Distúrbios de coagulação do sangue
- Doenças crônicas
- Polifarmácia
- Resposta inflamatória suprimida
- Sarcopenia
- Transtornos mentais
- Transtornos sensoriais

Literatura de apoio original disponível em https://paginas.grupoa.com.br/nanda-i-2024-2026/referencias.pdf.

Domínio 1 • Promoção da saúde

Classe 2 • Gestão da saúde

Código do diagnóstico 00357

Risco de síndrome da fragilidade do idoso

Aprovado em 2023 • Nível de evidência 2.1

Foco primário: Fragilidade
Foco secundário: Gestão da saúde
Sujeito do cuidado: Indivíduo
Julgamento: Inadequado
Local anatômico: —
Limite inferior de idade: 61 anos
Limite superior de idade: —
Curso clínico: —
Categoria do diagnóstico: Potencial para deteriorar
Restrição situacional: —

Definição

Suscetibilidade a um estado dinâmico de desequilíbrio que inclui a deterioração de funções e reservas nos sistemas fisiológicos.

Fatores de risco

- Anorexia do envelhecimento
- Ansiedade
- Apoio social inadequado
- Autogestão ineficaz do sobrepeso
- Comportamentos sedentários
- Confusão
- Conhecimento inadequado do cuidador sobre os fatores modificáveis
- Conhecimento inadequado dos fatores modificáveis
- Desnutrição
- Energia diminuída
- Equilíbrio postural prejudicado
- Exaustão
- Fraqueza muscular
- Medo de quedas
- Tristeza

Populações em risco

- Indivíduos > 70 anos de idade
- Indivíduos com baixo nível educacional
- Indivíduos com história de quedas
- Indivíduos com perda de peso não intencional de > 4,5 kg em 1 ano
- Indivíduos com perda não intencional de 25% do peso corporal ao longo de 1 ano
- Indivíduos desfavorecidos economicamente
- Indivíduos desfavorecidos socialmente
- Indivíduos que moram em espaços restritos
- Indivíduos que moram sozinhos
- Indivíduos que requerem > 5 segundos para a caminhada de 4 metros
- Indivíduos vivenciando hospitalização prolongada
- Mulheres cisgênero

Condições associadas

- Concentração sérica diminuída de 25-hidroxivitamina D
- Disfunção da regulação endócrina
- Distúrbios de coagulação do sangue
- Doenças crônicas
- Polifarmácia
- Resposta inflamatória suprimida
- Sarcopenia
- Transtornos mentais
- Transtornos sensoriais

Literatura de apoio original disponível em https://paginas.grupoa.com.br/nanda-i-2024-2026/referencias.pdf.

Domínio 2.
Nutrição

Atividades de ingerir, assimilar e utilizar nutrientes para fins de manutenção e reparação dos tecidos e de produção de energia

Classe 1.	**Ingestão** **Levar alimentos ou nutrientes para dentro do organismo**	
Código	**Diagnóstico**	**Página**
00343	Ingestão nutricional inadequada	261
00409	Risco de ingestão nutricional inadequada	263
00419	Disposição para ingestão nutricional melhorada	265
00359	Ingestão nutricional proteico-calórica inadequada	266
00360	Risco de ingestão nutricional proteico-calórica inadequada	268
00371	Amamentação ineficaz	270
00406	Risco de amamentação ineficaz	272
00347	Amamentação exclusiva conturbada	274
00382	Risco de amamentação exclusiva conturbada	276
00479	Disposição para amamentação melhorada	278
00333	Produção inadequada de leite humano	279
00334	Risco de produção inadequada de leite humano	281
00271	Dinâmica de alimentação ineficaz do lactente	283
00270	Dinâmica alimentar ineficaz da criança	285
00269	Dinâmica alimentar ineficaz do adolescente	287
00103	Deglutição prejudicada	289

Classe 2.	**Digestão** **Atividades físicas e químicas que convertem alimentos em substâncias adequadas para absorção e assimilação**	
Código	**Diagnóstico**	**Página**
	Esta classe não contém diagnósticos atualmente	291

Classe 3.	**Absorção** **Ato de incorporar nutrientes pelos tecidos do organismo**	
Código	**Diagnóstico**	**Página**
	Esta classe não contém diagnósticos atualmente	292

Classe 4.	**Metabolismo** **Processos químicos e físicos que ocorrem nos organismos vivos e células para o desenvolvimento e o uso do protoplasma, a produção de resíduos e energia, com a liberação de energia para todos os processos vitais**	
Código	**Diagnóstico**	**Página**
00194	Hiperbilirrubinemia neonatal	293
00230	Risco de hiperbilirrubinemia neonatal	294

Classe 5.	**Hidratação** **Ingestão e absorção de líquidos e eletrólitos**	
Código	**Diagnóstico**	**Página**
00491	Risco de equilíbrio hidreletrolítico prejudicado	295
00492	Risco de equilíbrio do volume de líquidos prejudicado	296
00026	Volume de líquidos excessivo	297
00370	Risco de volume de líquidos excessivo	298
00421	Volume de líquidos inadequado	299
00420	Risco de volume de líquidos inadequado	300

HERDMAN, T. H.; KAMITSURU, S.; LOPES, C. T. (org.). Diagnósticos de enfermagem da NANDA-I: definições e classificação - 2024-2026. Porto Alegre: Artmed, 2024.

Classe 1 • Ingestão

Código do diagnóstico 00343

Ingestão nutricional inadequada

Aprovado em 2023 • Nível de evidência 3.2

Foco primário: Nutrição
Foco secundário: Ingestão de nutrientes
Sujeito do cuidado: Indivíduo
Julgamento: Inadequado
Local anatômico: —

Limite inferior de idade: —
Limite superior de idade: —
Curso clínico: —
Categoria do diagnóstico: Com foco no problema
Restrição situacional: —

Definição

Consumo de nutrientes insuficiente para atender às necessidades metabólicas.

Características definidoras

- Atraso na cicatrização de ferida
- Aumento do catabolismo muscular
- Baixo peso para a idade e o sexo
- Cólica abdominal
- Constipação
- Crescimento de perímetro cefálico inadequado para idade e sexo
- Diarreia
- Dor abdominal
- Escore Z baixo para medição antropométrica individual em crianças com ganho de peso < 30 g por dia
- Fragilidade capilar
- Ganho de peso neonatal < 30 g por dia
- Hipoglicemia não abordada
- Hipotonia muscular
- Inflamação
- Ingestão de alimentos menor que a ingestão diária recomendada
- Ingestão de alimentos menor que as necessidades estimadas
- Letargia
- Metabolismo alterado com elevação do gasto de energia em repouso
- Mucosas pálidas
- Perda de peso não intencional apesar da ingestão adequada de alimentos
- Perda excessiva de cabelos
- Ruídos intestinais hiperativos

Fatores relacionados

- Amamentação interrompida
- Ambiente desagradável
- Apetite inadequado
- Apoio social inadequado
- Apresentação pouco atraente dos alimentos
- Atividade física inadequada para a absorção de nutrientes
- Aversão a alimento
- Boca seca
- Conhecimento inadequado do cuidador sobre as necessidades metabólicas
- Conhecimento inadequado do cuidador sobre estratégias de alimentação
- Conhecimento inadequado do cuidador sobre estratégias para controlar o apetite
- Conhecimento inadequado sobre as necessidades nutricionais
- Deglutição prejudicada
- Dentição inadequada não abordada
- Dificuldade em estabelecer interação social
- Dificuldade em realizar atividades da vida diária de forma independente
- Dificuldade em realizar atividades instrumentais da vida diária de forma independente
- Enfraquecimento dos músculos necessários à deglutição

2. Nutrição

- Enfraquecimento dos músculos necessários à mastigação
- Expectativa não realista da capacidade de ingerir alimentos
- Habilidades culinárias inadequadas
- Informações imprecisas
- Insegurança alimentar
- Integridade da mucosa oral prejudicada
- Interesse inadequado em alimentos
- Manejo inapropriado de alergias alimentares
- Paladar alterado
- Saciedade imediatamente após a ingestão de alimentos
- Sintomas depressivos
- Suprimento inadequado de alimentos
- Utensílios inapropriados

Populações em risco

- Idosos
- Indivíduos com história de perda de peso não intencional nos últimos 3 meses
- Indivíduos com necessidades nutricionais aumentadas
- Indivíduos desfavorecidos economicamente
- Indivíduos institucionalizados
- Indivíduos vivenciando dissonância sociocultural
- Lactentes nascidos de indivíduos que estavam desnutridos durante a gravidez
- Lactentes prematuros
- Lactentes sendo amamentados por um indivíduo desnutrido
- Mulheres cisgênero

Condições associadas

- Doenças crônicas
- Doenças do sistema digestório
- Imunossupressão
- Metabolismo alterado
- Neoplasias
- Polifarmácia
- Transtorno dismórfico corporal
- Transtornos mentais
- Transtornos sensoriais

Literatura de apoio original disponível em https://paginas.grupoa.com.br/nanda-i-2024-2026/referencias.pdf.

Classe 1 • Ingestão

Código do diagnóstico 00409

Risco de ingestão nutricional inadequada

Aprovado em 2023 • Nível de evidência 3.2

Foco primário: Nutrição
Foco secundário: Ingestão de nutrientes
Sujeito do cuidado: Indivíduo
Julgamento: Inadequado
Local anatômico: —
Limite inferior de idade: —
Limite superior de idade: —
Curso clínico: —
Categoria do diagnóstico: Potencial para deteriorar
Restrição situacional: —

Definição

Suscetibilidade a consumo de nutrientes insuficiente para atender às necessidades metabólicas.

Fatores de risco

- Amamentação interrompida
- Ambiente desagradável
- Apetite inadequado
- Apoio social inadequado
- Apresentação pouco atraente dos alimentos
- Atividade física inadequada para a absorção de nutrientes
- Aversão a alimento
- Boca seca
- Conhecimento inadequado do cuidador sobre as necessidades metabólicas
- Conhecimento inadequado do cuidador sobre estratégias de alimentação
- Conhecimento inadequado do cuidador sobre estratégias para controlar o apetite
- Conhecimento inadequado sobre as necessidades nutricionais
- Deglutição prejudicada
- Dentição inadequada não abordada
- Dificuldade em estabelecer interação social
- Dificuldade em realizar atividades da vida diária de forma independente
- Dificuldade em realizar atividades instrumentais da vida diária de forma independente
- Enfraquecimento dos músculos necessários à deglutição
- Enfraquecimento dos músculos necessários à mastigação
- Expectativa não realista da capacidade de ingerir alimentos
- Habilidades culinárias inadequadas
- Informações imprecisas
- Insegurança alimentar
- Integridade da mucosa oral prejudicada
- Interesse inadequado em alimentos
- Manejo inapropriado de alergias alimentares
- Paladar alterado
- Saciedade imediatamente após a ingestão de alimentos
- Sintomas depressivos
- Suprimento inadequado de alimentos
- Utensílios inapropriados

Populações em risco

- Idosos
- Indivíduos com história de perda de peso não intencional nos últimos 3 meses
- Indivíduos com necessidades nutricionais aumentadas
- Indivíduos desfavorecidos economicamente
- Indivíduos institucionalizados
- Indivíduos vivenciando dissonância sociocultural
- Lactentes nascidos de indivíduos que estavam desnutridos durante a gravidez
- Lactentes prematuros
- Lactentes sendo amamentados por um indivíduo desnutrido
- Mulheres cisgênero

Condições associadas

- Doenças crônicas
- Doenças do sistema digestório
- Imunossupressão
- Metabolismo alterado
- Neoplasias
- Polifarmácia
- Transtorno dismórfico corporal
- Transtornos mentais
- Transtornos sensoriais

Literatura de apoio original disponível em https://paginas.grupoa.com.br/nanda-i-2024-2026/referencias.pdf.

Classe 1 • Ingestão

Código do diagnóstico 00419

Disposição para ingestão nutricional melhorada

Aprovado em 2023 • Nível de evidência 2.1

Foco primário: Nutrição
Foco secundário: Ingestão de nutrientes
Sujeito do cuidado: Indivíduo
Julgamento: Preparado
Local anatômico: —
Limite inferior de idade: —
Limite superior de idade: —
Curso clínico: —
Categoria do diagnóstico: Potencial para melhorar
Restrição situacional: —

Definição

Padrão de consumo de nutrientes que atende às necessidades metabólicas, que pode ser fortalecido.

Características definidoras

- Deseja melhorar a nutrição
- Deseja melhorar o conhecimento para fazer escolhas alimentares adequadas para promover a saúde
- Deseja melhorar o conhecimento sobre nutrientes essenciais

Literatura de apoio original disponível em https://paginas.grupoa.com.br/nanda-i-2024-2026/referencias.pdf.

Domínio 2 • Nutrição

Classe 1 • Ingestão — Código do diagnóstico 00359

2. Nutrição

Ingestão nutricional proteico-calórica inadequada

Aprovado em 2023 • Nível de evidência 3.3

Foco primário: Nutrição
Foco secundário: Ingestão de nutrientes
Sujeito do cuidado: Indivíduo
Julgamento: Inadequado
Local anatômico: —
Limite inferior de idade: —
Limite superior de idade: —
Curso clínico: —
Categoria do diagnóstico: Com foco no problema
Restrição situacional: —

Definição

Consumo alimentar insuficiente de proteínas e calorias para atender às necessidades metabólicas.

Características definidoras

- Aumento do catabolismo muscular
- Baixo peso para a idade e o sexo
- Crescimento inadequado para idade e sexo
- Escore Z baixo para medição antropométrica individual em crianças com ganho de peso < 30 g por dia
- Ganho de peso neonatal < 30 g por dia
- Gasto de energia abaixo da ingestão de energia com base em avaliação padronizada
- Inflamação
- Ingestão de alimentos menor que a ingestão diária recomendada
- Ingestão de alimentos menor que as necessidades estimadas
- Metabolismo alterado com elevação do gasto de energia em repouso
- Perda de peso não intencional apesar da ingestão adequada de alimentos

Fatores relacionados

- Acesso inadequado a alimentos saudáveis
- Amamentação interrompida
- Ambiente desagradável
- Apetite inadequado
- Apoio social inadequado
- Apresentação pouco atraente dos alimentos
- Atividade física inadequada para a absorção de nutrientes
- Boca seca
- Conhecimento inadequado do cuidador sobre as necessidades metabólicas
- Conhecimento inadequado do cuidador sobre estratégias de alimentação
- Conhecimento inadequado do cuidador sobre estratégias para controlar o apetite
- Conhecimento inadequado sobre as necessidades nutricionais
- Deglutição prejudicada
- Dentição inadequada não abordada
- Dieta desproporcionalmente rica em gorduras
- Dificuldade em estabelecer interação social
- Dificuldade em realizar atividades da vida diária de forma independente
- Dificuldade em realizar atividades instrumentais da vida diária de forma independente

- Habilidades culinárias inadequadas
- Informações imprecisas
- Insegurança alimentar
- Integridade da mucosa oral prejudicada
- Manejo inapropriado de alergias alimentares
- Sintomas depressivos
- Suprimento inadequado de alimentos
- Variedade inadequada de alimentos

Populações em risco

- Idosos
- Indivíduos com história de perda de peso não intencional nos últimos 3 meses
- Indivíduos com necessidades nutricionais aumentadas
- Indivíduos desfavorecidos economicamente
- Indivíduos institucionalizados
- Indivíduos vivenciando dissonância sociocultural
- Lactentes nascidos de indivíduos que estavam desnutridos antes da gravidez
- Lactentes nascidos de indivíduos que estavam desnutridos durante a gravidez
- Lactentes prematuros
- Lactentes sendo amamentados por um indivíduo desnutrido
- Mulheres cisgênero

Condições associadas

- Doenças crônicas
- Doenças do sistema digestório
- Imunossupressão
- Metabolismo alterado
- Neoplasias
- Polifarmácia
- Transtorno dismórfico corporal
- Transtornos mentais
- Transtornos sensoriais

Literatura de apoio original disponível em https://paginas.grupoa.com.br/nanda-i-2024-2026/referencias.pdf.

Classe 1 • Ingestão Código do diagnóstico 00360

Risco de ingestão nutricional proteico-calórica inadequada

Aprovado em 2023 • Nível de evidência 3.3

Foco primário: Nutrição
Foco secundário: Ingestão de nutrientes
Sujeito do cuidado: Indivíduo
Julgamento: Inadequado
Local anatômico: —
Limite inferior de idade: —
Limite superior de idade: —
Curso clínico: —
Categoria do diagnóstico: Potencial para deteriorar
Restrição situacional: —

Definição

Suscetibilidade a consumo alimentar insuficiente de proteínas e calorias para atender às necessidades metabólicas.

Fatores de risco

- Acesso inadequado a alimentos saudáveis
- Amamentação interrompida
- Ambiente desagradável
- Apetite inadequado
- Apoio social inadequado
- Apresentação pouco atraente dos alimentos
- Atividade física inadequada para a absorção de nutrientes
- Boca seca
- Conhecimento inadequado do cuidador sobre as necessidades metabólicas
- Conhecimento inadequado do cuidador sobre estratégias de alimentação
- Conhecimento inadequado do cuidador sobre estratégias para controlar o apetite
- Conhecimento inadequado sobre as necessidades nutricionais
- Deglutição prejudicada
- Dentição inadequada não abordada
- Dieta desproporcionalmente rica em gorduras
- Dificuldade em estabelecer interação social
- Dificuldade em realizar atividades da vida diária de forma independente
- Dificuldade em realizar atividades instrumentais da vida diária de forma independente
- Habilidades culinárias inadequadas
- Informações imprecisas
- Insegurança alimentar
- Integridade da mucosa oral prejudicada
- Manejo inapropriado de alergias alimentares
- Sintomas depressivos
- Suprimento inadequado de alimentos
- Variedade inadequada de alimentos

Populações em risco

- Idosos
- Indivíduos com história de perda de peso não intencional nos últimos 3 meses
- Indivíduos com necessidades nutricionais aumentadas
- Indivíduos desfavorecidos economicamente
- Indivíduos institucionalizados
- Indivíduos vivenciando dissonância sociocultural
- Lactentes nascidos de indivíduos que estavam desnutridos antes da gravidez
- Lactentes nascidos de indivíduos que estavam desnutridos durante a gravidez
- Lactentes prematuros
- Lactentes sendo amamentados por um indivíduo desnutrido
- Mulheres cisgênero

Condições associadas

- Doenças crônicas
- Doenças do sistema digestório
- Imunossupressão
- Metabolismo alterado
- Neoplasias
- Polifarmácia
- Transtorno dismórfico corporal
- Transtornos mentais
- Transtornos sensoriais

Literatura de apoio original disponível em https://paginas.grupoa.com.br/nanda-i-2024-2026/referencias.pdf.

Classe 1 • Ingestão

Código do diagnóstico 00371

Amamentação ineficaz

Aprovado em 2023 • Nível de evidência 3.1

Foco primário: Nutrição
Foco secundário: Ingestão de nutrientes
Sujeito do cuidado: Família
Julgamento: Ineficaz
Local anatômico: —

Limite inferior de idade: —
Limite superior de idade: —
Curso clínico: —
Categoria do diagnóstico: Com foco no problema
Restrição situacional: —

Definição

Dificuldade de fornecer ou receber leite humano da mama, o que pode comprometer o estado nutricional de um lactente ou criança.

Características definidoras

Lactente ou criança

- Apresenta sinais de fome apesar das medidas de conforto
- Episódios frequentes de choro logo após amamentação
- Fezes inadequadas
- Ganho de peso inadequado para a idade e o sexo
- Interrompe a sucção
- Perda de peso sustentada
- Resistência em apreender o complexo mamilo-areolar
- Sucção com mais aréola visível abaixo do lábio inferior do que acima do lábio superior
- Sucção com o lábio inferior virado para dentro
- Sucção com pausas frequentes
- Sucção muito rápida
- Sucção com a boca semiaberta
- Sucção sem o queixo tocando a mama

Mãe/pai

- Dor no mamilo
- Mamilos lesionados
- Percepção de esvaziamento inadequado de cada mama durante a amamentação
- Percepção de suprimento inadequado de leite humano
- Posicionamento do lactente longe da mama
- Posicionamento do lactente longe do corpo
- Posicionamento do lactente sem apoiar o corpo inteiro
- Posicionamento do lactente sem o corpo reto
- Posicionamento do lactente sem o pescoço reto
- Sinais inadequados de liberação de ocitocina
- Tecido mamário ingurgitado

Fatores relacionados

Fatores do lactente ou da criança

- Oportunidade inadequada de sugar a mama
- Resposta ineficaz de sucção-deglutição

Fatores da mãe/pai

- Aconselhamento inadequado sobre a técnica de amamentação
- Amamentação interrompida
- Ambivalência em relação à amamentação
- Anomalia mamária não abordada
- Ansiedade em relação à amamentação
- Autoeficácia inadequada para a amamentação
- Autogestão ineficaz do sobrepeso
- Conhecimento inadequado sobre a importância da amamentação
- Cuidados pós-parto inadequados
- Dor
- Fadiga
- Fornece alimentação suplementar com bico artificial
- Incentivo ao uso de chupeta
- Início tardio da amamentação
- Mastite
- Oportunidades inadequadas de amamentação no local de trabalho
- Preocupação em manter o formato das mamas com a amamentação contínua
- Produção inadequada de leite humano
- Práticas culturais que não incluem a amamentação exclusiva
- Sintomas depressivos
- Uso de tabaco

Populações em risco

Lactente ou criança

- Lactentes com baixo peso ao nascer
- Lactentes hospitalizados
- Lactentes prematuros

Mãe/pai

- Indivíduos com história de cirurgia nas mamas
- Indivíduos com história de falha na amamentação
- Indivíduos desfavorecidos economicamente
- Indivíduos primíparos
- Indivíduos que tiveram parto cesáreo
- Mães/pais com baixo nível educacional
- Mães/pais de lactentes prematuros

Condições associadas

- Malformação orofaríngea
- Preparações farmacêuticas

Na edição original em inglês o conceito desse diagnóstico foi alterado de *breastfeeding* para *chestfeeding*. Como não há um termo equivalente no português, mantivemos a tradução como "amamentação".

Literatura de apoio original disponível em https://paginas.grupoa.com.br/nanda-i-2024-2026/referencias.pdf.

Classe 1 • Ingestão

Código do diagnóstico 00406

Risco de amamentação ineficaz

Aprovado em 2023 • Nível de evidência 3.1

Foco primário: Nutrição
Foco secundário: Ingestão de nutrientes
Sujeito do cuidado: Família
Julgamento: Ineficaz
Local anatômico: —

Limite inferior de idade: —
Limite superior de idade: —
Curso clínico: —
Categoria do diagnóstico: Potencial para deteriorar
Restrição situacional: —

Definição

Suscetibilidade a dificuldade de fornecer ou receber leite humano da mama, o que pode comprometer o estado nutricional de um lactente ou criança.

Fatores de risco

Fatores do lactente ou da criança

- Oportunidade inadequada de sugar a mama
- Resposta ineficaz de sucção-deglutição

Fatores da mãe/pai

- Aconselhamento inadequado sobre a técnica de amamentação
- Amamentação interrompida
- Ambivalência em relação à amamentação
- Anomalia mamária não abordada
- Ansiedade em relação à amamentação
- Autoeficácia inadequada para a amamentação
- Autogestão ineficaz do sobrepeso
- Conhecimento inadequado da técnica de amamentação
- Conhecimento inadequado sobre a importância da amamentação
- Cuidados pós-parto inadequados
- Dor
- Fadiga
- Fornece alimentação suplementar com bico artificial
- Incentivo ao uso de chupeta
- Início tardio da amamentação
- Mastite
- Oportunidades inadequadas de amamentação no local de trabalho
- Preocupação em manter o formato das mamas com a amamentação contínua
- Produção inadequada de leite humano
- Práticas culturais que não incluem a amamentação exclusiva
- Sintomas depressivos

Populações em risco

Lactente ou criança

- Lactentes com baixo peso ao nascer
- Lactentes hospitalizados
- Lactentes prematuros

Mãe/pai

- Indivíduos com história de cirurgia nas mamas
- Indivíduos com história de falha na amamentação
- Indivíduos desfavorecidos economicamente
- Indivíduos primíparos
- Indivíduos que tiveram parto cesáreo
- Mães/pais com baixo nível educacional
- Mães/pais de lactentes prematuros

Condições associadas

- Malformação orofaríngea
- Preparações farmacêuticas

Na edição original em inglês o conceito desse diagnóstico foi alterado de *breastfeeding* para *chestfeeding*. Como não há um termo equivalente no português, mantivemos a tradução como "amamentação".

Literatura de apoio original disponível em https://paginas.grupoa.com.br/nanda-i-2024-2026/referencias.pdf.

Classe 1 • Ingestão

Código do diagnóstico 00347

Amamentação exclusiva conturbada

Aprovado em 2023 • Nível de evidência 3.1

Foco primário: Nutrição
Foco secundário: Ingestão de nutrientes
Sujeito do cuidado: Família
Julgamento: Conturbado
Local anatômico: —

Limite inferior de idade: —
Limite superior de idade: —
Curso clínico: —
Categoria do diagnóstico: Com foco no problema
Restrição situacional: —

Definição

Interferência no processo de fornecimento exclusivo de leite humano a um lactente de até 6 meses de idade, em indivíduos cuja produção de leite humano é adequada.

Características definidoras

Lactente

- Diarreia frequente
- Excesso de peso para a idade e o sexo
- Gastrenterite infecciosa
- Infecções de ouvido frequentes
- Infecções respiratórias frequentes

Mãe/pai

- Dificuldade em fornecer leite humano exclusivo
- Emprega o estilo de alimentação forçada
- Fornece alimentação suplementar com bico artificial
- Não pratica a alimentação responsiva
- Recusa-se a fornecer leite humano exclusivo

Fatores relacionados

Fatores do lactente

- Perda de peso sustentada
- Resposta ineficaz de sucção-deglutição

Fatores da mãe/pai

- Aconselhamento inadequado sobre a técnica de amamentação
- Ambivalência em relação à amamentação
- Apoio familiar inadequado
- Apoio social inadequado
- Atraso do estágio II da lactogênese
- Autoeficácia inadequada para a amamentação
- Conhecimento inadequado da técnica de amamentação
- Conhecimento inadequado sobre a importância da amamentação exclusiva
- Cuidados pós-parto inadequados
- Dor
- Fadiga
- Mamilos lesionados
- Oportunidades inadequadas de amamentação no local de trabalho
- Percepção de suprimento inadequado de leite humano

- Preocupação em manter o formato das mamas com a amamentação contínua
- Produção inadequada de leite humano
- Práticas culturais que não incluem a amamentação exclusiva
- Sintomas depressivos
- Tecido mamário ingurgitado

Populações em risco

Lactente

- Lactentes com baixo peso ao nascer
- Lactentes hospitalizados
- Lactentes prematuros

Mãe/pai

- Indivíduos com baixo nível educacional
- Indivíduos com história de cirurgia nas mamas
- Indivíduos com história de falha na amamentação
- Indivíduos em ambientes de trabalho inflexíveis
- Indivíduos que tiveram parto cesáreo

Condições associadas

- Doença do(a) genitor(a)
- Malformação orofaríngea
- Preparações farmacêuticas

Na edição original em inglês o conceito desse diagnóstico foi alterado de *breastfeeding* para *chestfeeding*. Como não há um termo equivalente no português, mantivemos a tradução como "amamentação".

Literatura de apoio original disponível em https://paginas.grupoa.com.br/nanda-i-2024-2026/referencias.pdf.

Classe 1 • Ingestão | Código do diagnóstico 00382

Risco de amamentação exclusiva conturbada

Aprovado em 2023 • Nível de evidência 3.1

Foco primário: Nutrição
Foco secundário: Ingestão de nutrientes
Sujeito do cuidado: Família
Julgamento: Conturbado
Local anatômico: —
Limite inferior de idade: —
Limite superior de idade: —
Curso clínico: —
Categoria do diagnóstico: Potencial para deteriorar
Restrição situacional: —

Definição

Suscetibilidade a interferência no processo de fornecimento exclusivo de leite humano a um lactente de até 6 meses de idade, em indivíduos cuja produção de leite humano é adequada.

Fatores de risco

Fatores do lactente

- Perda de peso sustentada
- Resposta ineficaz de sucção-deglutição do lactente

Fatores da mãe/pai

- Aconselhamento inadequado sobre a técnica de amamentação
- Ambivalência em relação à amamentação
- Apoio familiar inadequado
- Apoio social inadequado
- Atraso do estágio II da lactogênese
- Autoeficácia inadequada para a amamentação
- Conhecimento inadequado da técnica de amamentação
- Conhecimento inadequado sobre a importância da amamentação exclusiva
- Cuidados pós-parto inadequados
- Dor
- Fadiga
- Mamilos lesionados
- Oportunidades inadequadas de amamentação no local de trabalho
- Percepção de suprimento inadequado de leite humano
- Preocupação em manter o formato das mamas com a amamentação contínua
- Produção inadequada de leite humano
- Práticas culturais que não incluem a amamentação exclusiva
- Sintomas depressivos
- Tecido mamário ingurgitado

Populações em risco

Lactente

- Lactentes com baixo peso ao nascer
- Lactentes hospitalizados
- Lactentes prematuros

Mãe/pai

- Indivíduos com baixo nível educacional
- Indivíduos com história de cirurgia nas mamas
- Indivíduos com história de falha na amamentação
- Indivíduos em ambientes de trabalho inflexíveis
- Indivíduos que tiveram parto cesáreo

Condições associadas

- Doença do(a) genitor(a)
- Malformação orofaríngea
- Preparações farmacêuticas

Na edição original em inglês o conceito desse diagnóstico foi alterado de *breastfeeding* para *chestfeeding*. Como não há um termo equivalente no português, mantivemos a tradução como "amamentação".

Literatura de apoio original disponível em https://paginas.grupoa.com.br/nanda-i-2024-2026/referencias.pdf.

Classe 1 • Ingestão   Código do diagnóstico 00479

Disposição para amamentação melhorada

Aprovado em 2023 • Nível de evidência 2.2

Foco primário: Nutrição
Foco secundário: Ingestão de nutrientes
Sujeito do cuidado: Família
Julgamento: Preparado
Local anatômico: —

Limite inferior de idade: —
Limite superior de idade: —
Curso clínico: —
Categoria do diagnóstico: Potencial para melhorar
Restrição situacional: —

Definição

Padrão de fornecimento de leite humano a um lactente ou uma criança, que pode ser fortalecido.

Características definidoras

- Deseja melhorar a autoeficácia para a amamentação
- Deseja melhorar a capacidade de amamentação exclusiva
- Deseja melhorar a capacidade de fornecer leite humano para atender às necessidades nutricionais da criança
- Deseja melhorar a integração de práticas culturais à amamentação exclusiva
- Deseja melhorar a produção de leite humano
- Deseja melhorar o conhecimento sobre a técnica de amamentação

Na edição original em inglês o conceito desse diagnóstico foi alterado de *breastfeeding* para *chestfeeding*. Como não há um termo equivalente no português, mantivemos a tradução como "amamentação".

Literatura de apoio original disponível em https://paginas.grupoa.com.br/nanda-i-2024-2026/referencias.pdf.

Domínio 2 • Nutrição

Classe 1 • Ingestão

Código do diagnóstico 00333

Produção inadequada de leite humano

Aprovado em 2023 • Nível de evidência 3.1

Foco primário: Nutrição
Foco secundário: Lactação
Sujeito do cuidado: Indivíduo
Julgamento: Inadequado
Local anatômico: —

Limite inferior de idade: —
Limite superior de idade: —
Curso clínico: —
Categoria do diagnóstico: Com foco no problema
Restrição situacional: —

Definição

Lactação insuficiente para atender exclusivamente às necessidades nutricionais de um lactente nos primeiros 6 meses de vida.

Características definidoras

Mãe/pai

- Ausência de liberação de leite dos alvéolos para os ductos apesar de estimulação suficiente
- Ausência de produção de leite apesar de estimulação suficiente do complexo mamilo-areolar
- Produção de leite atrasada
- Volume de leite humano expresso é menor do que o prescrito

Lactente

- Alimentar mais de 12 vezes em um período de 24 horas
- Chora quando posicionado para amamentação
- Constipação
- Débito urinário < 1 mL/kg/hora em lactentes pré-termo
- Débito urinário < 2 mL/kg/hora em lactentes a termo
- Episódios frequentes de choro logo após amamentação
- Fezes que não se tornaram amarelas até o 5º dia de vida
- Ganho de peso inadequado para a idade e o sexo
- Gravidade específica da urina > 1,030
- Sucção com pausas frequentes
- Sucção muito rápida
- Sucção muito superficial
- Sucção não sustentada
- Tempo prolongado de amamentação

Fatores relacionados

Fatores da mãe/pai

- Aconselhamento inadequado sobre a técnica de amamentação
- Apoio familiar inadequado
- Apoio social inadequado
- Autoeficácia inadequada para a amamentação
- Autogestão ineficaz do sobrepeso
- Comportamentos inadequados para apoiar a produção de leite humano
- Conhecimento inadequado sobre a importância de iniciar a amamentação precoce
- Conhecimento inadequado sobre nutrientes essenciais

- Consumo de álcool
- Desnutrição
- Dificuldade em manejar um regime terapêutico complexo
- Estresse excessivo
- Ingestão de líquidos inadequada
- Ingestão inadequada de vitaminas
- Introdução precoce de fórmula láctea
- Início tardio da amamentação
- Oferece oportunidade inadequada para sucção
- Oportunidades inadequadas de amamentação no local de trabalho
- Uso de tabaco

Fatores do lactente

- Pega ineficaz
- Recusa a amamentação
- Reflexo de sucção ineficaz
- Resistência em apreender o complexo mamilo-areolar
- Resposta ineficaz de sucção-deglutição do lactente
- Tempo de sucção inadequado

Populações em risco

Mãe/pai

- Adultos mais jovens
- Indivíduo com hipertensão induzida pela gravidez
- Indivíduo com supressão da lipoproteína lipase mamária mediada por inflamação
- Indivíduos com baixo nível educacional
- Indivíduos com excesso de peso para a idade e o sexo
- Indivíduos com história de cirurgia nas mamas
- Indivíduos com história de falha na amamentação
- Indivíduos com níveis mais altos de testosterona sérica
- Indivíduos dependentes de dispositivos de extração de leite humano para lactentes admitidos na unidade de terapia intensiva neonatal
- Indivíduos desfavorecidos economicamente
- Indivíduos em ambientes de trabalho inflexíveis
- Indivíduos primíparos
- Indivíduos que deram à luz prematuramente
- Indivíduos que engravidaram durante a amamentação
- Indivíduos que estavam acima do peso para a idade e o sexo antes da gravidez
- Mulheres transgênero em uso de estrogênio

Lactente

- Lactentes hospitalizados
- Lactentes prematuros

Condições associadas

Geral

- Preparações farmacêuticas

Mãe/pai

- Alcoolismo
- Diabetes mellitus
- Disfunção da tireoide
- Indivíduos multíparos
- Parto cesáreo
- Síndrome dos ovários policísticos

Lactente

- Deformidade orofaríngea
- Malformação orofaríngea

Literatura de apoio original disponível em https://paginas.grupoa.com.br/nanda-i-2024-2026/referencias.pdf.

Classe 1 • Ingestão

Código do diagnóstico 00334

Risco de produção inadequada de leite humano

Aprovado em 2023 • Nível de evidência 3.1

Foco primário: Nutrição
Foco secundário: Lactação
Sujeito do cuidado: Indivíduo
Julgamento: Inadequado
Local anatômico: —
Limite inferior de idade: —
Limite superior de idade: —
Curso clínico: —
Categoria do diagnóstico: Potencial para deteriorar
Restrição situacional: —

Definição

Suscetibilidade a lactação insuficiente para atender exclusivamente às necessidades nutricionais de um lactente nos primeiros 6 meses de vida.

Fatores de risco

Fatores da mãe/pai

- Aconselhamento inadequado sobre a técnica de amamentação
- Apoio familiar inadequado
- Apoio social inadequado
- Autoeficácia inadequada para a amamentação
- Autogestão ineficaz do sobrepeso
- Comportamentos inadequados para apoiar a produção de leite humano
- Conhecimento inadequado sobre a importância de iniciar a amamentação precoce
- Conhecimento inadequado sobre nutrientes essenciais
- Consumo de álcool
- Desnutrição
- Dificuldade em manejar um regime terapêutico complexo
- Estresse excessivo
- Ingestão de líquidos inadequada
- Ingestão inadequada de vitaminas
- Introdução precoce de fórmula láctea
- Início tardio da amamentação
- Oferece oportunidade inadequada para sucção
- Oportunidades inadequadas de amamentação no local de trabalho
- Uso de tabaco

Fatores do lactente

- Pega ineficaz
- Recusa a amamentação
- Reflexo de sucção ineficaz
- Resistência em apreender o complexo mamilo-areolar
- Resposta ineficaz de sucção-deglutição
- Tempo de sucção inadequado

2. Nutrição

Populações em risco

Mãe/pai

- Adultos mais jovens
- Indivíduo com supressão da lipoproteína lipase mamária mediada por inflamação
- Indivíduos com baixo nível educacional
- Indivíduos com excesso de peso para a idade e o sexo
- Indivíduos com história de cirurgia nas mamas
- Indivíduos com história de falha na amamentação
- Indivíduos com níveis mais altos de testosterona sérica
- Indivíduos dependentes de dispositivos de extração de leite humano para lactentes admitidos na unidade de terapia intensiva neonatal
- Indivíduos desfavorecidos economicamente
- Indivíduos em ambientes de trabalho inflexíveis
- Indivíduos primíparos
- Indivíduos que deram à luz prematuramente
- Indivíduos que engravidaram durante a amamentação
- Indivíduos que estavam acima do peso para a idade e o sexo antes da gravidez
- Mulheres transgênero em uso de estrogênio

Lactente

- Lactentes hospitalizados
- Lactentes prematuros

Condições associadas

Geral

- Preparações farmacêuticas

Mãe/pai

- Alcoolismo
- Diabetes mellitus
- Disfunção da tireoide
- Hipertensão induzida pela gravidez
- Indivíduos multíparos
- Parto cesáreo
- Síndrome dos ovários policísticos

Lactente

- Deformidade orofaríngea
- Malformação orofaríngea

Literatura de apoio original disponível em https://paginas.grupoa.com.br/nanda-i-2024-2026/referencias.pdf.

Classe 1 • Ingestão

Código do diagnóstico 00271

Dinâmica de alimentação ineficaz do lactente

Aprovado em 2016 • Revisado em 2023 • Nível de evidência 2.1

Foco primário: Comportamento
Foco secundário: Padrão alimentar
Sujeito do cuidado: Indivíduo
Julgamento: Ineficaz
Local anatômico: —
Limite inferior de idade: 1 dia
Limite superior de idade: 365 dias
Curso clínico: —
Categoria do diagnóstico: Com foco no problema
Restrição situacional: —

Definição

Comportamentos alimentares alterados dos pais que resultam em padrões de alimentação excessiva ou insuficiente em crianças com menos de 1 ano de idade.

Características definidoras

- Alimentação excessiva
- Alimentação insuficiente
- Apetite inadequado
- Recusa do alimento
- Transição inapropriada para alimentos sólidos

Fatores relacionados

- Confiança inadequada na criança quanto ao crescimento apropriado
- Confiança inadequada na criança quanto ao desenvolvimento de hábitos alimentares saudáveis
- Conhecimento inadequado dos estágios de desenvolvimento do lactente
- Conhecimento inadequado dos métodos apropriados de alimentação do lactente para cada estágio de desenvolvimento
- Conhecimento inadequado sobre a responsabilidade dos pais em relação à alimentação do lactente
- Estilo parental descomprometido
- Estilo parental sem envolvimento
- Influência midiática na alimentação do lactente com alimentos altamente calóricos e não saudáveis
- Influência midiática no conhecimento de alimentos altamente calóricos e não saudáveis
- Múltiplos cuidadores
- Problemas de apego
- Relações interpessoais abusivas

Populações em risco

- Lactentes abandonados
- Lactentes com história de experiências inseguras de alimentação
- Lactentes com história de hospitalização em terapia intensiva neonatal
- Lactentes em cuidado adotivo
- Lactentes nascidos em famílias desfavorecidas economicamente
- Lactentes pequenos para a idade gestacional
- Lactentes prematuros
- Lactentes vivenciando falta de moradia
- Lactentes vivenciando hospitalização prolongada

Condições associadas

- Defeitos do tubo neural
- Desafio físico relacionado ao ato de alimentar outra pessoa
- Desafio físico relacionado ao ato de comer
- Disfunção de integração sensorial
- Distúrbios cromossômicos
- Doenças cardíacas congênitas
- Doenças genéticas inatas
- Fenda labial
- Fenda palatina
- Lactentes que recebem nutrição enteral prolongada
- Problema de saúde física parental
- Problema de saúde psicológica parental
- Transtornos mentais parentais

Literatura de apoio original disponível em https://paginas.grupoa.com.br/nanda-i-2024-2026/referencias.pdf.

Domínio 2 • Nutrição

Classe 1 • Ingestão

Código do diagnóstico 00270

Dinâmica alimentar ineficaz da criança

Aprovado em 2016 • Revisado em 2023 • Nível de evidência 2.1

Foco primário: Comportamento
Foco secundário: Padrão alimentar
Sujeito do cuidado: Indivíduo
Julgamento: Ineficaz
Local anatômico: —

Limite inferior de idade: 1 ano
Limite superior de idade: 9 anos
Curso clínico: —
Categoria do diagnóstico: Com foco no problema
Restrição situacional: —

Definição

Alterações em atitudes, comportamentos e influências relacionados aos padrões de alimentação que resultam em saúde nutricional comprometida em indivíduos de 1 a 10 anos de idade.

Características definidoras

- Alimentação excessiva
- Alimentação insuficiente
- Consumo frequente de alimentos de baixa qualidade
- Consumo frequente de *fast food*
- Dieta rica em alimentos processados
- Esquiva de participação nos horários regulares de refeição
- Hábito de "beliscar" alimentos com frequência
- Queixas de fome entre as refeições
- Recusa do alimento

Fatores relacionados

Hábito alimentar

- Ausência de horários regulares de refeições
- Chantagem para que a criança se alimente
- Consumo de grandes volumes de alimento em um período curto de tempo
- Controle parental excessivo sobre a experiência alimentar da criança
- Controle parental excessivo sobre o horário de refeições em família
- Forçar a criança a comer
- Hábitos alimentares inapropriados
- Ingestão não estruturada de lanches entre as refeições
- Limitação da alimentação da criança
- Momentos de refeições estressantes
- Padrão alimentar anormal
- Padrões alimentares imprevisíveis
- Recompensar a criança por se alimentar
- Refeições sem companhia

Processos familiares

- Comportamentos parentais hostis
- Estilo parental descomprometido
- Estilo parental sem envolvimento
- Relações ansiosas entre mãe/pai e filho(a)
- Relações hostis entre mãe/pai e filho(a)
- Relações inseguras entre mãe/pai e filho(a)
- Relações interpessoais abusivas
- Relações tensas entre mãe/pai e filho(a)

Pai/mãe

- Abuso de substâncias
- Apetite inadequado
- Confiança inadequada na criança quanto ao crescimento apropriado
- Confiança inadequada na criança quanto ao desenvolvimento de hábitos alimentares saudáveis
- Incapacidade de apoiar padrões alimentares saudáveis
- Incapacidade de dividir a responsabilidade sobre o ato de alimentar entre mãe/pai e filho(a)
- Incapacidade de dividir a responsabilidade sobre o ato de comer entre mãe/pai e filho(a)
- Uso ineficaz de estratégias de enfrentamento

Fatores ambientais

- Influência midiática no comportamento de ingestão de alimentos altamente calóricos e não saudáveis
- Influência midiática no conhecimento de alimentos altamente calóricos e não saudáveis

Populações em risco

- Crianças cujos pais são obesos
- Crianças em cuidado adotivo
- Crianças nascidas em famílias desfavorecidas economicamente
- Crianças vivenciando falta de moradia
- Crianças vivenciando transição de vida

Condições associadas

- Desafio físico relacionado ao ato de alimentar outra pessoa
- Desafio físico relacionado ao ato de comer
- Problema de saúde física parental
- Problema de saúde psicológica parental
- Transtorno depressivo
- Transtornos mentais parentais

Literatura de apoio original disponível em https://paginas.grupoa.com.br/nanda-i-2024-2026/referencias.pdf.

Classe 1 • Ingestão

Código do diagnóstico 00269

Dinâmica alimentar ineficaz do adolescente

Aprovado em 2016 • Revisado em 2023 • Nível de evidência 2.1

Foco primário: Comportamento
Foco secundário: Padrão alimentar
Sujeito do cuidado: Indivíduo
Julgamento: Ineficaz
Local anatômico: —

Limite inferior de idade: 10 anos
Limite superior de idade: 19 anos
Curso clínico: —
Categoria do diagnóstico: Com foco no problema
Restrição situacional: —

Definição

Atitudes e comportamentos alimentares alterados que resultam em padrões de alimentação excessiva ou insuficiente, comprometendo a saúde nutricional de indivíduos de 11 a 19 anos de idade.

Características definidoras

- Alimentação excessiva
- Alimentação insuficiente
- Apetite inadequado
- Consumo frequente de alimentos de baixa qualidade
- Consumo frequente de *fast food*
- Dieta rica em alimentos processados
- Esquiva de participação nos horários regulares de refeição
- Hábito de "beliscar" alimentos com frequência
- Mudança para alimentos de baixo custo
- Mudança para alimentos menos nutritivos
- Mudança para alimentos não perecíveis
- Queixas de fome entre as refeições
- Recusa do alimento
- Sintomas depressivos

Fatores relacionados

- Abuso não abordado
- Ansiedade
- Comportamentos parentais hostis
- Controle excessivo da família durante as refeições
- Estresse excessivo
- Horário irregular das refeições
- Hábitos alimentares inapropriados
- Influência midiática no comportamento de ingestão de alimentos altamente calóricos e não saudáveis
- Influência midiática no conhecimento de alimentos altamente calóricos e não saudáveis
- Influências negativas dos pais nos comportamentos alimentares
- Insegurança alimentar
- Momentos de refeições estressantes
- Mudanças na autoestima ao iniciar a puberdade
- Negligência psicológica
- Pressão dos pares inapropriada
- Refeições sem companhia
- Relações familiares alteradas
- Transtorno alimentar

2. Nutrição

Populações em risco

- Indivíduos em áreas nas quais a mudança climática está afetando o fornecimento de alimentos
- Indivíduos LGBTQ+
- Indivíduos vivenciando a puberdade
- Indivíduos vivenciando situação econômica precária

Condições associadas

- Desafio físico relacionado ao ato de alimentar outra pessoa
- Desafio físico relacionado ao ato de comer
- Problema de saúde física parental
- Problema de saúde psicológica parental
- Transtorno depressivo
- Transtornos mentais parentais

Literatura de apoio original disponível em https://paginas.grupoa.com.br/nanda-i-2024-2026/referencias.pdf.

Domínio 2 • Nutrição

Classe 1 • Ingestão

Código do diagnóstico 00103

2. Nutrição

Deglutição prejudicada

Aprovado em 1986 • Revisado em 1998, 2017, 2020, 2023 • Nível de evidência 3.2

Foco primário: Função gastrintestinal
Foco secundário: Deglutição
Sujeito do cuidado: Indivíduo
Julgamento: Prejudicado
Local anatômico: Sistema gastrintestinal

Limite inferior de idade: —
Limite superior de idade: —
Curso clínico: —
Categoria do diagnóstico: Com foco no problema
Restrição situacional: —

Definição

Processo enfraquecido ou deteriorado de movimentação de substâncias da boca para o estômago.

Características definidoras

Primeiro estágio: oral

- Ação ineficaz da língua na formação do bolo alimentar
- Acúmulo de bolo alimentar nos sulcos laterais
- Alimento cai da boca
- Alimento empurrado para fora da boca
- Asfixia antes de deglutir
- Asfixia ao engolir água fria
- Bruxismo
- Capacidade prejudicada de esvaziar a cavidade oral
- Consumo inadequado durante refeição com duração prolongada
- Deglutição fragmentada
- Engasgos antes de deglutir
- Entrada prematura do bolo alimentar
- Fase oral anormal na avaliação da deglutição
- Fechamento inadequado dos lábios
- Formação prolongada do bolo alimentar
- Mastigação inadequada
- Pega no mamilo ineficaz
- Refluxo nasal
- Rouquidão úmida com incidência de duas vezes em 30 segundos
- Sialorreia
- Sucção ineficaz
- Tosse antes de deglutir

Segundo estágio: faríngeo

- Asfixia
- Deglutição atrasada
- Deglutição repetitiva
- Elevação inadequada da laringe
- Fase faríngea anormal na avaliação da deglutição
- Febres de origem obscura
- Infecções pulmonares recorrentes
- Posição da cabeça alterada
- Qualidade borbulhante da voz
- Recusa do alimento
- Sensação de engasgo
- Tosse

Terceiro estágio: esofágico

- Azia
- Despertar noturno
- Dor epigástrica
- Fase esofágica anormal na avaliação da deglutição
- Hálito com odor ácido
- Hematêmese
- Hiperextensão da cabeça
- Irritabilidade sem explicação próximo aos horários das refeições
- Limitação de volume
- Odinofagia
- Regurgitação
- Relata sentir "algo preso"
- Tosse durante a noite
- Vômito

Fatores relacionados

- Atenção diminuída
- Comportamento de autolesão
- Desnutrição proteico-calórica
- Problema de comportamento alimentar

Populações em risco

- Idosos
- Indivíduos com história de nutrição enteral
- Lactentes prematuros

Condições associadas

- Acalasia esofágica
- Anormalidade de vias aéreas superiores
- Defeito na cavidade nasofaríngea
- Defeito nasal
- Defeitos anatômicos adquiridos
- Defeito traqueal
- Deficiências do desenvolvimento
- Disfunção das cordas vocais
- Distúrbios respiratórios
- Doenças cardíacas congênitas
- Doenças da laringe
- Doenças neuromusculares
- Envolvimento de nervo craniano
- Hipotonia muscular
- Intubação prolongada
- Lesões encefálicas
- Malformação orofaríngea
- Obstrução mecânica
- Paralisia cerebral
- Preparações farmacêuticas
- Problemas neurológicos
- Refluxo gastresofágico
- Trauma

Literatura de apoio original disponível em https://paginas.grupoa.com.br/nanda-i-2024-2026/referencias.pdf.

Domínio 2 • Nutrição

Classe 2 • Digestão

Esta classe não contém diagnósticos atualmente

Domínio 2 • Nutrição

Classe 3 • Absorção

Esta classe não contém diagnósticos atualmente

Domínio 2 • Nutrição

Classe 4 • Metabolismo

Código do diagnóstico 00194

Hiperbilirrubinemia neonatal

Aprovado em 2008 • Revisado em 2010, 2017, 2023 • Nível de evidência 2.1

Foco primário: Função gastrintestinal
Foco secundário: Função hepática
Sujeito do cuidado: Indivíduo
Julgamento: Excessivo
Local anatômico: —

Limite inferior de idade: 1 dia
Limite superior de idade: 10 dias
Curso clínico: —
Categoria do diagnóstico: Com foco no problema
Restrição situacional: —

Definição

Acúmulo de bilirrubina não conjugada na circulação acima do percentil 95 para a idade durante a primeira semana de vida.

Características definidoras

- Esclerótica amarelada
- Função hepática anormal nos resultados de exames
- Hematomas e equimoses na pele
- Mucosas amareladas
- Pele amarelo-alaranjada

Fatores relacionados

- Comportamento parental inadequado no ato de alimentar
- Ingestão de líquidos inadequada
- Lactentes desnutridos
- Passagem inadequada de mecônio
- Volume de líquidos inadequado

Populações em risco

- Indivíduos que vivem em altitudes elevadas
- Indivíduos ≤ 7 dias de idade
- Lactentes com baixo peso ao nascer
- Neonatos *amish* da velha ordem
- Neonatos com história de icterícia em irmão/irmã
- Neonatos com muitos hematomas/equimoses durante o nascimento
- Neonatos cujos genitores tiveram diabetes gestacional
- Neonatos cujos grupos sanguíneos são incompatíveis com o grupo sanguíneo dos genitores
- Neonatos de origem leste-asiática
- Neonatos indígenas norte-americanos
- Neonatos prematuros
- Neonatos que estão sendo amamentados

Condições associadas

- Deficiência de enzimas
- Disfunção do fígado
- Hemorragia interna
- Infecção pré-natal
- Infecção viral
- Infecções bacterianas
- Metabolismo prejudicado
- Polimorfismos genéticos
- Sepse

As organizadoras reconhecem que o título não tem um termo de julgamento específico. Isso será considerado na próxima edição.

Literatura de apoio original disponível em https://paginas.grupoa.com.br/nanda-i-2024-2026/referencias.pdf.

Domínio 2 • Nutrição

Classe 4 • Metabolismo — Código do diagnóstico 00230

Risco de hiperbilirrubinemia neonatal

Aprovado em 2010 • Revisado em 2013, 2017, 2023 • Nível de evidência 2.1

Foco primário: Função gastrintestinal
Foco secundário: Função hepática
Sujeito do cuidado: Indivíduo
Julgamento: Excessivo
Local anatômico: —
Limite inferior de idade: 1 dia
Limite superior de idade: 10 dias
Curso clínico: —
Categoria do diagnóstico: Potencial para deteriorar
Restrição situacional: —

Definição

Suscetibilidade a acúmulo de bilirrubina não conjugada na circulação acima do percentil 95 para a idade durante a primeira semana de vida.

Fatores de risco

- Comportamento parental inadequado no ato de alimentar
- Ingestão de líquidos inadequada
- Lactentes desnutridos
- Passagem inadequada de mecônio
- Volume de líquidos inadequado

Populações em risco

- Indivíduos que vivem em altitudes elevadas
- Indivíduos ≤ 7 dias de idade
- Lactentes com baixo peso ao nascer
- Neonatos *amish* da velha ordem
- Neonatos com história de icterícia em irmão/irmã
- Neonatos com muitos hematomas/equimoses durante o nascimento
- Neonatos cujos genitores tiveram diabetes gestacional
- Neonatos cujos grupos sanguíneos são incompatíveis com o grupo sanguíneo dos genitores
- Neonatos de origem leste-asiática
- Neonatos indígenas norte-americanos
- Neonatos prematuros
- Neonatos que estão sendo amamentados

Condições associadas

- Deficiência de enzimas
- Disfunção do fígado
- Hemorragia interna
- Infecção pré-natal
- Infecção viral
- Infecções bacterianas
- Metabolismo prejudicado
- Polimorfismos genéticos
- Sepse

As organizadoras reconhecem que o título não tem um termo de julgamento específico. Isso será considerado na próxima edição.

Literatura de apoio original disponível em https://paginas.grupoa.com.br/nanda-i-2024-2026/referencias.pdf.

Classe 5 • Hidratação

Código do diagnóstico 00491

Risco de equilíbrio hidreletrolítico prejudicado

Aprovado em 2023 • Nível de evidência 2.1

Foco primário: Hidratação
Foco secundário: Equilíbrio eletrolítico
Sujeito do cuidado: Indivíduo
Julgamento: Prejudicado
Local anatômico: —
Limite inferior de idade: —
Limite superior de idade: —
Curso clínico: —
Categoria do diagnóstico: Potencial para deteriorar
Restrição situacional: —

Definição

Suscetibilidade a alterações nos níveis séricos de eletrólitos.

Fatores de risco

- Ação inadequada para abordar fatores modificáveis
- Conhecimento inadequado dos fatores modificáveis
- Diarreia
- Ingestão de líquidos excessiva
- Ingestão de líquidos inadequada
- Vômito

Populações em risco

- Atletas competitivos
- Indivíduos em extremos de idade

Condições associadas

- Disfunção da regulação endócrina
- Disfunção renal
- Duração prolongada de procedimento cirúrgico
- Mecanismo de regulação comprometido
- Regime terapêutico

Literatura de apoio original disponível em https://paginas.grupoa.com.br/nanda-i-2024-2026/referencias.pdf.

Classe 5 • Hidratação Código do diagnóstico 00492

Risco de equilíbrio do volume de líquidos prejudicado

Aprovado em 2023 • Nível de evidência 2.1

Foco primário: Hidratação
Foco secundário: Volume de líquidos
Sujeito do cuidado: Indivíduo
Julgamento: Prejudicado
Local anatômico: —
Limite inferior de idade: —
Limite superior de idade: —
Curso clínico: —
Categoria do diagnóstico: Potencial para deteriorar
Restrição situacional: —

Definição

Suscetibilidade a trocas rápidas entre líquido intracelular e/ou extracelular, não incluindo o sangue.

Fatores de risco

- Autogestão ineficaz de medicamentos
- Conhecimento inadequado sobre necessidades de líquidos
- Desnutrição
- Dificuldade para obter líquidos
- Ingestão de líquidos excessiva
- Ingestão de líquidos inadequada
- Ingestão excessiva de sódio
- Massa muscular inadequada

Populações em risco

- Indivíduos com condições externas que afetam a necessidade de líquidos
- Indivíduos com condições internas que afetam a necessidade de líquidos
- Indivíduos com problemas de mobilidade
- Indivíduos em extremos de idade
- Indivíduos nos extremos de peso
- Mulheres cisgênero

Condições associadas

- Desvios que afetam a absorção de líquidos
- Desvios que afetam a eliminação de líquidos
- Desvios que afetam a ingestão de líquidos
- Desvios que afetam a permeabilidade vascular
- Perda ativa de fluidos
- Perda de líquidos por vias anormais
- Perda excessiva de líquidos por vias normais
- Preparações farmacêuticas
- Regime terapêutico

Literatura de apoio original disponível em https://paginas.grupoa.com.br/nanda-i-2024-2026/referencias.pdf.

Domínio 2 • Nutrição

Classe 5 • Hidratação

Código do diagnóstico 00026

Volume de líquidos excessivo

Aprovado em 1982 • Revisado em 1996, 2013, 2017, 2020, 2023 •
Nível de evidência 2.1

Foco primário: Hidratação
Foco secundário: Volume de líquidos
Sujeito do cuidado: Indivíduo
Julgamento: Excessivo
Local anatômico: —
Limite inferior de idade: —
Limite superior de idade: —
Curso clínico: —
Categoria do diagnóstico: Com foco no problema
Restrição situacional: —

Definição
Retenção excessiva de líquido intracelular e/ou extracelular.

Características definidoras

- Agitação psicomotora
- Ansiedade
- Azotemia
- Congestão pulmonar
- Derrame pleural
- Distensão da veia jugular
- Edema
- Estado mental alterado
- Ganho de peso em um curto período de tempo
- Gravidade específica da urina alterada
- Hepatomegalia
- Ingestão maior que a eliminação
- Níveis séricos diminuídos de hematócrito
- Níveis séricos diminuídos de hemoglobina
- Oligúria
- Padrão respiratório alterado
- Presença de 3ª bulha cardíaca
- Pressão arterial alterada
- Pressão de artéria pulmonar alterada
- Pressão venosa central aumentada
- Reflexo hepatojugular positivo
- Sons respiratórios adventícios

Fatores relacionados

- Autogestão ineficaz de medicamentos
- Conhecimento inadequado sobre necessidades de líquidos
- Ingestão de líquidos excessiva
- Ingestão excessiva de sódio

Populações em risco

- Indivíduos com baixo nível educacional
- Indivíduos dialisados que não apresentam remoção adequada de líquidos

Condições associadas

- Desvios que afetam a eliminação de líquidos
- Doenças renais crônicas
- Hemodiálise
- Preparações farmacêuticas

Literatura de apoio original disponível em https://paginas.grupoa.com.br/nanda-i-2024-2026/referencias.pdf.

Classe 5 • Hidratação | Código do diagnóstico 00370

Risco de volume de líquidos excessivo

Aprovado em 2023 • Nível de evidência 2.1

Foco primário: Hidratação
Foco secundário: Volume de líquidos
Sujeito do cuidado: Indivíduo
Julgamento: Excessivo
Local anatômico: —
Limite inferior de idade: —
Limite superior de idade: —
Curso clínico: —
Categoria do diagnóstico: Potencial para deteriorar
Restrição situacional: —

Definição

Suscetibilidade à retenção excessiva de líquido intracelular ou extracelular.

Fatores de risco

- Autogestão ineficaz de medicamentos
- Conhecimento inadequado sobre necessidades de líquidos
- Ingestão de líquidos excessiva
- Ingestão excessiva de sódio

Populações em risco

- Indivíduos com baixo nível educacional
- Indivíduos dialisados que não apresentam remoção adequada de líquidos

Condições associadas

- Desvios que afetam a eliminação de líquidos
- Doenças renais crônicas
- Hemodiálise
- Preparações farmacêuticas

Literatura de apoio original disponível em https://paginas.grupoa.com.br/nanda-i-2024-2026/referencias.pdf.

Classe 5 • Hidratação — Código do diagnóstico 00421

Volume de líquidos inadequado

Aprovado em 2023 • Nível de evidência 2.1

Foco primário: Hidratação
Foco secundário: Volume de líquidos
Sujeito do cuidado: Indivíduo
Julgamento: Inadequado
Local anatômico: —
Limite inferior de idade: —
Limite superior de idade: —
Curso clínico: —
Categoria do diagnóstico: Com foco no problema
Restrição situacional: —

Definição

Diminuição de líquido intracelular e/ou extracelular, não incluindo o sangue.

Características definidoras

- Concentração urinária aumentada
- Débito urinário diminuído
- Enchimento venoso diminuído
- Estado mental alterado
- Fraqueza
- Frequência cardíaca aumentada
- Mucosas ressecadas
- Níveis séricos aumentados de hematócrito
- Olhos fundos
- Pele ressecada
- Perda súbita de peso
- Pressão arterial diminuída
- Pressão de pulso diminuída
- Sede
- Temperatura corporal aumentada
- Turgor da língua diminuído
- Turgor da pele alterado
- Volume de pulso diminuído

Fatores relacionados

- Autogestão ineficaz de medicamentos
- Conhecimento inadequado sobre necessidades de líquidos
- Desnutrição
- Dificuldade para obter líquidos
- Ingestão de líquidos inadequada
- Massa muscular inadequada
- Mobilidade física prejudicada

Populações em risco

- Idosos
- Indivíduos com condições externas que afetam a necessidade de líquidos
- Indivíduos com condições internas que afetam a necessidade de líquidos
- Indivíduos nos extremos de peso
- Mulheres cisgênero

Condições associadas

- Desvios que afetam a absorção de líquidos
- Desvios que afetam a eliminação de líquidos
- Desvios que afetam a ingestão de líquidos
- Duração prolongada de procedimento cirúrgico
- Perda ativa de fluidos
- Perda de líquidos por vias anormais
- Perda excessiva de líquidos por vias normais
- Preparações farmacêuticas
- Procedimentos cirúrgicos extensos
- Regime terapêutico

Literatura de apoio original disponível em https://paginas.grupoa.com.br/nanda-i-2024-2026/referencias.pdf.

Domínio 2 • Nutrição

Classe 5 • Hidratação

Código do diagnóstico 00420

Risco de volume de líquidos inadequado

Aprovado em 2023 • Nível de evidência 2.1

Foco primário: Hidratação
Foco secundário: Volume de líquidos
Sujeito do cuidado: Indivíduo
Julgamento: Inadequado
Local anatômico: —
Limite inferior de idade: —
Limite superior de idade: —
Curso clínico: —
Categoria do diagnóstico: Potencial para deteriorar
Restrição situacional: —

Definição

Suscetibilidade a diminuição de líquido intracelular e/ou extracelular, não incluindo o sangue.

Fatores de risco

- Autogestão ineficaz de medicamentos
- Conhecimento inadequado sobre necessidades de líquidos
- Desnutrição
- Dificuldade para obter líquidos
- Ingestão de líquidos inadequada
- Massa muscular inadequada
- Mobilidade física prejudicada

Populações em risco

- Idosos
- Indivíduos com condições externas que afetam a necessidade de líquidos
- Indivíduos com condições internas que afetam a necessidade de líquidos
- Indivíduos nos extremos de peso
- Mulheres cisgênero

Condições associadas

- Desvios que afetam a absorção de líquidos
- Desvios que afetam a eliminação de líquidos
- Desvios que afetam a ingestão de líquidos
- Duração prolongada de procedimento cirúrgico
- Perda ativa de fluidos
- Perda de líquidos por vias anormais
- Perda excessiva de líquidos por vias normais
- Preparações farmacêuticas
- Procedimentos cirúrgicos extensos
- Regime terapêutico

Literatura de apoio original disponível em https://paginas.grupoa.com.br/nanda-i-2024-2026/referencias.pdf.

Domínio 3.
Eliminação e troca

Secreção e excreção de produtos residuais do organismo

Classe 1.	Função urinária Processo de secreção, reabsorção e excreção de urina	
Código	Diagnóstico	Página
00016	Eliminação urinária prejudicada	303
00322	Risco de retenção urinária	304
00297	Incontinência urinária associada à incapacidade	305
00017	Incontinência urinária de esforço	306
00019	Incontinência urinária de urgência	307
00022	Risco de incontinência urinária de urgência	308
00310	Incontinência urinária mista	309

Classe 2.	Função gastrintestinal Processo de absorção e excreção dos produtos finais da digestão	
Código	Diagnóstico	Página
00423	Motilidade gastrintestinal prejudicada	310
00422	Risco de motilidade gastrintestinal prejudicada	311
00344	Eliminação intestinal prejudicada	312
00346	Risco de eliminação intestinal prejudicada	314
00235	Constipação funcional crônica	315
00236	Risco de constipação funcional crônica	317
00424	Continência fecal prejudicada	319
00345	Risco de continência fecal prejudicada	321

Classe 3.	Função tegumentar Processo de secreção e excreção através da pele	
Código	**Diagnóstico**	**Página**
	Esta classe não contém diagnósticos atualmente	322

Classe 4.	Função respiratória Processo de troca de gases e remoção dos produtos finais do metabolismo	
Código	**Diagnóstico**	**Página**
00030	Troca de gases prejudicada	323

HERDMAN, T. H.; KAMITSURU, S.; LOPES, C. T. (org.). Diagnósticos de enfermagem da NANDA-I: definições e classificação - 2024-2026. Porto Alegre: Artmed, 2024.

Classe 1 • Função urinária

Código do diagnóstico 00016

Eliminação urinária prejudicada

Aprovado em 1973 • Revisado em 2006, 2017, 2020, 2023 • Nível de evidência 3.1

Foco primário: Função urinária
Foco secundário: Eliminação
Sujeito do cuidado: Indivíduo
Julgamento: Prejudicado
Local anatômico: Sistema geniturinário

Limite inferior de idade: —
Limite superior de idade: —
Curso clínico: —
Categoria do diagnóstico: Com foco no problema
Restrição situacional: —

Definição

Inabilidade de excretar de forma efetiva fluidos e resíduos armazenados na bexiga pela uretra.

Características definidoras

- Disúria
- Frequência urinária aumentada
- Hesitação urinária
- Incontinência urinária
- Noctúria
- Retenção urinária
- Urgência urinária

Fatores relacionados

- Assoalho pélvico enfraquecido
- Autogestão ineficaz do sobrepeso
- Consumo de cafeína
- Consumo de álcool
- Hábitos ineficazes de uso do vaso sanitário
- Impactação fecal
- Músculo vesical enfraquecido
- Postura inadequada no vaso sanitário
- Privacidade inadequada
- Prolapso de órgão pélvico
- Relaxamento involuntário do esfincter
- Restrições ambientais não abordadas
- Uso de aspartame
- Uso de tabaco

Populações em risco

- Idosos
- Indivíduos no puerpério
- Mulheres cisgênero

Condições associadas

- Diabetes mellitus
- Doenças no sistema nervoso
- Hiperplasia prostática benigna
- Infecção do trato urinário
- Obstrução anatômica
- Obstrução do trato urinário
- Prejuízo sensório-motor
- Preparações farmacêuticas

Literatura de apoio original disponível em https://paginas.grupoa.com.br/nanda-i-2024-2026/referencias.pdf.

Classe 1 • Função urinária

Código do diagnóstico 00322

Risco de retenção urinária

Aprovado em 2020 • Revisado em 2023 • Nível de evidência 3.1

Foco primário: Função urinária
Foco secundário: Eliminação
Sujeito do cuidado: Indivíduo
Julgamento: Ineficaz
Local anatômico: —
Limite inferior de idade: —
Limite superior de idade: —
Curso clínico: —
Categoria do diagnóstico: Potencial para deteriorar
Restrição situacional: —

Definição

Suscetibilidade a esvaziamento incompleto da bexiga.

Fatores de risco

- Assoalho pélvico enfraquecido
- Impactação fecal
- Postura inadequada no vaso sanitário
- Privacidade inadequada
- Relaxamento inadequado do assoalho pélvico
- Restrições ambientais não abordadas

População em risco

- Indivíduos no puerpério

Condições associadas

- Diabetes mellitus
- Distúrbios do assoalho pélvico
- Doenças no sistema nervoso
- Doenças prostáticas
- Obstrução do trato urinário
- Preparações farmacêuticas

Literatura de apoio original disponível em https://paginas.grupoa.com.br/nanda-i-2024-2026/referencias.pdf.

Domínio 3 • Eliminação e troca

Classe 1 • Função urinária | Código do diagnóstico 00297

Incontinência urinária associada à incapacidade

Aprovado em 2020 • Revisado em 2023 • Nível de evidência 2.3

Foco primário: Função urinária
Foco secundário: Continência urinária
Sujeito do cuidado: Indivíduo
Julgamento: Prejudicado
Local anatômico: Sistema geniturinário
Limite inferior de idade: —
Limite superior de idade: —
Curso clínico: —
Categoria do diagnóstico: Com foco no problema
Restrição situacional: —

Definição

Inabilidade de chegar ao banheiro após sensação de urgência para evitar a perda não intencional de urina devido a condições físicas ou cognitivas.

Características definidoras

- Comportamentos adaptativos para evitar que outros reconheçam a incontinência urinária
- Dificuldade em chegar ao banheiro após a sensação de urgência
- Mapeamento de caminhos para banheiros públicos antes de sair de casa
- Perda de urina antes de chegar ao banheiro
- Uso de técnicas para evitar a micção

Fatores relacionados

- Assoalho pélvico enfraquecido
- Confusão
- Constrangimento em relação ao uso do banheiro em situações sociais
- Costuma ignorar a urgência para urinar
- Cuidador implementa técnicas de treinamento da bexiga de forma inapropriada
- Dificuldade em encontrar um banheiro
- Dificuldade em obter assistência a tempo para o banheiro
- Equilíbrio postural prejudicado
- Evita usar vaso sanitário sem condições adequadas de higiene
- Ingestão de líquidos aumentada
- Mobilidade física prejudicada
- Motivação inadequada para manter a continência
- Restrições ambientais não abordadas

Populações em risco

- Crianças
- Idosos
- Indivíduos que precisam de dispositivos de assistência para caminhar

Condições associadas

- Coordenação prejudicada
- Deficiência intelectual
- Destreza manual prejudicada
- Distúrbios de visão
- Doenças cardíacas
- Doenças neuromusculares
- Doenças osteoarticulares
- Preparações farmacêuticas
- Transtorno psicológico
- Transtornos neurocognitivos

As organizadoras reconhecem que o título não tem um termo de julgamento específico. Isso será considerado na próxima edição.

Literatura de apoio original disponível em https://paginas.grupoa.com.br/nanda-i-2024-2026/referencias.pdf.

Classe 1 • Função urinária

Código do diagnóstico 00017

Incontinência urinária de esforço

Aprovado em 1986 • Revisado em 2006, 2017, 2020, 2023 • Nível de evidência 2.3

Foco primário: Função urinária
Foco secundário: Continência urinária
Sujeito do cuidado: Indivíduo
Julgamento: Prejudicado
Local anatômico: —
Limite inferior de idade: —
Limite superior de idade: —
Curso clínico: —
Categoria do diagnóstico: Com foco no problema
Restrição situacional: —

Definição

Perda involuntária de urina com atividades que aumentam a pressão intra-abdominal, não associada a urgência para urinar.

Características definidoras

- Vazamento de urina ao esforço físico
- Vazamento de urina ao espirrar
- Vazamento de urina ao rir
- Vazamento de urina ao tossir
- Vazamento de urina na ausência de bexiga com hiperdistensão
- Vazamento de urina na ausência de contração do detrusor

Fatores relacionados

- Assoalho pélvico enfraquecido
- Autogestão ineficaz do sobrepeso

Populações em risco

- Gestantes
- Indivíduos multíparos
- Indivíduos que dão à luz por via vaginal
- Indivíduos que realizam exercício físico de alta intensidade
- Indivíduos vivenciando a menopausa

Condições associadas

- Alterações degenerativas no assoalho pélvico
- Distúrbios do assoalho pélvico
- Doenças no sistema nervoso
- Doenças prostáticas
- Incompetência do esfincter uretral
- Lesão do esfincter uretral

As organizadoras reconhecem que o título não tem um termo de julgamento específico. Isso será considerado na próxima edição.

Literatura de apoio original disponível em https://paginas.grupoa.com.br/nanda-i-2024-2026/referencias.pdf.

Domínio 3 • Eliminação e troca

Classe 1 • Função urinária | Código do diagnóstico 00019

Incontinência urinária de urgência

Aprovado em 1986 • Revisado em 2006, 2017, 2020, 2023 • Nível de evidência 2.3

Foco primário: Função urinária
Foco secundário: Continência urinária
Sujeito do cuidado: Indivíduo
Julgamento: Prejudicado
Local anatômico: —

Limite inferior de idade: 4 anos
Limite superior de idade: —
Curso clínico: —
Categoria do diagnóstico: Com foco no problema
Restrição situacional: —

Definição

Perda involuntária de urina associada a um desejo abrupto e intenso de urinar.

Características definidoras

- Capacidade vesical diminuída
- Frequência urinária aumentada
- Noctúria
- Perda de urina com contrações da bexiga
- Perda de urina com espasmos da bexiga
- Perda de volumes variáveis de urina entre micções, com urgência
- Sensação de urgência com estímulo provocado
- Vazamento de urina antes de chegar ao banheiro

Fatores relacionados

- Ansiedade
- Assoalho pélvico enfraquecido
- Autogestão ineficaz do sobrepeso
- Consumo de bebidas carbonatadas
- Consumo de cafeína
- Consumo de álcool
- Hábitos ineficazes de uso do vaso sanitário
- Impactação fecal
- Relaxamento involuntário do esfincter

Populações em risco

- Idosos
- Indivíduos com história de urgência urinária durante a infância
- Indivíduos expostos a abuso
- Indivíduos vivenciando a menopausa
- Mulheres cisgênero

Condições associadas

- Diabetes mellitus
- Distúrbios do assoalho pélvico
- Doenças no sistema nervoso
- Doenças prostáticas
- Doenças urológicas
- Obstrução do colo da bexiga
- Preparações farmacêuticas
- Regime terapêutico
- Transtorno depressivo
- Trauma no sistema nervoso
- Vaginite atrófica

As organizadoras reconhecem que o título não tem um termo de julgamento específico. Isso será considerado na próxima edição.

Literatura de apoio original disponível em https://paginas.grupoa.com.br/nanda-i-2024-2026/referencias.pdf.

Classe 1 • Função urinária	Código do diagnóstico 00022

Risco de incontinência urinária de urgência

Aprovado em 1998 • Revisado em 2008, 2013, 2017, 2020, 2023 •
Nível de evidência 2.2

Foco primário: Função urinária
Foco secundário: Continência urinária
Sujeito do cuidado: Indivíduo
Julgamento: Prejudicado
Local anatômico: —

Limite inferior de idade: 4 anos
Limite superior de idade: —
Curso clínico: —
Categoria do diagnóstico: Potencial para deteriorar
Restrição situacional: —

Definição

Suscetibilidade à perda involuntária de urina associada a um desejo abrupto e intenso de urinar.

Fatores de risco

- Ansiedade
- Assoalho pélvico enfraquecido
- Autogestão ineficaz do sobrepeso
- Consumo de bebidas carbonatadas
- Consumo de cafeína
- Consumo de álcool
- Hábitos ineficazes de uso do vaso sanitário
- Impactação fecal
- Relaxamento involuntário do esfincter

Populações em risco

- Idosos
- Indivíduos com história de urgência urinária durante a infância
- Indivíduos expostos a abuso
- Indivíduos vivenciando a menopausa
- Mulheres cisgênero

Condições associadas

- Diabetes mellitus
- Distúrbios do assoalho pélvico
- Doenças no sistema nervoso
- Doenças prostáticas
- Doenças urológicas
- Obstrução do colo da bexiga
- Preparações farmacêuticas
- Regime terapêutico
- Transtorno depressivo
- Trauma no sistema nervoso
- Vaginite atrófica

As organizadoras reconhecem que o título não tem um termo de julgamento específico. Isso será considerado na próxima edição.

Literatura de apoio original disponível em https://paginas.grupoa.com.br/nanda-i-2024-2026/referencias.pdf.

Classe 1 • Função urinária

Código do diagnóstico 00310

Incontinência urinária mista

Aprovado em 2020 • Revisado em 2023 • Nível de evidência 2.3

Foco primário: Função urinária
Foco secundário: Continência urinária
Sujeito do cuidado: Indivíduo
Julgamento: Prejudicado
Local anatômico: —
Limite inferior de idade: —
Limite superior de idade: —
Curso clínico: —
Categoria do diagnóstico: Com foco no problema
Restrição situacional: —

Definição

Perda involuntária de urina acompanhada ou precedida de uma forte sensação de urgência para urinar e também de atividades que aumentam a pressão intra-abdominal.

Características definidoras

- Esvaziamento incompleto da bexiga
- Noctúria
- Urgência urinária
- Vazamento de urina ao esforço físico
- Vazamento de urina ao espirrar
- Vazamento de urina ao rir
- Vazamento de urina ao tossir

Fatores relacionados

- Assoalho pélvico enfraquecido
- Atrofia musculoesquelética
- Autogestão ineficaz do sobrepeso
- Uso de tabaco

Populações em risco

- Idosos
- Indivíduos com um tipo de incontinência urinária
- Indivíduos multíparos
- Indivíduos que dão à luz por via vaginal
- Indivíduos vivenciando a menopausa

Condições associadas

- Cirurgia para incontinência urinária de esforço
- Deficiência de estrogênio
- Diabetes mellitus
- Distúrbios motores
- Doenças prostáticas
- Incontinência urinária prolongada
- Lesão do esfincter uretral
- Tosse crônica

As organizadoras reconhecem que o título não tem um termo de julgamento específico. Isso será considerado na próxima edição.

Literatura de apoio original disponível em https://paginas.grupoa.com.br/nanda-i-2024-2026/referencias.pdf.

Classe 2 • Função gastrintestinal — Código do diagnóstico 00423

Motilidade gastrintestinal prejudicada

Aprovado em 2023 • Nível de evidência 2.1

Foco primário: Função gastrintestinal
Foco secundário: Peristaltismo
Sujeito do cuidado: Indivíduo
Julgamento: Prejudicado
Local anatômico: —
Limite inferior de idade: —
Limite superior de idade: —
Curso clínico: —
Categoria do diagnóstico: Com foco no problema
Restrição situacional: —

Definição

Atividade peristáltica aumentada, diminuída, ineficaz ou ausente no sistema gastrintestinal.

Características definidoras

- Abdome distendido
- Aceleração do esvaziamento gástrico
- Ausência de flatos
- Cólica abdominal
- Diarreia
- Dificuldade em evacuar
- Dor abdominal
- Fezes duras e formadas
- Náusea
- Regurgitação
- Resíduo gástrico aumentado
- Resíduo gástrico bilioso
- Ruídos intestinais alterados
- Vômito

Fatores relacionados

- Ansiedade
- Comportamentos sedentários
- Desnutrição
- Estresse excessivo
- Exposição a materiais contaminados
- Fonte de água alterada
- Mobilidade física prejudicada
- Mudança no padrão alimentar
- Preparo de alimentos sem cuidados higiênicos

Populações em risco

- Idosos
- Lactentes prematuros

Condições associadas

- Circulação gastrintestinal diminuída
- Diabetes mellitus
- Infecções
- Intolerância alimentar
- Nutrição enteral
- Preparações farmacêuticas
- Refluxo gastresofágico
- Regime terapêutico

Literatura de apoio original disponível em https://paginas.grupoa.com.br/nanda-i-2024-2026/referencias.pdf.

Classe 2 • Função gastrintestinal

Código do diagnóstico 00422

Risco de motilidade gastrintestinal prejudicada

Aprovado em 2023 • Nível de evidência 2.1

Foco primário: Função gastrintestinal
Foco secundário: Peristaltismo
Sujeito do cuidado: Indivíduo
Julgamento: Prejudicado
Local anatômico: —
Limite inferior de idade: —
Limite superior de idade: —
Curso clínico: —
Categoria do diagnóstico: Potencial para deteriorar
Restrição situacional: —

Definição

Suscetibilidade a atividade peristáltica aumentada, diminuída, ineficaz ou ausente no sistema gastrintestinal.

Fatores de risco

- Ansiedade
- Comportamentos sedentários
- Desnutrição
- Estresse excessivo
- Exposição a materiais contaminados
- Fonte de água alterada
- Mobilidade física prejudicada
- Mudança no padrão alimentar
- Preparo de alimentos sem cuidados higiênicos

Populações em risco

- Idosos
- Lactentes prematuros

Condições associadas

- Circulação gastrintestinal diminuída
- Diabetes mellitus
- Infecções
- Intolerância alimentar
- Nutrição enteral
- Preparações farmacêuticas
- Refluxo gastresofágico
- Regime terapêutico

Literatura de apoio original disponível em https://paginas.grupoa.com.br/nanda-i-2024-2026/referencias.pdf.

Classe 2 • Função gastrintestinal

Código do diagnóstico 00344

Eliminação intestinal prejudicada

Aprovado em 2023 • Nível de evidência 2.1

Foco primário: Função gastrintestinal
Foco secundário: Eliminação
Sujeito do cuidado: Indivíduo
Julgamento: Prejudicado
Local anatômico: Sistema gastrintestinal
Limite inferior de idade: —
Limite superior de idade: —
Curso clínico: —
Categoria do diagnóstico: Com foco no problema
Restrição situacional: —

Definição

Alteração no processo normal de defecação pelo reto ou por uma ostomia.

Características definidoras

- Constipação
- Cólica abdominal
- Diarreia
- Dor abdominal
- Esforço para evacuar
- Evidência de sintomas em critérios diagnósticos padronizados
- Necessidade de manobras manuais para facilitar a evacuação
- Ruídos intestinais hiperativos
- Sensação de evacuação incompleta
- Sensação de obstrução anorretal
- Urgência fecal

Fatores relacionados

- Abuso de substâncias
- Acesso inadequado a alimentos seguros
- Acesso inadequado a água potável segura
- Alimentação precoce com fórmula
- Ansiedade
- Barreiras de comunicação
- Conhecimento inadequado sobre a vacina do rotavírus
- Conhecimento inadequado sobre armazenamento sanitário de alimentos
- Conhecimento inadequado sobre preparo higiênico de alimentos
- Costuma ignorar a urgência para evacuar
- Desnutrição
- Equilíbrio postural prejudicado
- Estresse excessivo
- Exposição a toxinas
- Ingestão de líquidos inadequada
- Ingestão inadequada de fibras
- Mobilidade física prejudicada
- Média de atividade física diária inferior à recomendada para idade e sexo
- Privacidade inadequada
- Práticas inadequadas de higiene pessoal
- Rotina normal alterada
- Uso inadequado de laxante

Populações em risco

- Gestantes
- Indivíduos em extremos de idade
- Indivíduos em instituições de cuidados a idosos
- Indivíduos hospitalizados
- Indivíduos no pós-operatório precoce
- Mulheres cisgênero
- Viajantes frequentes

Condições associadas

- Deficiências do desenvolvimento
- Doença crítica
- Imunossupressão
- Nutrição enteral
- Preparações farmacêuticas
- Regime terapêutico
- Transtornos neurocognitivos

Literatura de apoio original disponível em https://paginas.grupoa.com.br/nanda-i-2024-2026/referencias.pdf.

Classe 2 • Função gastrintestinal — Código do diagnóstico 00346

Risco de eliminação intestinal prejudicada

Aprovado em 2023 • Nível de evidência 3.1

Foco primário: Função gastrintestinal
Foco secundário: Eliminação
Sujeito do cuidado: Indivíduo
Julgamento: Prejudicado
Local anatômico: Sistema gastrintestinal
Limite inferior de idade: —
Limite superior de idade: —
Curso clínico: —
Categoria do diagnóstico: Potencial para deteriorar
Restrição situacional: —

Definição

Suscetibilidade a alteração no processo normal de defecação pelo reto ou por uma ostomia.

Fatores de risco

- Abuso de substâncias
- Acesso inadequado a alimentos seguros
- Acesso inadequado a água potável segura
- Alimentação precoce com fórmula
- Ansiedade
- Barreiras de comunicação
- Conhecimento inadequado sobre a vacina do rotavírus
- Conhecimento inadequado sobre armazenamento sanitário de alimentos
- Conhecimento inadequado sobre preparo higiênico de alimentos
- Costuma ignorar a urgência para evacuar
- Desnutrição
- Equilíbrio postural prejudicado
- Estresse excessivo
- Exposição a toxinas
- Ingestão de líquidos inadequada
- Ingestão inadequada de fibras
- Mobilidade física prejudicada
- Média de atividade física diária inferior à recomendada para idade e sexo
- Privacidade inadequada
- Práticas inadequadas de higiene pessoal
- Rotina normal alterada
- Uso inadequado de laxante

Populações em risco

- Gestantes
- Indivíduos em instituições de cuidados a idosos
- Indivíduos hospitalizados
- Indivíduos em extremos de idade
- Indivíduos no pós-operatório precoce
- Mulheres cisgênero
- Viajantes frequentes

Condições associadas

- Doença crítica
- Doenças do sistema endócrino
- Doenças gastrintestinais
- Imunossupressão
- Nutrição enteral
- Preparações farmacêuticas
- Regime terapêutico
- Transtornos neurocognitivos

Literatura de apoio original disponível em https://paginas.grupoa.com.br/nanda-i-2024-2026/referencias.pdf.

Classe 2 • Função gastrintestinal Código do diagnóstico 00235

Constipação funcional crônica

Aprovado em 2013 • Revisado em 2017, 2023 • Nível de evidência 2.2

Foco primário: Função gastrintestinal
Foco secundário: Eliminação
Sujeito do cuidado: Indivíduo
Julgamento: Prejudicado
Local anatômico: Sistema gastrintestinal
Limite inferior de idade: —
Limite superior de idade: —
Curso clínico: Crônico
Categoria do diagnóstico: Com foco no problema
Restrição situacional: —

Definição

Evacuação das fezes infrequente ou difícil por um período prolongado de tempo.

Características definidoras

Gerais

- Abdome distendido
- Dor ao evacuar
- Esforço prolongado
- Impactação fecal
- Massa abdominal palpável
- Saída de fezes com estimulação digital
- Teste positivo para sangue oculto nas fezes

≥ 2 dos seguintes sintomas no sistema de classificação Roma IV por pelo menos 3 dos 12 meses anteriores em indivíduos > 18 anos de idade:

- Escala Bristol para consistência de fezes (Bristol Stool Form Scale) de 1-2 em > 25% das defecações
- Esforço durante > 25% das evacuações
- Fezes com grumos em > 25% das defecações
- Manobras manuais para facilitar > 25% das evacuações (manipulação digital, apoio do assoalho pélvico)
- Sensação de evacuação incompleta em > 25% das evacuações
- Sensação de obstrução/bloqueio anorretal em > 25% das evacuações

≥ 2 critérios do sistema de classificação pediátrica Roma IV em crianças de 4 a 18 anos por > 2 meses; em crianças de até 4 anos, por ≥ 1 mês:

- Fezes de grande diâmetro recorrentes que podem obstruir o vaso sanitário
- Fezes duras
- Movimentos intestinais dolorosos recorrentes
- Postura de retenção de fezes
- Presença de grande massa fecal no reto
- ≤ 2 evacuações por semana
- ≥ 1 episódio de incontinência fecal por semana em crianças treinadas para usar o banheiro

Fatores relacionados

- Comportamentos sedentários
- Conhecimento inadequado dos fatores modificáveis
- Costuma ignorar a urgência para evacuar
- Dieta desproporcionalmente rica em gorduras
- Dieta desproporcionalmente rica em proteínas
- Ingestão alimentar diminuída
- Ingestão calórica inadequada
- Ingestão de líquidos inadequada
- Ingestão inadequada de fibras
- Ingestão nutricional inadequada
- Mobilidade física prejudicada
- Síndrome da fragilidade do idoso (00353)
- Volume de líquidos inadequado

Populações em risco

- Gestantes
- Idosos

Condições associadas

- Acidente vascular encefálico
- Amiloidose
- Câncer colorretal
- Dano ao períneo
- Dermatomiosite
- Diabetes mellitus
- Distrofia miotônica
- Distúrbios do assoalho pélvico
- Doença de Hirschprung
- Doença de Parkinson
- Doença intestinal inflamatória
- Escleroderma
- Esclerose múltipla
- Estenose anal
- Estenose cirúrgica
- Estenose isquêmica
- Estenose pós-inflamatória
- Fissura anal
- Hemorroidas
- Hipercalcemia
- Hipotireoidismo
- Insuficiência renal crônica
- Lesões da medula espinal
- Massa extraintestinal
- Neuropatia autonômica
- Pan-hipopituitarismo
- Paraplegia
- Polifarmácia
- Porfiria
- Preparações farmacêuticas
- Proctite
- Pseudo-obstrução intestinal crônica
- Sintomas depressivos
- Tempo de trânsito colônico lento
- Transtornos neurocognitivos

Literatura de apoio original disponível em https://paginas.grupoa.com.br/nanda-i-2024-2026/referencias.pdf.

Classe 2 • Função gastrintestinal Código do diagnóstico 00236

Risco de constipação funcional crônica

Aprovado em 2013 • Revisado em 2017, 2023 • Nível de evidência 2.2

Foco primário: Função gastrintestinal
Foco secundário: Eliminação
Sujeito do cuidado: Indivíduo
Julgamento: Prejudicado
Local anatômico: Sistema gastrintestinal

Limite inferior de idade: —
Limite superior de idade: —
Curso clínico: Crônico
Categoria do diagnóstico: Potencial para deteriorar
Restrição situacional: —

Definição

Suscetibilidade a evacuação das fezes infrequente ou difícil por um período prolongado de tempo.

Fatores de risco

- Comportamentos sedentários
- Conhecimento inadequado dos fatores modificáveis
- Costuma ignorar a urgência para evacuar
- Dieta desproporcionalmente rica em gorduras
- Dieta desproporcionalmente rica em proteínas
- Ingestão alimentar diminuída
- Ingestão calórica inadequada
- Ingestão de líquidos inadequada
- Ingestão inadequada de fibras
- Ingestão nutricional inadequada
- Mobilidade física prejudicada
- Síndrome da fragilidade do idoso (00353)
- Volume de líquidos inadequado

Populações em risco

- Gestantes
- Idosos

Condições associadas

- Acidente vascular encefálico
- Amiloidose
- Câncer colorretal
- Dano ao períneo
- Dermatomiosite
- Diabetes mellitus
- Distrofia miotônica
- Distúrbios do assoalho pélvico
- Doença de Hirschprung
- Doença de Parkinson
- Doença intestinal inflamatória
- Escleroderma
- Esclerose múltipla
- Estenose anal
- Estenose cirúrgica
- Estenose isquêmica
- Estenose pós-inflamatória
- Fissura anal
- Hemorroidas
- Hipercalcemia
- Hipotireoidismo
- Insuficiência renal crônica
- Lesões da medula espinal
- Massa extraintestinal
- Neuropatia autonômica
- Pan-hipopituitarismo
- Paraplegia
- Polifarmácia

- Porfiria
- Preparações farmacêuticas
- Proctite
- Pseudo-obstrução intestinal crônica
- Tempo de trânsito colônico lento
- Transtorno depressivo
- Transtornos neurocognitivos

Literatura de apoio original disponível em https://paginas.grupoa.com.br/nanda-i-2024-2026/referencias.pdf.

Classe 2 • Função gastrintestinal

Código do diagnóstico 00424

Continência fecal prejudicada

Aprovado em 2023 • Nível de evidência 3.1

Foco primário: Função gastrintestinal
Foco secundário: Continência fecal
Sujeito do cuidado: Indivíduo
Julgamento: Prejudicado
Local anatômico: Sistema gastrintestinal

Limite inferior de idade: 4 anos
Limite superior de idade: —
Curso clínico: —
Categoria do diagnóstico: Com foco no problema
Restrição situacional: —

Definição

Inabilidade de controlar os esfincteres anais, com passagem involuntária de fezes e flatos.

Características definidoras

- Capacidade prejudicada de expelir fezes formadas, apesar de reconhecer que o reto está preenchido
- Desconforto abdominal
- Inabilidade de chegar ao vaso sanitário a tempo
- Inabilidade de retardar a evacuação
- Inabilidade de segurar flatos
- Manchas de fezes
- Urgência fecal
- Vazamento de fezes durante as atividades

Fatores relacionados

- Comportamentos sedentários
- Constipação
- Constrangimento em relação ao uso do banheiro em situações sociais
- Desatenção à urgência para evacuar
- Diarreia
- Dificuldade em encontrar um banheiro
- Dificuldade em obter assistência a tempo para o banheiro
- Equilíbrio postural prejudicado
- Estresse excessivo
- Esvaziamento intestinal incompleto
- Evita usar vaso sanitário sem condições adequadas de higiene
- Habilidade de utilizar o vaso sanitário diminuída
- Hipotonia muscular
- Hábitos alimentares inapropriados
- Mobilidade física prejudicada
- Reeducação intestinal inadequada
- Restrições ambientais não abordadas
- Uso inadequado de laxante

Populações em risco

- Idosos
- Indivíduos com história de parto com extração obstétrica
- Indivíduos com história de parto vaginal

Condições associadas

- Acidente vascular encefálico
- Anormalidades congênitas do sistema digestivo
- Diabetes mellitus
- Doenças neurológicas
- Doenças prostáticas
- Lesões da medula espinal
- Transtornos neurocognitivos
- Trauma anal
- Trauma retal

Literatura de apoio original disponível em https://paginas.grupoa.com.br/nanda-i-2024-2026/referencias.pdf.

Domínio 3 • Eliminação e troca

Classe 2 • Função gastrintestinal | Código do diagnóstico 00345

Risco de continência fecal prejudicada

Aprovado em 2023 • Nível de evidência 3.1

Foco primário: Função gastrintestinal
Foco secundário: Continência fecal
Sujeito do cuidado: Indivíduo
Julgamento: Prejudicado
Local anatômico: Sistema gastrintestinal
Limite inferior de idade: —
Limite superior de idade: —
Curso clínico: —
Categoria do diagnóstico: Potencial para deteriorar
Restrição situacional: —

Definição

Suscetibilidade à inabilidade de controlar os esfincteres anais, com passagem involuntária de fezes e flatos.

Fatores de risco

- Comportamentos sedentários
- Constipação
- Constrangimento em relação ao uso do banheiro em situações sociais
- Desatenção à urgência para evacuar
- Diarreia
- Dificuldade em encontrar um banheiro
- Dificuldade em obter assistência a tempo para o banheiro
- Equilíbrio postural prejudicado
- Estresse excessivo
- Esvaziamento intestinal incompleto
- Evita usar vaso sanitário sem condições adequadas de higiene
- Habilidade de utilizar o vaso sanitário diminuída
- Hipotonia muscular
- Hábitos alimentares inapropriados
- Mobilidade física prejudicada
- Reeducação intestinal inadequada
- Restrições ambientais não abordadas
- Uso inadequado de laxante

Populações em risco

- Idosos
- Indivíduos com história de parto com extração obstétrica
- Indivíduos com história de parto vaginal

Condições associadas

- Acidente vascular encefálico
- Anormalidades congênitas do sistema digestivo
- Diabetes mellitus
- Doenças neurológicas
- Doenças prostáticas
- Lesões da medula espinal
- Transtornos neurocognitivos
- Trauma anal
- Trauma retal

Literatura de apoio original disponível em https://paginas.grupoa.com.br/nanda-i-2024-2026/referencias.pdf.

Domínio 3 • Eliminação e troca

Classe 3 • Função tegumentar

Esta classe não contém diagnósticos atualmente

Classe 4 • Função respiratória

Código do diagnóstico 00030

Troca de gases prejudicada

Aprovado em 1980 • Revisado em 1996, 1998, 2017, 2020, 2023 •
Nível de evidência 3.3

Foco primário: Função respiratória
Foco secundário: Oxigenação
Sujeito do cuidado: Indivíduo
Julgamento: Prejudicado
Local anatômico: Sistema cardiopulmonar

Limite inferior de idade: —
Limite superior de idade: —
Curso clínico: —
Categoria do diagnóstico: Com foco no problema
Restrição situacional: —

Definição

Excesso ou inadequação na oxigenação e/ou na eliminação de dióxido de carbono.

Características definidoras

- Agitação psicomotora
- Batimento de asa do nariz
- Bradipneia
- Cefaleia ao acordar
- Confusão
- Cor da pele anormal
- Diaforese
- Estado de sonolência
- Hipercapnia
- Hipoxemia
- Hipóxia
- Humor irritável
- Nível de dióxido de carbono diminuído
- Perturbação visual
- pH arterial anormal
- Profundidade respiratória alterada
- Ritmo respiratório alterado
- Taquicardia
- Taquipneia

Fatores relacionados

- Desobstrução ineficaz das vias aéreas
- Dor
- Padrão respiratório ineficaz

População em risco

- Lactentes prematuros

Condições associadas

- Alterações na membrana alvéolo-capilar
- Anestesia geral
- Asma
- Desequilíbrio ventilação-perfusão
- Doenças cardíacas

Literatura de apoio original disponível em https://paginas.grupoa.com.br/nanda-i-2024-2026/referencias.pdf.

Domínio 4. Atividade/repouso

Produção, conservação, gasto ou equilíbrio de recursos energéticos

Classe 1.	**Sono/repouso** **Descanso, sossego, tranquilidade, relaxamento ou inatividade**	
Código	Diagnóstico	Página
00337	Padrão de sono ineficaz	327
00407	Risco de padrão de sono ineficaz	329
00417	Disposição para padrão de sono melhorado	331
00323	Comportamentos ineficazes de higiene do sono	332
00408	Risco de comportamentos ineficazes de higiene do sono	334

Classe 2.	**Atividade/exercício** **Movimento de partes do corpo (mobilidade), realização de tarefas ou ações, normalmente contra resistência (embora nem sempre)**	
Código	Diagnóstico	Página
00085	Mobilidade física prejudicada	335
00324	Risco de mobilidade física prejudicada	337
00089	Mobilidade prejudicada com cadeira de rodas	338
00091	Mobilidade no leito prejudicada	340
00365	Habilidade de deambulação prejudicada	341
00364	Habilidade de ficar em pé prejudicada	342
00363	Habilidade de sentar-se prejudicada	343
00367	Habilidade de transferência prejudicada	344

Classe 3.	**Equilíbrio de energia** **Estado dinâmico de harmonia entre ingestão e gasto de recursos**	
Código	Diagnóstico	Página
00298	Tolerância à atividade diminuída	345
00299	Risco de tolerância à atividade diminuída	346
00477	Carga excessiva de fadiga	347
00465	Recuperação cirúrgica prejudicada	349
00464	Risco de recuperação cirúrgica prejudicada	351

Classe 4.	Respostas cardiovasculares/pulmonares Mecanismos cardiopulmonares que apoiam atividade/repouso	
Código	**Diagnóstico**	**Página**
00311	Risco de função cardiovascular prejudicada	352
00240	Risco de débito cardíaco diminuído	353
00362	Risco de pressão arterial desequilibrada	354
00201	Risco de perfusão tissular cerebral ineficaz	355
00204	Perfusão tissular periférica ineficaz	356
00228	Risco de perfusão tissular periférica ineficaz	358
00032	Padrão respiratório ineficaz	359
00033	Ventilação espontânea prejudicada	361
00431	Resposta prejudicada ao desmame ventilatório da criança	362
00430	Resposta prejudicada ao desmame ventilatório do adulto	364

Classe 5.	Autocuidado Capacidade de desempenhar atividades para cuidar do próprio corpo e funções corporais	
Código	**Diagnóstico**	**Página**
00331	Síndrome da habilidade de autocuidado diminuída	366
00332	Risco de síndrome da habilidade de autocuidado diminuída	367
00442	Disposição para habilidades de autocuidado melhoradas	368
00326	Habilidade de banhar-se diminuída	369
00330	Habilidade de cuidados pessoais diminuída	370
00329	Habilidade de utilizar o vaso sanitário diminuída	372
00327	Habilidade de vestir-se diminuída	373
00328	Habilidade de alimentar-se diminuída	374
00375	Comportamentos ineficazes de higiene oral	375
00414	Risco de comportamentos ineficazes de higiene oral	376

Classe 1 • Sono/repouso

Código do diagnóstico 00337

Padrão de sono ineficaz

Aprovado em 2023 • Nível de evidência 2.1

Foco primário: Nível de energia
Foco secundário: Sono
Sujeito do cuidado: Indivíduo
Julgamento: Ineficaz
Local anatômico: —

Limite inferior de idade: —
Limite superior de idade: —
Curso clínico: —
Categoria do diagnóstico: Com foco no problema
Restrição situacional: —

Definição

Dificuldade de vivenciar a suspensão natural e periódica da consciência relativa, o que prejudica negativamente a função.

Características definidoras

- Agitação psicomotora
- Atenção diminuída
- Ausência de sensação de descanso
- Ciclo sono-vigília não restaurador
- Despertar não intencional
- Dificuldade em iniciar o sono
- Dificuldade em manter o sono
- Eficiência diminuída do sono com movimento rápido dos olhos (REM)
- Evidência de sintomas em critérios diagnósticos padronizados
- Fadiga
- Habilidades psicomotoras funcionais diminuídas
- Insatisfação com o sono
- Insônia
- Resistência física inadequada
- Sonolência diurna
- Sono superficial

Fatores relacionados

- Abuso de substâncias
- Ansiedade
- Autogestão ineficaz do estoma
- Autogestão ineficaz do sobrepeso
- Carga excessiva de cuidados
- Comportamentos ineficazes de higiene do sono
- Comportamentos sedentários
- Conhecimento inadequado das mudanças de sono relacionadas à idade
- Conhecimento inadequado sobre a importância dos comportamentos de higiene do sono
- Consumo de cafeína nas 6 horas anteriores ao sono
- Controle glicêmico inadequado
- Distúrbios ambientais não abordados
- Dor
- Eficiência do sono diminuída
- Estresse excessivo
- Higiene do sono inadequada por tempo prolongado
- Ingestão excessiva de alimentos processados
- Ingestão excessiva de açúcar
- Medo
- Mudanças não abordadas de estágios de sono relacionadas à idade
- Média de atividade física diária inferior à recomendada para idade e sexo
- Pontuação de higiene do sono fora da faixa desejada em um instrumento padronizado e validado
- Privacidade inadequada

- Privação de sono não abordada
- Resiliência prejudicada
- Sintomas depressivos
- Solidão
- Uso excessivo de dispositivos eletrônicos interativos

Populações em risco

- Adolescentes
- Gestantes
- Idosos
- Indivíduos com estomas
- Indivíduos com paralisia do sono familiar
- Indivíduos com permanência prolongada em terapia intensiva
- Indivíduos em luto
- Indivíduos que estão passando por mudanças no estado de relacionamento
- Trabalhadores de turnos rotativos
- Trabalhadores noturnos

Condições associadas

- Condições com movimento periódico de membros
- Doença crítica
- Doenças cardiovasculares
- Doenças crônicas
- Enurese relacionada ao sono
- Ereções dolorosas relacionadas ao sono
- Hipersonolência idiopática do sistema nervoso central
- Imobilização
- Narcolepsia
- Pesadelos
- Preparações farmacêuticas
- Regime terapêutico
- Síndromes de apneia do sono
- Transtornos neurocognitivos

Literatura de apoio original disponível em https://paginas.grupoa.com.br/nanda-i-2024-2026/referencias.pdf.

Classe 1 • Sono/repouso

Código do diagnóstico 00407

Risco de padrão de sono ineficaz

Aprovado em 2023 • Nível de evidência 2.1

Foco primário: Nível de energia
Foco secundário: Sono
Sujeito do cuidado: Indivíduo
Julgamento: Ineficaz
Local anatômico: —

Limite inferior de idade: —
Limite superior de idade: —
Curso clínico: —
Categoria do diagnóstico: Potencial para deteriorar
Restrição situacional: —

Definição

Suscetibilidade a dificuldade de vivenciar a suspensão natural e periódica da consciência relativa, o que prejudica negativamente a função.

Fatores de risco

- Abuso de substâncias
- Ansiedade
- Autogestão ineficaz do estoma
- Autogestão ineficaz do sobrepeso
- Carga excessiva de cuidados
- Comportamentos ineficazes de higiene do sono
- Comportamentos sedentários
- Conhecimento inadequado das mudanças de sono relacionadas à idade
- Conhecimento inadequado sobre a importância dos comportamentos de higiene do sono
- Consumo de cafeína nas 6 horas anteriores ao sono
- Controle glicêmico inadequado
- Distúrbios ambientais não abordados
- Dor
- Eficiência do sono diminuída
- Estresse excessivo
- Higiene do sono inadequada por tempo prolongado
- Ingestão excessiva de alimentos processados
- Ingestão excessiva de açúcar
- Medo
- Mudanças não abordadas de estágios de sono relacionadas à idade
- Média de atividade física diária inferior à recomendada para idade e sexo
- Pontuação de higiene do sono fora da faixa desejada em um instrumento padronizado e validado
- Privacidade inadequada
- Privação de sono não abordada
- Resiliência prejudicada
- Sintomas depressivos
- Solidão
- Uso excessivo de dispositivos eletrônicos interativos

Populações em risco

- Adolescentes
- Gestantes
- Idosos
- Indivíduos com estomas
- Indivíduos com paralisia do sono familiar
- Indivíduos com permanência prolongada em terapia intensiva
- Indivíduos em luto
- Indivíduos que estão passando por mudanças no estado de relacionamento
- Trabalhadores de turnos rotativos
- Trabalhadores noturnos

Condições associadas

- Condições com movimento periódico de membros
- Doença crítica
- Doenças cardiovasculares
- Doenças crônicas
- Enurese relacionada ao sono
- Ereções dolorosas relacionadas ao sono
- Hipersonolência idiopática do sistema nervoso central
- Imobilização
- Narcolepsia
- Pesadelos
- Preparações farmacêuticas
- Regime terapêutico
- Síndromes de apneia do sono
- Transtornos neurocognitivos

Literatura de apoio original disponível em https://paginas.grupoa.com.br/nanda-i-2024-2026/referencias.pdf.

Domínio 4 • Atividade/repouso

Classe 1 • Sono/repouso

Código do diagnóstico 00417

Disposição para padrão de sono melhorado

Aprovado em 2023 • Nível de evidência 2.1

Foco primário: Nível de energia
Foco secundário: Sono
Sujeito do cuidado: Indivíduo
Julgamento: Preparado
Local anatômico: —

Limite inferior de idade: —
Limite superior de idade: —
Curso clínico: —
Categoria do diagnóstico: Potencial para melhorar
Restrição situacional: —

Definição

Padrão de suspensão natural e periódica da consciência relativa, que pode ser fortalecido.

Características definidoras

- Deseja melhorar a iniciação do sono
- Deseja melhorar a manutenção do sono
- Deseja melhorar a satisfação com o sono
- Deseja melhorar o ciclo de sono-vigília restaurador

Literatura de apoio original disponível em https://paginas.grupoa.com.br/nanda-i-2024-2026/referencias.pdf.

Classe 1 • Sono/repouso

Código do diagnóstico 00323

Comportamentos ineficazes de higiene do sono

Aprovado em 2023 • Nível de evidência 2.1

Foco primário: Comportamento
Foco secundário: Sono
Sujeito do cuidado: Indivíduo
Julgamento: Ineficaz
Local anatômico: —

Limite inferior de idade: —
Limite superior de idade: —
Curso clínico: —
Categoria do diagnóstico: Com foco no problema
Restrição situacional: —

Definição

Dificuldade de utilizar consistentemente práticas, rituais e hábitos que resultam no início ou na manutenção do sono e em um sono reparador.

Características definidoras

- Atividade física de alta intensidade antes de dormir
- Cochilos diurnos frequentes
- Cochilos noturnos frequentes
- Consumo de cafeína nas 6 horas anteriores ao sono
- Consumo de nicotina nas 6 horas anteriores ao sono
- Consumo de álcool nas 4 horas anteriores ao sono
- Consumo excessivo de líquidos antes de dormir
- Exposição a telas eletrônicas na hora anterior ao sono
- Horário de sono inconsistente
- Ir para a cama com preocupações
- Luzes acesas no ambiente do quarto
- Média de atividade física diária inferior à recomendada para idade e sexo
- Permanecer na cama por mais de 20 minutos sem conseguir iniciar o sono
- Pontuação de higiene do sono fora da faixa desejada em um instrumento padronizado e validado
- Procrastinação na hora de dormir
- Refeição volumosa imediatamente antes de dormir
- Ruído no ambiente do quarto
- Temperatura quente no quarto

Fatores relacionados

- Abuso de substâncias
- Ação inadequada para abordar fatores modificáveis
- Ansiedade
- Associações negativas com o sono
- Autocontrole inadequado
- Conhecimento inadequado dos fatores modificáveis
- Conhecimento inadequado sobre a importância das práticas de higiene do sono
- Controle de impulsos ineficaz
- Estresse excessivo
- Higiene das mídias sociais inadequada
- Sintomas depressivos

Populações em risco

- Adolescentes
- Estudantes universitários
- Indivíduos em luto
- Trabalhadores de turnos rotativos
- Trabalhadores noturnos

Literatura de apoio original disponível em https://paginas.grupoa.com.br/nanda-i-2024-2026/referencias.pdf.

Domínio 4 • Atividade/repouso

Classe 1 • Sono/repouso — Código do diagnóstico 00408

Risco de comportamentos ineficazes de higiene do sono

Aprovado em 2023 • Nível de evidência 2.1

Foco primário: Comportamento
Foco secundário: Sono
Sujeito do cuidado: Indivíduo
Julgamento: Ineficaz
Local anatômico: —
Limite inferior de idade: —
Limite superior de idade: —
Curso clínico: —
Categoria do diagnóstico: Potencial para deteriorar
Restrição situacional: —

Definição

Suscetibilidade a dificuldade de utilizar consistentemente práticas, rituais e hábitos que resultam no início ou na manutenção do sono e em um sono reparador.

Fatores de risco

- Abuso de substâncias
- Ação inadequada para abordar fatores modificáveis
- Ansiedade
- Associações negativas com o sono
- Autocontrole inadequado
- Conhecimento inadequado dos fatores modificáveis
- Conhecimento inadequado sobre a importância das práticas de higiene do sono
- Controle de impulsos ineficaz
- Estresse excessivo
- Higiene das mídias sociais inadequada
- Sintomas depressivos

Populações em risco

- Adolescentes
- Estudantes universitários
- Indivíduos em luto
- Trabalhadores de turnos rotativos
- Trabalhadores noturnos

Literatura de apoio original disponível em https://paginas.grupoa.com.br/nanda-i-2024-2026/referencias.pdf.

Domínio 4 • Atividade/repouso

Classe 2 • Atividade/exercício

Código do diagnóstico 00085

Mobilidade física prejudicada

Aprovado em 1973 • Revisado em 1998, 2013, 2017, 2023 • Nível de evidência 2.1

Foco primário: Mobilidade
Foco secundário: Função musculoesquelética
Sujeito do cuidado: Indivíduo
Julgamento: Prejudicado
Local anatômico: Sistema musculoesquelético

Limite inferior de idade: —
Limite superior de idade: —
Curso clínico: —
Categoria do diagnóstico: Com foco no problema
Restrição situacional: —

Definição

Limitação do movimento independente e intencional do corpo ou de uma ou mais extremidades.

Características definidoras

- Amplitude de movimentos diminuída
- Desconforto com o movimento
- Dificuldade em virar-se de um lado para o outro
- Engajamento em substituições do movimento
- Habilidades motoras finas diminuídas
- Habilidades motoras grossas diminuídas
- Instabilidade postural
- Marcha alterada
- Movimento descoordenado das extremidades
- Movimentos espásticos
- Movimentos lentos
- Tempo de resposta prolongado
- Tremor induzido pelo movimento

Fatores relacionados

- Ansiedade
- Apoio ambiental inadequado
- Autogestão ineficaz do sobrepeso
- Comportamentos sedentários
- Conhecimento inadequado sobre os benefícios da atividade física
- Controle muscular diminuído
- Crença cultural em relação às atividades aceitáveis
- Desconforto físico não abordado
- Desnutrição
- Desuso
- Dor
- Força muscular inadequada
- Imobilidade prolongada
- Massa muscular inadequada
- Relutância em iniciar movimentos
- Resistência física inadequada
- Rigidez articular

Populações em risco

- Idosos
- Indivíduos no pós-operatório precoce
- Indivíduos vivenciando repouso prolongado no leito

Condições associadas

- Contraturas
- Deficiências do desenvolvimento
- Doenças neuromusculares
- Integridade de estruturas ósseas alterada
- Metabolismo prejudicado
- Prejuízo musculoesquelético
- Prejuízo sensório-perceptivo
- Preparações farmacêuticas
- Procedimentos cirúrgicos
- Restrição de mobilidade prescrita
- Transtorno depressivo
- Transtornos neurocognitivos

Literatura de apoio original disponível em https://paginas.grupoa.com.br/nanda-i-2024-2026/referencias.pdf.

Domínio 4 • Atividade/repouso

Classe 2 • Atividade/exercício | Código do diagnóstico 00324

Risco de mobilidade física prejudicada

Aprovado em 2023 • Nível de evidência 2.1

Foco primário: Mobilidade
Foco secundário: Função musculoesquelética
Sujeito do cuidado: Indivíduo
Julgamento: Prejudicado
Local anatômico: Sistema musculoesquelético

Limite inferior de idade: —
Limite superior de idade: —
Curso clínico: —
Categoria do diagnóstico: Potencial para deteriorar
Restrição situacional: —

Definição

Suscetibilidade a limitação do movimento independente e intencional do corpo ou de uma ou mais extremidades.

Fatores de risco

- Ansiedade
- Apoio ambiental inadequado
- Autogestão ineficaz do sobrepeso
- Comportamentos sedentários
- Conhecimento inadequado sobre os benefícios da atividade física
- Controle muscular diminuído
- Crença cultural em relação às atividades aceitáveis
- Desconforto físico não abordado
- Desnutrição
- Desuso
- Dor
- Força muscular inadequada
- Imobilidade prolongada
- Massa muscular inadequada
- Relutância em iniciar movimentos
- Resistência física inadequada
- Rigidez articular

Populações em risco

- Idosos
- Indivíduos no pós-operatório precoce
- Indivíduos vivenciando repouso prolongado no leito

Condições associadas

- Contraturas
- Deficiências do desenvolvimento
- Doenças neuromusculares
- Integridade de estruturas ósseas alterada
- Metabolismo prejudicado
- Prejuízo musculoesquelético
- Prejuízo sensório-perceptivo
- Preparações farmacêuticas
- Procedimentos cirúrgicos
- Restrição de mobilidade prescrita
- Transtorno depressivo
- Transtornos neurocognitivos

Literatura de apoio original disponível em https://paginas.grupoa.com.br/nanda-i-2024-2026/referencias.pdf.

Classe 2 • Atividade/exercício

Código do diagnóstico 00089

Mobilidade prejudicada com cadeira de rodas

Aprovado em 1998 • Revisado em 2006, 2017, 2020, 2023 • Nível de evidência 3.4

Foco primário: Mobilidade
Foco secundário: Função musculoesquelética
Sujeito do cuidado: Indivíduo
Julgamento: Prejudicado
Local anatômico: Sistema musculoesquelético

Limite inferior de idade: 2 anos
Limite superior de idade: —
Curso clínico: —
Categoria do diagnóstico: Com foco no problema
Restrição situacional: —

Definição

Limitação na operação de uma cadeira de rodas de forma independente pelo ambiente.

Características definidoras

- Dificuldade em atravessar uma inclinação lateral na cadeira de rodas
- Dificuldade em colocar os pés no suporte da cadeira de rodas
- Dificuldade em deslocar o peso
- Dificuldade em equilibrar-se parado somente sobre as rodas traseiras
- Dificuldade em girar no lugar somente sobre as rodas traseiras
- Dificuldade em inclinar-se para frente para alcançar algo acima da cabeça
- Dificuldade em inclinar-se para frente para apanhar objeto do piso
- Dificuldade em manobrar a cadeira de rodas lateralmente
- Dificuldade em montar ou desmontar a cadeira de rodas
- Dificuldade em operar a cadeira de rodas ao carregar um objeto
- Dificuldade em operar a cadeira de rodas elétrica em aclive
- Dificuldade em operar a cadeira de rodas elétrica em declive
- Dificuldade em operar a cadeira de rodas elétrica em superfície irregular
- Dificuldade em operar a cadeira de rodas elétrica em superfície regular
- Dificuldade em operar a cadeira de rodas elétrica no meio-fio
- Dificuldade em operar a cadeira de rodas em aclive
- Dificuldade em operar a cadeira de rodas em cantos
- Dificuldade em operar a cadeira de rodas em declive
- Dificuldade em operar a cadeira de rodas em escadas
- Dificuldade em operar a cadeira de rodas em superfície irregular
- Dificuldade em operar a cadeira de rodas em superfície regular
- Dificuldade em operar a cadeira de rodas no meio-fio
- Dificuldade em operar a cadeira de rodas para frente
- Dificuldade em operar a cadeira de rodas para trás
- Dificuldade em operar o carregador de bateria da cadeira de rodas elétrica
- Dificuldade em operar os motores de cadeira de rodas
- Dificuldade em parar a cadeira de rodas antes de bater em algum objeto
- Dificuldade em realizar alívio de pressão
- Dificuldade em retirar a cadeira de rodas do elevador
- Dificuldade em sair da cadeira de rodas
- Dificuldade em selecionar a velocidade na cadeira de rodas elétrica
- Dificuldade em selecionar o modo de avanço na cadeira de rodas elétrica

- Dificuldade em sentar-se na cadeira de rodas sem perder o equilíbrio
- Dificuldade em transferir-se para a cadeira de rodas
- Dificuldade em transitar através de porta articulável
- Dificuldade em travar os freios da cadeira de rodas manual

Fatores relacionados

- Abuso de substâncias
- Ajuste inadequado ao tamanho da cadeira de rodas
- Autogestão ineficaz do sobrepeso
- Conhecimento inadequado sobre o uso da cadeira de rodas
- Dor
- Força muscular inadequada
- Humor alterado
- Imobilidade prolongada
- Resistência física inadequada
- Restrições ambientais não abordadas
- Visão inadequada não abordada

Populações em risco

- Idosos
- Indivíduos com história de queda da cadeira de rodas
- Indivíduos usando cadeira de rodas por pouco tempo

Condições associadas

- Distúrbios de visão
- Doenças neuromusculares
- Prejuízo musculoesquelético
- Transtornos neurocognitivos

Literatura de apoio original disponível em https://paginas.grupoa.com.br/nanda-i-2024-2026/referencias.pdf.

Domínio 4 • Atividade/repouso

Classe 2 • Atividade/exercício — Código do diagnóstico 00091

Mobilidade no leito prejudicada

Aprovado em 1998 • Revisado em 2006, 2017, 2020, 2023 • Nível de evidência 2.1

Foco primário: Mobilidade
Foco secundário: Função musculoesquelética
Sujeito do cuidado: Indivíduo
Julgamento: Prejudicado
Local anatômico: Sistema musculoesquelético
Limite inferior de idade: 1 ano
Limite superior de idade: —
Curso clínico: —
Categoria do diagnóstico: Com foco no problema
Restrição situacional: —

Definição

Limitação do movimento independente de uma posição para outra no leito.

Características definidoras

- Dificuldade em alcançar objetos no leito
- Dificuldade em mover-se entre a posição prona e a supina
- Dificuldade em mover-se entre a posição sentada e a supina
- Dificuldade em mover-se entre a posição sentada prolongada e a supina
- Dificuldade em reposicionar-se no leito
- Dificuldade em rolar no leito
- Dificuldade em sentar-se na beira do leito

Fatores relacionados

- Ângulo inadequado da cabeceira da cama
- Autogestão ineficaz do sobrepeso
- Conhecimento inadequado das técnicas de mobilização
- Dor
- Equilíbrio postural prejudicado
- Flexibilidade diminuída
- Força muscular inadequada
- Imobilidade prolongada
- Restrições ambientais não abordadas

Populações em risco

- Idosos
- Indivíduos no pós-operatório precoce

Condições associadas

- Doença crítica
- Doenças neurodegenerativas
- Doenças neuromusculares
- Drenos
- Prejuízo musculoesquelético
- Preparações farmacêuticas
- Procedimentos cirúrgicos
- Respiração artificial
- Transtornos neurocognitivos

Literatura de apoio original disponível em https://paginas.grupoa.com.br/nanda-i-2024-2026/referencias.pdf.

Classe 2 • Atividade/exercício

Código do diagnóstico 00365

Habilidade de deambulação prejudicada

Aprovado em 2023 • Nível de evidência 2.1

Foco primário: Mobilidade
Foco secundário: Função musculoesquelética
Sujeito do cuidado: Indivíduo
Julgamento: Prejudicado
Local anatômico: Sistema musculoesquelético

Limite inferior de idade: —
Limite superior de idade: —
Curso clínico: —
Categoria do diagnóstico: Com foco no problema
Restrição situacional: —

Definição

Limitação do movimento de andar no ambiente de forma independente.

Características definidoras

- Dificuldade em deambular em aclive
- Dificuldade em deambular em declive
- Dificuldade em deambular em superfície irregular
- Dificuldade em deambular em superfície regular
- Dificuldade em deambular uma distância necessária
- Dificuldade em descer escadas
- Dificuldade em subir escadas
- Dificuldade em transitar pelo meio-fio

Fatores relacionados

- Autogestão ineficaz do sobrepeso
- Conhecimento inadequado das técnicas de mobilização
- Dor
- Força muscular inadequada
- Humor alterado
- Imobilidade prolongada
- Medo de quedas
- Resistência física inadequada
- Restrições ambientais não abordadas

População em risco

- Idosos

Condições associadas

- Distúrbios cerebrovasculares
- Distúrbios de visão
- Distúrbios vestibulares
- Doenças neuromusculares
- Equilíbrio postural prejudicado
- Prejuízo musculoesquelético
- Transtornos neurocognitivos

Literatura de apoio original disponível em https://paginas.grupoa.com.br/nanda-i-2024-2026/referencias.pdf.

Domínio 4 • Atividade/repouso

Classe 2 • Atividade/exercício

Código do diagnóstico 00364

Habilidade de ficar em pé prejudicada

Aprovado em 2023 • Nível de evidência 2.1

Foco primário: Mobilidade
Foco secundário: Função musculoesquelética
Sujeito do cuidado: Indivíduo
Julgamento: Prejudicado
Local anatômico: Sistema musculoesquelético

Limite inferior de idade: —
Limite superior de idade: —
Curso clínico: —
Categoria do diagnóstico: Com foco no problema
Restrição situacional: —

4. Atividade/repouso

Definição

Limitação de posicionamento e/ou manutenção independente e intencional do corpo com alinhamento vertical dos pés à cabeça.

Características definidoras

- Dificuldade em ajustar a posição de um ou ambos os membros inferiores sobre superfície irregular
- Dificuldade em alcançar o equilíbrio postural
- Dificuldade em flexionar o quadril
- Dificuldade em flexionar um ou ambos os joelhos
- Dificuldade em manter o equilíbrio postural
- Dificuldade em mover os quadris
- Dificuldade em mover um ou ambos os joelhos
- Dificuldade em realizar exercícios com o peso do corpo
- Dificuldade em realizar extensão de um ou ambos os joelhos
- Dificuldade em realizar extensão dos quadris

Fatores relacionados

- Autogestão ineficaz do sobrepeso
- Desnutrição
- Dor
- Força muscular inadequada
- Perturbação emocional excessiva
- Postura de alívio inapropriada
- Resistência física inadequada

População em risco

- Idosos

Condições associadas

- Distúrbio da perfusão circulatória
- Distúrbio neurológico
- Lesão em extremidade inferior
- Metabolismo prejudicado
- Postura prescrita
- Procedimentos cirúrgicos
- Sarcopenia

Literatura de apoio original disponível em https://paginas.grupoa.com.br/nanda-i-2024-2026/referencias.pdf.

Domínio 4 • Atividade/repouso

Classe 2 • Atividade/exercício

Código do diagnóstico 00363

Habilidade de sentar-se prejudicada

Aprovado em 2023 • Nível de evidência 2.1

Foco primário: Mobilidade
Foco secundário: Função musculoesquelética
Sujeito do cuidado: Indivíduo
Julgamento: Prejudicado
Local anatômico: Sistema musculoesquelético

Limite inferior de idade: —
Limite superior de idade: —
Curso clínico: —
Categoria do diagnóstico: Com foco no problema
Restrição situacional: —

Definição

Limitação de posicionamento e/ou manutenção independente e intencional do corpo em posição de repouso apoiado pelas nádegas e coxas e com o torso ereto.

Características definidoras

- Dificuldade em ajustar a posição de um ou ambos os membros inferiores sobre superfície irregular
- Dificuldade em alcançar o equilíbrio postural
- Dificuldade em flexionar ou mover os joelhos
- Dificuldade em flexionar ou mover os quadris
- Dificuldade em manter o equilíbrio postural
- Dificuldade em realizar exercícios com o peso do corpo

Fatores relacionados

- Desnutrição
- Dor
- Força muscular inadequada
- Postura de alívio inapropriada
- Resistência física inadequada

População em risco

- Idosos

Condições associadas

- Cirurgia ortopédica
- Distúrbio neurológico
- Metabolismo prejudicado
- Postura prescrita
- Sarcopenia
- Transtornos mentais

Literatura de apoio original disponível em https://paginas.grupoa.com.br/nanda-i-2024-2026/referencias.pdf.

Classe 2 • Atividade/exercício

Código do diagnóstico 00367

Habilidade de transferência prejudicada

Aprovado em 2023 • Nível de evidência 2.1

Foco primário: Mobilidade
Foco secundário: Função musculoesquelética
Sujeito do cuidado: Indivíduo
Julgamento: Prejudicado
Local anatômico: Sistema musculoesquelético

Limite inferior de idade: —
Limite superior de idade: —
Curso clínico: —
Categoria do diagnóstico: Com foco no problema
Restrição situacional: —

Definição

Limitação do movimento independente entre duas superfícies próximas.

Características definidoras

- Dificuldade em mover-se entre a cadeira e a posição ortostática
- Dificuldade em mover-se entre a cadeira e o solo
- Dificuldade em mover-se entre níveis desiguais
- Dificuldade em mover-se entre o carro e a cadeira
- Dificuldade em mover-se entre o leito e a cadeira
- Dificuldade em mover-se entre o leito e a posição ortostática
- Dificuldade em mover-se entre o solo e a posição ortostática
- Dificuldade em transferir-se para dentro e para fora da banheira
- Dificuldade em transferir-se para dentro e para fora do box do chuveiro
- Dificuldade em transferir-se para ou de cadeira sanitária ao lado da cama
- Dificuldade em transferir-se para ou do vaso sanitário

Fatores relacionados

- Autogestão ineficaz do sobrepeso
- Conhecimento inadequado das técnicas de transferência
- Dor
- Equilíbrio postural prejudicado
- Força muscular inadequada
- Imobilidade prolongada
- Restrições ambientais não abordadas

População em risco

- Idosos

Condições associadas

- Distúrbios de visão
- Doenças neuromusculares
- Prejuízo musculoesquelético
- Transtornos neurocognitivos

Literatura de apoio original disponível em https://paginas.grupoa.com.br/nanda-i-2024-2026/referencias.pdf.

Classe 3 • Equilíbrio de energia

Código do diagnóstico 00298

Tolerância à atividade diminuída

Aprovado em 2020 • Revisado em 2023 • Nível de evidência 3.2

Foco primário: Nível de energia
Foco secundário: Resistência
Sujeito do cuidado: Indivíduo
Julgamento: Diminuído
Local anatômico: —

Limite inferior de idade: —
Limite superior de idade: —
Curso clínico: —
Categoria do diagnóstico: Com foco no problema
Restrição situacional: —

Definição

Resistência insuficiente para completar as atividades diárias necessárias ou desejadas.

Características definidoras

- Ansioso quando atividade é necessária
- Cefaleia ao esforço
- Desconforto torácico ao esforço
- Dispneia ao esforço
- Eletrocardiograma alterado
- Fadiga
- Fraqueza
- Resposta anormal da frequência cardíaca à atividade
- Resposta anormal da pressão arterial à atividade

Fatores relacionados

- Comportamentos sedentários
- Deficiência de vitamina D não abordada
- Desequilíbrio entre a oferta e a demanda de oxigênio
- Desnutrição
- Dor
- Fraqueza muscular
- Inatividade prolongada
- Inexperiência com uma atividade
- Massa muscular inadequada
- Medo da dor
- Mobilidade física prejudicada
- Sintomas depressivos

Populações em risco

- Idosos
- Indivíduos com história de tolerância à atividade diminuída
- Indivíduos em programa de reabilitação cardiopulmonar

Condições associadas

- Distúrbios respiratórios
- Doenças neurodegenerativas
- Lesões cerebrais traumáticas
- Neoplasias

Literatura de apoio original disponível em https://paginas.grupoa.com.br/nanda-i-2024-2026/referencias.pdf.

Classe 3 • Equilíbrio de energia | Código do diagnóstico 00299

Risco de tolerância à atividade diminuída

Aprovado em 2020 • Revisado em 2023 • Nível de evidência 3.2

Foco primário: Nível de energia
Foco secundário: Resistência
Sujeito do cuidado: Indivíduo
Julgamento: Diminuído
Local anatômico: —

Limite inferior de idade: —
Limite superior de idade: —
Curso clínico: —
Categoria do diagnóstico: Potencial para deteriorar
Restrição situacional: —

Definição

Suscetibilidade a vivenciar resistência insuficiente para completar as atividades diárias necessárias ou desejadas.

Fatores de risco

- Comportamentos sedentários
- Deficiência de vitamina D não abordada
- Desequilíbrio entre a oferta e a demanda de oxigênio
- Desnutrição
- Dor
- Fraqueza muscular
- Inatividade prolongada
- Inexperiência com uma atividade
- Massa muscular inadequada
- Medo da dor
- Mobilidade física prejudicada
- Sintomas depressivos

Populações em risco

- Idosos
- Indivíduos com história de tolerância à atividade diminuída
- Indivíduos em programa de reabilitação cardiopulmonar

Condições associadas

- Distúrbios respiratórios
- Doenças neurodegenerativas
- Lesões cerebrais traumáticas
- Neoplasias

Literatura de apoio original disponível em https://paginas.grupoa.com.br/nanda-i-2024-2026/referencias.pdf.

Classe 3 • Equilíbrio de energia

Código do diagnóstico 00477

Carga excessiva de fadiga

Aprovado em 2023 • Nível de evidência 3.2

Foco primário: Nível de energia
Foco secundário: Resistência
Sujeito do cuidado: Indivíduo
Julgamento: Excessivo
Local anatômico: —

Limite inferior de idade: —
Limite superior de idade: —
Curso clínico: —
Categoria do diagnóstico: Com foco no problema
Restrição situacional: —

Definição

Sensação opressiva e prolongada de exaustão e habilidade diminuída de realizar trabalho físico e mental no nível habitual.

Características definidoras

- Apatia
- Atenção diminuída
- Cansaço
- Capacidade aeróbica diminuída
- Características da fadiga avaliadas por um instrumento de avaliação padronizado e validado
- Desempenho de papel inadequado
- Desinteresse pelo ambiente que o cerca
- Dificuldade em manter a atividade física habitual
- Dificuldade em manter as rotinas habituais
- Estado de sonolência
- Falta de alívio com as estratégias habituais recuperação de energia
- Frustração
- Gravidade da fadiga avaliada por um instrumento de avaliação padronizado e validado
- Introspecção
- Letargia
- Necessidade de descanso aumentada
- Resistência física inadequada
- Sintomas físicos aumentados
- Velocidade de marcha diminuída
- Vigor reduzido

Fatores relacionados

- Ansiedade excessiva
- Ciclo sono-vigília alterado
- Conhecimento inadequado das necessidades nutricionais apropriadas
- Desnutrição
- Dor não abordada
- Esforço físico aumentado
- Esforço mental aumentado
- Estilo de vida não estimulante
- Estresse excessivo
- Falta de condicionamento físico
- Ingestão nutricional inadequada
- Isolamento social
- Restrições ambientais não abordadas
- Sintomas depressivos

Populações em risco

- Gestantes
- Idosos
- Indivíduos com ocupação exigente
- Indivíduos expostos a um evento de vida negativo
- Indivíduos que estão passando pelo parto

Condições associadas

- Acidente vascular encefálico
- Anemia
- Desregulação do eixo hipotálamo-hipófise-suprarrenal
- Distúrbios do sono
- Doenças crônicas
- Fibromialgia
- Inflamação crônica
- Miastenia gravis
- Neoplasias
- Quimioterapia
- Radioterapia
- Transtornos neurocognitivos

Literatura de apoio original disponível em https://paginas.grupoa.com.br/nanda-i-2024-2026/referencias.pdf.

Classe 3 • Equilíbrio de energia

Código do diagnóstico 00465

Recuperação cirúrgica prejudicada

Aprovado em 2023 • Nível de evidência 3.3

Foco primário: Nível de energia
Foco secundário: Recuperação
Sujeito do cuidado: Indivíduo
Julgamento: Prejudicado
Local anatômico: —
Limite inferior de idade: —
Limite superior de idade: —
Curso clínico: —
Categoria do diagnóstico: Com foco no problema
Restrição situacional: Período perioperatório

Definição

Alterações fisiológicas ou psicológicas perioperatórias que aumentam o período de recuperação necessário para atingir e/ou melhorar o estado de saúde funcional pré-operatório.

Características definidoras

- Adia a retomada do trabalho
- Apetite inadequado
- Cicatrização de área cirúrgica interrompida
- Desconforto físico
- Dificuldade em movimentar-se
- Dificuldade em retomar as atividades
- Fadiga
- Percebe necessidade de mais tempo para se recuperar
- Requer ajuda para o autocuidado
- Tempo excessivo necessário à recuperação
- Tempo prolongado de internação hospitalar

Fatores relacionados

- Ansiedade excessiva
- Aquisição ineficaz de conhecimento de saúde
- Autogestão ineficaz do sobrepeso
- *Delirium*
- Desnutrição
- Dor persistente
- Estratégias passivas para lidar com a dor
- Glicemia sanguínea aumentada
- Medo de se mudar
- Mobilidade física prejudicada
- Náusea persistente
- Presunção de desfechos desfavoráveis
- Resposta emocional negativa ao resultado cirúrgico
- Uso de tabaco
- Vômito persistente

Populações em risco

- Indivíduos > 70 anos de idade
- Indivíduos com escore de classificação do estado físico da American Society of Anesthesiologists (ASA) ≥ 3
- Indivíduos com história de infarto do miocárdio
- Indivíduos com perda de peso pré-operatória > 5%

Condições associadas

- Anemia
- Capacidade funcional inadequada
- Cirurgia de emergência
- Comorbidade significativa
- Diabetes mellitus
- Hipotermia intraoperatória
- Infecção de ferida cirúrgica
- Preparações farmacêuticas
- Procedimentos cirúrgicos extensos
- Transfusão de sangue perioperatória
- Transtorno psicológico no período pós-operatório

Literatura de apoio original disponível em https://paginas.grupoa.com.br/nanda-i-2024-2026/referencias.pdf.

Domínio 4 • Atividade/repouso

Classe 3 • Equilíbrio de energia

Código do diagnóstico 00464

Risco de recuperação cirúrgica prejudicada

Aprovado em 2023 • Nível de evidência 3.3

Foco primário: Nível de energia
Foco secundário: Recuperação
Sujeito do cuidado: Indivíduo
Julgamento: Prejudicado
Local anatômico: —

Limite inferior de idade: —
Limite superior de idade: —
Curso clínico: —
Categoria do diagnóstico: Potencial para deteriorar
Restrição situacional: Período perioperatório

Definição

Suscetibilidade a alterações fisiológicas ou psicológicas perioperatórias que aumentam o período de recuperação necessário para atingir e/ou melhorar o estado de saúde funcional pré-operatório.

Fatores de risco

- Ansiedade excessiva
- Aquisição ineficaz de conhecimento de saúde
- Autogestão ineficaz do sobrepeso
- *Delirium*
- Desnutrição
- Dor persistente
- Estratégias passivas para lidar com a dor
- Glicemia sanguínea aumentada
- Medo de se mudar
- Mobilidade física prejudicada
- Náusea persistente
- Presunção de desfechos desfavoráveis
- Resposta emocional negativa ao resultado cirúrgico
- Uso de tabaco
- Vômito persistente

Populações em risco

- Indivíduos > 70 anos de idade
- Indivíduos com escore de classificação do estado físico da American Society of Anesthesiologists (ASA) ≥ 3
- Indivíduos com história de infarto do miocárdio
- Indivíduos com perda de peso pré-operatória > 5%

Condições associadas

- Anemia
- Capacidade funcional inadequada
- Cirurgia de emergência
- Comorbidade significativa
- Diabetes mellitus
- Hipotermia intraoperatória
- Infecção de ferida cirúrgica
- Preparações farmacêuticas
- Procedimentos cirúrgicos extensos
- Transfusão de sangue perioperatória
- Transtorno psicológico no período pós-operatório

Literatura de apoio original disponível em https://paginas.grupoa.com.br/nanda-i-2024-2026/referencias.pdf.

Domínio 4 • Atividade/repouso

Classe 4 • Respostas cardiovasculares/pulmonares — Código do diagnóstico 00311

Risco de função cardiovascular prejudicada

Aprovado em 2020 • Revisado em 2023 • Nível de evidência 3.4

Foco primário: Função circulatória
Foco secundário: Função cardiovascular
Sujeito do cuidado: Indivíduo
Julgamento: Prejudicado
Local anatômico: Sistema cardiopulmonar

Limite inferior de idade: —
Limite superior de idade: —
Curso clínico: —
Categoria do diagnóstico: Potencial para deteriorar
Restrição situacional: —

Definição

Suscetibilidade a alterações no processo normal de transporte de substâncias, homeostase corporal, remoção de resíduos metabólicos dos tecidos e função dos órgãos.

Fatores de risco

- Abuso de substâncias
- Acúmulo excessivo de gordura para idade e sexo
- Ansiedade excessiva
- Autogestão inadequada da pressão arterial
- Autogestão ineficaz do sobrepeso
- Conhecimento inadequado dos fatores modificáveis
- Consumo excessivo de álcool
- Desatenção ao tabagismo passivo
- Estresse excessivo
- Hábitos alimentares inapropriados
- Manejo ineficaz da glicemia sanguínea
- Manejo ineficaz do equilíbrio lipídico
- Média de atividade física diária inferior à recomendada para idade e sexo
- Uso de tabaco

Populações em risco

- Homens cisgênero
- Idosos
- Indivíduos com história de evento cardiovascular
- Indivíduos com história familiar de diabetes mellitus
- Indivíduos com história familiar de dislipidemia
- Indivíduos com história familiar de hipertensão
- Indivíduos com história familiar de obesidade
- Indivíduos com história familiar de síndrome metabólica
- Indivíduos desfavorecidos economicamente
- Indivíduos na pós-menopausa

Condições associadas

- Diabetes mellitus
- Dislipidemias
- Hipertensão
- Preparações farmacêuticas
- Resistência à insulina
- Transtorno depressivo

Literatura de apoio original disponível em https://paginas.grupoa.com.br/nanda-i-2024-2026/referencias.pdf.

Domínio 4 • Atividade/repouso

Classe 4 • Respostas cardiovasculares/pulmonares   Código do diagnóstico 00240

Risco de débito cardíaco diminuído

Aprovado em 2013 • Revisado em 2017, 2023 • Nível de evidência 3.2

Foco primário: Função circulatória
Foco secundário: Débito cardíaco
Sujeito do cuidado: Indivíduo
Julgamento: Diminuído
Local anatômico: Sistema cardiopulmonar

Limite inferior de idade: —
Limite superior de idade: —
Curso clínico: —
Categoria do diagnóstico: Potencial para deteriorar
Restrição situacional: —

Definição

Suscetibilidade a bombeamento cardíaco de volume sanguíneo insuficiente para atender às demandas metabólicas em indivíduos com problemas cardiovasculares e/ou pulmonares ou trauma.

Fatores de risco

- Abuso de substâncias
- Acúmulo excessivo de gordura para idade e sexo
- Ansiedade excessiva
- Autogestão inadequada da pressão arterial
- Autogestão inadequada do diabetes
- Autogestão inadequada do tratamento da arritmia
- Autogestão ineficaz de medicamentos
- Autogestão ineficaz do sobrepeso
- Conhecimento inadequado do cuidador sobre os fatores modificáveis
- Conhecimento inadequado dos fatores modificáveis
- Consumo excessivo de álcool
- Desatenção ao tabagismo passivo
- Estresse excessivo
- Hábitos alimentares inapropriados
- Média de atividade física diária inferior à recomendada para idade e sexo
- Posição do lado esquerdo
- Posição prona
- Privação de sono não abordada
- Uso de tabaco
- Vacinação inadequada

Populações em risco

- Gestantes
- Indivíduos em extremos de idade

Condições associadas

- Anestesia geral
- Apneia obstrutiva do sono
- Cirurgia cardiovascular
- Desequilíbrio hidreletrolítico
- Doenças cardiovasculares
- Doenças do trato respiratório
- Hipoglicemia
- Hipóxia
- Infecções
- Oxigenoterapia
- Respiração artificial
- Taxa metabólica aumentada
- Transplante
- Uremia

Literatura de apoio original disponível em https://paginas.grupoa.com.br/nanda-i-2024-2026/referencias.pdf.

Domínio 4 • Atividade/repouso

Classe 4 • Respostas cardiovasculares/pulmonares — Código do diagnóstico 00362

Risco de pressão arterial desequilibrada

Aprovado em 2023 • Nível de evidência 3.2

Foco primário: Função circulatória
Foco secundário: Volume sanguíneo
Sujeito do cuidado: Indivíduo
Julgamento: Desequilibrado
Local anatômico: Sistema cardiopulmonar

Limite inferior de idade: —
Limite superior de idade: —
Curso clínico: —
Categoria do diagnóstico: Potencial para deteriorar
Restrição situacional: —

4. Atividade/repouso

Definição

Suscetibilidade a elevação ou diminuição recorrente da força exercida pelo fluxo sanguíneo na parede arterial, acima ou abaixo dos níveis individuais desejados.

Fatores de risco

- Abuso de substâncias
- Ansiedade
- Autogestão inadequada da ortostase
- Autogestão ineficaz do sobrepeso
- Comportamento sedentário que ocorre por $\geq$ 2 horas/dia
- Conhecimento inadequado dos fatores de risco
- Edema
- Estresse excessivo
- Hábitos alimentares inapropriados
- Padrão de sono ineficaz
- Sangramento excessivo
- Seguimento inadequado de regime terapêutico
- Uso de tabaco
- Volume de líquidos excessivo
- Volume de líquidos inadequado

Populações em risco

- Indivíduos com história familiar de hipertensão
- Indivíduos desfavorecidos socialmente
- Indivíduos que doam sangue

Condições associadas

- Alteração hormonal
- Desequilíbrio hidreletrolítico
- Deslocamento dos fluidos corporais entre compartimentos
- Diabetes mellitus
- Dislipidemias
- Doenças cardiovasculares
- Doenças da paratireoide
- Doenças da tireoide
- Preparações farmacêuticas
- Pressão intracraniana elevada
- Síndrome de Cushing
- Síndrome metabólica
- Transtorno de estresse pós-traumático

Literatura de apoio original disponível em https://paginas.grupoa.com.br/nanda-i-2024-2026/referencias.pdf.

Classe 4 • Respostas cardiovasculares/pulmonares Código do diagnóstico 00201

Risco de perfusão tissular cerebral ineficaz

Aprovado em 2008 • Revisado em 2013, 2017, 2023 • Nível de evidência 2.1

Foco primário: Função circulatória
Foco secundário: Perfusão tissular
Sujeito do cuidado: Indivíduo
Julgamento: Ineficaz
Local anatômico: Sistema cerebrovascular
Limite inferior de idade: —
Limite superior de idade: —
Curso clínico: —
Categoria do diagnóstico: Potencial para deteriorar
Restrição situacional: —

Definição

Suscetibilidade a uma diminuição da circulação sanguínea para o cérebro.

Fatores de risco

- Abuso de substâncias
- Ação inadequada para abordar fatores modificáveis
- Autogestão inadequada da pressão arterial
- Autogestão inadequada do tratamento da arritmia
- Autogestão ineficaz do sobrepeso
- Comportamentos sedentários
- Conhecimento inadequado do processo da doença
- Conhecimento inadequado dos fatores modificáveis
- Consumo excessivo de álcool
- Estresse excessivo
- Uso de tabaco

Populações em risco

- Indivíduos com história de acidente vascular encefálico
- Indivíduos com história de infarto do miocárdio recente

Condições associadas

- Aneurisma intracraniano
- Apneia do sono
- Distúrbios de coagulação do sangue
- Doenças cardiovasculares
- Hipercolesterolemia
- Lesões encefálicas
- Preparações farmacêuticas
- Prótese valvar mecânica
- Regime terapêutico
- Segmento acinético da parede do ventrículo esquerdo

Literatura de apoio original disponível em https://paginas.grupoa.com.br/nanda-i-2024-2026/referencias.pdf.

Classe 4 • Respostas cardiovasculares/pulmonares | Código do diagnóstico 00204

Perfusão tissular periférica ineficaz

Aprovado em 2008 • Revisado em 2010, 2017, 2023 • Nível de evidência 2.2

Foco primário: Função circulatória
Foco secundário: Perfusão tissular
Sujeito do cuidado: Indivíduo
Julgamento: Ineficaz
Local anatômico: Sistema vascular periférico
Limite inferior de idade: —
Limite superior de idade: —
Curso clínico: —
Categoria do diagnóstico: Com foco no problema
Restrição situacional: —

Definição

Diminuição da circulação sanguínea para as extremidades.

Características definidoras

- Ausência de pulsos periféricos
- Ausência de sudorese nas extremidades
- Cianose em extremidade
- Cicatrização de ferida periférica atrasada
- Claudicação intermitente
- Cor não volta ao membro inferior abaixado após permanecer 1 minuto elevado
- Distância em teste de caminhada de 6 minutos abaixo da faixa normal
- Distâncias sem dor diminuídas no teste de caminhada de 6 minutos
- Dor em extremidade
- Edema
- Empalidecimento da cor da extremidade à elevação de membro
- Extremidades frias
- Função motora alterada
- Índice tornozelo-braquial < 0,90
- Parestesia
- Pressão arterial nas extremidades diminuída
- Pulsos periféricos diminuídos
- Sopro femoral
- Sudorese diminuída nas extremidades
- Tempo de enchimento capilar > 3 segundos
- Unhas distróficas

Fatores relacionados

- Ação inadequada para abordar fatores modificáveis
- Autogestão ineficaz da saúde
- Comportamentos sedentários
- Conhecimento inadequado do processo da doença
- Conhecimento inadequado dos fatores modificáveis
- Ingestão excessiva de sódio
- Uso de tabaco

Populações em risco

- Idosos
- Indivíduos com história de lesão por pressão

Condições associadas

- Diabetes mellitus
- Dislipidemias
- Doenças cardiovasculares
- Procedimentos intravasculares
- Regime terapêutico
- Trauma

Literatura de apoio original disponível em https://paginas.grupoa.com.br/nanda-i-2024-2026/referencias.pdf.

Classe 4 • Respostas cardiovasculares/pulmonares | Código do diagnóstico 00228

Risco de perfusão tissular periférica ineficaz

Aprovado em 2010 • Revisado em 2013, 2017, 2023 • Nível de evidência 2.2

Foco primário: Função circulatória
Foco secundário: Perfusão tissular
Sujeito do cuidado: Indivíduo
Julgamento: Ineficaz
Local anatômico: Sistema vascular periférico
Limite inferior de idade: —
Limite superior de idade: —
Curso clínico: —
Categoria do diagnóstico: Potencial para deteriorar
Restrição situacional: —

Definição

Suscetibilidade a uma diminuição da circulação sanguínea para as extremidades.

Fatores de risco

- Ação inadequada para abordar fatores modificáveis
- Autogestão ineficaz da saúde
- Comportamentos sedentários
- Conhecimento inadequado do processo da doença
- Conhecimento inadequado dos fatores modificáveis
- Ingestão excessiva de sódio
- Uso de tabaco

Populações em risco

- Idosos
- Indivíduos com história de lesão por pressão

Condições associadas

- Diabetes mellitus
- Dislipidemias
- Doenças cardiovasculares
- Procedimentos intravasculares
- Regime terapêutico
- Trauma

Literatura de apoio original disponível em https://paginas.grupoa.com.br/nanda-i-2024-2026/referencias.pdf.

Domínio 4 • Atividade/repouso

Classe 4 • Respostas cardiovasculares/pulmonares Código do diagnóstico 00032

Padrão respiratório ineficaz

Aprovado em 1980 • Revisado em 1996, 1998, 2010, 2017, 2020, 2023 • Nível de evidência 3.3

Foco primário: Função respiratória
Foco secundário: Padrão respiratório
Sujeito do cuidado: Indivíduo
Julgamento: Ineficaz
Local anatômico: Sistema cardiopulmonar

Limite inferior de idade: —
Limite superior de idade: —
Curso clínico: —
Categoria do diagnóstico: Com foco no problema
Restrição situacional: —

4. Atividade/repouso

Definição

Dificuldade em manter a ventilação adequada durante a inspiração e/ou a expiração.

Características definidoras

- Assume posição de três pontos
- Batimento de asa do nariz
- Bradipneia
- Capacidade vital diminuída
- Cianose
- Dispneia
- Diâmetro anteroposterior do tórax aumentado
- Excursão torácica alterada
- Fase de expiração prolongada
- Hipercapnia
- Hiperventilação
- Hipoventilação
- Hipoxemia
- Hipóxia
- Ortopneia
- Padrão respiratório abdominal paradoxal
- Pressão expiratória diminuída
- Pressão inspiratória diminuída
- Profundidade respiratória alterada
- Respiração com os lábios franzidos
- Retração subcostal
- Ritmo respiratório alterado
- Sons respiratórios adventícios
- Sons respiratórios diminuídos
- Taquipneia
- Uso aumentado da musculatura respiratória acessória
- Ventilação-minuto diminuída
- Volume corrente alterado

Fatores relacionados

- Ansiedade
- Autogestão ineficaz do sobrepeso
- Carga excessiva de fadiga
- Dor
- Esforço físico aumentado
- Fadiga da musculatura respiratória
- Posição do corpo que inibe a expansão pulmonar
- Secreção respiratória excessiva
- Tosse ineficaz

População em risco

- Mulheres cisgênero jovens

Condições associadas

- Anormalidades congênitas
- Complacência pulmonar diminuída
- Concentração sérica aumentada de hidrogênio
- Distúrbios respiratórios
- Doença crítica
- Doença pulmonar obstrutiva crônica
- Doenças cardíacas
- Doenças neuromusculares
- Imaturidade neurológica
- Lesões da medula espinal
- Prejuízo musculoesquelético
- Prejuízo neurológico
- Resistência da via aérea aumentada

Literatura de apoio original disponível em https://paginas.grupoa.com.br/nanda-i-2024-2026/referencias.pdf.

Classe 4 • Respostas cardiovasculares/pulmonares Código do diagnóstico 00033

Ventilação espontânea prejudicada

Aprovado em 1992 • Revisado em 2017, 2023 • Nível de evidência 2.1

Foco primário: Função respiratória
Foco secundário: Padrão respiratório
Sujeito do cuidado: Indivíduo
Julgamento: Prejudicado
Local anatômico: Sistema cardiopulmonar

Limite inferior de idade: —
Limite superior de idade: —
Curso clínico: —
Categoria do diagnóstico: Com foco no problema
Restrição situacional: —

Definição

Incapacidade de iniciar e/ou manter respiração independente que é adequada para sustentação da vida.

Características definidoras

- Agitação psicomotora
- Apreensão
- Cianose
- Cooperação diminuída
- Deterioração na gasometria arterial em relação aos parâmetros basais
- Dispneia
- Frequência cardíaca aumentada
- Hipóxia
- Pressão parcial de dióxido de carbono (PCO_2) aumentada
- Pressão parcial de oxigênio diminuída
- Saturação arterial de oxigênio diminuída
- Taxa metabólica aumentada
- Uso aumentado da musculatura acessória
- Volume corrente diminuído

Fatores relacionados

- Fadiga da musculatura respiratória
- Posição do corpo que inibe a expansão pulmonar

População em risco

- Indivíduos no período perioperatório

Condições associadas

- Anafilaxia
- Angioedema
- Choque
- Doenças do trato respiratório
- Hipotonia muscular
- Metabolismo prejudicado
- Preparações farmacêuticas

Literatura de apoio original disponível em https://paginas.grupoa.com.br/nanda-i-2024-2026/referencias.pdf.

Classe 4 • Respostas cardiovasculares/pulmonares Código do diagnóstico 00431

Resposta prejudicada ao desmame ventilatório da criança

Aprovado em 2023 • Nível de evidência 2.1

Foco primário: Função respiratória
Foco secundário: Oxigenação
Sujeito do cuidado: Indivíduo
Julgamento: Prejudicado
Local anatômico: Sistema cardiopulmonar

Limite inferior de idade: —
Limite superior de idade: 18 anos
Curso clínico: —
Categoria do diagnóstico: Com foco no problema
Restrição situacional: —

Definição

Inabilidade de fazer a transição para ventilação espontânea com sucesso em indivíduos com idade < 18 anos que necessitaram de ventilação mecânica por pelo menos 24 horas.

Características definidoras

Leves

- Agitação psicomotora
- Desconforto respiratório
- Fadiga
- Foco aumentado na respiração
- Frequência respiratória levemente aumentada em relação aos parâmetros basais
- Medo de falha nos equipamentos
- Percepção de necessidade aumentada de oxigênio
- Sensação de calor

Moderadas

- Apreensão
- Cor da pele anormal
- Diaforese
- Dificuldade em cooperar
- Dificuldade em responder a treinamento
- Entrada de ar diminuída à ausculta
- Expressão facial de medo
- Frequência cardíaca aumentada em relação aos parâmetros basais (< 20 bpm)
- Frequência respiratória moderadamente aumentada em relação aos parâmetros basais
- Hiperfoco nas atividades
- Pressão arterial aumentada em relação aos parâmetros basais (< 20 mmHg)
- Uso mínimo da musculatura acessória respiratória

Graves

- Deterioração na gasometria arterial em relação aos parâmetros basais
- Diaforese profusa
- Frequência cardíaca aumentada em relação aos parâmetros basais (≥ 20 bpm)
- Frequência respiratória significativamente aumentada em relação aos parâmetros basais
- Pressão arterial aumentada em relação aos parâmetros basais (≥ 20 mmHg)

- Respiração abdominal paradoxal
- Respiração agônica
- Respiração não sincronizada com o ventilador
- Respiração superficial
- Sons respiratórios adventícios
- Uso significativo da musculatura respiratória acessória

Fatores relacionados

Fatores fisiológicos

- Ciclo sono-vigília alterado
- Desnutrição
- Desobstrução ineficaz das vias aéreas
- Dor

Fatores psicológicos

- Ansiedade
- Autoestima inadequada
- Confiança inadequada na equipe de saúde
- Conhecimento inadequado do processo de desmame da ventilação mecânica
- Desesperança
- Incerteza quanto à habilidade de desmame da ventilação mecânica
- Medo
- Motivação diminuída
- Sentimento de impotência

Fatores situacionais

- Distúrbios ambientais não abordados
- Episódios não controlados de demanda energética
- Ritmo inapropriado do processo de desmame da ventilação mecânica

Populações em risco

- Indivíduos com história de dependência do ventilador > 4 dias
- Indivíduos com história de tentativas falhas de desmame da ventilação mecânica

Condição associada

- Nível de consciência diminuído

Classe 4 • Respostas cardiovasculares/pulmonares Código do diagnóstico 00430

Resposta prejudicada ao desmame ventilatório do adulto

Aprovado em 2023 • Nível de evidência 3.2

Foco primário: Função respiratória
Foco secundário: Oxigenação
Sujeito do cuidado: Indivíduo
Julgamento: Prejudicado
Local anatômico: Sistema cardiopulmonar

Limite inferior de idade: 19 anos
Limite superior de idade: —
Curso clínico: —
Categoria do diagnóstico: Com foco no problema
Restrição situacional: —

Definição

Inabilidade de fazer a transição para ventilação espontânea com sucesso em indivíduos com idade > 18 anos que necessitaram de ventilação mecânica por pelo menos 24 horas.

Características definidoras

Resposta precoce (< 30 minutos)

- Agitação psicomotora
- Aparência de olhos arregalados
- Apreensão
- Batimento de asa do nariz
- Frequência cardíaca aumentada (> 140 bpm ou > 20% em relação aos parâmetros basais)
- Frequência cardíaca diminuída (redução > 20% em relação aos parâmetros basais)
- Frequência respiratória aumentada (> 35 rpm ou > 50% em relação aos parâmetros basais)
- Hiperfoco nas atividades
- Medo de falha nos equipamentos
- Percepção de necessidade aumentada de oxigênio
- Pressão arterial aumentada (pressão sistólica > 180 mmHg ou > 20% em relação aos parâmetros basais)
- Pressão arterial diminuída (< 90 mmHg ou redução > 20% em relação aos parâmetros basais)
- Respiração abdominal paradoxal
- Respiração ofegante
- Respiração superficial
- Saturação de oxigênio diminuída (< 90% quando a razão da fração de oxigênio inspirado for > 40%)
- Secreções respiratórias audíveis
- Sensação de calor
- Sons respiratórios adventícios
- Uso significativo da musculatura respiratória acessória

Resposta intermediária (30-90 minutos)

- Diaforese
- Dificuldade em cooperar com instruções
- Hipercapnia (aumento > 50 mmHg na pressão parcial de dióxido de carbono ou aumento > 8 mmHg em relação aos parâmetros basais)
- Hipoxemia (pressão parcial de oxigênio < 50-60 mmHg e razão de fração de oxigênio inspirado > 50% ou oxigênio > 6 L/ min)
- pH diminuído (< 7,32 ou redução > 0,07 em relação aos parâmetros basais)

Resposta tardia (> 90 minutos)

- Arritmias de início recente
- Cianose
- Fadiga
- Parada cardiorrespiratória

Fatores relacionados

- Ciclo sono-vigília alterado
- Desnutrição
- Secreção respiratória excessiva
- Tosse ineficaz

Populações em risco

- Idosos
- Indivíduos com história de dependência prolongada do ventilador
- Indivíduos com história de doenças pulmonares
- Indivíduos com história de extubação não planejada
- Indivíduos com história de falhas nas tentativas de desmame da ventilação mecânica
- Indivíduos com índices pré-extubação desfavoráveis

Condições associadas

- Anemia
- Desequilíbrio hidreletrolítico
- Desequilíbrio ácido-base
- Disfunção do diafragma adquirida na unidade de terapia intensiva
- Doença altamente aguda
- Doenças cardiovasculares
- Doenças do sistema endócrino
- Doenças neuromusculares
- Hipertermia
- Infecções
- Nível de consciência diminuído
- Preparações farmacêuticas

Literatura de apoio original disponível em https://paginas.grupoa.com.br/nanda-i-2024-2026/referencias.pdf.

Classe 5 • Autocuidado

Código do diagnóstico 00331

Síndrome da habilidade de autocuidado diminuída

Aprovado em 2023 • Nível de evidência 2.1

Foco primário: Autocuidado
Foco secundário: Higiene
Sujeito do cuidado: Indivíduo
Julgamento: Diminuído
Local anatômico: —
Limite inferior de idade: 4 anos
Limite superior de idade: —
Curso clínico: —
Categoria do diagnóstico: Com foco no problema
Restrição situacional: —

Definição

Diminuição do desempenho independente de múltiplas atividades da vida diária.

Características definidoras

- Habilidade de alimentar-se diminuída (00328)
- Habilidade de banhar-se diminuída (00326)
- Habilidade de cuidados pessoais diminuída (00330)
- Habilidade de utilizar o vaso sanitário diminuída (00329)
- Habilidade de vestir-se diminuída (00327)

Fatores relacionados

- Ansiedade
- Autonegligência
- Conforto físico prejudicado
- Dor
- Equilíbrio postural prejudicado
- Fraqueza
- Hipotonia muscular
- Inatividade prolongada
- Mobilidade física prejudicada
- Motivação diminuída
- Restrições ambientais não abordadas

Populações em risco

- Idosos
- Indivíduos vivenciando hospitalização prolongada

Condições associadas

- Acidente vascular encefálico
- Comorbidade significativa
- Doenças neuromusculares
- Feridas e lesões
- Prejuízo musculoesquelético
- Transtornos mentais

Literatura de apoio original disponível em https://paginas.grupoa.com.br/nanda-i-2024-2026/referencias.pdf.

Classe 5 • Autocuidado

Código do diagnóstico 00332

Risco de síndrome da habilidade de autocuidado diminuída

Aprovado em 2023 • Nível de evidência 2.1

Foco primário: Autocuidado
Foco secundário: Higiene
Sujeito do cuidado: Indivíduo
Julgamento: Diminuído
Local anatômico: —

Limite inferior de idade: 4 anos
Limite superior de idade: —
Curso clínico: —
Categoria do diagnóstico: Potencial para deteriorar
Restrição situacional: —

Definição

Suscetibilidade a uma diminuição do desempenho independente de múltiplas atividades da vida diária.

Fatores de risco

- Ansiedade
- Autonegligência
- Conforto físico prejudicado
- Dor
- Equilíbrio postural prejudicado
- Fraqueza
- Hipotonia muscular
- Inatividade prolongada
- Mobilidade física prejudicada
- Motivação diminuída
- Restrições ambientais não abordadas

Populações em risco

- Idosos
- Indivíduos vivenciando hospitalização prolongada

Condições associadas

- Acidente vascular encefálico
- Comorbidade significativa
- Doenças neuromusculares
- Feridas e lesões
- Prejuízo musculoesquelético
- Transtornos mentais

Literatura de apoio original disponível em https://paginas.grupoa.com.br/nanda-i-2024-2026/referencias.pdf.

Classe 5 • Autocuidado

Código do diagnóstico 00442

Disposição para habilidades de autocuidado melhoradas

Aprovado em 2023 • Nível de evidência 2.1

Foco primário: Autocuidado
Foco secundário: Higiene
Sujeito do cuidado: Indivíduo
Julgamento: Preparado
Local anatômico: —
Limite inferior de idade: 4 anos
Limite superior de idade: —
Curso clínico: —
Categoria do diagnóstico: Potencial para melhorar
Restrição situacional: —

Definição

Padrão de desempenho independente das atividades da vida diária, que pode ser fortalecido.

Características definidoras

- Deseja melhorar a competência para alimentar-se
- Deseja melhorar a competência para cuidados pessoais
- Deseja melhorar a competência para tomar banho
- Deseja melhorar a competência para usar o vaso sanitário
- Deseja melhorar a competência para vestir-se

Literatura de apoio original disponível em https://paginas.grupoa.com.br/nanda-i-2024-2026/referencias.pdf.

Classe 5 • Autocuidado

Código do diagnóstico 00326

Habilidade de banhar-se diminuída

Aprovado em 2023 • Nível de evidência 2.1

Foco primário: Autocuidado
Foco secundário: Higiene
Sujeito do cuidado: Indivíduo
Julgamento: Diminuído
Local anatômico: —

Limite inferior de idade: 8 anos
Limite superior de idade: —
Curso clínico: —
Categoria do diagnóstico: Com foco no problema
Restrição situacional: —

Definição

Diminuição da competência associada à limpeza do corpo de forma independente.

Características definidoras

- Dificuldade em acessar a fonte de água
- Dificuldade em acessar o banheiro
- Dificuldade em lavar o corpo
- Dificuldade em realizar as ações de banho na sequência apropriada
- Dificuldade em regular a temperatura da água do banho
- Dificuldade em regular o volume de água do banho
- Dificuldade em reunir os artigos para o banho
- Dificuldade em secar o corpo

Fatores relacionados

- Ansiedade
- Autonegligência
- Conforto físico prejudicado
- Dor
- Equilíbrio postural prejudicado
- Fraqueza
- Habilidade de transferência prejudicada
- Hipotonia muscular
- Inatividade prolongada
- Mobilidade física prejudicada
- Motivação diminuída
- Restrições ambientais não abordadas
- Tolerância à atividade diminuída

Populações em risco

- Idosos
- Indivíduos vivenciando hospitalização prolongada

Condições associadas

- Acidente vascular encefálico
- Comorbidade significativa
- Doenças neuromusculares
- Feridas e lesões
- Prejuízo musculoesquelético
- Transtornos mentais

Literatura de apoio original disponível em https://paginas.grupoa.com.br/nanda-i-2024-2026/referencias.pdf.

Classe 5 • Autocuidado

Código do diagnóstico 00330

Habilidade de cuidados pessoais diminuída

Aprovado em 2023 • Nível de evidência 2.1

Foco primário: Autocuidado
Foco secundário: Higiene
Sujeito do cuidado: Indivíduo
Julgamento: Diminuído
Local anatômico: —
Limite inferior de idade: 4 anos
Limite superior de idade: —
Curso clínico: —
Categoria do diagnóstico: Com foco no problema
Restrição situacional: —

Definição

Diminuição da competência associada à manutenção da aparência de forma independente.

Características definidoras

Cuidados com o corpo

- Dificuldade em aplicar produtos corporais
- Dificuldade em cuidar das unhas
- Dificuldade em lavar as mãos

Cuidados com o rosto

- Dificuldade em aplicar produtos faciais
- Dificuldade em lavar o rosto
- Dificuldade em se barbear

Cuidados com os cabelos

- Dificuldade em modelar o cabelo
- Dificuldade em pentear o cabelo

Cuidados orais

- Dificuldade em escovar os dentes
- Dificuldade em inserir dentaduras
- Dificuldade em limpar a língua
- Dificuldade em limpar dentaduras
- Dificuldade em passar fio dental

Gerais

- Dificuldade em manter itens de autocuidado
- Dificuldade em realizar as ações de limpeza na sequência adequada
- Dificuldade em reunir materiais de cuidado

Fatores relacionados

- Ansiedade
- Autonegligência
- Conforto físico prejudicado
- Dor
- Equilíbrio postural prejudicado
- Fraqueza
- Hipotonia muscular
- Inatividade prolongada
- Mobilidade física prejudicada
- Motivação diminuída
- Restrições ambientais não abordadas

Populações em risco

- Idosos
- Indivíduos vivenciando hospitalização prolongada

Condições associadas

- Acidente vascular encefálico
- Comorbidade significativa
- Doenças musculoesqueléticas
- Doenças neuromusculares
- Feridas e lesões
- Transtornos mentais

Literatura de apoio original disponível em https://paginas.grupoa.com.br/nanda-i-2024-2026/referencias.pdf.

Classe 5 • Autocuidado

Código do diagnóstico 00329

Habilidade de utilizar o vaso sanitário diminuída

Aprovado em 2023 • Nível de evidência 2.1

Foco primário: Autocuidado
Foco secundário: Higiene
Sujeito do cuidado: Indivíduo
Julgamento: Diminuído
Local anatômico: —

Limite inferior de idade: 4 anos
Limite superior de idade: —
Curso clínico: —
Categoria do diagnóstico: Com foco no problema
Restrição situacional: —

Definição

Diminuição da competência associada à realização de tarefas relacionadas à eliminação de forma independente.

Características definidoras

- Dificuldade em chegar ao vaso sanitário
- Dificuldade em dar a descarga do vaso sanitário
- Dificuldade em levantar-se do vaso sanitário
- Dificuldade em manipular as roupas para uso do vaso sanitário
- Dificuldade em sentar-se no vaso sanitário

Fatores relacionados

- Ansiedade
- Conforto físico prejudicado
- Dor
- Equilíbrio postural prejudicado
- Fraqueza
- Habilidade de transferência prejudicada
- Hipotonia muscular
- Inatividade prolongada
- Mobilidade física prejudicada
- Motivação diminuída
- Restrições ambientais não abordadas
- Tolerância à atividade diminuída

Populações em risco

- Idosos
- Indivíduos vivenciando hospitalização prolongada

Condições associadas

- Acidente vascular encefálico
- Comorbidade significativa
- Doenças neuromusculares
- Feridas e lesões
- Prejuízo musculoesquelético
- Transtornos mentais

Literatura de apoio original disponível em https://paginas.grupoa.com.br/nanda-i-2024-2026/referencias.pdf.

Domínio 4 • Atividade/repouso

Classe 5 • Autocuidado

Código do diagnóstico 00327

Habilidade de vestir-se diminuída

Aprovado em 2023 • Nível de evidência 2.1

Foco primário: Autocuidado
Foco secundário: Higiene
Sujeito do cuidado: Indivíduo
Julgamento: Diminuído
Local anatômico: —
Limite inferior de idade: 4 anos
Limite superior de idade: —
Curso clínico: —
Categoria do diagnóstico: Com foco no problema
Restrição situacional: —

Definição

Diminuição da competência associada a colocar ou remover as roupas de forma independente.

Características definidoras

- Dificuldade em colocar roupas na parte inferior do corpo
- Dificuldade em colocar roupas na parte superior do corpo
- Dificuldade em colocar vários itens do vestuário
- Dificuldade em despir item do vestuário
- Dificuldade em escolher as roupas
- Dificuldade em fechar as roupas
- Dificuldade em pegar as roupas
- Dificuldade em reunir as roupas
- Dificuldade em usar dispositivos auxiliares
- Dificuldade em usar zíperes

Fatores relacionados

- Ansiedade
- Autonegligência
- Conforto físico prejudicado
- Dor
- Equilíbrio postural prejudicado
- Fraqueza
- Hipotonia muscular
- Inatividade prolongada
- Mobilidade física prejudicada
- Motivação diminuída
- Restrições ambientais não abordadas
- Tolerância à atividade diminuída

Populações em risco

- Idosos
- Indivíduos vivenciando hospitalização prolongada

Condições associadas

- Acidente vascular encefálico
- Comorbidade significativa
- Doenças neuromusculares
- Feridas e lesões
- Prejuízo musculoesquelético
- Transtornos mentais

Literatura de apoio original disponível em https://paginas.grupoa.com.br/nanda-i-2024-2026/referencias.pdf.

Classe 5 • Autocuidado

Código do diagnóstico 00328

Habilidade de alimentar-se diminuída

Aprovado em 2023 • Nível de evidência 2.1

Foco primário: Autocuidado
Foco secundário: Ingestão de nutrientes
Sujeito do cuidado: Indivíduo
Julgamento: Diminuído
Local anatômico: —
Limite inferior de idade: 2 anos
Limite superior de idade: —
Curso clínico: —
Categoria do diagnóstico: Com foco no problema
Restrição situacional: —

Definição

Diminuição da competência associada à ingestão alimentar independente.

Características definidoras

- Dificuldade em abrir recipientes
- Dificuldade em colocar alimentos nos utensílios
- Dificuldade em comer de maneira aceitável
- Dificuldade em levar o alimento à boca
- Dificuldade em manusear utensílios
- Dificuldade em pegar a xícara
- Dificuldade em realizar ações alimentares na sequência apropriada
- Dificuldade em usar dispositivos auxiliares

Fatores relacionados

- Ansiedade
- Conforto físico prejudicado
- Dor
- Equilíbrio postural prejudicado
- Fraqueza
- Hipotonia muscular
- Inatividade prolongada
- Mobilidade física prejudicada
- Restrições ambientais não abordadas
- Tolerância à atividade diminuída

Populações em risco

- Idosos
- Indivíduos vivenciando hospitalização prolongada

Condições associadas

- Acidente vascular encefálico
- Comorbidade significativa
- Doenças neuromusculares
- Feridas e lesões
- Prejuízo musculoesquelético
- Transtornos mentais

Literatura de apoio original disponível em https://paginas.grupoa.com.br/nanda-i-2024-2026/referencias.pdf.

Classe 5 • Autocuidado

Código do diagnóstico 00375

Comportamentos ineficazes de higiene oral

Aprovado em 2023 • Nível de evidência 2.2

Foco primário: Comportamento
Foco secundário: Higiene
Sujeito do cuidado: Indivíduo
Julgamento: Ineficaz
Local anatômico: Sistema gastrintestinal
Limite inferior de idade: 8 anos
Limite superior de idade: —
Curso clínico: —
Categoria do diagnóstico: Com foco no problema
Restrição situacional: —

Definição

Dificuldade em empregar consistentemente práticas e hábitos que resultam na manutenção da saúde oral.

Características definidoras

- Ausência de dentes
- Cáries dentárias
- Comprometimento inadequado com os cuidados de seguimento
- Dificuldade em avaliar regularmente a cavidade oral
- Dificuldade em avaliar regularmente a prótese dentária
- Dificuldade em mastigar
- Dor de dente
- Estomatite de dentadura
- Excesso de placa dentária
- Excesso de tártaro
- Falha em comparecer a compromissos agendados com profissional de saúde
- Gengivite
- Halitose
- Língua saburrosa
- Seguimento inadequado de regime terapêutico

Fatores relacionados

- Ansiedade
- Conhecimento inadequado do cuidador sobre a saúde dentária
- Conhecimento inadequado sobre saúde dentária
- Demandas concorrentes
- Dentofobia não abordada
- Dificuldade em acessar atendimento odontológico
- Motivação diminuída

Populações em risco

- Crianças com problemas de desenvolvimento
- Idosos
- Indivíduos com baixo nível educacional
- Indivíduos desfavorecidos economicamente
- Indivíduos institucionalizados

Condições associadas

- Transtorno depressivo
- Transtornos neurocognitivos

Literatura de apoio original disponível em https://paginas.grupoa.com.br/nanda-i-2024-2026/referencias.pdf.

Domínio 4 • Atividade/repouso

Classe 5 • Autocuidado | Código do diagnóstico 00414

Risco de comportamentos ineficazes de higiene oral

Aprovado em 2023 • Nível de evidência 2.2

Foco primário: Comportamento
Foco secundário: Higiene
Sujeito do cuidado: Indivíduo
Julgamento: Ineficaz
Local anatômico: Sistema gastrintestinal

Limite inferior de idade: 8 anos
Limite superior de idade: —
Curso clínico: —
Categoria do diagnóstico: Potencial para deteriorar
Restrição situacional: —

Definição

Suscetibilidade a uma dificuldade em empregar consistentemente práticas e hábitos que resultam na manutenção da saúde oral.

Fatores de risco

- Ansiedade
- Conhecimento inadequado do cuidador sobre a saúde dentária
- Conhecimento inadequado sobre saúde dentária
- Demandas concorrentes
- Dentofobia não abordada
- Dificuldade em acessar atendimento odontológico
- Motivação diminuída

Populações em risco

- Crianças com problemas de desenvolvimento
- Idosos
- Indivíduos com baixo nível educacional
- Indivíduos desfavorecidos economicamente
- Indivíduos institucionalizados

Condições associadas

- Transtorno depressivo
- Transtornos neurocognitivos

Literatura de apoio original disponível em https://paginas.grupoa.com.br/nanda-i-2024-2026/referencias.pdf.

Domínio 5.
Percepção/cognição

Sistema humano de processamento de informação que inclui atenção, orientação, sensação, percepção, cognição e comunicação

Classe 1.	**Atenção** **Prontidão mental para perceber ou observar**	
Código	Diagnóstico	Página
	Esta classe não contém diagnósticos atualmente	379

Classe 2.	**Orientação** **Percepção de tempo, local e pessoa**	
Código	Diagnóstico	Página
	Esta classe não contém diagnósticos atualmente	380

Classe 3.	**Sensação/percepção** **Recebimento de informações pelos sentidos do tato, paladar, olfato, visão, audição e cinestesia, e a compreensão de dados sensoriais, resultando em atribuição de nomes, associação e/ou reconhecimento de padrões**	
Código	Diagnóstico	Página
	Esta classe não contém diagnósticos atualmente	381

Classe 4.	**Cognição** **Uso de memória, aprendizagem, raciocínio, solução de problemas, abstração, julgamento, *insight*, capacidade intelectual, cálculo e linguagem**	
Código	Diagnóstico	Página
00128	Confusão aguda	382
00173	Risco de confusão aguda	384
00129	Confusão crônica	385
00222	Controle de impulsos ineficaz	386
00493	Processos de pensamento conturbados	387
00435	Conhecimento de saúde inadequado	388
00499	Disposição para conhecimento de saúde melhorado	390

00131	Memória prejudicada	391
00429	Tomada de decisão prejudicada	392
00184	Disposição para tomada de decisão melhorada	393
00242	Tomada de decisão emancipada prejudicada	394
00244	Risco de tomada de decisão emancipada prejudicada	395
00243	Disposição para tomada de decisão emancipada melhorada	396

Classe 5.	**Comunicação** **Envio e recebimento de informações verbais e não verbais**	
Código	**Diagnóstico**	**Página**
00051	Comunicação verbal prejudicada	397
00434	Risco de comunicação verbal prejudicada	399
00368	Disposição para comunicação verbal melhorada	400

HERDMAN, T. H.; KAMITSURU, S.; LOPES, C. T. (org.). Diagnósticos de enfermagem da NANDA-I: definições e classificação - 2024-2026. Porto Alegre: Artmed, 2024.

Domínio 5 • Percepção/cognição

Classe 1 • Atenção

Esta classe não contém diagnósticos atualmente

Domínio 5 • Percepção/cognição

Classe 2 • Orientação

Esta classe não contém diagnósticos atualmente

Domínio 5 • Percepção/cognição

Classe 3 • Sensação/percepção

Esta classe não contém diagnósticos atualmente

Classe 4 • Cognição

Código do diagnóstico 00128

Confusão aguda

Aprovado em 1994 • Revisado em 2006, 2017, 2023 • Nível de evidência 2.1

Foco primário: Função cognitiva
Foco secundário: —
Sujeito do cuidado: Indivíduo
Julgamento: Inadequado
Local anatômico: Sistema cerebrovascular
Limite inferior de idade: —
Limite superior de idade: —
Curso clínico: Agudo
Categoria do diagnóstico: Com foco no problema
Restrição situacional: —

Definição

Alterações reversíveis de consciência, atenção, cognição e percepção que surgem em um período de tempo breve, com duração inferior a 3 meses.

Características definidoras

- Agitação psicomotora
- Alucinações
- Atenção prejudicada
- Concentração prejudicada
- Desorientação em relação ao local
- Desorientação em relação ao tempo
- Desorientação em relação à pessoa
- Flutuações na atividade psicomotora
- Hipersensibilidade
- Humor irritável
- Ilusões
- Inquietação
- Lentidão psicomotora
- Memória prejudicada
- Movimentos repetitivos
- Níveis flutuantes de consciência
- Pensamento desorganizado

Fatores relacionados

- Abuso de substâncias
- Comportamentos sedentários
- Deficiência de vitamina B_{12} não abordada
- Desnutrição proteico-calórica
- Dor intensa
- Hipertermia
- Privação de sono não abordada
- Privação sensorial ambiental
- Retenção urinária
- Superestimulação sensorial ambiental
- Uso inapropriado de contenção física
- Volume de líquidos inadequado

Populações em risco

- Indivíduos ≥ 60 anos de idade
- Indivíduos com história de acidente vascular encefálico
- Indivíduos com história de doenças cerebrais degenerativas

Condições associadas

- Doenças cerebrovasculares
- Doenças neurodegenerativas
- Infecções
- Lesões cerebrais traumáticas
- Metabolismo prejudicado
- Preparações farmacêuticas

As organizadoras reconhecem que o título não tem um termo de julgamento específico. Isso será considerado na próxima edição.

Literatura de apoio original disponível em https://paginas.grupoa.com.br/nanda-i-2024-2026/referencias.pdf.

Domínio 5 • Percepção/cognição

Classe 4 • Cognição

Código do diagnóstico 00173

Risco de confusão aguda

Aprovado em 2006 • Revisado em 2013, 2017, 2023 • Nível de evidência 2.2

Foco primário: Função cognitiva
Foco secundário: —
Sujeito do cuidado: Indivíduo
Julgamento: Inadequado
Local anatômico: Sistema cerebrovascular
Limite inferior de idade: —
Limite superior de idade: —
Curso clínico: Agudo
Categoria do diagnóstico: Potencial para deteriorar
Restrição situacional: —

Definição

Suscetibilidade a alterações reversíveis de consciência, atenção, cognição e percepção que surgem em um período de tempo breve.

Fatores de risco

- Abuso de substâncias
- Comportamentos sedentários
- Deficiência de vitamina B_{12} não abordada
- Desnutrição proteico-calórica
- Dor intensa
- Hipertermia
- Privação de sono não abordada
- Privação sensorial ambiental
- Retenção urinária
- Superestimulação sensorial ambiental
- Uso inapropriado de contenção física
- Volume de líquidos inadequado

Populações em risco

- Indivíduos $\geq$ 60 anos de idade
- Indivíduos com história de acidente vascular encefálico
- Indivíduos com história de doenças cerebrais degenerativas

Condições associadas

- Doenças cerebrovasculares
- Doenças neurodegenerativas
- Infecções
- Lesões cerebrais traumáticas
- Metabolismo prejudicado
- Preparações farmacêuticas

As organizadoras reconhecem que o título não tem um termo de julgamento específico. Isso será considerado na próxima edição.

Literatura de apoio original disponível em https://paginas.grupoa.com.br/nanda-i-2024-2026/referencias.pdf.

Domínio 5 • Percepção/cognição

Classe 4 • Cognição

Código do diagnóstico 00129

Confusão crônica

Aprovado em 1994 • Revisado em 2017, 2020, 2023 • Nível de evidência 3.1

Foco primário: Função cognitiva
Foco secundário: —
Sujeito do cuidado: Indivíduo
Julgamento: Inadequado
Local anatômico: Sistema cerebrovascular

Limite inferior de idade: —
Limite superior de idade: —
Curso clínico: Crônico
Categoria do diagnóstico: Com foco no problema
Restrição situacional: —

Definição

Alterações irreversíveis, progressivas e insidiosas de consciência, atenção, cognição e percepção, com duração superior a 3 meses.

Características definidoras

- Afrouxamento das associações
- Bloqueio de pensamentos
- Dificuldade em recuperar informações ao falar
- Dificuldade em tomar decisões
- Discurso tangencial
- Fala incoerente
- Habilidades de função executiva prejudicadas
- Incapacidade de realizar pelo menos uma atividade cotidiana
- Mudança de comportamento
- Neologismos
- Perda de memória de curto prazo
- Perda de memória de longo prazo
- Personalidade alterada
- Pobreza de fala
- Repetição de comportamentos
- Ruminação mental

Fatores relacionados

- Abuso de substâncias
- Comportamentos sedentários
- Consumo excessivo de álcool
- Estimulação sensorial ambiental inadequada
- Tristeza crônica

Populações em risco

- Indivíduos com história de abuso de substâncias
- Indivíduos com história de acidente vascular encefálico
- Indivíduos com história de doenças cerebrais degenerativas
- Indivíduos ≥ 60 anos de idade

Condições associadas

- Choque elétrico
- Choque térmico
- Doenças cerebrovasculares
- Doenças neurodegenerativas
- Infecções pelo vírus da imunodeficiência humana
- Neoplasias
- Polifarmácia
- Transtornos mentais

As organizadoras reconhecem que o título não tem um termo de julgamento específico. Isso será considerado na próxima edição.

Literatura de apoio original disponível em https://paginas.grupoa.com.br/nanda-i-2024-2026/referencias.pdf.

Domínio 5 • Percepção/cognição

Classe 4 • Cognição

Código do diagnóstico 00222

Controle de impulsos ineficaz

Aprovado em 2010 • Revisado em 2017, 2023 • Nível de evidência 2.1

Foco primário: Função cognitiva
Foco secundário: —
Sujeito do cuidado: Indivíduo
Julgamento: Ineficaz
Local anatômico: —

Limite inferior de idade: 4 anos
Limite superior de idade: —
Curso clínico: —
Categoria do diagnóstico: Com foco no problema
Restrição situacional: —

5. Percepção/cognição

Definição

Padrão de reações insatisfatórias, rápidas, não planejadas e incontroláveis a estímulos internos ou externos sem considerar as consequências negativas.

Características definidoras

- Busca de sensações
- Compartilhamento inapropriado de detalhes pessoais
- Comportamento perigoso
- Explosões de temperamento
- Familiaridade excessiva com estranhos
- Fazer perguntas pessoais a despeito do desconforto dos outros
- Habilidade prejudicada de regular as finanças
- Humor irritável
- Procrastinação na hora de dormir
- Promiscuidade sexual
- Supressão do processo volitivo
- Vício em jogos de apostas

Fatores relacionados

- Abuso de substâncias
- Comunicação verbal prejudicada
- Confusão
- Desesperança
- Memória prejudicada
- Transtornos de humor
- Uso de tabaco

Condições associadas

- Deficiências do desenvolvimento
- Transtornos da personalidade
- Transtornos neurocognitivos

Literatura de apoio original disponível em https://paginas.grupoa.com.br/nanda-i-2024-2026/referencias.pdf.

Domínio 5 • Percepção/cognição

Classe 4 • Cognição — Código do diagnóstico 00493

Processos de pensamento conturbados

Aprovado em 2023 • Nível de evidência 2.3

Foco primário: Função cognitiva
Foco secundário: —
Sujeito do cuidado: Indivíduo
Julgamento: Conturbado
Local anatômico: —

Limite inferior de idade: —
Limite superior de idade: —
Curso clínico: —
Categoria do diagnóstico: Com foco no problema
Restrição situacional: —

5. Percepção/cognição

Definição

Perturbação nos processos mentais envolvidos no desenvolvimento de conceitos e categorias, raciocínio e solução de problemas.

Características definidoras

- Dificuldade em comunicar-se verbalmente
- Dificuldade em controlar os impulsos
- Dificuldade em desempenhar os papéis sociais esperados
- Dificuldade em encontrar soluções para situações cotidianas
- Dificuldade em planejar atividades
- Dificuldade em realizar atividades instrumentais da vida diária
- Dificuldade em tomar decisões
- Interpretação de acontecimentos prejudicada
- Julgamento prejudicado
- Obsessões
- Pensamentos irreais
- Resposta emocional inadequada a situações
- Sequência de pensamento desorganizada
- Suspeições

Fatores relacionados

- Abuso de substâncias
- Ansiedade excessiva
- Confusão aguda
- Desorientação
- Dor
- Estresse excessivo
- Luto desadaptativo
- Medo excessivo
- Sintomas depressivos não psicóticos
- Trauma não abordado

Populações em risco

- Gestantes
- Idosos
- Indivíduos desfavorecidos economicamente
- Indivíduos no pós-operatório precoce

Condições associadas

- Alucinações
- Doença crítica
- Doenças neurodegenerativas
- Lesões encefálicas
- Preparações farmacêuticas
- Transtornos fóbicos
- Transtornos mentais

Literatura de apoio original disponível em https://paginas.grupoa.com.br/nanda-i-2024-2026/referencias.pdf.

Classe 4 • Cognição

Código do diagnóstico 00435

Conhecimento de saúde inadequado

Aprovado em 2023 • Nível de evidência 2.3

Foco primário: Função cognitiva
Foco secundário: Processamento de informações
Sujeito do cuidado: Indivíduo
Julgamento: Inadequado
Local anatômico: —

Limite inferior de idade: 10 anos
Limite superior de idade: —
Curso clínico: —
Categoria do diagnóstico: Com foco no problema
Restrição situacional: —

Definição

Insuficiência na aquisição, no processamento, na compreensão e/ou na recordação de informações relacionadas a um tópico específico que afete o bem-estar da pessoa.

Características definidoras

- Afirmações imprecisas sobre um assunto
- Ausência de busca de conhecimento sobre a própria doença
- Autoconhecimento inadequado para fazer escolhas de cuidados da própria saúde
- Conhecimento inadequado das estratégias de manejo do autocuidado
- Conhecimento inadequado das precauções de segurança
- Conhecimento inadequado do processo da doença
- Conhecimento inadequado dos fatores de risco
- Conhecimento inadequado dos fatores modificáveis
- Conhecimento inadequado sobre hábitos saudáveis
- Conhecimento inadequado sobre o controle de sintomas
- Conhecimento inadequado sobre o regime terapêutico
- Desempenho impreciso em um teste
- Escore inadequado em instrumento padronizado e validado sobre conhecimento da doença
- Incapacidade de articular protocolos de tratamento
- Incapacidade de participar da troca de conhecimentos com a equipe de saúde
- Incapacidade de repetir uma atividade para melhorar o desempenho
- Seguimento impreciso de instruções
- Uso inadequado do conhecimento nas decisões cotidianas para ter um comportamento saudável

Fatores relacionados

- Acesso inadequado a recursos
- Ansiedade
- Autoeficácia inadequada
- Comprometimento inadequado com o aprendizado
- Confiança inadequada na equipe de saúde
- Conhecimento inadequado dos recursos
- Consciência inadequada dos recursos
- Dificuldade em navegar por sistemas de saúde complexos
- Informações equivocadas
- Informações inadequadas
- Interesse inadequado pelo aprendizado
- Participação inadequada no planejamento de cuidados
- Sintomas depressivos

Populações em risco

- Indivíduos analfabetos
- Indivíduos com baixo nível educacional
- Indivíduos desfavorecidos economicamente

Condições associadas

- Deficiências do desenvolvimento
- Transtorno depressivo
- Transtornos neurocognitivos

Literatura de apoio original disponível em https://paginas.grupoa.com.br/nanda-i-2024-2026/referencias.pdf.

Classe 4 • Cognição Código do diagnóstico 00499

Disposição para conhecimento de saúde melhorado

Aprovado em 2023 • Nível de evidência 2.1

Foco primário: Função cognitiva
Foco secundário: Processamento de informações
Sujeito do cuidado: Indivíduo
Julgamento: Preparado
Local anatômico: —

Limite inferior de idade: 10 anos
Limite superior de idade: —
Curso clínico: —
Categoria do diagnóstico: Potencial para melhorar
Restrição situacional: —

Definição

Padrão de aquisição, processamento, compreensão e recordação de informações relacionadas a um tópico específico que afete o bem-estar da pessoa, que pode ser fortalecido.

Características definidoras

- Deseja melhorar as declarações acuradas sobre um tópico
- Deseja melhorar o aprendizado
- Deseja melhorar o comportamento apropriado
- Deseja melhorar o seguimento acurado das instruções

Literatura de apoio original disponível em https://paginas.grupoa.com.br/nanda-i-2024-2026/referencias.pdf.

Domínio 5 • Percepção/cognição

Classe 4 • Cognição

Código do diagnóstico 00131

Memória prejudicada

Aprovado em 1994 • Revisado em 2017, 2020, 2023 • Nível de evidência 3.1

Foco primário: Função cognitiva
Foco secundário: Processamento de informações
Sujeito do cuidado: Indivíduo
Julgamento: Prejudicado
Local anatômico: Sistema cerebrovascular

Limite inferior de idade: 10 anos
Limite superior de idade: —
Curso clínico: —
Categoria do diagnóstico: Com foco no problema
Restrição situacional: —

Definição

Inabilidade persistente de adquirir, recordar ou recuperar partes de informações ou habilidades, com manutenção da habilidade de realizar atividades da vida diária de forma independente.

Características definidoras

- Dificuldade em adquirir informações novas
- Dificuldade em adquirir uma nova habilidade
- Dificuldade em executar uma habilidade aprendida anteriormente
- Dificuldade em lembrar-se de acontecimentos
- Dificuldade em lembrar-se de informações factuais
- Dificuldade em lembrar-se de nomes familiares
- Dificuldade em lembrar-se de objetos familiares
- Dificuldade em lembrar-se de palavras familiares
- Dificuldade em recordar se um comportamento foi desempenhado
- Dificuldade em reter informações novas
- Dificuldade em reter uma nova habilidade
- Esquecimento constante de efetuar uma ação em horário agendado

Fatores relacionados

- Apoio social inadequado
- Desequilíbrio hidreletrolítico
- Estimulação intelectual inadequada
- Interação social diminuída
- Motivação diminuída
- Sintomas depressivos

Populações em risco

- Indivíduos com baixo nível educacional
- Indivíduos desfavorecidos economicamente
- Indivíduos $\geq$ 60 anos de idade

Condições associadas

- Anemia
- Hipóxia cerebral
- Lesões cerebrais traumáticas
- Transtornos cognitivos
- Tumor cerebral

Literatura de apoio original disponível em https://paginas.grupoa.com.br/nanda-i-2024-2026/referencias.pdf.

Domínio 5 • Percepção/cognição

Classe 4 • Cognição — Código do diagnóstico 00429

Tomada de decisão prejudicada

Aprovado em 2023 • Nível de evidência 2.1

Foco primário: Comportamento
Foco secundário: Tomada de decisão
Sujeito do cuidado: Indivíduo
Julgamento: Prejudicado
Local anatômico: —

Limite inferior de idade: 10 anos
Limite superior de idade: —
Curso clínico: —
Categoria do diagnóstico: Com foco no problema
Restrição situacional: —

Definição

Inabilidade de fazer escolhas adequadas, o que pode ter impacto negativo nas metas relacionadas à saúde, no bem-estar e na qualidade de vida.

Características definidoras

- Angústia durante a tomada de decisão
- Atenção autocentrada
- Incerteza quanto a escolhas
- Questiona crenças pessoais ao tentar chegar a uma decisão
- Questiona princípios morais ao tentar chegar a uma decisão
- Questiona regras morais ao tentar chegar a uma decisão
- Questiona valores morais ao tentar chegar a uma decisão
- Questiona valores pessoais ao tentar chegar a uma decisão
- Reconhece consequências indesejadas de possíveis ações
- Sinal físico de sofrimento
- Sinal físico de tensão
- Tomada de decisão atrasada
- Vacilação ao fazer escolhas

Fatores relacionados

- Apoio social inadequado
- Conflito com obrigação moral
- Crenças pessoais pouco claras
- Fontes de informação conflitantes
- Inexperiência com tomada de decisão
- Informações inadequadas
- Interferência na tomada de decisão
- Percepção de perigo para o sistema de valores
- Princípio moral sustenta ações mutuamente inconsistentes
- Regra moral sustenta ações mutuamente inconsistentes
- Valores pessoais pouco claros
- Valor moral sustenta ações mutuamente inconsistentes

Literatura de apoio original disponível em https://paginas.grupoa.com.br/nanda-i-2024-2026/referencias.pdf.

Domínio 5 • Percepção/cognição

Classe 4 • Cognição

Código do diagnóstico 00184

Disposição para tomada de decisão melhorada

Aprovado em 2006 • Revisado em 2013, 2023 • Nível de evidência 2.1

Foco primário: Comportamento
Foco secundário: Tomada de decisão
Sujeito do cuidado: Indivíduo
Julgamento: Preparado
Local anatômico: —
Limite inferior de idade: 10 anos
Limite superior de idade: —
Curso clínico: —
Categoria do diagnóstico: Potencial para melhorar
Restrição situacional: —

Definição

Padrão de escolhas que afetam as metas relacionadas à saúde, o bem-estar e a qualidade de vida, que pode ser fortalecido.

Características definidoras

- Deseja melhorar a análise de risco-benefício para as decisões
- Deseja melhorar a coerência das decisões com a meta
- Deseja melhorar a coerência das decisões com a meta sociocultural
- Deseja melhorar a coerência das decisões com os valores
- Deseja melhorar a coerência das decisões com os valores socioculturais
- Deseja melhorar a compreensão das escolhas
- Deseja melhorar a compreensão do significado das escolhas
- Deseja melhorar o uso de evidências confiáveis para as decisões

Literatura de apoio original disponível em https://paginas.grupoa.com.br/nanda-i-2024-2026/referencias.pdf.

5. Percepção/cognição

Domínio 5 • Percepção/cognição

Classe 4 • Cognição

Código do diagnóstico 00242

Tomada de decisão emancipada prejudicada

Aprovado em 2013 • Revisado em 2017, 2023 • Nível de evidência 2.1

Foco primário: Comportamento
Foco secundário: Tomada de decisão
Sujeito do cuidado: Indivíduo
Julgamento: Prejudicado
Local anatômico: —
Limite inferior de idade: 10 anos
Limite superior de idade: —
Curso clínico: —
Categoria do diagnóstico: Com foco no problema
Restrição situacional: —

Definição

Processo de escolha sobre cuidados de saúde que não inclui conhecimento pessoal e/ou consideração de normas sociais, ou que não ocorre em ambiente flexível, resultando em insatisfação com a decisão.

Características definidoras

- Capacidade prejudicada de descrever como a opção se ajustará ao estilo de vida atual
- Desconforto com a opinião dos outros
- Dificuldade em escolher uma opção de cuidados de saúde que combine melhor com o atual estilo de vida
- Implementação atrasada da opção de cuidados de saúde
- Medo excessivo do que os outros pensam sobre a decisão
- Preocupação excessiva em relação à opinião dos outros
- Restringe-se ao descrever a própria opinião
- Verbalização limitada sobre a opção de cuidados à saúde na presença de outros

Fatores relacionados

- Autoconfiança inadequada na tomada de decisão
- Compreensão diminuída das opções de cuidados de saúde disponíveis
- Confiança inadequada para discutir abertamente as opções de cuidados de saúde
- Informações inadequadas sobre opções de cuidados de saúde
- Privacidade inadequada para discutir abertamente as opções de cuidados de saúde
- Tempo inadequado para discutir as opções de cuidados de saúde
- Verbaliza de forma inadequada as crenças sobre as opções de assistência médica

Populações em risco

- Indivíduos com experiência limitada de tomada de decisão
- Mulheres cisgênero que acessam cuidados de saúde em sistemas com hierarquia patriarcal
- Mulheres cisgênero que vivem em famílias com hierarquia patriarcal

Literatura de apoio original disponível em https://paginas.grupoa.com.br/nanda-i-2024-2026/referencias.pdf.

Classe 4 • Cognição — Código do diagnóstico 00244

Risco de tomada de decisão emancipada prejudicada

Aprovado em 2013 • Revisado em 2017, 2023 • Nível de evidência 2.1

Foco primário: Comportamento
Foco secundário: Tomada de decisão
Sujeito do cuidado: Indivíduo
Julgamento: Prejudicado
Local anatômico: —
Limite inferior de idade: 10 anos
Limite superior de idade: —
Curso clínico: —
Categoria do diagnóstico: Potencial para deteriorar
Restrição situacional: —

Definição

Suscetibilidade a processo de escolha sobre cuidados de saúde que não inclui conhecimento pessoal e/ou consideração de normas sociais, ou que não ocorre em ambiente flexível, resultando em insatisfação com a decisão.

Fatores de risco

- Autoconfiança inadequada na tomada de decisão
- Compreensão diminuída das opções de cuidados de saúde disponíveis
- Confiança inadequada para discutir abertamente as opções de cuidados de saúde
- Informações inadequadas sobre opções de cuidados de saúde
- Privacidade inadequada para discutir abertamente as opções de cuidados de saúde
- Tempo inadequado para discutir as opções de cuidados de saúde
- Verbaliza de forma inadequada as crenças sobre as opções de assistência médica

Populações em risco

- Indivíduos com experiência limitada de tomada de decisão
- Mulheres cisgênero que acessam cuidados de saúde em sistemas com hierarquia patriarcal
- Mulheres cisgênero que vivem em famílias com hierarquia patriarcal

Literatura de apoio original disponível em https://paginas.grupoa.com.br/nanda-i-2024-2026/referencias.pdf.

Classe 4 • Cognição

Código do diagnóstico 00243

Disposição para tomada de decisão emancipada melhorada

Aprovado em 2013 • Revisado em 2023 • Nível de evidência 2.1

Foco primário: Comportamento
Foco secundário: Tomada de decisão
Sujeito do cuidado: Indivíduo
Julgamento: Preparado
Local anatômico: —

Limite inferior de idade: 10 anos
Limite superior de idade: —
Curso clínico: —
Categoria do diagnóstico: Potencial para melhorar
Restrição situacional: —

Definição

Padrão de escolha sobre cuidados de saúde que inclui conhecimento pessoal e/ou consideração de normas sociais, que pode ser fortalecido.

Características definidoras

- Deseja melhorar a capacidade de compreender todas as opções de cuidados de saúde disponíveis
- Deseja melhorar a capacidade de escolha de opções de cuidados de saúde que melhorem o atual estilo de vida
- Deseja melhorar a capacidade de executar a opção de cuidados de saúde escolhida
- Deseja melhorar a capacidade de verbalizar a própria opinião sem restrição
- Deseja melhorar a confiança na tomada de decisão
- Deseja melhorar a confiança para discutir abertamente as opções de cuidados de saúde
- Deseja melhorar a privacidade para discutir opções de cuidados de saúde
- Deseja melhorar a tomada de decisões
- Deseja melhorar o conforto ao verbalizar as opções de cuidados de saúde na presença de outros

Literatura de apoio original disponível em https://paginas.grupoa.com.br/nanda-i-2024-2026/referencias.pdf.

Classe 5 • Comunicação

Código do diagnóstico 00051

Comunicação verbal prejudicada

Aprovado em 1983 • Revisado em 1996, 1998, 2017, 2020, 2023 •
Nível de evidência 3.2

Foco primário: Função cognitiva
Foco secundário: Comunicação
Sujeito do cuidado: Indivíduo
Julgamento: Prejudicado
Local anatômico: —

Limite inferior de idade: 2 anos
Limite superior de idade: —
Curso clínico: —
Categoria do diagnóstico: Com foco no problema
Restrição situacional: —

Definição

Limitação ou ausência da habilidade de receber, processar, transmitir e/ou usar um sistema de símbolos.

Características definidoras

- Afasia
- Agrafia
- Anartria
- Conversas se tornam cansativas
- Dificuldade em ajustar a fala a diferentes contextos sociais
- Dificuldade em entender humor
- Dificuldade em entender informações não explícitas
- Dificuldade em responder aos outros
- Dificuldade em seguir instruções
- Dificuldade em seguir regras de conversação
- Dificuldade em usar comunicação alternativa
- Dificuldade em usar comunicação aumentativa
- Disartria
- Disfonia
- Disgrafia
- Dislalia
- Entendimento equivocado do que é solicitado
- Fala arrastada
- Habilidade de fala prejudicada
- Inabilidade de ajustar a taxa de comunicação
- Não se envolve em conversas
- Não se envolve em situações sociais
- Parece recluso
- Parece tímido
- Produtividade da fala diminuída
- Recusa obstinada em falar
- Responde de forma inapropriada às perguntas
- Verbalização inapropriada

Fatores relacionados

- Abuso de substâncias
- Autoconceito inadequado
- Autoestima inadequada
- Barreiras psicológicas
- Dispneia
- Estimulação inadequada
- Inabilidade de falar o idioma do cuidador
- Labilidade emocional
- Percepção de vulnerabilidade
- Restrições ambientais não abordadas
- Valores incoerentes com as normas culturais

Populações em risco

- Indivíduos com barreiras de comunicação
- Indivíduos incapazes de verbalizar
- Indivíduos no pós-operatório precoce
- Indivíduos que enfrentam barreiras físicas
- Indivíduos sem pessoa significativa

Condições associadas

- Disfunção das cordas vocais
- Distúrbios de audição
- Distúrbios de neurodesenvolvimento
- Doenças bucais
- Doenças do neurônio motor
- Doenças do sistema nervoso central
- Doenças do sistema nervoso periférico
- Fraqueza da musculatura respiratória
- Malformação orofaríngea
- Percepção alterada
- Regime terapêutico
- Transtornos mentais
- Transtornos neurocognitivos
- Traqueostomia

Literatura de apoio original disponível em https://paginas.grupoa.com.br/nanda-i-2024-2026/referencias.pdf.

Classe 5 • Comunicação

Código do diagnóstico 00434

Risco de comunicação verbal prejudicada

Aprovado em 2023 • Revisado em 2023 • Nível de evidência 2.1

Foco primário: Função cognitiva
Foco secundário: Comunicação
Sujeito do cuidado: Indivíduo
Julgamento: Prejudicado
Local anatômico: —

Limite inferior de idade: 2 anos
Limite superior de idade: —
Curso clínico: —
Categoria do diagnóstico: Potencial para deteriorar
Restrição situacional: —

Definição

Suscetibilidade a limitação ou ausência da habilidade de receber, processar, transmitir e/ou usar um sistema de símbolos.

Fatores de risco

- Autoconceito inadequado
- Autoestima inadequada
- Barreiras psicológicas
- Dispneia
- Estimulação inadequada
- Inabilidade de falar o idioma do cuidador
- Labilidade emocional
- Percepção de vulnerabilidade
- Restrições ambientais não abordadas
- Valores incoerentes com as normas culturais

Populações em risco

- Indivíduos no pós-operatório precoce
- Indivíduos que enfrentam barreiras físicas
- Indivíduos sem pessoa significativa

Condições associadas

- Abuso de substâncias
- Disfunção das cordas vocais
- Distúrbios de audição
- Distúrbios de neurodesenvolvimento
- Doenças bucais
- Doenças do neurônio motor
- Doenças do sistema nervoso central
- Doenças do sistema nervoso periférico
- Fraqueza da musculatura respiratória
- Malformação orofaríngea
- Percepção alterada
- Regime terapêutico
- Transtornos mentais
- Transtornos neurocognitivos
- Traqueostomia

Literatura de apoio original disponível em https://paginas.grupoa.com.br/nanda-i-2024-2026/referencias.pdf.

Classe 5 • Comunicação Código do diagnóstico 00368

Disposição para comunicação verbal melhorada

Aprovado em 2023 • Nível de evidência 2.1

Foco primário: Função cognitiva
Foco secundário: Comunicação
Sujeito do cuidado: Indivíduo
Julgamento: Preparado
Local anatômico: —
Limite inferior de idade: —
Limite superior de idade: —
Curso clínico: —
Categoria do diagnóstico: Potencial para melhorar
Restrição situacional: —

Definição

Padrão de recebimento, processamento, transmissão e/ou uso de um sistema de símbolos, que pode ser fortalecido.

Características definidoras

- Deseja melhorar a atenção seletiva
- Deseja melhorar a capacidade de entender informações não explícitas
- Deseja melhorar a capacidade de seguir regras de conversação
- Deseja melhorar a compreensão da conversação social
- Deseja melhorar a comunicação alternativa
- Deseja melhorar a comunicação aumentativa
- Deseja melhorar a manutenção da comunicação
- Deseja melhorar as emoções em relação à comunicação
- Deseja melhorar o ajuste do discurso para diferentes contextos sociais
- Deseja melhorar o estabelecimento da interação social
- Deseja melhorar o padrão de fala
- Deseja melhorar o padrão de voz

Literatura de apoio original disponível em https://paginas.grupoa.com.br/nanda-i-2024-2026/referencias.pdf.

Domínio 6. Autopercepção

Consciência sobre si mesmo/família/grupo

Classe 1.	Autoconceito **A(s) percepção(ões) sobre o tudo o que é próprio de um indivíduo ou família**	
Código	**Diagnóstico**	**Página**
00167	Disposição para autoconceito melhorado	402
00494	Identidade pessoal conturbada	403
00495	Síndrome da identidade familiar conturbada	404
00496	Risco de síndrome da identidade familiar conturbada	405
00488	Risco de dignidade humana prejudicada	406
00341	Disposição para identidade social como pessoa transgênero melhorada	407

Classe 2.	Autoestima **Avaliação do valor, importância, capacidade e sucesso próprios ou da família**	
Código	**Diagnóstico**	**Página**
00483	Autoestima inadequada crônica	408
00480	Risco de autoestima inadequada crônica	410
00481	Autoestima inadequada situacional	411
00482	Risco de autoestima inadequada situacional	413
00338	Autoeficácia em saúde inadequada	414

Classe 3.	Imagem corporal **Imagem mental do próprio corpo**	
Código	**Diagnóstico**	**Página**
00497	Imagem corporal conturbada	416

HERDMAN, T. H.; KAMITSURU, S.; LOPES, C. T. (org.). Diagnósticos de enfermagem da NANDA-I: definições e classificação - 2024-2026. Porto Alegre: Artmed, 2024.

Classe 1 • Autoconceito

Código do diagnóstico 00167

Disposição para autoconceito melhorado

Aprovado em 2002 • Revisado em 2013, 2023 • Nível de evidência 2.1

Foco primário: Identidade
Foco secundário: Autoconceito
Sujeito do cuidado: Indivíduo
Julgamento: Preparado
Local anatômico: —
Limite inferior de idade: —
Limite superior de idade: —
Curso clínico: —
Categoria do diagnóstico: Potencial para melhorar
Restrição situacional: —

Definição

Padrão de percepções ou ideias sobre si mesmo, que pode ser fortalecido.

Características definidoras

- Deseja melhorar a aceitação das limitações
- Deseja melhorar a aceitação dos pontos fortes
- Deseja melhorar a autoestima
- Deseja melhorar a coerência entre ações e palavras
- Deseja melhorar a confiança nas capacidades
- Deseja melhorar a satisfação com a identidade pessoal
- Deseja melhorar a satisfação com a imagem corporal
- Deseja melhorar a satisfação com o senso de valor
- Deseja melhorar o desempenho de papel

Literatura de apoio original disponível em https://paginas.grupoa.com.br/nanda-i-2024-2026/referencias.pdf.

Classe 1 • Autoconceito

Código do diagnóstico 00494

Identidade pessoal conturbada

Aprovado em 2023 • Nível de evidência 2.1

Foco primário: Identidade
Foco secundário: Percepção
Sujeito do cuidado: Indivíduo
Julgamento: Conturbado
Local anatômico: —

Limite inferior de idade: —
Limite superior de idade: —
Curso clínico: —
Categoria do diagnóstico: Com foco no problema
Restrição situacional: —

Definição

Inabilidade de manter uma percepção integrada e completa de si mesmo.

Características definidoras

- Capacidade prejudicada de distinguir estímulos internos de externos
- Comportamento inconsistente
- Confusão em relação a metas
- Confusão em relação a valores culturais
- Confusão em relação a valores ideológicos
- Desempenho de papel inadequado
- Imagem corporal alterada
- Relações interpessoais inadequadas
- Sensação de estranhamento
- Sensação de vazio
- Sentimentos oscilantes em relação a si mesmo
- Uso ineficaz de estratégias de enfrentamento

Fatores relacionados

- Autoestima inadequada
- Conflito de gênero
- Estresse excessivo
- Percepção de discriminação social
- Processos familiares prejudicados
- Valores incoerentes com as normas culturais

Populações em risco

- Indivíduos vivenciando doutrinação de culto
- Indivíduos vivenciando papel social alterado
- Indivíduos vivenciando transição de desenvolvimento

Condições associadas

- Preparações farmacêuticas
- Transtornos mentais

Literatura de apoio original disponível em https://paginas.grupoa.com.br/nanda-i-2024-2026/referencias.pdf.

Classe 1 • Autoconceito

Código do diagnóstico 00495

Síndrome da identidade familiar conturbada

Aprovado em 2023 • Nível de evidência 2.1

Foco primário: Identidade
Foco secundário: Percepção
Sujeito do cuidado: Família
Julgamento: Conturbado
Local anatômico: —
Limite inferior de idade: —
Limite superior de idade: —
Curso clínico: —
Categoria do diagnóstico: Com foco no problema
Restrição situacional: —

Definição

Inabilidade de criar e manter uma percepção integrada e completa da família.

Características definidoras

- Enfrentamento familiar desadaptativo (00373)
- Função sexual prejudicada (00386)
- Identidade pessoal conturbada (00494)
- Padrões de interação familiar conturbados (00389)
- Processo perinatológico ineficaz (00221)
- Processos familiares prejudicados (00388)
- Resiliência prejudicada (00210)
- Tomada de decisão prejudicada (00429)

Fatores relacionados

- Apoio social inadequado
- Comunicação ineficaz na família
- Disfunção sexual
- Estilos de enfrentamento diferentes entre membros da família
- Estresse excessivo
- Expectativas não realistas
- Manejo inconsistente do regime terapêutico entre membros da família
- Papéis familiares conturbados
- Percepção de discriminação social
- Percepção de perigo para o sistema de valores
- Relacionamentos familiares ambivalentes
- Rituais familiares conturbados
- Uso ineficaz de estratégias de enfrentamento
- Valores incoerentes com as normas culturais
- Violência doméstica não abordada

Populações em risco

- Famílias com história de violência doméstica
- Famílias com membro privado de liberdade
- Famílias com membro vivenciando alteração no estado de saúde
- Famílias com membro vivenciando crise de desenvolvimento
- Famílias com membro vivenciando crise situacional
- Famílias com membros desempregados
- Famílias com membros separados do apoio social
- Famílias cujo membro tem disfunção da intimidade
- Famílias cujo membro tem história de adoção
- Famílias desfavorecidas economicamente
- Famílias mosaico
- Famílias vivenciando infertilidade

Literatura de apoio original disponível em https://paginas.grupoa.com.br/nanda-i-2024-2026/referencias.pdf.

Classe 1 • Autoconceito

Código do diagnóstico 00496

Risco de síndrome da identidade familiar conturbada

Aprovado em 2023 • Nível de evidência 2.1

Foco primário: Identidade
Foco secundário: Percepção
Sujeito do cuidado: Família
Julgamento: Conturbado
Local anatômico: —
Limite inferior de idade: —
Limite superior de idade: —
Curso clínico: —
Categoria do diagnóstico: Potencial para deteriorar
Restrição situacional: —

Definição

Suscetibilidade à inabilidade de criar e manter uma percepção integrada e completa da família.

Fatores de risco

- Apoio social inadequado
- Comunicação ineficaz na família
- Disfunção sexual
- Estilos de enfrentamento diferentes entre membros da família
- Estresse excessivo
- Expectativas não realistas
- Manejo inconsistente do regime terapêutico entre membros da família
- Papéis familiares conturbados
- Percepção de discriminação social
- Percepção de perigo para o sistema de valores
- Relacionamentos familiares ambivalentes
- Rituais familiares conturbados
- Uso ineficaz de estratégias de enfrentamento
- Valores incoerentes com as normas culturais
- Violência doméstica não abordada

Populações em risco

- Famílias com história de violência doméstica
- Famílias com membro privado de liberdade
- Famílias com membro vivenciando alteração no estado de saúde
- Famílias com membro vivenciando crise de desenvolvimento
- Famílias com membro vivenciando crise situacional
- Famílias com membros desempregados
- Famílias com membros separados do apoio social
- Famílias cujo membro tem disfunção da intimidade
- Famílias cujo membro tem história de adoção
- Famílias desfavorecidas economicamente
- Famílias mosaico
- Famílias vivenciando infertilidade

Literatura de apoio original disponível em https://paginas.grupoa.com.br/nanda-i-2024-2026/referencias.pdf.

Classe 1 • Autoconceito

Código do diagnóstico 00488

Risco de dignidade humana prejudicada

Aprovado em 2023 • Nível de evidência 2.1

Foco primário: Identidade
Foco secundário: Percepção
Sujeito do cuidado: Indivíduo
Julgamento: Prejudicado
Local anatômico: —

Limite inferior de idade: —
Limite superior de idade: —
Curso clínico: —
Categoria do diagnóstico: Potencial para deteriorar
Restrição situacional: —

Definição

Suscetibilidade à percepção de perda de respeito e honra.

Fatores de risco

- Compreensão inadequada de informações de saúde
- Desumanização
- Divulgação de informações confidenciais
- Exposição do corpo
- Humilhação
- Intromissão do profissional de saúde
- Percepção de estigma social
- Perda de controle sobre a função corporal
- Privacidade inadequada
- Valores incoerentes com as normas culturais

População em risco

- Indivíduos com experiência limitada de tomada de decisão

Literatura de apoio original disponível em https://paginas.grupoa.com.br/nanda-i-2024-2026/referencias.pdf.

Classe 1 • Autoconceito Código do diagnóstico 00341

Disposição para identidade social como pessoa transgênero melhorada

Aprovado em 2023 • Nível de evidência 2.2

Foco primário: Identidade
Foco secundário: Autoconceito
Sujeito do cuidado: Indivíduo
Julgamento: Preparado
Local anatômico: —
Limite inferior de idade: —
Limite superior de idade: —
Curso clínico: —
Categoria do diagnóstico: Potencial para melhorar
Restrição situacional: —

Definição

Padrão de desenvolvimento da autoimagem de gênero, incluindo a modificação das características corporais, que promove sentimentos de pertencimento a um grupo social ou cultural, que pode ser fortalecido.

Características definidoras

- Deseja a transformação do corpo
- Deseja melhorar a autonomia
- Deseja melhorar a proximidade com a comunidade transgênero
- Deseja melhorar o reconhecimento da identidade como pessoa transgênero
- Deseja melhorar o sentimento de ser aceito
- Deseja melhorar o sentimento de ser amado
- Deseja melhorar o sentimento de ser reconhecido por ser quem é
- Deseja melhorar o sentimento de ser respeitado por ser quem é

Literatura de apoio original disponível em https://paginas.grupoa.com.br/nanda-i-2024-2026/referencias.pdf.

Domínio 6 • Autopercepção

Classe 2 • Autoestima

Código do diagnóstico 00483

Autoestima inadequada crônica

Aprovado em 2023 • Nível de evidência 3.2

Foco primário: Identidade
Foco secundário: Autoestima
Sujeito do cuidado: Indivíduo
Julgamento: Inadequado
Local anatômico: —
Limite inferior de idade: —
Limite superior de idade: —
Curso clínico: Crônico
Categoria do diagnóstico: Com foco no problema
Restrição situacional: —

Definição

Percepção negativa duradoura sobre o valor próprio, a autoaceitação, o autorrespeito, a competência e a atitude em relação a si mesmo.

6. Autopercepção

Características definidoras

- Busca excessiva por reafirmação
- Comportamento excessivamente obediente
- Comportamentos excessivamente conformados
- Contato visual diminuído
- Culpa excessiva
- Dependente das opiniões dos outros
- Desesperança
- Falhas repetidas
- Ideação suicida
- Insônia
- Rejeita *feedback* positivo
- Ruminação mental
- Sintomas depressivos
- Solidão
- Subestima a capacidade de lidar com a situação
- Verbalizações de autonegação
- Vergonha

Fatores relacionados

- Aceitação diminuída das experiências emocionais
- Afeto recebido inadequado
- Apoio social inadequado
- Aprovação inadequada por outras pessoas
- Associação inadequada a grupos
- Atitude negativa de resignação
- Autoeficácia inadequada
- Coesão familiar inadequada
- Comportamento de apego inadequado
- Dificuldade em manejar as finanças
- Estigmatização
- Estresse excessivo
- Fadiga
- Habilidades de comunicação ineficazes
- Imagem corporal conturbada
- Incoerência espiritual
- Luto desadaptativo
- Medo de rejeição
- Reforço negativo repetido não abordado
- Religiosidade prejudicada
- Resiliência prejudicada
- Respeito inadequado por outras pessoas
- Senso de pertencimento inadequado
- Valores incoerentes com as normas culturais

Populações em risco

- Indivíduos com história de perda
- Indivíduos com história de terem sido abandonados
- Indivíduos com história de terem sido negligenciados
- Indivíduos com história de terem sofrido abuso
- Indivíduos desfavorecidos economicamente
- Indivíduos expostos a eventos traumáticos
- Indivíduos expostos a situação traumática
- Indivíduos vivenciando fracasso repetido

Condições associadas

- Doença física
- Prejuízo funcional
- Transtorno depressivo
- Transtornos mentais

Literatura de apoio original disponível em https://paginas.grupoa.com.br/nanda-i-2024-2026/referencias.pdf.

Domínio 6 • Autopercepção

Classe 2 • Autoestima

Código do diagnóstico 00480

Risco de autoestima inadequada crônica

Aprovado em 2023 • Nível de evidência 3.2

Foco primário: Identidade
Foco secundário: Autoestima
Sujeito do cuidado: Indivíduo
Julgamento: Inadequado
Local anatômico: —

Limite inferior de idade: —
Limite superior de idade: —
Curso clínico: Crônico
Categoria do diagnóstico: Potencial para deteriorar
Restrição situacional: —

Definição

Suscetibilidade a uma percepção negativa duradoura sobre o valor próprio, a autoaceitação, o autorrespeito, a competência e a atitude em relação a si mesmo.

Fatores de risco

- Aceitação diminuída das experiências emocionais
- Afeto recebido inadequado
- Apoio social inadequado
- Aprovação inadequada por outras pessoas
- Associação inadequada a grupos
- Atitude negativa de resignação
- Autoeficácia inadequada
- Coesão familiar inadequada
- Comportamento de apego inadequado
- Dificuldade em manejar as finanças
- Estigmatização
- Estresse excessivo
- Fadiga
- Habilidades de comunicação ineficazes
- Imagem corporal conturbada
- Incoerência espiritual
- Luto desadaptativo
- Medo de rejeição
- Reforço negativo repetido não abordado
- Religiosidade prejudicada
- Resiliência prejudicada
- Respeito inadequado por outras pessoas
- Senso de pertencimento inadequado
- Valores incoerentes com as normas culturais

Populações em risco

- Indivíduos com difícil transição de desenvolvimento
- Indivíduos com história de perda
- Indivíduos com história de terem sido abandonados
- Indivíduos com história de terem sido negligenciados
- Indivíduos com história de terem sofrido abuso
- Indivíduos desfavorecidos economicamente
- Indivíduos expostos a eventos traumáticos
- Indivíduos vivenciando fracasso repetido

Condições associadas

- Doença física
- Prejuízo funcional
- Transtorno depressivo
- Transtornos mentais

Literatura de apoio original disponível em https://paginas.grupoa.com.br/nanda-i-2024-2026/referencias.pdf.

Domínio 6 • Autopercepção

Classe 2 • Autoestima

Código do diagnóstico 00481

Autoestima inadequada situacional

Aprovado em 2023 • Nível de evidência 3.2

Foco primário: Identidade
Foco secundário: Autoestima
Sujeito do cuidado: Indivíduo
Julgamento: Inadequado
Local anatômico: —

Limite inferior de idade: —
Limite superior de idade: —
Curso clínico: Intermitente
Categoria do diagnóstico: Com foco no problema
Restrição situacional: —

Definição

Mudança de percepção positiva para negativa sobre o valor próprio, a autoaceitação, o autorrespeito, a competência e a atitude em relação a si mesmo, em resposta a uma situação atual.

Características definidoras

- Ausência de propósito
- Comportamento excessivamente obediente
- Comportamento indeciso
- Desamparo
- Insônia
- Ruminação mental
- Sintomas depressivos
- Solidão
- Subestima a capacidade de lidar com a situação
- Verbalizações de autonegação

Fatores relacionados

- Aceitação diminuída das experiências emocionais
- Apoio social inadequado
- Atitude negativa de resignação
- Autoeficácia inadequada
- Autoexpectativas não realistas
- Coesão familiar inadequada
- Comportamento de apego inadequado
- Comportamento incoerente com valores
- Dificuldade em aceitar alteração no papel social
- Dificuldade em manejar as finanças
- Estigmatização
- Estresse excessivo
- Fadiga
- Habilidades de comunicação ineficazes
- Imagem corporal conturbada
- Medo de rejeição
- Perfeccionismo desadaptativo
- Religiosidade prejudicada
- Respeito inadequado por outras pessoas
- Sentimento de impotência
- Valores incoerentes com as normas culturais

Populações em risco

- Indivíduos vivenciando crise crônica
- Indivíduos vivenciando crise de amadurecimento
- Indivíduos vivenciando crise de desenvolvimento
- Indivíduos vivenciando crise de fim da vida
- Indivíduos vivenciando crise de identidade sexual
- Indivíduos vivenciando crise espiritual
- Indivíduos vivenciando crise financeira
- Indivíduos vivenciando crise pessoal
- Indivíduos vivenciando crise situacional
- Indivíduos vivenciando uma nova crise

Condições associadas

- Doença física
- Prejuízo funcional
- Transtornos mentais

Literatura de apoio original disponível em https://paginas.grupoa.com.br/nanda-i-2024-2026/referencias.pdf.

Domínio 6 • Autopercepção

Classe 2 • Autoestima

Código do diagnóstico 00482

Risco de autoestima inadequada situacional

Aprovado em 2023 • Nível de evidência 3.2

Foco primário: Identidade
Foco secundário: Autoestima
Sujeito do cuidado: Indivíduo
Julgamento: Inadequado
Local anatômico: —

Limite inferior de idade: —
Limite superior de idade: —
Curso clínico: Intermitente
Categoria do diagnóstico: Potencial para deteriorar
Restrição situacional: —

Definição

Suscetibilidade a uma mudança de percepção positiva para negativa sobre o valor próprio, a autoaceitação, o autorrespeito, a competência e a atitude em relação a si mesmo, em resposta a uma situação atual.

Fatores de risco

- Aceitação diminuída das experiências emocionais
- Apoio social inadequado
- Atitude negativa de resignação
- Autoeficácia inadequada
- Autoexpectativas não realistas
- Coesão familiar inadequada
- Comportamento de apego inadequado
- Comportamento incoerente com valores
- Dificuldade em aceitar alteração no papel social
- Dificuldade em manejar as finanças
- Estigmatização
- Estresse excessivo
- Fadiga
- Habilidades de comunicação ineficazes
- Imagem corporal conturbada
- Medo de rejeição
- Perfeccionismo desadaptativo
- Religiosidade prejudicada
- Respeito inadequado por outras pessoas
- Sentimento de impotência
- Valores incoerentes com as normas culturais

Populações em risco

- Indivíduos vivenciando crise crônica
- Indivíduos vivenciando crise de amadurecimento
- Indivíduos vivenciando crise de desenvolvimento
- Indivíduos vivenciando crise de fim da vida
- Indivíduos vivenciando crise de identidade sexual
- Indivíduos vivenciando crise espiritual
- Indivíduos vivenciando crise financeira
- Indivíduos vivenciando crise pessoal
- Indivíduos vivenciando crise situacional
- Indivíduos vivenciando uma nova crise

Condições associadas

- Doença física
- Prejuízo funcional
- Transtornos mentais

Literatura de apoio original disponível em https://paginas.grupoa.com.br/nanda-i-2024-2026/referencias.pdf.

Domínio 6 • Autopercepção

Classe 2 • Autoestima Código do diagnóstico 00338

Autoeficácia em saúde inadequada

Aprovado em 2023 • Nível de evidência 3.3

Foco primário: Identidade
Foco secundário: Autoeficácia
Sujeito do cuidado: Indivíduo
Julgamento: Inadequado
Local anatômico: —
Limite inferior de idade: —
Limite superior de idade: —
Curso clínico: —
Categoria do diagnóstico: Com foco no problema
Restrição situacional: —

Definição

Crença insuficiente na habilidade da própria pessoa de promover, manter ou restaurar um estado de saúde adequado.

6. Autopercepção

Características definidoras

- Adesão inadequada ao regime terapêutico
- Autoconhecimento inadequado para fazer escolhas de cuidados da própria saúde
- Autocontrole inadequado
- Autopercepção negativa da saúde
- Comportamento de saúde propenso a risco
- Comportamentos de esquiva
- Conhecimento inadequado de métodos positivos para lidar com o estresse relacionado à saúde
- Conhecimento inadequado do que motiva o cuidado com a própria saúde
- Dificuldade em desenvolver um plano viável para suas metas de saúde
- Dificuldade em identificar as áreas de saúde com as quais a pessoa está insatisfeita
- Dificuldade em pedir apoio relacionado à saúde quando necessário
- Dificuldade em sentir-se bem ao adotar um estilo de vida saudável
- Dificuldade em tentar diferentes métodos para superar as barreiras às metas de saúde
- Falha em agir de forma a prevenir problemas de saúde
- Qualidade de vida inadequada em relação à saúde

Fatores relacionados

- Ansiedade
- Apoio social inadequado
- Comunicação verbal prejudicada
- Confiança inadequada na equipe de saúde
- Dor
- Estresse excessivo
- Fadiga
- Falta de consciência da gravidade da condição
- Habilidades de comunicação inadequadas
- Justificativa inapropriada de escolhas comportamentais não saudáveis
- Letramento em saúde inadequado
- Medo
- Percepção de barreiras relacionadas à saúde
- Sentimento de impotência

Populações em risco

- Idosos
- Indivíduos com baixo nível educacional

Condição associada

- Comorbidade significativa

Literatura de apoio original disponível em https://paginas.grupoa.com.br/nanda-i-2024-2026/referencias.pdf.

Classe 3 • Imagem corporal

Código do diagnóstico 00497

Imagem corporal conturbada

Aprovado em 2023 • Nível de evidência 3.2

Foco primário: Identidade
Foco secundário: Percepção
Sujeito do cuidado: Indivíduo
Julgamento: Conturbado
Local anatômico: —

Limite inferior de idade: —
Limite superior de idade: —
Curso clínico: —
Categoria do diagnóstico: Com foco no problema
Restrição situacional: —

Definição

Imagem mental negativa do indivíduo em relação ao seu aspecto físico.

Características definidoras

- Ansiedade social
- Compara-se com os outros continuamente
- Desamparo
- Esconde parte do corpo
- Evita olhar o próprio corpo
- Evita tocar o próprio corpo
- Exposição excessiva de parte do corpo
- Expressa preocupações sobre sexualidade
- Foco na aparência anterior
- Foco na força anterior
- Foco na função anterior
- Interação social diminuída
- Medo da reação dos outros
- Monitora mudanças no próprio corpo
- Negligencia a parte do corpo não funcionante
- Nomeia a parte do corpo que falta
- Nomeia uma parte do corpo
- Percepções que refletem uma visão alterada da aparência
- Pesa-se com frequência
- Preocupação com mudança
- Preocupação com parte do corpo faltante
- Propriocepção alterada
- Recusa-se a reconhecer mudanças
- Resposta não verbal a mudanças no corpo
- Resposta não verbal à percepção de mudanças no corpo
- Sensação de fracasso na vida
- Sintomas depressivos
- Utiliza pronomes impessoais para descrever a parte do corpo que falta
- Utiliza pronomes impessoais para descrever uma parte do corpo

Fatores relacionados

- Autoeficácia inadequada
- Autoestima inadequada
- Autoexpectativas não realistas
- Autogestão ineficaz do sobrepeso
- Conflito entre crenças espirituais e regime terapêutico
- Conflito entre valores e normas culturais
- Consciência corporal negativa
- Dor no membro residual
- Falta de confiança na função corporal
- Medo de recidiva de doença
- Percepção não realista do resultado do tratamento
- Vergonha corporal não abordada

Populações em risco

- Indivíduos com cicatrizes
- Indivíduos com estomas
- Indivíduos com função corporal alterada
- Indivíduos vivenciando peso corporal alterado
- Indivíduos vivenciando a puberdade
- Indivíduos vivenciando transição de desenvolvimento
- Mulheres cisgênero
- Sobreviventes de câncer

Condições associadas

- Dor crônica
- Feridas e lesões
- Fibromialgia
- Funcionamento psicossocial prejudicado
- Infecções pelo vírus da imunodeficiência humana
- Procedimentos cirúrgicos
- Regime terapêutico
- Transtorno alimentar
- Transtornos mentais

Literatura de apoio original disponível em https://paginas.grupoa.com.br/nanda-i-2024-2026/referencias.pdf.

Domínio 7.
Papéis e relacionamentos

Conexões ou associações positivas e negativas entre pessoas ou grupos de pessoas e os meios pelos quais essas conexões são demonstradas

Classe 1. Papéis do cuidador
Padrões de comportamento socialmente esperados em pessoas que oferecem cuidados e que não são profissionais da saúde

Código	Diagnóstico	Página
00436	Comportamentos parentais prejudicados	421
00437	Risco de comportamentos parentais prejudicados	423
00438	Disposição para comportamentos parentais melhorados	425
00387	Conflito excessivo no papel parental	426

Classe 2. Relações familiares
Associações de pessoas que são relacionadas biologicamente ou por opção

Código	Diagnóstico	Página
00389	Padrões de interação familiar conturbados	428
00440	Risco de padrões de interação familiar conturbados	430
00388	Processos familiares prejudicados	431
00159	Disposição para processos familiares melhorados	434
00439	Risco de comportamentos de apego conturbados	435

Classe 3. Desempenho de papéis
Qualidade de funcionamento em padrões de comportamento socialmente esperados

Código	Diagnóstico	Página
00055	Desempenho de papel ineficaz	437
00449	Relacionamento ineficaz com o parceiro íntimo	439
00445	Risco de relacionamento ineficaz com o parceiro íntimo	441
00446	Disposição para relacionamento com o parceiro íntimo melhorado	442

00052	Interação social prejudicada	443
00221	Processo perinatológico ineficaz	444
00227	Risco de processo perinatológico ineficaz	446
00208	Disposição para processo perinatológico melhorado	447

HERDMAN, T. H.; KAMITSURU, S.; LOPES, C. T. (org.). Diagnósticos de enfermagem da NANDA-I: definições e classificação - 2024-2026. Porto Alegre: Artmed, 2024.

Domínio 7 • Papéis e relacionamentos

Classe 1 • Papéis do cuidador

Código do diagnóstico 00436

Comportamentos parentais prejudicados

Aprovado em 2023 • Nível de evidência 3.1

Foco primário: Comportamento
Foco secundário: Parentalidade
Sujeito do cuidado: Indivíduo
Julgamento: Prejudicado
Local anatômico: —

Limite inferior de idade: —
Limite superior de idade: —
Curso clínico: —
Categoria do diagnóstico: Com foco no problema
Restrição situacional: —

Definição

Limitação do cuidador principal para criar, proteger e promover o crescimento e desenvolvimento ideais da criança por meio do exercício consistente e empático de autoridade e resposta adequada às necessidades da criança.

Características definidoras

Sintoma do cuidador e da criança

- Oscilações de humor extremas

Sinais do cuidador principal

- Arranjos inapropriados para o cuidado dos filhos
- Comportamentos hostis de parentalidade
- Comportamentos impulsivos
- Comportamentos invasivos
- Comunicação negativa
- Engajamento diminuído nas relações entre mãe/pai e filho(a)
- Falha em oferecer um ambiente domiciliar seguro
- Rejeição da criança
- Resposta inadequada às pistas comportamentais do lactente

Sintomas do cuidador principal

- Alienação social
- Ansiedade com relação aos cuidados com os filhos
- Qualidade da atenção subjetiva diminuída
- Temperamento positivo diminuído

Manifestações nas crianças

- Desempenho acadêmico inadequado
- Desenvolvimento cognitivo atrasado
- Dificuldade em estabelecer relações interpessoais íntimas saudáveis
- Dificuldade em funcionar socialmente
- Dificuldade em regular as emoções
- Excesso de peso para a idade e o sexo
- Inversão de papéis
- Problemas de conduta
- Queixas somáticas

Fatores relacionados

- Abuso de substâncias
- Apoio social inadequado
- Autoeficácia inadequada
- Ciclo sono-vigília não restaurador
- Conflito conjugal
- Conhecimento inadequado sobre a manutenção da saúde da criança

- Conhecimento inadequado sobre o desenvolvimento da criança
- Desatenção às necessidades da criança
- Dificuldade em estabelecer interação social
- Dificuldade em manejar um regime terapêutico complexo
- Dificuldade em resolver problemas
- Habilidades diminuídas de reconhecimento de emoções
- Modelo inadequado de comportamento parental
- Percepção de dificuldade econômica
- Processos familiares prejudicados
- Sintomas depressivos
- Transporte inadequado
- Uso excessivo de dispositivos eletrônicos interativos
- Vacilação emocional
- Violência por parceiro íntimo não abordada

Populações em risco

- Adolescentes
- Cuidador principal com baixo nível educacional
- Cuidador principal com história de cuidados pré-natais inadequados
- Cuidador principal com história de estresse pré-natal
- Cuidador principal com história de exposição à violência
- Cuidador principal com história de ter sido abusado
- Cuidador principal com história de ter sido abusivo
- Cuidador principal com história de ter sido negligenciado
- Cuidador principal com história familiar de choque pós-traumático
- Cuidador principal de lactente prematuro
- Cuidador principal de uma criança com história de hospitalização em terapia intensiva neonatal
- Cuidador principal de uma criança com temperamento difícil
- Cuidador principal de uma criança do gênero indesejado
- Cuidador principal em crise situacional
- Cuidador principal vivenciando abuso de substâncias na família
- Cuidador principal vivenciando separação prolongada da criança
- Indivíduos desfavorecidos economicamente
- Indivíduos que são o único cuidador principal
- Indivíduos sem moradia

Condições associadas

Criança

- Distúrbios de neurodesenvolvimento
- Regime terapêutico complexo
- Transtorno de comportamento
- Transtorno emocional

Cuidador principal

- Transtornos mentais

Literatura de apoio original disponível em https://paginas.grupoa.com.br/nanda-i-2024-2026/referencias.pdf.

Classe 1 • Papéis do cuidador | Código do diagnóstico 00437

Risco de comportamentos parentais prejudicados

Aprovado em 2023 • Nível de evidência 3.1

Foco primário: Comportamento
Foco secundário: Parentalidade
Sujeito do cuidado: Indivíduo
Julgamento: Prejudicado
Local anatômico: —

Limite inferior de idade: —
Limite superior de idade: —
Curso clínico: —
Categoria do diagnóstico: Potencial para deteriorar
Restrição situacional: —

Definição

Suscetibilidade a uma limitação do cuidador principal para criar, proteger e promover o crescimento e desenvolvimento ideais da criança por meio do exercício consistente e empático de autoridade e resposta adequada às necessidades da criança.

Fatores de risco

- Abuso de substâncias
- Apoio social inadequado
- Autoeficácia inadequada
- Ciclo sono-vigília não restaurador
- Conflito conjugal
- Conhecimento inadequado sobre a manutenção da saúde da criança
- Conhecimento inadequado sobre o desenvolvimento da criança
- Desatenção às necessidades da criança
- Dificuldade em estabelecer interação social
- Dificuldade em manejar um regime terapêutico complexo
- Dificuldade em resolver problemas
- Habilidades diminuídas de reconhecimento de emoções
- Modelo inadequado de comportamento parental
- Percepção de dificuldade econômica
- Processos familiares prejudicados
- Sintomas de ansiedade aumentados
- Sintomas depressivos
- Transporte inadequado
- Uso excessivo de dispositivos eletrônicos interativos
- Vacilação emocional
- Violência por parceiro íntimo não abordada

Populações em risco

Cuidador principal

- Adolescentes
- Cuidador principal com baixo nível educacional
- Cuidador principal com história de cuidados pré-natais inadequados
- Cuidador principal com história de estresse pré-natal
- Cuidador principal com história de exposição à violência
- Cuidador principal com história de ter sido abusado
- Cuidador principal com história de ter sido abusivo
- Cuidador principal com história de ter sido negligenciado
- Cuidador principal com história familiar de choque pós-traumático
- Cuidador principal de lactente prematuro
- Cuidador principal de uma criança com história de hospitalização em terapia intensiva neonatal

- Cuidador principal de uma criança com temperamento difícil
- Cuidador principal de uma criança do gênero indesejado
- Cuidador principal vivenciando abuso de substâncias na família
- Cuidador principal vivenciando separação prolongada da criança
- Indivíduos desfavorecidos economicamente
- Indivíduos que são o único cuidador principal

Condições associadas

Criança

- Distúrbios de neurodesenvolvimento
- Regime terapêutico complexo
- Transtorno de comportamento
- Transtorno emocional

Cuidador principal

- Transtornos mentais

Literatura de apoio original disponível em https://paginas.grupoa.com.br/nanda-i-2024-2026/referencias.pdf.

Domínio 7 • Papéis e relacionamentos

Classe 1 • Papéis do cuidador | Código do diagnóstico 00438

Disposição para comportamentos parentais melhorados

Aprovado em 2023 • Nível de evidência 2.1

Foco primário: Comportamento
Foco secundário: Parentalidade
Sujeito do cuidado: Indivíduo
Julgamento: Preparado
Local anatômico: —
Limite inferior de idade: —
Limite superior de idade: —
Curso clínico: —
Categoria do diagnóstico: Potencial para melhorar
Restrição situacional: —

Definição

Padrão do cuidador principal de criar, proteger e promover o crescimento e desenvolvimento ideais da criança por meio do exercício consistente e empático de autoridade e resposta adequada às necessidades da criança, que pode ser fortalecido.

Características definidoras

- Deseja melhorar a aceitação da criança
- Deseja melhorar a comunicação positiva
- Deseja melhorar a estabilidade do humor
- Deseja melhorar a manutenção da saúde da criança
- Deseja melhorar a paciência
- Deseja melhorar a qualidade subjetiva da atenção
- Deseja melhorar a resposta às pistas comportamentais do lactente
- Deseja melhorar a segurança ambiental doméstica
- Deseja melhorar as relações entre pais/mães e filhos
- Deseja melhorar o envolvimento com a criança
- Deseja melhorar o temperamento positivo
- Deseja melhorar os arranjos de cuidados dos filhos
- Deseja melhorar os comportamentos parentais positivos

Literatura de apoio original disponível em https://paginas.grupoa.com.br/nanda-i-2024-2026/referencias.pdf.

Classe 1 • Papéis do cuidador

Código do diagnóstico 00387

Conflito excessivo no papel parental

Aprovado em 2023 • Nível de evidência 2.1

Foco primário: Relacionamento
Foco secundário: Papel
Sujeito do cuidado: Indivíduo
Julgamento: Excessivo
Local anatômico: —
Limite inferior de idade: —
Limite superior de idade: —
Curso clínico: —
Categoria do diagnóstico: Com foco no problema
Restrição situacional: —

Definição

Experiência do cuidador principal com expectativas e responsabilidades inconsistentes, conflitantes e/ou incongruentes para atender às necessidades da criança.

Características definidoras

- Ansiedade
- Comportamentos de raiva
- Culpa excessiva
- Demonstra interrupção das rotinas de cuidados
- Desamparo
- Frustração
- Medo
- Percepção de incapacidade de suprir as necessidades emocionais da criança
- Percepção de incapacidade de suprir as necessidades físicas da criança
- Percepção de perda de controle sobre decisões relacionadas à criança
- Preocupação com a família
- Preocupação em relação a mudanças no papel parental
- Relutância em participar de atividades usuais de cuidador
- Sentimento de impotência

Fatores relacionados

- Ausência de privacidade entre pai/mãe e lactentes
- Autoconfiança parental inadequada
- Conhecimento inadequado sobre a manutenção da saúde da criança
- Conhecimento inadequado sobre o desenvolvimento da criança
- Dificuldade em priorizar compromissos de funções concorrentes
- Estresse excessivo
- Expectativas não realistas
- Incapacidade de criar sua própria rotina de criação de filhos
- Intimidação por modalidades invasivas de cuidado
- Intimidação por modalidades restritivas de cuidado
- Limitações emocionais do papel parental
- Percepção da ausência de uma rede social de apoio
- Rede de apoio social inadequada
- Restrições ambientais não abordadas
- Sintomas depressivos

Populações em risco

- Cuidador principal com baixo nível educacional
- Cuidador principal com modelo parental inadequado
- Cuidador principal de crianças hospitalizadas
- Cuidador principal de crianças submetidas a procedimentos dolorosos
- Cuidador principal de lactente prematuro
- Cuidador principal de uma criança com deficiências de desenvolvimento
- Cuidador principal vivenciando mudanças no estado civil
- Cuidador principal vivenciando separação da criança
- Cuidador principal vivendo em um ambiente não tradicional
- Indivíduos com filho que requer cuidados domiciliares para necessidades especiais
- Indivíduos que sofrem interrupções na vida familiar devido ao regime terapêutico da criança

Condição associada

- Transtorno depressivo

Literatura de apoio original disponível em https://paginas.grupoa.com.br/nanda-i-2024-2026/referencias.pdf.

Classe 2 • Relações familiares Código do diagnóstico 00389

Padrões de interação familiar conturbados

Aprovado em 2023 • Nível de evidência 2.1

Foco primário: Relacionamento
Foco secundário: —
Sujeito do cuidado: Família
Julgamento: Conturbado
Local anatômico: —
Limite inferior de idade: —
Limite superior de idade: —
Curso clínico: —
Categoria do diagnóstico: Com foco no problema
Restrição situacional: —

Definição

Organização e estrutura da família que falha em apoiar o bem-estar de seus membros.

Características definidoras

- Afeto familiar limitado
- Aliança colusiva dentro da família
- Aliança desordenada dentro da família
- Aliança estressada dentro da família
- Apoio mútuo diminuído
- Comportamento de redução do estresse alterado
- Conflito com recursos comunitários
- Contato diminuído entre os membros da família
- Coparentalidade cooperativa limitada
- Disponibilidade de apoio emocional diminuída
- Escore de aliança familiar instável usando um instrumento padronizado e validado
- Família relata interação alterada
- Finalização ineficaz de tarefas
- Interação familiar limitada
- Intimidade alterada
- Isolamento de recursos comunitários
- Mudança em aliança de poder
- Mudança em ritual
- Mudança nas tarefas designadas
- Padrão de comunicação alterado
- Participação alterada na resolução de problemas
- Participação alterada na tomada de decisão
- Relações alteradas com parceiro sexual
- Relações interpessoais alteradas
- Resolução de conflito familiar alterada
- Responsividade afetiva alterada
- Satisfação familiar alterada
- Somatização

Fatores relacionados

- Abuso de substâncias
- Dificuldade de lidar com troca de papel social entre membros da família
- Dificuldade de lidar com troca hierárquica entre membros da família
- Dificuldade em lidar com a alteração do papel da família
- Dificuldade em lidar com a interação alterada com a comunidade
- Dificuldade em lidar com troca de poder entre membros da família
- Estresse excessivo
- Percepção de discriminação social
- Violência comunitária não abordada
- Violência doméstica não abordada

Populações em risco

- Famílias com condição social alterada
- Famílias com crise financeira
- Famílias com membro vivenciando crise de desenvolvimento
- Famílias com membro vivenciando crise situacional
- Famílias com membro vivenciando transição de desenvolvimento
- Famílias com membro vivenciando transição situacional

Condição associada

- Transtornos mentais

Literatura de apoio original disponível em https://paginas.grupoa.com.br/nanda-i-2024-2026/referencias.pdf.

Classe 2 • Relações familiares Código do diagnóstico 00440

Risco de padrões de interação familiar conturbados

Aprovado em 2023 • Nível de evidência 2.1

Foco primário: Relacionamento
Foco secundário: —
Sujeito do cuidado: Família
Julgamento: Conturbado
Local anatômico: —
Limite inferior de idade: —
Limite superior de idade: —
Curso clínico: —
Categoria do diagnóstico: Potencial para deteriorar
Restrição situacional: —

Definição

Suscetibilidade a organização e estrutura da família que falha em apoiar o bem-estar de seus membros.

Fatores de risco

- Abuso de substâncias
- Dificuldade de lidar com troca de papel social entre membros da família
- Dificuldade de lidar com troca hierárquica entre membros da família
- Dificuldade em lidar com a alteração do papel da família
- Dificuldade em lidar com a interação alterada com a comunidade
- Dificuldade em lidar com troca de poder entre membros da família
- Estresse excessivo
- Percepção de discriminação social
- Violência comunitária não abordada
- Violência doméstica não abordada

Populações em risco

- Famílias com condição social alterada
- Famílias com crise financeira
- Famílias com membro vivenciando crise de desenvolvimento
- Famílias com membro vivenciando crise situacional
- Famílias com membro vivenciando transição de desenvolvimento
- Famílias com membro vivenciando transição situacional

Condição associada

- Transtornos mentais

Literatura de apoio original disponível em https://paginas.grupoa.com.br/nanda-i-2024-2026/referencias.pdf.

Domínio 7 • Papéis e relacionamentos

Classe 2 • Relações familiares

Código do diagnóstico 00388

Processos familiares prejudicados

Aprovado em 2023 • Nível de evidência 2.1

Foco primário: Relacionamento
Foco secundário: —
Sujeito do cuidado: Família
Julgamento: Prejudicado
Local anatômico: —

Limite inferior de idade: —
Limite superior de idade: —
Curso clínico: —
Categoria do diagnóstico: Com foco no problema
Restrição situacional: —

Definição

Relações familiares que falham em apoiar o bem-estar de seus membros.

Características definidoras

Comportamentos

- Abuso de substâncias
- Abuso verbal de parceiro
- Abuso verbal dos filhos
- Abuso verbal parental
- Agitação psicomotora
- Atenção diminuída
- Atitudes favorecem mais o alívio de tensão que o alcance de metas
- Autojulgamento rígido
- Busca afirmação
- Busca aprovação
- Comportamento não confiável
- Conflito crescente
- Conhecimento inadequado sobre abuso de substâncias
- Contato físico diminuído
- Críticas a outros
- Culpa a si mesmo
- Desempenho acadêmico alterado
- Dificuldade com relações interpessoais íntimas
- Dificuldade com transição de ciclo de vida
- Dificuldade em aceitar ajuda
- Dificuldade em adaptar-se a mudanças
- Dificuldade em atender às necessidades de segurança de seus membros
- Dificuldade em atender às necessidades emocionais de seus membros
- Dificuldade em atender às necessidades espirituais de seus membros
- Dificuldade em divertir-se
- Dificuldade em lidar com experiências traumáticas de forma construtiva
- Dificuldade em receber ajuda adequadamente
- Dificuldade em viver o luto
- Doença física relacionada a estresse
- Esquiva de conflitos
- Expressão inapropriada de raiva
- Habilidades de comunicação inadequadas
- Imaturidade
- Interação social diminuída
- Lutas por poder
- Manipulação
- Mentiras
- Nega problemas
- Ocasiões especiais centradas no abuso de substâncias
- Padrão de comunicação contraditório
- Padrão de comunicação controlador
- Padrão de comunicação paradoxal
- Padrão de permissividade de abuso de substâncias
- Padrão de quebrar promessas
- Perda de independência
- Racionalização
- Recusa-se a aceitar responsabilidade pessoal
- Recusa-se a buscar ajuda

Sentimentos

- Abandono
- Ansiedade
- Autoestima inadequada
- Confusão
- Constrangimento
- Controle das emoções pelos outros
- Culpa excessiva
- Desconfiança dos outros
- Desesperança
- Desvalorização
- Emoções reprimidas
- Falta de compreensão
- Frustração
- Hostilidade
- Infelicidade
- Insatisfação
- Insegurança
- Isolamento emocional
- Mau humor
- Medo excessivo
- Não se sente amado
- Percepção de fracasso
- Perda
- Perda de identidade
- Raiva
- Rejeição
- Ressentimento persistente
- Sente-se diferente dos outros
- Sentimento de impotência
- Sintomas depressivos
- Solidão
- Tensão
- Vergonha

Papéis e relacionamentos

- Assumir responsabilidade por comportamento de quem abusa de substâncias
- Coesão familiar inadequada
- Comportamentos parentais inconsistentes
- Comunicação ineficaz com o parceiro
- Conflito entre parceiros
- Confunde amor e pena
- Desorganização familiar
- Deterioração nos relacionamentos familiares
- Função de papel alterada
- Habilidade reduzida dos membros da família de se relacionarem entre si visando ao crescimento e ao amadurecimento mútuos
- Habilidades de relacionamento interpessoal inadequadas
- Negação da família
- Negligencia obrigações com membro da família
- Padrão de rejeição
- Papéis familiares conturbados
- Percepção de apoio inadequado do cuidador principal
- Problemas familiares crônicos
- Relações familiares alteradas
- Respeito inadequado da família pela autonomia de seus membros
- Respeito inadequado da família pela individualidade de seus membros
- Rituais familiares conturbados
- Sistema de comunicação fechado
- Triangulação de relacionamentos familiares

Fatores relacionados

- Dificuldade em resolver problemas
- Percepção de vulnerabilidade
- Uso ineficaz de estratégias de enfrentamento

Populações em risco

- Famílias com história de resistência ao regime terapêutico
- Famílias cujo membro tem história de abuso de substâncias
- Famílias cujos membros têm predisposição genética ao abuso de substâncias
- Famílias desfavorecidas economicamente

Condições associadas

- Deficiências do desenvolvimento
- Disfunção da intimidade
- Procedimentos cirúrgicos
- Transtorno depressivo

Literatura de apoio original disponível em https://paginas.grupoa.com.br/nanda-i-2024-2026/referencias.pdf.

Classe 2 • Relações familiares

Código do diagnóstico 00159

Disposição para processos familiares melhorados

Aprovado em 2002 • Revisado em 2013, 2023 • Nível de evidência 2.1

Foco primário: Relacionamento
Foco secundário: —
Sujeito do cuidado: Família
Julgamento: Preparado
Local anatômico: —

Limite inferior de idade: —
Limite superior de idade: —
Curso clínico: —
Categoria do diagnóstico: Potencial para melhorar
Restrição situacional: —

Definição

Padrão de relações familiares que sustentam o bem-estar de seus membros, que pode ser fortalecido.

Características definidoras

- Deseja melhorar a adaptação da família a mudanças
- Deseja melhorar a dinâmica familiar
- Deseja melhorar a interdependência com a comunidade
- Deseja melhorar a manutenção dos limites entre os membros da família
- Deseja melhorar a resiliência psicológica familiar
- Deseja melhorar a segurança dos membros da família
- Deseja melhorar o crescimento dos membros da família
- Deseja melhorar o equilíbrio entre autonomia pessoal e coesão familiar
- Deseja melhorar o nível de energia da família para apoiar as atividades da vida diária
- Deseja melhorar o padrão de comunicação
- Deseja melhorar o respeito pelos membros da família

Literatura de apoio original disponível em https://paginas.grupoa.com.br/nanda-i-2024-2026/referencias.pdf.

Domínio 7 • Papéis e relacionamentos

Classe 2 • Relações familiares

Código do diagnóstico 00439

Risco de comportamentos de apego conturbados

Aprovado em 2023 • Nível de evidência 2.1

Foco primário: Relacionamento
Foco secundário: Apego
Sujeito do cuidado: Família
Julgamento: Conturbado
Local anatômico: —

Limite inferior de idade: —
Limite superior de idade: —
Curso clínico: —
Categoria do diagnóstico: Potencial para deteriorar
Restrição situacional: —

Definição

Suscetibilidade a uma perturbação do processo interativo entre o cuidador primário e o lactente que promove atividades que demonstram uma relação recíproca de proteção e carinho.

Fatores de risco

Fatores do lactente

- Contato direto limitado com o cuidador principal
- Estímulos relacionados ao toque diminuídos
- Organização diminuída do neurodesenvolvimento infantil

Fatores do cuidador principal

- Abuso de substâncias
- Ansiedade em relação à amamentação
- Ansiedade excessiva
- Autoeficácia inadequada para a amamentação
- Comportamentos parentais hostis
- Conflito resultante da organização diminuída do neurodesenvolvimento infantil
- Estresse excessivo
- Inabilidade de atender às necessidades pessoais
- Sensibilidade diminuída do cuidador
- Sintomas depressivos

Fatores ambientais

- Ambiente familiar cronicamente desorganizado
- Barreira física
- Privacidade inadequada
- Separação entre cuidador primário e lactente não abordada

Populações em risco

- Cuidador principal com experiências adversas na infância
- Indivíduos com filho que requer cuidados domiciliares para necessidades especiais
- Indivíduos em unidades de terapia intensiva
- Lactentes com afetividade negativa
- Lactentes com irritabilidade neurossensorial

Condição associada

- Transtorno depressivo

Literatura de apoio original disponível em https://paginas.grupoa.com.br/nanda-i-2024-2026/referencias.pdf.

Domínio 7 • Papéis e relacionamentos

Classe 3 • Desempenho de papéis Código do diagnóstico 00055

Desempenho de papel ineficaz

Aprovado em 1978 • Revisado em 1996, 1998, 2017, 2023

Foco primário: Comportamento
Foco secundário: Papel
Sujeito do cuidado: Indivíduo
Julgamento: Ineficaz
Local anatômico: —
Limite inferior de idade: —
Limite superior de idade: —
Curso clínico: —
Categoria do diagnóstico: Com foco no problema
Restrição situacional: —

Definição

Padrão de comportamento e autoexpressão que não combina com o contexto, as normas e as expectativas do ambiente.

Características definidoras

- Adaptação ineficaz a mudanças
- Ambivalência de papel
- Ansiedade
- Apoio inadequado para a realização da função
- Assédio
- Autogestão inadequada
- Confiança inadequada
- Conflito do sistema
- Conhecimento inadequado sobre as exigências do papel
- Expectativas de desenvolvimento inapropriadas
- Habilidades inadequadas
- Incerteza
- Insatisfação com o papel
- Motivação inadequada
- Mudança na percepção do papel
- Mudança na percepção do papel pelos outros
- Negação do papel
- Padrão de responsabilidade alterado
- Percepção de discriminação social
- Pessimismo
- Retomada de papel alterada
- Sentimento de impotência
- Sintomas depressivos
- Uso ineficaz de estratégias de enfrentamento
- Violência doméstica

Fatores relacionados

- Abuso de substâncias
- Apoio social inadequado
- Autoestima inadequada
- Conflito
- Conflito de papéis
- Confusão de papéis
- Dor
- Estresse excessivo
- Expectativas não realistas a respeito do papel
- Fadiga
- Imagem corporal conturbada
- Modelos de comportamento inadequados
- Oportunidade inadequada para implementação do papel
- Preparo inadequado para o papel
- Recompensas inadequadas
- Recursos de saúde inadequados
- Socialização inadequada para a realização do papel
- Tensão do papel
- Violência doméstica não abordada
- Vínculo inapropriado com o sistema de saúde

Populações em risco

- Indivíduos com baixo nível educacional
- Indivíduos com cargo de alta demanda
- Indivíduos com nível de desenvolvimento inapropriado para a expectativa do papel
- Indivíduos desfavorecidos economicamente

Condições associadas

- Distúrbio neurológico
- Doença física
- Transtornos mentais

Este diagnóstico será retirado da Classificação da NANDA-I na edição 2027-2029 caso não seja realizado trabalho adicional que o eleve a um nível de evidência 2.1 ou superior.

Literatura de apoio original disponível em https://paginas.grupoa.com.br/nanda-i-2024-2026/referencias.pdf.

Classe 3 • Desempenho de papéis

Código do diagnóstico 00449

Relacionamento ineficaz com o parceiro íntimo

Aprovado em 2023 • Nível de evidência 2.1

Foco primário: Relacionamento
Foco secundário: —
Sujeito do cuidado: Família
Julgamento: Ineficaz
Local anatômico: —
Limite inferior de idade: —
Limite superior de idade: —
Curso clínico: —
Categoria do diagnóstico: Com foco no problema
Restrição situacional: —

Definição

Padrão de mutualidade que é insuficiente ou que pode afetar o curso, o prognóstico ou o tratamento de uma condição de saúde de um ou ambos os parceiros.

Características definidoras

- Apoio mútuo inadequado nas atividades cotidianas entre os parceiros
- Atraso no atingimento das metas de desenvolvimento apropriadas ao estágio do ciclo de vida familiar
- Compreensão inadequada da deficiência funcional do parceiro
- Comunicação insatisfatória com o parceiro
- Desequilíbrio na colaboração entre os parceiros
- Expressa insatisfação com as relações interpessoais complementares entre os parceiros
- Insatisfação com o atendimento das necessidades emocionais entre os parceiros
- Insatisfação com o atendimento das necessidades físicas entre os parceiros
- Insatisfação com o compartilhamento de ideias entre os parceiros
- Insatisfação com o compartilhamento de informações entre os parceiros
- Não identifica o parceiro como pessoa de apoio
- Respeito mútuo inadequado entre os parceiros

Fatores relacionados

- Agressão por parceiro íntimo
- Ansiedade excessiva
- Apatia em relação ao parceiro não abordada
- Apoio emocional inadequado
- Atribuição negativa para as intenções do parceiro
- Conflito entre parceiros não abordado
- Desequilíbrio na autonomia entre os parceiros
- Dificuldade em acessar apoio
- Envolvimento excessivo de um parceiro
- Estresse excessivo
- Expectativas não realistas
- Habilidades de comunicação inadequadas
- Insatisfação com o apoio social
- Raiva em relação ao parceiro não abordada
- Sintomas depressivos
- Tristeza crônica em relação ao parceiro não abordada
- Violência por parceiro íntimo não abordada

Populações em risco

- Indivíduos com história de infidelidade ao parceiro
- Indivíduos com história de violência doméstica
- Indivíduos com parceiro íntimo privado de liberdade
- Indivíduos vivenciando crise de desenvolvimento

Condições associadas

- Doenças crônicas
- Dor crônica
- Transtornos mentais
- Transtornos relacionados a substâncias

Literatura de apoio original disponível em https://paginas.grupoa.com.br/nanda-i-2024-2026/referencias.pdf.

Classe 3 • Desempenho de papéis	Código do diagnóstico 00445

Risco de relacionamento ineficaz com o parceiro íntimo

Aprovado em 2023 • Nível de evidência 2.1

Foco primário: Relacionamento
Foco secundário: —
Sujeito do cuidado: Família
Julgamento: Ineficaz
Local anatômico: —
Limite inferior de idade: —
Limite superior de idade: —
Curso clínico: —
Categoria do diagnóstico: Potencial para deteriorar
Restrição situacional: —

Definição

Suscetibilidade a um padrão de mutualidade que é insuficiente ou que pode afetar o curso, o prognóstico ou o tratamento de uma condição de saúde de um ou ambos os parceiros.

Fatores de risco

- Afastamento de um parceiro
- Agressão por parceiro íntimo
- Ansiedade excessiva
- Apatia em relação ao parceiro não abordada
- Apoio emocional inadequado
- Atribuição negativa para as intenções do parceiro
- Conflito entre parceiros
- Desequilíbrio na autonomia entre os parceiros
- Dificuldade em acessar apoio
- Envolvimento excessivo de um parceiro
- Estresse excessivo
- Expectativas não realistas
- Habilidades de comunicação inadequadas
- Insatisfação com o apoio social
- Raiva em relação ao parceiro não abordada
- Sintomas depressivos
- Tristeza crônica em relação ao parceiro não abordada
- Violência por parceiro íntimo não abordada

Populações em risco

- Indivíduos com história de infidelidade ao parceiro
- Indivíduos com história de violência doméstica
- Indivíduos com parceiro íntimo privado de liberdade
- Indivíduos vivenciando crise de desenvolvimento

Condições associadas

- Deficiência crônica
- Doenças crônicas
- Dor crônica
- Transtornos mentais
- Transtornos relacionados a substâncias

Literatura de apoio original disponível em https://paginas.grupoa.com.br/nanda-i-2024-2026/referencias.pdf.

Classe 3 • Desempenho de papéis

Código do diagnóstico 00446

Disposição para relacionamento com o parceiro íntimo melhorado

Aprovado em 2023 • Nível de evidência 2.1

Foco primário: Relacionamento
Foco secundário: —
Sujeito do cuidado: Família
Julgamento: Preparado
Local anatômico: —

Limite inferior de idade: —
Limite superior de idade: —
Curso clínico: —
Categoria do diagnóstico: Potencial para melhorar
Restrição situacional: —

Definição

Padrão de mutualidade que pode apoiar o curso, o prognóstico ou o tratamento de uma condição de saúde de um ou ambos os parceiros, que pode ser fortalecido.

Características definidoras

- Deseja identificar o parceiro como pessoa de apoio
- Deseja melhorar a autonomia entre os parceiros
- Deseja melhorar a colaboração entre os parceiros
- Deseja melhorar a compreensão do prejuízo funcional do parceiro
- Deseja melhorar a comunicação entre os parceiros
- Deseja melhorar a satisfação com as relações interpessoais complementares entre os parceiros
- Deseja melhorar a satisfação com o atendimento às necessidades emocionais de cada parceiro
- Deseja melhorar a satisfação com o compartilhamento de ideias entre os parceiros
- Deseja melhorar a satisfação com o compartilhamento de informações entre os parceiros
- Deseja melhorar o apoio mútuo entre os parceiros nas atividades cotidianas
- Deseja melhorar o atendimento das necessidades emocionais de cada parceiro
- Deseja melhorar o respeito mútuo entre os parceiros

Literatura de apoio original disponível em https://paginas.grupoa.com.br/nanda-i-2024-2026/referencias.pdf.

Classe 3 • Desempenho de papéis | Código do diagnóstico 00052

Interação social prejudicada

Aprovado em 1986 • Revisado em 2017, 2020, 2023 • Nível de evidência 2.1

Foco primário: Relacionamento
Foco secundário: Interação social
Sujeito do cuidado: Indivíduo
Julgamento: Prejudicado
Local anatômico: —
Limite inferior de idade: 4 anos
Limite superior de idade: —
Curso clínico: —
Categoria do diagnóstico: Com foco no problema
Restrição situacional: —

Definição

Quantidade inadequada/excessiva ou qualidade inadequada de intercâmbio social.

Características definidoras

- Ansiedade social
- Desconforto social
- Dificuldade em desempenhar papéis sociais
- Dificuldade em estabelecer relações interpessoais recíprocas satisfatórias
- Falta de disposição para cooperar com outros
- Família relata interação alterada
- Foco competitivo não saudável
- Insatisfação com a conexão social
- Insatisfação com envolvimento social
- Interação disfuncional com outras pessoas
- Interação mínima com outras pessoas
- Níveis baixos de atividades sociais
- Uso inapropriado da condição social em relação aos outros

Fatores relacionados

- Apoio social inadequado
- Autoconceito inadequado
- Confusão
- Conhecimento inadequado sobre como melhorar a mutualidade
- Dissonância sociocultural
- Distúrbio nos processos de pensamento
- Habilidades de comunicação inadequadas
- Habilidades sociais inadequadas
- Halitose não abordada
- Luto desadaptativo
- Mobilidade física prejudicada
- Práticas inadequadas de higiene pessoal
- Restrições ambientais não abordadas
- Sintomas depressivos

População em risco

- Indivíduos sem pessoa significativa

Condições associadas

- Distúrbios de neurodesenvolvimento
- Isolamento terapêutico
- Transtornos mentais

Literatura de apoio original disponível em https://paginas.grupoa.com.br/nanda-i-2024-2026/referencias.pdf.

Classe 3 • Desempenho de papéis

Código do diagnóstico 00221

Processo perinatológico ineficaz

Aprovado em 2010 • Revisado em 2017, 2023 • Nível de evidência 2.1

Foco primário: Comportamento
Foco secundário: Reprodução
Sujeito do cuidado: Indivíduo
Julgamento: Ineficaz
Local anatômico: —

Limite inferior de idade: —
Limite superior de idade: —
Curso clínico: —
Categoria do diagnóstico: Com foco no problema
Restrição situacional: —

Definição

Inabilidade de manter e/ou preparar-se para processos saudáveis de gestação, parto e cuidados ao recém-nascido de forma a assegurar o bem-estar.

Características definidoras

Durante todo o processo perinatológico

- Comportamento de apego inadequado
- Falha em utilizar apoio social

Durante a gestação

- Estilo de vida pré-natal inadequado
- Expectativas não realistas sobre o trabalho de parto e o nascimento
- Manejo ineficaz dos sintomas desagradáveis na gestação
- Preparo inadequado do ambiente domiciliar
- Preparo inadequado dos itens necessários aos cuidados do recém-nascido
- Respeito inadequado pelo bebê ainda não nascido

Durante o trabalho de parto e o nascimento

- Estilo de vida inadequado para o estágio do trabalho de parto
- Proatividade diminuída durante o trabalho de parto e o nascimento
- Resposta inapropriada ao início do trabalho de parto

Após o nascimento

- Ambiente inseguro para o lactente
- Cuidados inapropriados com as mamas
- Estilo de vida não saudável
- Roupas inadequadas do lactente
- Técnicas inadequadas de cuidados do bebê
- Técnicas inapropriadas de alimentação do bebê

Fatores relacionados

- Abuso de substâncias
- Ambiente inseguro
- Apoio social inadequado
- Confiança inadequada do(a) genitor(a) lactante
- Conhecimento inadequado sobre o processo perinatológico
- Consultas inconsistentes no pré-natal
- Cuidado pré-natal inadequado
- Desnutrição do(a) genitor(a)
- Modelo inadequado de comportamento parental
- Plano de parto não realista
- Preparo mental inadequado para a gravidez
- Preparo mental inadequado para a parentalidade
- Sentimento de impotência do(a) genitor(a)
- Sofrimento psicológico do(a) genitor(a)
- Violência doméstica

Populações em risco

- Indivíduos vivenciando gravidez indesejada
- Indivíduos vivenciando gravidez não planejada

Literatura de apoio original disponível em https://paginas.grupoa.com.br/nanda-i-2024-2026/referencias.pdf.

Classe 3 • Desempenho de papéis

Código do diagnóstico 00227

Risco de processo perinatológico ineficaz

Aprovado em 2010 • Revisado em 2013, 2017, 2023 • Nível de evidência 2.1

Foco primário: Comportamento
Foco secundário: Reprodução
Sujeito do cuidado: Indivíduo
Julgamento: Ineficaz
Local anatômico: —

Limite inferior de idade: —
Limite superior de idade: —
Curso clínico: —
Categoria do diagnóstico: Potencial para deteriorar
Restrição situacional: —

Definição

Suscetibilidade à inabilidade de manter e/ou preparar-se para processos saudáveis de gestação, parto e cuidados ao recém-nascido de forma a assegurar o bem-estar.

Fatores de risco

- Abuso de substâncias
- Ambiente inseguro
- Apoio social inadequado
- Confiança inadequada do(a) genitor(a) lactante
- Conhecimento inadequado sobre o processo perinatológico
- Consultas inconsistentes no pré-natal
- Cuidado pré-natal inadequado
- Desnutrição do(a) genitor(a)
- Modelo inadequado de comportamento parental
- Plano de parto não realista
- Preparo mental inadequado para a gravidez
- Preparo mental inadequado para a parentalidade
- Sentimento de impotência do(a) genitor(a)
- Sofrimento psicológico do(a) genitor(a)
- Violência doméstica não abordada

Populações em risco

- Indivíduos vivenciando gravidez indesejada
- Indivíduos vivenciando gravidez não planejada

Literatura de apoio original disponível em https://paginas.grupoa.com.br/nanda-i-2024-2026/referencias.pdf.

Classe 3 • Desempenho de papéis Código do diagnóstico 00208

Disposição para processo perinatológico melhorado

Aprovado em 2008 • Revisado em 2013, 2023 • Nível de evidência 2.1

Foco primário: Comportamento
Foco secundário: Reprodução
Sujeito do cuidado: Indivíduo
Julgamento: Preparado
Local anatômico: —
Limite inferior de idade: —
Limite superior de idade: —
Curso clínico: —
Categoria do diagnóstico: Potencial para melhorar
Restrição situacional: —

Definição

Padrão de manutenção e preparo para processos saudáveis de gestação, parto e cuidados ao recém-nascido de forma a assegurar o bem-estar, que pode ser fortalecido.

Características definidoras

Durante a gestação

- Deseja melhorar o conhecimento sobre o processo perinatológico
- Deseja melhorar o estilo de vida pré-natal
- Deseja melhorar o manejo dos sintomas desagradáveis da gestação
- Deseja melhorar o preparo para o recém-nascido

Durante o trabalho de parto e o nascimento

- Deseja melhorar a proatividade durante o trabalho de parto e o nascimento
- Deseja melhorar o estilo de vida apropriado para o estágio do trabalho de parto

Após o nascimento

- Deseja melhorar a segurança ambiental para o bebê
- Deseja melhorar as técnicas de alimentação do bebê
- Deseja melhorar as técnicas de cuidados com o bebê
- Deseja melhorar o comportamento de apego
- Deseja melhorar o estilo de vida pós-parto
- Deseja melhorar o uso do sistema de apoio
- Deseja melhorar os cuidados com a mama

Literatura de apoio original disponível em https://paginas.grupoa.com.br/nanda-i-2024-2026/referencias.pdf.

Domínio 8.
Sexualidade

Identidade sexual, função sexual e reprodução

Classe 1. Identidade sexual
Estado de ser de uma pessoa específica em relação à sexualidade e/ou ao gênero

Código	Diagnóstico	Página
	Esta classe não contém diagnósticos atualmente	450

Classe 2. Função sexual
Capacidade ou habilidade de participar de atividades sexuais

Código	Diagnóstico	Página
00386	Função sexual prejudicada	451

Classe 3. Reprodução
Qualquer processo pelo qual seres humanos são produzidos

Código	Diagnóstico	Página
00349	Risco de binômio mãe-feto prejudicado	453

HERDMAN, T. H.; KAMITSURU, S.; LOPES, C. T. (org.). Diagnósticos de enfermagem da NANDA-I: definições e classificação - 2024-2026. Porto Alegre: Artmed, 2024.

Domínio 8 • Sexualidade

Classe 1 • Identidade sexual

Esta classe não contém diagnósticos atualmente

8. Sexualidade

Domínio 8 • Sexualidade

Classe 2 • Função sexual

Código do diagnóstico 00386

Função sexual prejudicada

Aprovado em 2023 • Nível de evidência 2.1

Foco primário: Função sexual
Foco secundário: —
Sujeito do cuidado: Indivíduo
Julgamento: Prejudicado
Local anatômico: —

Limite inferior de idade: —
Limite superior de idade: —
Curso clínico: —
Categoria do diagnóstico: Com foco no problema
Restrição situacional: —

Definição

Dificuldade de passar pelos estágios do ciclo de resposta sexual, o que é percebido como insatisfatório, não gratificante ou inadequado.

Características definidoras

- Anejaculação recorrente durante o orgasmo com estimulação sexual
- Ansiedade excessiva em resposta à atividade sexual antecipada
- Ansiedade excessiva em resposta à tentativa de atividade sexual
- Atraso recorrente do orgasmo após excitação sexual normal
- Atraso recorrente indesejado da ejaculação
- Ausência de excitação genital quando desejado
- Ausência recorrente de orgasmo após excitação sexual normal
- Busca confirmação da qualidade de ser desejável
- Comportamentos sexuais alterados
- Contentamento diminuído com o desempenho sexual do parceiro
- Contentamento diminuído com os encontros sexuais
- Desejo diminuído de desempenhar os papéis sexuais habituais
- Diminuição da excitação genital quando desejado
- Diminuição recorrente da intensidade do orgasmo após excitação sexual normal
- Dispareunia
- Envolvimento diminuído em cenários habituais de fantasia sexual
- Escore inadequado em um instrumento de avaliação da função sexual padronizado e validado
- Excitação genital indesejada
- Interesse diminuído por outras pessoas
- Interesse diminuído por si próprio
- Libido diminuída
- Lubrificação natural diminuída durante as interações sexuais
- Nojo em resposta à atividade sexual antecipada
- Nojo em resposta à tentativa de atividade sexual
- Papel sexual alterado
- Percepção de limitação sexual
- Reação diminuída a indícios de excitação
- Reação emocional negativa a dificuldades sexuais
- Receptividade diminuída aos avanços sexuais de um parceiro
- Vaginismo

Fatores relacionados

- Abuso não abordado
- Autogestão ineficaz do sobrepeso
- Avaliação negativa do próprio corpo
- Conflito de valores
- Conflitos entre crenças espirituais e práticas de saúde
- Conhecimento inadequado sobre a função sexual
- Consumo excessivo de álcool
- Crenças sexuais disfuncionais
- Dificuldade de se concentrar em pistas eróticas
- Estresse excessivo
- Expectativas não realistas de desempenho sexual
- Informações imprecisas sobre a função sexual
- Medo de intimidade
- Modelos de comportamento inadequados
- Não aceitação de uma condição
- Percepção de vulnerabilidade
- Privacidade inadequada
- Sintomas depressivos

Populações em risco

- Idosos
- Indivíduos com história de terem sofrido abuso
- Indivíduos cujos parceiros têm disfunção sexual
- Indivíduos introvertidos
- Indivíduos na pós-menopausa
- Indivíduos no puerpério
- Indivíduos sem pessoa significativa
- Indivíduos vivenciando infertilidade

Condições associadas

- Abuso de substâncias
- Diabetes mellitus
- Doenças cardiovasculares
- Estrutura corporal alterada
- Função corporal alterada
- Preparações farmacêuticas
- Prostatectomia
- Transtorno de estresse pós-traumático
- Transtorno depressivo

Literatura de apoio original disponível em https://paginas.grupoa.com.br/nanda-i-2024-2026/referencias.pdf.

Classe 3 • Reprodução

Código do diagnóstico 00349

Risco de binômio mãe-feto prejudicado

Aprovado em 2023 • Nível de evidência 3.2

Foco primário: Relacionamento
Foco secundário: —
Sujeito do cuidado: Família
Julgamento: Prejudicado
Local anatômico: —

Limite inferior de idade: —
Limite superior de idade: —
Curso clínico: —
Categoria do diagnóstico: Potencial para deteriorar
Restrição situacional: —

Definição

Suscetibilidade a uma interrupção da relação simbiótica mãe-feto que afeta as trocas fisiológicas e as interações afetivo-emocionais durante a gravidez, como resultado de comorbidades ou condições relacionadas à gravidez.

Fatores de risco

- Abuso de substâncias
- Abuso não abordado
- Apoio inadequado pelo parceiro
- Apoio social inadequado
- Consumo de álcool durante a gravidez
- Cuidado pré-natal inadequado
- Uso de tabaco durante a gravidez

Populações em risco

- Gestantes com mais de 35 anos de idade
- Indivíduos com baixo nível educacional
- Indivíduos com excesso de peso para a idade e o sexo durante a gravidez
- Indivíduos com história de estresse pré-natal
- Indivíduos com história de perda gestacional
- Indivíduos desfavorecidos economicamente
- Indivíduos primíparos

Condições associadas

- Anomalias cromossômicas fetais
- Complicação gestacional
- Cordão umbilical com artéria única
- Deficiência de vitamina D do(a) genitor(a)
- Depressão do(a) genitor(a)
- Disfunção da tireoide
- Dislipidemia do(a) genitor(a)
- Distúrbios do metabolismo da glicose
- Doenças autoimunes do(a) genitor(a)
- Endometriose
- Envelhecimento placentário aberrante
- Gestação múltipla
- Infecções do(a) genitor(a)
- Inflamação sistêmica do(a) genitor (a)
- Neoplasias
- Oligoidrâmnio
- Polidrâmnio
- Regime terapêutico
- Restrição de crescimento intrauterino
- Síndrome metabólica
- Síndromes hipertensivas
- Transferência de oxigênio ao feto comprometida

Esse diagnóstico requer trabalho adicional para esclarecer o conceito representado por binômio materno-fetal.

Literatura de apoio original disponível em https://paginas.grupoa.com.br/nanda-i-2024-2026/referencias.pdf.

Domínio 9.
Enfrentamento/ tolerância ao estresse

Confronto com eventos/processos da vida

Classe 1.	**Respostas pós-trauma** **Reações que ocorrem após trauma físico ou psicológico**	
Código	Diagnóstico	Página
00141	Síndrome pós-trauma	457
00145	Risco de síndrome pós-trauma	459
00484	Risco de transição imigratória conturbada	460

Classe 2.	**Respostas de enfrentamento** **Processo de lidar com o estresse ambiental**	
Código	Diagnóstico	Página
00405	Enfrentamento desadaptativo	461
00158	Disposição para enfrentamento melhorado	463
00373	Enfrentamento familiar desadaptativo	464
00075	Disposição para enfrentamento familiar melhorado	465
00456	Enfrentamento desadaptativo da comunidade	466
00076	Disposição para enfrentamento melhorado da comunidade	467
00400	Ansiedade excessiva	468
00399	Ansiedade excessiva relacionada à morte	470
00390	Medo excessivo	472
00301	Luto desadaptativo	474
00302	Risco de luto desadaptativo	476
00285	Disposição para luto melhorado	477
00366	Carga excessiva de prestação de cuidados	478
00401	Risco de carga excessiva de prestação de cuidados	480
00210	Resiliência prejudicada	481
00211	Risco de resiliência prejudicada	483
00212	Disposição para resiliência melhorada	484
00185	Disposição para esperança melhorada	485
00325	Autocompaixão inadequada	486

Classe 3.	**Respostas neurocomportamentais** **Respostas comportamentais que refletem a função nervosa e cerebral**	
Código	**Diagnóstico**	**Página**
00010	Risco de disreflexia autonômica	488
00372	Regulação ineficaz das emoções	490
00241	Regulação do humor prejudicada	491
00258	Síndrome de abstinência de substâncias aguda	493
00259	Risco de síndrome de abstinência de substâncias aguda	494

HERDMAN, T. H.; KAMITSURU, S.; LOPES, C. T. (org.). Diagnósticos de enfermagem da NANDA-I: definições e classificação - 2024-2026. Porto Alegre: Artmed, 2024.

Classe 1 • Respostas pós-trauma

Código do diagnóstico 00141

Síndrome pós-trauma

Aprovado em 1986 • Revisado em 1998, 2010, 2017, 2023 • Nível de evidência 2.1

Foco primário: Comportamento
Foco secundário: Resposta ao trauma
Sujeito do cuidado: Indivíduo
Julgamento: Desadaptativo
Local anatômico: —

Limite inferior de idade: —
Limite superior de idade: —
Curso clínico: —
Categoria do diagnóstico: Com foco no problema
Restrição situacional: —

Definição
Resposta desadaptativa sustentada a um evento traumático e opressivo.

Características definidoras

- Ansiedade excessiva (00400)
- Autocompaixão inadequada (00325)
- Enfrentamento desadaptativo (00405)
- Função sexual prejudicada (00386)
- Medo excessivo (00390)
- Padrão de sono ineficaz (00337)
- Processos de pensamento conturbados (00493)
- Regulação do humor prejudicada (00241)
- Resiliência prejudicada (00210)
- Tomada de decisão prejudicada (00429)

Fatores relacionados

- Ambiente que não atende às necessidades
- Força do ego diminuída
- Rede de apoio social inadequada
- Senso de responsabilidade exagerado

Populações em risco

- Indivíduos com história de afastamento
- Indivíduos com história de estupro
- Indivíduos com história de terem sido prisioneiros de guerra
- Indivíduos com história de terem sofrido abuso
- Indivíduos com história de tortura
- Indivíduos com história de vitimização criminal
- Indivíduos com lar destruído
- Indivíduos cujos entes queridos sofreram ameaças sérias
- Indivíduos cujos entes queridos sofreram lesões graves
- Indivíduos deslocados do lar
- Indivíduos em ocupações relacionadas a serviços humanos
- Indivíduos expostos a acidente grave
- Indivíduos expostos a desastre
- Indivíduos expostos a epidemia
- Indivíduos expostos a evento envolvendo múltiplas mortes
- Indivíduos expostos a evento fora do alcance da experiência humana habitual
- Indivíduos expostos a guerra
- Indivíduos que testemunharam morte violenta
- Indivíduos que testemunharam mutilação
- Indivíduos sofrendo ameaça séria
- Indivíduos vivenciando duração prolongada de evento traumático

Condições associadas

- Amnésia dissociativa
- Transtorno depressivo
- Transtornos fóbicos

Classe 1 • Respostas pós-trauma — Código do diagnóstico 00145

Risco de síndrome pós-trauma

Aprovado em 1998 • Revisado em 2013, 2017, 2023 • Nível de evidência 2.1

Foco primário: Comportamento
Foco secundário: Resposta ao trauma
Sujeito do cuidado: Indivíduo
Julgamento: Desadaptativo
Local anatômico: —
Limite inferior de idade: —
Limite superior de idade: —
Curso clínico: —
Categoria do diagnóstico: Potencial para deteriorar
Restrição situacional: —

Definição

Suscetibilidade a resposta desadaptativa sustentada a um evento traumático e opressivo.

Fatores de risco

- Ambiente que não atende às necessidades
- Apoio social inadequado
- Força do ego diminuída
- Senso de responsabilidade exagerado

Populações em risco

- Indivíduos com história de afastamento
- Indivíduos com história de estupro
- Indivíduos com história de terem sido prisioneiros de guerra
- Indivíduos com história de terem sofrido abuso
- Indivíduos com história de tortura
- Indivíduos com história de vitimização criminal
- Indivíduos com lar destruído
- Indivíduos cujos entes queridos sofreram ameaças sérias
- Indivíduos cujos entes queridos sofreram lesões graves
- Indivíduos deslocados do lar
- Indivíduos em ocupações relacionadas a serviços humanos
- Indivíduos expostos a acidente grave
- Indivíduos expostos a desastre
- Indivíduos expostos a epidemia
- Indivíduos expostos a evento envolvendo múltiplas mortes
- Indivíduos expostos a evento fora do alcance da experiência humana habitual
- Indivíduos expostos a guerra
- Indivíduos que testemunharam morte violenta
- Indivíduos que testemunharam mutilação
- Indivíduos sofrendo ameaça séria
- Indivíduos vivenciando duração prolongada de evento traumático

Condições associadas

- Amnésia dissociativa
- Transtorno depressivo
- Transtornos fóbicos

Classe 1 • Respostas pós-trauma

Código do diagnóstico 00484

Risco de transição imigratória conturbada

Aprovado em 2023 • Nível de evidência 2.1

Foco primário: Resposta ao estresse
Foco secundário: Transição sociocultural
Sujeito do cuidado: Indivíduo
Julgamento: Conturbado
Local anatômico: —

Limite inferior de idade: —
Limite superior de idade: —
Curso clínico: —
Categoria do diagnóstico: Potencial para deteriorar
Restrição situacional: —

Definição

Suscetibilidade a consequências e sentimentos negativos durante o processo de realocação e adaptação do país de origem.

Fatores de risco

- Apoio social inadequado
- Barreiras culturais
- Barreiras de comunicação
- Conflitos entre mãe/pai e filho(a) relativos ao processo de enculturação no país hospedeiro
- Conhecimento inadequado sobre o acesso aos recursos
- Discriminação social evidente
- Higiene ambiental inadequada
- Superlotação no domicílio
- Trabalho disponível abaixo do nível educacional

Populações em risco

- Indivíduos com expectativas de imigração não atendidas
- Indivíduos com situação imigratória não documentada
- Indivíduos confrontados com um locador abusivo
- Indivíduos expostos a condições de trabalho perigosas sem treinamento adequado
- Indivíduos que moram longe de pessoas significativas
- Indivíduos que vivem com pessoas sem parentesco no domicílio
- Indivíduos que vivem em moradias insalubres
- Indivíduos vivenciando exploração do trabalho
- Indivíduos vivenciando migração forçada
- Indivíduos vivenciando situação econômica precária

Literatura de apoio original disponível em https://paginas.grupoa.com.br/nanda-i-2024-2026/referencias.pdf.

Domínio 9 • Enfrentamento/tolerância ao estresse

Classe 2 • Respostas de enfrentamento

Código do diagnóstico 00405

Enfrentamento desadaptativo

Aprovado em 2023 • Nível de evidência 2.1

Foco primário: Resposta ao estresse
Foco secundário: Adaptação
Sujeito do cuidado: Indivíduo
Julgamento: Desadaptativo
Local anatômico: —
Limite inferior de idade: —
Limite superior de idade: —
Curso clínico: —
Categoria do diagnóstico: Com foco no problema
Restrição situacional: —

Definição

Esforços cognitivos e/ou comportamentais contraproducentes para manejar uma situação estressante ou desagradável.

Características definidoras

Cognitivas/comportamentais

- Abuso de substâncias
- Alimentação excessiva
- Alimentação insuficiente
- Ansiedade
- *Bullying*
- Catastrofização
- Comportamento de assumir riscos
- Comportamento de autolesão
- Comportamentos agressivos
- Comportamentos de distração
- Comportamentos de esquiva
- Comportamentos obsessivos
- Culpa a si mesmo
- Escapismo
- Frustração
- Interação social diminuída
- Nega problemas
- Procrastinação
- Ruminação mental

Consequências

- Ciclo sono-vigília alterado
- Dificuldade de atender às expectativas da função
- Dificuldade de atender às necessidades básicas
- Doenças frequentes
- Fadiga
- Resolução inadequada de problemas
- Responsividade afetiva alterada
- Sintomas depressivos

Fatores relacionados

- Acesso inadequado a recursos
- Alto grau de ameaça
- Apoio social inadequado
- Avaliação imprecisa de ameaças
- Conhecimento inadequado sobre estratégias de manejo de estresse
- Conhecimento inadequado dos recursos
- Falta de confiança na habilidade de lidar com uma situação
- Preparação inadequada para estressores
- Resiliência prejudicada
- Senso inadequado de controle
- Uso inadequado de estratégias com foco na emoção
- Uso inadequado de estratégias com foco no problema

Populações em risco

- Indivíduos vivenciando crise de amadurecimento
- Indivíduos vivenciando crise situacional
- Indivíduos vivenciando mudança no ambiente domiciliar

Literatura de apoio original disponível em https://paginas.grupoa.com.br/nanda-i-2024-2026/referencias.pdf.

Classe 2 • Respostas de enfrentamento

Código do diagnóstico 00158

Disposição para enfrentamento melhorado

Aprovado em 2002 • Revisado em 2013, 2023 • Nível de evidência 2.1

Foco primário: Resposta ao estresse
Foco secundário: Adaptação
Sujeito do cuidado: Indivíduo
Julgamento: Preparado
Local anatômico: —

Limite inferior de idade: —
Limite superior de idade: —
Curso clínico: —
Categoria do diagnóstico: Potencial para melhorar
Restrição situacional: —

Definição

Padrão de esforços cognitivos e/ou comportamentais para manejar uma situação estressante ou desagradável, que pode ser fortalecido.

Características definidoras

- Deseja melhorar a resolução de problemas
- Deseja melhorar o conhecimento sobre estratégias para controle do estresse
- Deseja melhorar o manejo do estresse
- Deseja melhorar o uso de estratégias focadas na emoção
- Deseja melhorar o uso de estratégias focadas no problema
- Deseja melhorar o uso de recursos espirituais

Literatura de apoio original disponível em https://paginas.grupoa.com.br/nanda-i-2024-2026/referencias.pdf.

Classe 2 • Respostas de enfrentamento

Código do diagnóstico 00373

Enfrentamento familiar desadaptativo

Aprovado em 2023 • Nível de evidência 2.1

Foco primário: Resposta ao estresse
Foco secundário: Adaptação
Sujeito do cuidado: Família
Julgamento: Desadaptativo
Local anatômico: —

Limite inferior de idade: —
Limite superior de idade: —
Curso clínico: —
Categoria do diagnóstico: Com foco no problema
Restrição situacional: —

Definição

Esforços cognitivos e/ou comportamentais da família contraproducentes para manejar uma situação estressante ou desagradável.

Características definidoras

- Abandono
- Abandono do cliente
- Agitação psicomotora
- Comportamentos agressivos
- Comportamentos familiares prejudiciais ao bem-estar
- Desconsidera as necessidades básicas do cliente
- Desconsidera as relações familiares
- Dificuldade em estruturar uma vida com sentido
- Foco exagerado prolongado no cliente
- Habilidade inadequada de tolerar o cliente
- Hostilidade
- Imitação inconsciente dos sintomas da doença do cliente
- Individualismo prejudicado
- Negligencia regime terapêutico
- Perda de independência
- Realidade distorcida sobre o problema de saúde do cliente
- Sintomas depressivos
- Sintomas psicossomáticos

Fatores relacionados

- Estilos de enfrentamento dissonantes entre a pessoa de apoio e o cliente
- Estilos de enfrentamento dissonantes entre as pessoas de apoio
- Relacionamentos familiares ambivalentes
- Relações familiares paradoxais
- Sentimentos cronicamente não expressos pela pessoa que fornece apoio

Literatura de apoio original disponível em https://paginas.grupoa.com.br/nanda-i-2024-2026/referencias.pdf.

Classe 2 • Respostas de enfrentamento   Código do diagnóstico 00075

Disposição para enfrentamento familiar melhorado

Aprovado em 1980 • Revisado em 2013, 2023

Foco primário: Resposta ao estresse
Foco secundário: Adaptação
Sujeito do cuidado: Família
Julgamento: Preparado
Local anatômico: —
Limite inferior de idade: —
Limite superior de idade: —
Curso clínico: —
Categoria do diagnóstico: Potencial para melhorar
Restrição situacional: —

Definição

Padrão de esforços cognitivos e/ou comportamentais da família para manejar uma situação estressante ou desagradável, que pode ser fortalecido.

Características definidoras

- Deseja escolher experiências que otimizem o bem-estar
- Deseja melhorar a conexão com outros que tenham vivenciado situação similar
- Deseja melhorar a promoção da saúde
- Deseja melhorar o estilo de vida
- Deseja reconhecer o impacto da crise no crescimento

Este diagnóstico será retirado da Classificação da NANDA-I na edição 2027-2029 caso não seja realizado trabalho adicional que o eleve a um nível de evidência 2.1 ou superior.

Classe 2 • Respostas de enfrentamento

Código do diagnóstico 00456

Enfrentamento desadaptativo da comunidade

Aprovado em 2023

Foco primário: Resposta ao estresse
Foco secundário: Adaptação
Sujeito do cuidado: Comunidade
Julgamento: Desadaptativo
Local anatômico: —

Limite inferior de idade: —
Limite superior de idade: —
Curso clínico: —
Categoria do diagnóstico: Com foco no problema
Restrição situacional: —

Definição

Padrão de atividades da comunidade para adaptação e resolução de problemas que é insatisfatório para atender às demandas ou necessidades da comunidade.

Características definidoras

- Alta incidência de problemas na comunidade
- Comunidade não atende às expectativas de seus membros
- Conflitos excessivos na comunidade
- Estresse excessivo na comunidade
- Participação deficiente da comunidade
- Percepção de impotência da comunidade
- Percepção de vulnerabilidade da comunidade
- Taxa elevada de doenças na comunidade

Fatores relacionados

- Ausência de sistemas comunitários
- Recursos inadequados da comunidade
- Recursos inadequados para a resolução de problemas da comunidade

População em risco

- Comunidade que vivenciou um desastre

Este diagnóstico será retirado da Classificação da NANDA-I na edição 2027-2029 caso não seja realizado trabalho adicional que o eleve a um nível de evidência 2.1 ou superior.

Classe 2 • Respostas de enfrentamento | Código do diagnóstico 00076

Disposição para enfrentamento melhorado da comunidade

Aprovado em 1994 • Revisado em 2013, 2023

Foco primário: Resposta ao estresse
Foco secundário: Adaptação
Sujeito do cuidado: Comunidade
Julgamento: Preparado
Local anatômico: —

Limite inferior de idade: —
Limite superior de idade: —
Curso clínico: —
Categoria do diagnóstico: Potencial para melhorar
Restrição situacional: —

Definição

Padrão de atividades da comunidade para adaptação e resolução de problemas que atende às demandas ou necessidades da comunidade, que pode ser fortalecido.

Características definidoras

- Deseja melhorar a comunicação entre grupos e a comunidade maior
- Deseja melhorar a comunicação entre os membros da comunidade
- Deseja melhorar a disponibilidade de programas de relaxamento na comunidade
- Deseja melhorar a disponibilidade de programas recreativos na comunidade
- Deseja melhorar a resolução de problemas para um problema identificado
- Deseja melhorar a responsabilidade da comunidade com o manejo do estresse
- Deseja melhorar o planejamento da comunidade para estressores previsíveis
- Deseja melhorar os recursos da comunidade para o manejo do estresse

Este diagnóstico será retirado da Classificação da NANDA-I na edição 2027-2029 caso não seja realizado trabalho adicional que o eleve a um nível de evidência 2.1 ou superior.

Domínio 9 • Enfrentamento/tolerância ao estresse

Classe 2 • Respostas de enfrentamento — Código do diagnóstico 00400

Ansiedade excessiva

Aprovado em 2023 • Nível de evidência 3.2

Foco primário: Resposta ao estresse
Foco secundário: Ameaça
Sujeito do cuidado: Indivíduo
Julgamento: Excessivo
Local anatômico: —
Limite inferior de idade: —
Limite superior de idade: —
Curso clínico: —
Categoria do diagnóstico: Com foco no problema
Restrição situacional: —

Definição

Preocupação desproporcional e persistente com situações e eventos percebidos como ameaçadores.

Características definidoras

Comportamentais/emocionais

- Age como se examinasse o ambiente
- Agitação psicomotora
- Agonia
- Atenção autocentrada
- Cautela aumentada
- Choro
- Contato visual diminuído
- Desamparo
- Hipervigilância
- Humor irritável
- Insegurança
- Insônia
- Nervosismo
- Pavor intenso
- Preocupação com mudanças em eventos da vida
- Produtividade diminuída

Fisiológicas

- Aperto no peito
- Apetite inadequado
- Boca seca
- Cefaleia
- Ciclo sono-vigília alterado
- Desmaio
- Diarreia
- Dor abdominal
- Estremecimentos
- Extremidades frias
- Formigamento das extremidades
- Frequência cardíaca aumentada
- Frequência urinária aumentada
- Hesitação urinária
- Náusea
- Padrão respiratório alterado
- Palpitações cardíacas
- Pressão arterial aumentada
- Pupilas dilatadas
- Reflexos abruptos
- Rubor facial
- Tensão
- Transpiração aumentada
- Urgência urinária
- Vasoconstrição superficial
- Voz trêmula

Cognitivas

- Atenção diminuída
- Bloqueio de pensamentos
- Campo de percepção diminuído
- Confusão
- Esquecimento
- Preocupação
- Ruminação mental

Fatores relacionados

- Abuso de substâncias
- Conflito de valores
- Conflito sobre as metas da vida
- Dor
- Estresse excessivo
- Necessidades não atendidas
- Situação desconhecida
- Transmissão interpessoal

Populações em risco

- Indivíduos com história familiar de ansiedade
- Indivíduos com predisposição hereditária
- Indivíduos expostos a toxinas
- Indivíduos vivenciando crise de desenvolvimento
- Indivíduos vivenciando crise situacional

Condições associadas

- Procedimentos invasivos
- Transtornos mentais

Literatura de apoio original disponível em https://paginas.grupoa.com.br/nanda-i-2024-2026/referencias.pdf.

Domínio 9 • Enfrentamento/tolerância ao estresse

Classe 2 • Respostas de enfrentamento

Código do diagnóstico 00399

Ansiedade excessiva relacionada à morte

Aprovado em 2023 • Nível de evidência 2.1

Foco primário: Resposta ao estresse
Foco secundário: Ameaça
Sujeito do cuidado: Indivíduo
Julgamento: Excessivo
Local anatômico: —

Limite inferior de idade: —
Limite superior de idade: —
Curso clínico: —
Categoria do diagnóstico: Com foco no problema
Restrição situacional: —

Definição

Insegurança e angústia emocional opressivas causadas pela antecipação da própria morte ou da morte de outras pessoas.

Características definidoras

- Disforia
- Medo da dor
- Medo da solidão
- Medo de desenvolver doença terminal
- Medo de morte prematura
- Medo de perda de capacidades mentais quando estiver morrendo
- Medo de separação dos entes queridos
- Medo de sofrimento ao morrer
- Medo de um processo de morte prolongado
- Medo do desconhecido
- Medo do processo de morrer
- Pensamentos negativos relacionados à morte e ao morrer
- Preocupação com tensão do cuidador
- Preocupação quanto ao impacto da própria morte sobre pessoa significativa
- Sentimento de impotência
- Tristeza profunda

Fatores relacionados

- Antecipação da dor
- Antecipação de consequências adversas da anestesia
- Antecipação de sofrimento
- Antecipação do impacto da própria morte nos outros
- Autoestima inadequada
- Consciência de morte iminente
- Discussões sobre o assunto de morte
- Incerteza quanto a encontrar um poder maior
- Incerteza quanto ao prognóstico
- Incerteza quanto à existência de um poder maior
- Incerteza quanto à vida após a morte
- Não aceitação da própria mortalidade
- Religiosidade prejudicada
- Sintomas depressivos
- Sintomas físicos desagradáveis
- Sofrimento espiritual
- Solidão

Populações em risco

- Indivíduos com história de experiências adversas com a morte de pessoas significativas
- Indivíduos com história de quase terem morrido
- Indivíduos recebendo cuidados terminais
- Indivíduos vivenciando condições estigmatizadas associadas à morte
- Indivíduos vivenciando cuidados terminais de pessoa significativa

Condições associadas

- Doença terminal
- Transtorno depressivo

Literatura de apoio original disponível em https://paginas.grupoa.com.br/nanda-i-2024-2026/referencias.pdf.

Classe 2 • Respostas de enfrentamento
Código do diagnóstico 00390

Medo excessivo

Aprovado em 2023 • Nível de evidência 3.2

Foco primário: Resposta ao estresse
Foco secundário: Ameaça
Sujeito do cuidado: Indivíduo
Julgamento: Excessivo
Local anatômico: —
Limite inferior de idade: —
Limite superior de idade: —
Curso clínico: —
Categoria do diagnóstico: Com foco no problema
Restrição situacional: —

Definição

Resposta emocional intensa desproporcional despertada pela detecção de uma ameaça iminente.

Características definidoras

Comportamentais/emocionais

- Agitação psicomotora
- Alarme
- Apreensão
- Autossegurança diminuída
- Comportamentos impulsivos
- Concentração na fonte do medo
- Dificuldade em controlar os impulsos
- Estado de alerta aumentado
- *Flashbacks*
- Identifica a fonte do medo
- Nervosismo
- Pavor intenso
- Tensão

Fisiológicas

- Apetite inadequado
- Boca seca
- Diarreia
- Dispneia
- Frequência cardíaca aumentada
- Frequência urinária aumentada
- Náusea
- Palidez
- Pressão arterial aumentada
- Pupilas dilatadas
- Taquipneia
- Tensão muscular
- Transpiração aumentada
- Vômito

Fatores relacionados

- Barreiras de comunicação
- Resposta a ameaça aprendida não abordada
- Resposta a estímulo fóbico não abordada
- Situação desconhecida

Populações em risco

- Crianças
- Gestantes
- Idosos
- Indivíduos afastados do apoio social
- Indivíduos com história de quedas
- Indivíduos com história familiar de choque pós-traumático
- Indivíduos expostos a eventos traumáticos
- Indivíduos que estão passando pelo parto
- Indivíduos que moram em áreas com violência aumentada
- Indivíduos recebendo cuidados terminais
- Mulheres cisgênero

Condições associadas

- Procedimentos invasivos
- Transtornos sensoriais

Literatura de apoio original disponível em https://paginas.grupoa.com.br/nanda-i-2024-2026/referencias.pdf.

Classe 2 • Respostas de enfrentamento | Código do diagnóstico 00301

Luto desadaptativo

Aprovado em 2020 • Revisado em 2023 • Nível de evidência 3.4

Foco primário: Resposta ao estresse
Foco secundário: Luto
Sujeito do cuidado: Indivíduo
Julgamento: Desadaptativo
Local anatômico: —
Limite inferior de idade: —
Limite superior de idade: —
Curso clínico: —
Categoria do diagnóstico: Com foco no problema
Restrição situacional: —

Definição

Respostas à morte de uma pessoa significativa em que a experiência de sofrimento que acompanha o luto não atende às expectativas socioculturais.

Características definidoras

- Ansiedade
- Busca pela pessoa falecida
- Choque
- Culpa a si mesmo
- Desconfiança dos outros
- Descrença
- Desempenho de papel de vida diminuído
- Esquiva do luto
- Estresse excessivo
- Fadiga
- Memórias dolorosas persistentes
- Morbidade aumentada
- Não aceitação de uma morte
- Níveis diminuídos de intimidade
- Preocupação com pensamentos sobre a pessoa falecida
- Raiva
- Ruminação mental sobre a pessoa falecida
- Saudade da pessoa falecida
- Sensação de abalo
- Sensação de distância dos outros
- Sensação de vazio
- Sintomas depressivos
- Sintomas gastrintestinais
- Sobrecarga
- Sofrimento relativo à pessoa falecida
- Vivência dos sintomas sentidos pelo falecido

Fatores relacionados

- Apego ansioso elevado não abordado
- Apego evitativo baixo não abordado
- Apoio social inadequado
- Dificuldade em lidar com crises concomitantes
- Perturbação emocional excessiva

Populações em risco

- Indivíduos com conflito não resolvido com o falecido
- Indivíduos com dependência significativa do falecido antes da morte
- Indivíduos com forte proximidade emocional com o falecido
- Indivíduos com história de abuso na infância
- Indivíduos com história de luto não resolvido
- Indivíduos desfavorecidos economicamente

- Indivíduos insatisfeitos com a notificação da morte
- Indivíduos que testemunharam sintomas não controlados do falecido
- Indivíduos sem emprego remunerado
- Indivíduos vivenciando morte súbita inesperada de pessoa significativa
- Indivíduos vivenciando morte violenta de pessoa significativa
- Indivíduos vivenciando perda socialmente inaceitável
- Mulheres cisgênero

Condições associadas

- Transtorno depressivo
- Transtornos de ansiedade

Literatura de apoio original disponível em https://paginas.grupoa.com.br/nanda-i-2024-2026/referencias.pdf.

Domínio 9 • Enfrentamento/tolerância ao estresse

Classe 2 • Respostas de enfrentamento — Código do diagnóstico 00302

Risco de luto desadaptativo

Aprovado em 2020 • Revisado em 2023 • Nível de evidência 3.4

Foco primário: Resposta ao estresse
Foco secundário: Luto
Sujeito do cuidado: Indivíduo
Julgamento: Desadaptativo
Local anatômico: —
Limite inferior de idade: —
Limite superior de idade: —
Curso clínico: —
Categoria do diagnóstico: Potencial para deteriorar
Restrição situacional: —

Definição

Suscetibilidade a respostas à morte de uma pessoa significativa em que a experiência de sofrimento que acompanha o luto não atende às expectativas socioculturais.

Fatores de risco

- Apego ansioso elevado não abordado
- Apego evitativo baixo não abordado
- Apoio social inadequado
- Dificuldade em lidar com crises concomitantes
- Perturbação emocional excessiva

Populações em risco

- Indivíduos com conflito não resolvido com o falecido
- Indivíduos com dependência significativa do falecido antes da morte
- Indivíduos com forte proximidade emocional com o falecido
- Indivíduos com história de abuso na infância
- Indivíduos com história de luto não resolvido
- Indivíduos desfavorecidos economicamente
- Indivíduos insatisfeitos com a notificação da morte
- Indivíduos que testemunharam sintomas não controlados do falecido
- Indivíduos sem emprego remunerado
- Indivíduos vivenciando morte súbita inesperada de pessoa significativa
- Indivíduos vivenciando morte violenta de pessoa significativa
- Indivíduos vivenciando perda socialmente inaceitável
- Mulheres cisgênero

Condições associadas

- Transtorno depressivo
- Transtornos de ansiedade

Literatura de apoio original disponível em https://paginas.grupoa.com.br/nanda-i-2024-2026/referencias.pdf.

Classe 2 • Respostas de enfrentamento

Código do diagnóstico 00285

Disposição para luto melhorado

Aprovado em 2020 • Revisado em 2023 • Nível de evidência 2.1

Foco primário: Resposta ao estresse
Foco secundário: Luto
Sujeito do cuidado: Indivíduo
Julgamento: Preparado
Local anatômico: —

Limite inferior de idade: —
Limite superior de idade: —
Curso clínico: —
Categoria do diagnóstico: Potencial para melhorar
Restrição situacional: —

Definição

Padrão de respostas à morte de uma pessoa significativa, que pode ser fortalecido.

Características definidoras

- Deseja dar continuidade ao legado do falecido
- Deseja integrar a perda
- Deseja integrar memórias positivas do falecido
- Deseja integrar possibilidades para uma vida alegre
- Deseja integrar possibilidades para uma vida com propósito
- Deseja integrar possibilidades para uma vida com sentido
- Deseja integrar possibilidades para uma vida satisfatória
- Deseja integrar sentimentos de culpa
- Deseja integrar sentimentos de desespero
- Deseja integrar sentimentos de raiva
- Deseja integrar sentimentos de remorso
- Deseja integrar sentimentos positivos
- Deseja investir energia em novas relações interpessoais
- Deseja melhorar a esperança
- Deseja melhorar o ciclo de sono-vigília restaurador
- Deseja melhorar o crescimento pessoal
- Deseja melhorar o enfrentamento da dor
- Deseja melhorar o perdão
- Deseja participar de atividades anteriores

Literatura de apoio original disponível em https://paginas.grupoa.com.br/nanda-i-2024-2026/referencias.pdf.

Classe 2 • Respostas de enfrentamento — Código do diagnóstico 00366

Carga excessiva de prestação de cuidados

Aprovado em 2023 • Nível de evidência 2.1

Foco primário: Resposta ao estresse
Foco secundário: Prestação de cuidados
Sujeito do cuidado: Cuidador informal
Julgamento: Excessivo
Local anatômico: —
Limite inferior de idade: —
Limite superior de idade: —
Curso clínico: —
Categoria do diagnóstico: Com foco no problema
Restrição situacional: —

Definição

Tensão multidimensional opressiva ao cuidar de uma pessoa significativa.

Características definidoras

Comportamentais

- Abuso de substâncias
- Dificuldade em atender às próprias necessidades de saúde
- Dificuldade em atender às próprias necessidades pessoais
- Dificuldade em desfrutar de atividades de lazer
- Dificuldade em realizar as atividades necessárias
- Transtorno somatoforme

Fisiológicas

- Apetite inadequado
- Cefaleia
- Ciclo sono-vigília alterado
- Desconforto gastrintestinal
- Doenças frequentes
- Exantema
- Fadiga
- Hipertensão
- Mudança no peso
- Tensão muscular

Psicológicas

- Ansiedade
- Comportamentos de raiva
- Desamparo
- Frustração
- Ideação suicida
- Impaciência
- Labilidade emocional
- Sensação de solidão
- Senso de responsabilidade exagerado
- Sintomas depressivos

Fatores relacionados

- Abuso do receptor de cuidados não abordado
- Ambiente físico inadequado para prestação de cuidados
- Conhecimento inadequado dos recursos da comunidade
- Dificuldade em acessar apoio
- Dificuldade em acessar recursos da comunidade
- Dificuldade em navegar por sistemas de saúde complexos
- Dificuldade em priorizar compromissos de funções concorrentes

- Equipamentos inadequados para prestação de cuidados
- Privacidade inadequada
- Processo familiar prejudicado
- Resiliência prejudicada
- Uso inadequado de medicação prescrita
- Uso ineficaz de estratégias de enfrentamento

Populações em risco

- Cuidador de um cônjuge
- Cuidador de um parceiro
- Cuidadores com carga horária maior
- Cuidadores com problemas de saúde
- Cuidadores de indivíduos com necessidades significativas de cuidados
- Cuidadores de longo prazo
- Cuidadores de pessoas com deficiência intelectual
- Cuidadores de pessoas com transtornos mentais
- Cuidadores desfavorecidos economicamente
- Cuidadores jovens
- Cuidadores não preparados para a função
- Cuidadores primários
- Cuidadores que prestam cuidados de alta intensidade
- Indivíduos não preparados em termos de desenvolvimento para a função de cuidador
- Mulheres cisgênero cuidadoras

Condição associada

- Transtornos mentais

Literatura de apoio original disponível em https://paginas.grupoa.com.br/nanda-i-2024-2026/referencias.pdf.

Classe 2 • Respostas de enfrentamento Código do diagnóstico 00401

Risco de carga excessiva de prestação de cuidados

Aprovado em 2023 • Nível de evidência 2.1

Foco primário: Resposta ao estresse
Foco secundário: Prestação de cuidados
Sujeito do cuidado: Cuidador informal
Julgamento: Excessivo
Local anatômico: —
Limite inferior de idade: —
Limite superior de idade: —
Curso clínico: —
Categoria do diagnóstico: Potencial para deteriorar
Restrição situacional: —

Definição

Suscetibilidade à tensão multidimensional opressiva ao cuidar de uma pessoa significativa.

Fatores de risco

- Abuso do receptor de cuidados não abordado
- Ambiente físico inadequado para prestação de cuidados
- Conhecimento inadequado dos recursos da comunidade
- Dificuldade em acessar apoio
- Dificuldade em acessar recursos da comunidade
- Dificuldade em navegar por sistemas de saúde complexos
- Dificuldade em priorizar compromissos de funções concorrentes
- Equipamentos inadequados para prestação de cuidados
- Privacidade inadequada
- Processo familiar prejudicado
- Resiliência prejudicada
- Uso inadequado de medicação prescrita
- Uso ineficaz de estratégias de enfrentamento

Populações em risco

- Cuidador de um cônjuge
- Cuidador de um parceiro
- Cuidadores com carga horária maior
- Cuidadores com problemas de saúde
- Cuidadores de indivíduos com necessidades significativas de cuidados
- Cuidadores de longo prazo
- Cuidadores de pessoas com deficiência intelectual
- Cuidadores de pessoas com transtornos mentais
- Cuidadores desfavorecidos economicamente
- Cuidadores jovens
- Cuidadores não preparados para a função
- Cuidadores primários
- Cuidadores que prestam cuidados de alta intensidade
- Indivíduos não preparados em termos de desenvolvimento para a função de cuidador
- Mulheres cisgênero cuidadoras

Condição associada

- Transtornos mentais

Literatura de apoio original disponível em https://paginas.grupoa.com.br/nanda-i-2024-2026/referencias.pdf.

Domínio 9 • Enfrentamento/tolerância ao estresse

Classe 2 • Respostas de enfrentamento | Código do diagnóstico 00210

Resiliência prejudicada

Aprovado em 2008 • Revisado em 2017, 2023 • Nível de evidência 3.3

Foco primário: Resposta ao estresse
Foco secundário: Resiliência
Sujeito do cuidado: Indivíduo
Julgamento: Prejudicado
Local anatômico: —
Limite inferior de idade: —
Limite superior de idade: —
Curso clínico: —
Categoria do diagnóstico: Com foco no problema
Restrição situacional: —

Definição

Habilidade reduzida para recuperar-se de situações que são percebidas como adversas ou que estão se modificando.

Características definidoras

- Autoestima inadequada
- Culpa excessiva
- Doenças frequentes
- Estresse excessivo repetitivo
- Exacerbação dos sinais da doença
- Exacerbação dos sintomas da doença
- Interação social diminuída
- Interesse diminuído pelas atividades acadêmicas
- Interesse diminuído pelas atividades profissionais
- Sensação inadequada de controle
- Sintomas depressivos
- Uso ineficaz de estratégias de enfrentamento
- Vergonha

Fatores relacionados

- Abuso de substâncias
- Adaptação ineficaz da família
- Apoio social inadequado
- Comportamentos parentais inconsistentes
- Controle de impulsos ineficaz
- Desesperança
- Papéis familiares conturbados
- Percepção de vulnerabilidade
- Processos familiares prejudicados
- Recursos de saúde inadequados
- Rituais familiares conturbados
- Sentimento de impotência
- Violência comunitária não abordada

Populações em risco

- Indivíduos com baixo nível educacional
- Indivíduos com famílias grandes
- Indivíduos com história de exposição a violência
- Indivíduos cujos pais têm transtorno mental
- Indivíduos desfavorecidos economicamente
- Indivíduos que são membros de minoria étnica
- Indivíduos vivenciando crise crônica
- Indivíduos vivenciando infertilidade
- Indivíduos vivenciando mudança no ambiente domiciliar
- Indivíduos vivenciando uma nova crise
- Indivíduos vivenciando violência
- Indivíduos vivenciando várias situações adversas coexistentes
- Mulheres cisgênero

Condições associadas

- Deficiência intelectual
- Regime terapêutico para infertilidade
- Transtorno psicológico

Literatura de apoio original disponível em https://paginas.grupoa.com.br/nanda-i-2024-2026/referencias.pdf.

Classe 2 • Respostas de enfrentamento — Código do diagnóstico 00211

Risco de resiliência prejudicada

Aprovado em 2008 • Revisado em 2013, 2017, 2023 • Nível de evidência 2.1

Foco primário: Resposta ao estresse
Foco secundário: Resiliência
Sujeito do cuidado: Indivíduo
Julgamento: Prejudicado
Local anatômico: —
Limite inferior de idade: —
Limite superior de idade: —
Curso clínico: —
Categoria do diagnóstico: Potencial para deteriorar
Restrição situacional: —

Definição

Suscetibilidade à habilidade reduzida para recuperar-se de situações que são percebidas como adversas ou que estão se modificando.

Fatores de risco

- Abuso de substâncias
- Adaptação ineficaz da família
- Apoio social inadequado
- Comportamentos parentais inconsistentes
- Controle de impulsos ineficaz
- Desesperança
- Papéis familiares conturbados
- Percepção de vulnerabilidade
- Processos familiares prejudicados
- Recursos de saúde inadequados
- Rituais familiares conturbados
- Sentimento de impotência
- Violência comunitária não abordada

Populações em risco

- Indivíduos com baixo nível educacional
- Indivíduos com famílias grandes
- Indivíduos com história de exposição a violência
- Indivíduos cujos pais têm transtorno mental
- Indivíduos desfavorecidos economicamente
- Indivíduos que são membros de minoria étnica
- Indivíduos vivenciando crise crônica
- Indivíduos vivenciando infertilidade
- Indivíduos vivenciando uma nova crise
- Indivíduos vivenciando violência
- Indivíduos vivenciando várias situações adversas coexistentes
- Mulheres cisgênero

Condições associadas

- Deficiência intelectual
- Regime terapêutico para infertilidade
- Transtorno psicológico

Literatura de apoio original disponível em https://paginas.grupoa.com.br/nanda-i-2024-2026/referencias.pdf.

Classe 2 • Respostas de enfrentamento

Código do diagnóstico 00212

Disposição para resiliência melhorada

Aprovado em 2008 • Revisado em 2013, 2023 • Nível de evidência 2.1

Foco primário: Resposta ao estresse
Foco secundário: Resiliência
Sujeito do cuidado: Indivíduo
Julgamento: Preparado
Local anatômico: —
Limite inferior de idade: —
Limite superior de idade: —
Curso clínico: —
Categoria do diagnóstico: Potencial para melhorar
Restrição situacional: —

Definição

Padrão de habilidade para recuperar-se de situações que são percebidas como adversas ou que estão se modificando, que pode ser fortalecido.

Características definidoras

- Deseja melhorar a autoestima
- Deseja melhorar a definição de metas
- Deseja melhorar a perspectiva positiva
- Deseja melhorar a própria responsabilidade pelas ações
- Deseja melhorar a segurança ambiental
- Deseja melhorar as habilidades de comunicação
- Deseja melhorar as relações interpessoais
- Deseja melhorar o envolvimento em atividades
- Deseja melhorar o progresso em direção à meta
- Deseja melhorar o senso de controle
- Deseja melhorar o sistema de apoio
- Deseja melhorar o uso de estratégias para manejo de conflitos
- Deseja melhorar o uso de habilidades de enfrentamento
- Deseja melhorar o uso dos recursos de saúde

Literatura de apoio original disponível em https://paginas.grupoa.com.br/nanda-i-2024-2026/referencias.pdf.

Classe 2 • Respostas de enfrentamento Código do diagnóstico 00185

Disposição para esperança melhorada

Aprovado em 2006 • Revisado em 2013, 2020, 2023 • Nível de evidência 3.2

Foco primário: Resposta ao estresse
Foco secundário: Resiliência
Sujeito do cuidado: Indivíduo
Julgamento: Preparado
Local anatômico: —

Limite inferior de idade: —
Limite superior de idade: —
Curso clínico: —
Categoria do diagnóstico: Potencial para melhorar
Restrição situacional: —

Definição

Padrão de expectativas e desejos de mobilização de energias para alcançar resultados positivos, que pode ser fortalecido.

Características definidoras

- Deseja melhorar a capacidade de estabelecer metas alcançáveis
- Deseja melhorar a coerência entre expectativas e metas
- Deseja melhorar a crença nas possibilidades
- Deseja melhorar a espiritualidade
- Deseja melhorar a força interior profunda
- Deseja melhorar a iniciativa
- Deseja melhorar a oferta e o recebimento de amor
- Deseja melhorar a oferta e o recebimento de cuidados
- Deseja melhorar a perspectiva positiva com relação à vida
- Deseja melhorar a resolução de problemas para alcançar as metas
- Deseja melhorar a resposta a eventos de saúde indesejados
- Deseja melhorar o envolvimento com o autocuidado
- Deseja melhorar o senso de significado da vida

Literatura de apoio original disponível em https://paginas.grupoa.com.br/nanda-i-2024-2026/referencias.pdf.

Domínio 9 • Enfrentamento/tolerância ao estresse

Classe 2 • Respostas de enfrentamento — Código do diagnóstico 00325

Autocompaixão inadequada

Aprovado em 2023 • Nível de evidência 2.1

Foco primário: Resposta ao estresse
Foco secundário: Resiliência
Sujeito do cuidado: Indivíduo
Julgamento: Inadequado
Local anatômico: —
Limite inferior de idade: —
Limite superior de idade: —
Curso clínico: —
Categoria do diagnóstico: Com foco no problema
Restrição situacional: —

Definição

Habilidade insuficiente de estender bondade e compreensão para consigo mesmo, reconhecer sua conexão com a experiência humana mais ampla, estar atento e autoconsciente de seus pensamentos e sentimentos em momentos de falhas, limitações ou sofrimento.

Características definidoras

- Abuso de substâncias
- Ansiedade
- Autojulgamento rígido
- Autonegligência
- Comportamento de assumir riscos
- Comportamento heteroagressivo
- Comportamentos complacentes
- Culpa excessiva
- Exacerbação dos sinais da doença
- Exacerbação dos sintomas da doença
- Identificação excessiva de pensamentos
- Identificação excessiva de sentimentos
- Interação social diminuída
- Padrão alimentar anormal
- Pensamentos de autolesão
- Repressão cognitiva
- Repressão psicológica
- Sofrimento psicológico
- Solidão

Fatores relacionados

- Comportamentos de esquiva
- Comportamento social incoerente com as normas culturais
- Conflito entre comportamentos de saúde e normas sociais
- Desconectado da sociedade
- Dificuldade em realizar atividades da vida diária de forma independente
- Dificuldade em realizar atividades instrumentais da vida diária de forma independente
- Estresse excessivo
- Fadiga
- Identificação excessiva com as emoções dos outros
- Identificação excessiva com os pensamentos dos outros
- Individualismo
- Narcisismo
- Negação ineficaz
- Padrão de fracassos
- Percepção de fraqueza
- Perfeccionismo
- Processos familiares prejudicados
- Ruminação mental
- Superproteção parental

Populações em risco

- Indivíduos com bloqueio emocional na infância
- Indivíduos com feridas emocionais na infância
- Indivíduos com história de abuso na infância

Literatura de apoio original disponível em https://paginas.grupoa.com.br/nanda-i-2024-2026/referencias.pdf.

Classe 3 • Respostas neurocomportamentais — Código do diagnóstico 00010

Risco de disreflexia autonômica

Aprovado em 1998 • Revisado em 2000, 2013, 2017, 2023

Foco primário: Função neurovascular
Foco secundário: Disreflexia
Sujeito do cuidado: Indivíduo
Julgamento: Prejudicado
Local anatômico: —

Limite inferior de idade: —
Limite superior de idade: —
Curso clínico: Agudo
Categoria do diagnóstico: Potencial para deteriorar
Restrição situacional: —

Definição

Suscetibilidade a uma resposta não inibida do sistema nervoso simpático, que representa uma ameaça à vida, pós-choque medular, em indivíduo com lesão de medula espinal ou lesão na sexta vértebra torácica (T6) ou acima (foi demonstrada em pacientes com lesões na sétima vértebra torácica [T7] e na oitava vértebra torácica [T8]).

Fatores de risco

Estímulos gastrintestinais

- Constipação
- Dificuldade em evacuar
- Distensão intestinal
- Enemas
- Estimulação digital
- Impactação fecal
- Supositórios

Estímulos tegumentares

- Estimulação cutânea
- Ferida
- Irritação da pele
- Queimadura solar

Estímulos musculoesqueléticos-neurológicos

- Espasmo muscular
- Estímulos de dor abaixo do nível da lesão
- Estímulos irritantes abaixo do nível da lesão
- Exercícios de amplitude de movimento
- Pressão nos órgãos genitais
- Pressão sobre proeminência óssea

Estímulos situacionais-regulatórios

- Controle inapropriado da temperatura ambiental
- Posicionamento
- Roupas apertadas

Estímulos reprodutivos-urológicos

- Distensão da bexiga
- Espasmo da bexiga
- Instrumentação
- Relação sexual

Outros fatores

- Conhecimento inadequado do cuidador sobre o processo da doença
- Conhecimento inadequado do processo da doença

Populações em risco

- Gestantes com lesão na medula espinal
- Homens com lesão na medula espinal que estão ejaculando
- Indivíduos com lesão na medula espinal expostos a extremos de temperatura ambiental
- Mulheres cisgênero com lesão na medula espinal que estão em trabalho de parto
- Mulheres cisgênero com lesão na medula espinal que estão menstruando

Condições associadas

- Abstinência de substância
- Cateterização urinária
- Dissinergia do esfincter detrusor
- Doenças do sistema digestório
- Doenças urogenitais
- Fraturas ósseas
- Osso heterotópico
- Preparações farmacêuticas
- Procedimentos cirúrgicos
- Tromboembolismo venoso

Este diagnóstico será retirado da Classificação da NANDA-I na edição 2027-2029 caso não seja realizado trabalho adicional que o eleve a um nível de evidência 2.1 ou superior.

Classe 3 • Respostas neurocomportamentais

Código do diagnóstico 00372

Regulação ineficaz das emoções

Aprovado em 2023 • Nível de evidência 2.1

Foco primário: Resposta ao estresse
Foco secundário: Autocontrole
Sujeito do cuidado: Indivíduo
Julgamento: Ineficaz
Local anatômico: —
Limite inferior de idade: 4 anos
Limite superior de idade: —
Curso clínico: —
Categoria do diagnóstico: Com foco no problema
Restrição situacional: —

Definição

Inabilidade de controlar os sentimentos, afetando pensamentos, ações e interações, o que leva a respostas e expressões inapropriadas em situações sociais.

Características definidoras

- Alienação social
- Ambivalência
- Anedonia
- Apatia
- Ataques de pânico
- Ausência de contato visual
- Choro
- Choro excessivo sem sentir tristeza
- Choro incontrolável
- Choro involuntário
- Comunicação não verbal prejudicada
- Constrangimento relacionado à expressão de emoções
- Distanciamento de situação profissional
- Embotamento emocional
- Expressão de emoção incompatível com o fator desencadeador
- Fobias
- Risadas excessivas sem sentir felicidade
- Risadas incontroláveis
- Risadas involuntárias

Fatores relacionados

- Abuso de substâncias
- Autoestima inadequada
- Conhecimento inadequado do processo da doença
- Conhecimento inadequado sobre o controle de sintomas
- Estresse excessivo
- Fadiga
- Fraqueza muscular
- Mal-estar social

Condições associadas

- Deficiência física
- Lesões encefálicas
- Prejuízo funcional
- Prejuízo musculoesquelético
- Preparações farmacêuticas
- Transtornos de humor
- Transtornos mentais

Literatura de apoio original disponível em https://paginas.grupoa.com.br/nanda-i-2024-2026/referencias.pdf.

Classe 3 • Respostas neurocomportamentais Código do diagnóstico 00241

Regulação do humor prejudicada

Aprovado em 2013 • Revisado em 2017, 2023 • Nível de evidência 2.1

Foco primário: Resposta ao estresse
Foco secundário: Autocontrole
Sujeito do cuidado: Indivíduo
Julgamento: Prejudicado
Local anatômico: —

Limite inferior de idade: —
Limite superior de idade: —
Curso clínico: —
Categoria do diagnóstico: Com foco no problema
Restrição situacional: —

Definição

Estado mental caracterizado por mudanças no humor ou no afeto constituído de uma série de manifestações afetivas, cognitivas, somáticas, fisiológicas e/ou comportamentais.

Características definidoras

- Afeto triste
- Afrouxamento das associações
- Agitação psicomotora
- Alienação social
- Apatia
- Apetite inadequado
- Atenção prejudicada
- Autoconceito inadequado
- Bloqueio de pensamentos alterado
- Ciclo sono-vigília alterado
- Coerência lógica dos pensamentos diminuída
- Comportamentos sexuais alterados
- Culpa a si mesmo
- Culpa excessiva
- Delírios
- Desesperança
- Desinibição
- Dificuldade em funcionar socialmente
- Discurso apressado
- Discurso tangencial
- Disforia
- Distanciamento afetivo
- Distimia
- Embotamento afetivo
- Euforia
- Hipomodulação
- Humor irritável
- Ideias de morte recorrentes
- Ideias de suicídio recorrentes
- Inadequação do afeto
- Infantilidade
- Libido alterada
- Neologismos
- Padrão de sono ineficaz
- Pensamento com conteúdo de grandiosidade
- Pensamento com conteúdo depreciativo
- Pensamento com conteúdo persecutório
- Pensamento com conteúdo religioso
- Pensamento com conteúdo sexual
- Pobreza de fala
- Processos mentais lentos
- Quantidade de pensamentos alterada
- Repetição de comportamentos
- Retardo psicomotor
- Ritmo de pensamentos
- Ruminação mental
- Solidão

Fatores relacionados

- Abuso de substâncias
- Dificuldade em estabelecer interação social
- Dor
- Fatores externos influenciando o autoconceito
- Hipervigilância

Condições associadas

- Doenças crônicas
- Prejuízo funcional
- Transtornos de humor
- Transtornos psicóticos

Literatura de apoio original disponível em https://paginas.grupoa.com.br/nanda-i-2024-2026/referencias.pdf.

Classe 3 • Respostas neurocomportamentais

Código do diagnóstico 00258

Síndrome de abstinência de substâncias aguda

Aprovado em 2016 • Revisado em 2023 • Nível de evidência 2.1

Foco primário: Resposta ao estresse
Foco secundário: Abstinência de substâncias
Sujeito do cuidado: Indivíduo
Julgamento: Instável
Local anatômico: —

Limite inferior de idade: —
Limite superior de idade: —
Curso clínico: Agudo
Categoria do diagnóstico: Com foco no problema
Restrição situacional: —

Definição

Sequelas multifatoriais graves após a cessação repentina de uma substância aditiva.

Características definidoras

- Ansiedade excessiva (00400)
- Conforto físico prejudicado (00380)
- Confusão aguda (00128)
- Ingestão nutricional proteico-calórica inadequada (00359)
- Padrão de sono ineficaz (00337)
- Risco de lesão física (00336)

Fatores relacionados

- Conhecimento inadequado das consequências da interrupção repentina do uso de substâncias aditivas
- Desenvolvimento de dependência de substância aditiva

Populações em risco

- Idosos
- Indivíduos com história de sintomas de abstinência de substâncias
- Indivíduos com histórico de uso excessivo de substâncias aditivas ao longo do tempo
- Indivíduos que interrompem repentinamente o uso de uma substância aditiva

Condição associada

- Comorbidade significativa

Este diagnóstico será retirado da Classificação da NANDA-I na edição 2027-2029 caso não seja realizado trabalho adicional para identificar fatores relacionados e um termo de julgamento apropriado.

Literatura de apoio original disponível em https://paginas.grupoa.com.br/nanda-i-2024-2026/referencias.pdf.

Classe 3 • Respostas neurocomportamentais

Código do diagnóstico 00259

Risco de síndrome de abstinência de substâncias aguda

Aprovado em 2016 • Revisado em 2023 • Nível de evidência 2.1

Foco primário: Resposta ao estresse
Foco secundário: Abstinência de substâncias
Sujeito do cuidado: Indivíduo
Julgamento: Instável
Local anatômico: —
Limite inferior de idade: —
Limite superior de idade: —
Curso clínico: Agudo
Categoria do diagnóstico: Potencial para deteriorar
Restrição situacional: —

Definição

Suscetibilidade a sequelas multifatoriais graves após a cessação repentina de uma substância aditiva.

Fator de risco

- Desenvolvimento de dependência de substância aditiva

Populações em risco

- Idosos
- Indivíduos com história de sintomas de abstinência de substâncias
- Indivíduos com histórico de uso excessivo de substâncias aditivas ao longo do tempo
- Indivíduos que interrompem repentinamente o uso de uma substância aditiva

Condição associada

- Comorbidade significativa

Este diagnóstico será retirado da Classificação da NANDA-I na edição 2027-2029 caso não seja realizado trabalho adicional para identificar fatores de risco e um termo de julgamento adequado.

Literatura de apoio original disponível em https://paginas.grupoa.com.br/nanda-i-2024-2026/referencias.pdf.

Domínio 10. Princípios da vida

Princípios subjacentes à conduta, ao pensamento e ao comportamento com relação a atos, costumes ou instituições, entendidos como verdadeiros ou com valor intrínseco

Classe 1.	Valores Identificação e classificação de modos preferidos de conduta ou estados finais	
Código	Diagnóstico	Página
	Esta classe não contém diagnósticos atualmente	496

Classe 2.	Crenças Opiniões, expectativas ou juízos sobre atos, costumes ou instituições entendidos como verdadeiros ou com valor intrínseco	
Código	Diagnóstico	Página
	Esta classe não contém diagnósticos atualmente	497

Classe 3.	Coerência entre valores/crenças/atos Correspondência ou equilíbrio alcançado entre valores, crenças e atos	
Código	Diagnóstico	Página
00175	Sofrimento moral	498
00454	Bem-estar espiritual prejudicado	499
00460	Risco de bem-estar espiritual prejudicado	501
00068	Disposição para bem-estar espiritual melhorado	502
00169	Religiosidade prejudicada	503
00170	Risco de religiosidade prejudicada	504
00171	Disposição para religiosidade melhorada	505

HERDMAN, T. H.; KAMITSURU, S.; LOPES, C. T. (org.). Diagnósticos de enfermagem da NANDA-I: definições e classificação - 2024-2026. Porto Alegre: Artmed, 2024.

Domínio 10 • Princípios da vida

Classe 1 • Valores

Esta classe não contém diagnósticos atualmente

10. Princípios da vida

Classe 2 • Crenças

Esta classe não contém diagnósticos atualmente

Classe 3 • Coerência entre valores/crenças/atos Código do diagnóstico 00175

Sofrimento moral

Aprovado em 2006 • Revisado em 2023 • Nível de evidência 2.1

Foco primário: Identidade
Foco secundário: Sofrimento moral
Sujeito do cuidado: Indivíduo
Julgamento: Prejudicado
Local anatômico: —
Limite inferior de idade: —
Limite superior de idade: —
Curso clínico: —
Categoria do diagnóstico: Com foco no problema
Restrição situacional: —

Definição

Resposta à inabilidade de colocar em prática as decisões e/ou ações éticas ou morais escolhidas.

Característica definidora

- Angústia relativa a agir conforme a própria escolha moral

Fatores relacionados

- Conflito entre os tomadores de decisão
- Dificuldade em tomar decisões de fim da vida
- Dificuldade em tomar decisões sobre o tratamento
- Informações conflitantes disponíveis para tomada de decisão
- Restrição de tempo para tomada de decisão
- Valores incoerentes com as normas culturais

Populações em risco

- Indivíduos fisicamente distantes do tomador de decisões
- Indivíduos vivenciando perda de autonomia pessoal

Este diagnóstico será retirado da Classificação da NANDA-I na edição 2027-2029 caso não seja realizado trabalho adicional para identificar características definidoras e um termo de julgamento adequado.

Literatura de apoio original disponível em https://paginas.grupoa.com.br/nanda-i-2024-2026/referencias.pdf.

Domínio 10 • Princípios da vida

Classe 3 • Coerência entre valores/crenças/atos — Código do diagnóstico 00454

Bem-estar espiritual prejudicado

Aprovado em 2023 • Nível de evidência 3.3

Foco primário: Identidade
Foco secundário: Bem-estar espiritual
Sujeito do cuidado: Indivíduo
Julgamento: Prejudicado
Local anatômico: —
Limite inferior de idade: —
Limite superior de idade: —
Curso clínico: —
Categoria do diagnóstico: Com foco no problema
Restrição situacional: —

Definição

Integração diminuída de significado e propósito na vida por meio de conexões consigo mesmo, com os outros, com o mundo e/ou com um poder maior que si mesmo.

Características definidoras

- Alienação
- Arrependimento
- Choro
- Comportamentos de raiva
- Coragem inadequada
- Criatividade diminuída
- Culpa excessiva
- Desesperança
- Desinteresse pela natureza
- Dificuldade em viver o luto
- Dissonias
- Fadiga
- Habilidade de introspecção prejudicada
- Incapacidade de vivenciar a transcendência
- Medo
- Necessidade de perdão
- Não se sente amado
- Perda de confiança
- Perda de controle
- Perda de esperança
- Perda de sentido na vida
- Perda de serenidade
- Preocupação com a família
- Preocupação com crenças
- Preocupação com o futuro
- Preocupação com o sistema de valores
- Qualidade de sono inadequada
- Questiona a identidade
- Questiona a própria dignidade
- Questiona o sentido da vida
- Questiona o sentido do sofrimento
- Raiva
- Raiva direcionada a poder maior que si mesmo
- Recusa-se a interagir com os outros
- Sensação de abandono por poder maior que si mesmo
- Sensação de vazio
- Sentimento de inutilidade

Fatores relacionados

- Abuso de substâncias
- Alienação social
- Ansiedade
- Apoio social inadequado
- Autoalienação
- Autoestima inadequada
- Barreira para vivenciar o amor
- Conflito cultural
- Dificuldade em aceitar o processo de envelhecimento
- Dor
- Estresse excessivo
- Percepção de ter negócios inacabados
- Perda de independência

- Privação sociocultural
- Prática espiritual alterada
- Relações interpessoais inadequadas
- Ritual religioso alterado
- Sintomas depressivos
- Solidão

Populações em risco

- Indivíduos com baixo nível educacional
- Indivíduos expostos a desastre natural
- Indivíduos expostos a eventos traumáticos
- Indivíduos expostos à morte
- Indivíduos integrando um novo lactente às suas vidas
- Indivíduos recebendo cuidados terminais
- Indivíduos recebendo más notícias
- Indivíduos vivenciando a morte de pessoa significativa
- Indivíduos vivenciando conflito racial
- Indivíduos vivenciando evento de vida inesperado
- Indivíduos vivenciando infertilidade
- Indivíduos vivenciando transição de vida

Condições associadas

- Doença terminal
- Doenças crônicas
- Perda de função de parte do corpo
- Perda de parte do corpo
- Regime terapêutico
- Transtorno depressivo

Literatura de apoio original disponível em https://paginas.grupoa.com.br/nanda-i-2024-2026/referencias.pdf.

Classe 3 • Coerência entre valores/crenças/atos

Código do diagnóstico 00460

Risco de bem-estar espiritual prejudicado

Aprovado em 2023 • Nível de evidência 2.1

Foco primário: Identidade
Foco secundário: Bem-estar espiritual
Sujeito do cuidado: Indivíduo
Julgamento: Prejudicado
Local anatômico: —
Limite inferior de idade: —
Limite superior de idade: —
Curso clínico: —
Categoria do diagnóstico: Potencial para deteriorar
Restrição situacional: —

Definição

Suscetibilidade à integração diminuída de significado e propósito à vida por meio de conexões consigo mesmo, com os outros, com o mundo e/ou com um poder maior que si mesmo.

Fatores de risco

- Abuso de substâncias
- Alienação social
- Ansiedade
- Apoio social inadequado
- Autoalienação
- Autoestima inadequada
- Barreira para vivenciar o amor
- Conflito cultural
- Dificuldade em aceitar o processo de envelhecimento
- Dor
- Estresse excessivo
- Percepção de ter negócios inacabados
- Perda de independência
- Privação sociocultural
- Prática espiritual alterada
- Relações interpessoais inadequadas
- Ritual religioso alterado
- Sintomas depressivos
- Solidão

Populações em risco

- Indivíduos com baixo nível educacional
- Indivíduos expostos a desastre natural
- Indivíduos expostos a eventos traumáticos
- Indivíduos expostos à morte
- Indivíduos integrando um novo lactente às suas vidas
- Indivíduos recebendo cuidados terminais
- Indivíduos recebendo más notícias
- Indivíduos vivenciando a morte de pessoa significativa
- Indivíduos vivenciando conflito racial
- Indivíduos vivenciando evento de vida inesperado
- Indivíduos vivenciando infertilidade
- Indivíduos vivenciando transição de vida

Condições associadas

- Doença terminal
- Doenças crônicas
- Perda de função de parte do corpo
- Perda de parte do corpo
- Regime terapêutico
- Transtorno depressivo

Literatura de apoio original disponível em https://paginas.grupoa.com.br/nanda-i-2024-2026/referencias.pdf.

Classe 3 • Coerência entre valores/crenças/atos Código do diagnóstico 00068

Disposição para bem-estar espiritual melhorado

Aprovado em 1994 • Revisado em 2002, 2013, 2020, 2023 • Nível de evidência 2.1

Foco primário: Identidade
Foco secundário: Bem-estar espiritual
Sujeito do cuidado: Indivíduo
Julgamento: Preparado
Local anatômico: —

Limite inferior de idade: —
Limite superior de idade: —
Curso clínico: —
Categoria do diagnóstico: Potencial para melhorar
Restrição situacional: —

Definição

Padrão de integração de significado e propósito à vida por meio de conexões consigo mesmo, com os outros, com o mundo e/ou com um poder maior que si mesmo, que pode ser fortalecido.

Características definidoras

- Deseja melhorar a aceitação
- Deseja melhorar a alegria
- Deseja melhorar a capacidade de autoconforto
- Deseja melhorar a conexão com a natureza
- Deseja melhorar a conexão com poder maior que si mesmo
- Deseja melhorar a coragem
- Deseja melhorar a energia criativa
- Deseja melhorar a esperança
- Deseja melhorar a força de sua fé
- Deseja melhorar a harmonia ambiental
- Deseja melhorar a interação com pessoa significativa
- Deseja melhorar a oração
- Deseja melhorar a participação em práticas religiosas
- Deseja melhorar a paz com poder maior que si mesmo
- Deseja melhorar a paz interior
- Deseja melhorar a prática meditativa
- Deseja melhorar a rendição
- Deseja melhorar a reverência
- Deseja melhorar a satisfação com a vida
- Deseja melhorar a sensação de harmonia dentro de si
- Deseja melhorar a sensação de mágica no ambiente
- Deseja melhorar a serenidade
- Deseja melhorar a unidade com a natureza
- Deseja melhorar a unidade com poder maior que si próprio
- Deseja melhorar as experiências místicas
- Deseja melhorar o amor
- Deseja melhorar o amor ao próximo
- Deseja melhorar o autoconhecimento
- Deseja melhorar o autoperdão
- Deseja melhorar o conforto em sua fé
- Deseja melhorar o enfrentamento
- Deseja melhorar o perdão pelos outros
- Deseja melhorar o senso de admiração
- Deseja melhorar o senso de identidade
- Deseja melhorar o serviço aos outros

Literatura de apoio original disponível em https://paginas.grupoa.com.br/nanda-i-2024-2026/referencias.pdf.

10. Princípios da vida

Classe 3 • Coerência entre valores/crenças/atos Código do diagnóstico 00169

Religiosidade prejudicada

Aprovado em 2004 • Revisado em 2017, 2023 • Nível de evidência 2.1

Foco primário: Identidade
Foco secundário: Bem-estar espiritual
Sujeito do cuidado: Indivíduo
Julgamento: Prejudicado
Local anatômico: —

Limite inferior de idade: —
Limite superior de idade: —
Curso clínico: —
Categoria do diagnóstico: Com foco no problema
Restrição situacional: —

Definição

Comprometimento diminuído com crenças, princípios e atividades baseados na fé.

Características definidoras

- Desconforto com separação da comunidade de fé
- Dificuldade em aderir a doutrinas religiosas
- Dificuldade em aderir a rituais religiosos
- Dificuldade em reconectar-se com os padrões de crença
- Dificuldade em reconectar-se com rituais religiosos
- Questiona doutrinas religiosas
- Questiona rituais religiosos

Fatores relacionados

- Ansiedade
- Apoio social inadequado
- Barreira cultural à prática da religião
- Dor
- Insegurança
- Interação sociocultural inadequada
- Medo da morte
- Prestação de cuidados ineficaz
- Restrições ambientais não abordadas
- Sintomas depressivos
- Sofrimento espiritual
- Transporte inadequado
- Uso ineficaz de estratégias de enfrentamento

Populações em risco

- Idosos
- Indivíduos com história de manipulação religiosa
- Indivíduos hospitalizados
- Indivíduos vivenciando crise de fim da vida
- Indivíduos vivenciando crise espiritual
- Indivíduos vivenciando crise pessoal
- Indivíduos vivenciando transição de vida

Condições associadas

- Estado de saúde prejudicado
- Transtorno depressivo

Literatura de apoio original disponível em https://paginas.grupoa.com.br/nanda-i-2024-2026/referencias.pdf.

Domínio 10 • Princípios da vida

Classe 3 • Coerência entre valores/crenças/atos — Código do diagnóstico 00170

Risco de religiosidade prejudicada

Aprovado em 2004 • Revisado em 2013, 2017, 2023 • Nível de evidência 2.1

Foco primário: Identidade
Foco secundário: Bem-estar espiritual
Sujeito do cuidado: Indivíduo
Julgamento: Prejudicado
Local anatômico: —

Limite inferior de idade: —
Limite superior de idade: —
Curso clínico: —
Categoria do diagnóstico: Potencial para deteriorar
Restrição situacional: —

Definição

Suscetibilidade a comprometimento diminuído com crenças, princípios e atividades baseados na fé.

Fatores de risco

- Ansiedade
- Apoio social inadequado
- Barreira cultural à prática da religião
- Dor
- Insegurança
- Interação sociocultural inadequada
- Medo da morte
- Prestação de cuidados ineficaz
- Restrições ambientais não abordadas
- Sintomas depressivos
- Sofrimento espiritual
- Transporte inadequado
- Uso ineficaz de estratégias de enfrentamento

Populações em risco

- Idosos
- Indivíduos com história de manipulação religiosa
- Indivíduos hospitalizados
- Indivíduos vivenciando crise de fim da vida
- Indivíduos vivenciando crise espiritual
- Indivíduos vivenciando crise pessoal
- Indivíduos vivenciando transição de vida

Condições associadas

- Estado de saúde prejudicado
- Transtorno depressivo

Literatura de apoio original disponível em https://paginas.grupoa.com.br/nanda-i-2024-2026/referencias.pdf.

Domínio 10 • Princípios da vida

Classe 3 • Coerência entre valores/crenças/atos   Código do diagnóstico 00171

Disposição para religiosidade melhorada

Aprovado em 2004 • Revisado em 2013, 2023 • Nível de evidência 2.1

Foco primário: Identidade
Foco secundário: Bem-estar espiritual
Sujeito do cuidado: Indivíduo
Julgamento: Preparado
Local anatômico: —

Limite inferior de idade: —
Limite superior de idade: —
Curso clínico: —
Categoria do diagnóstico: Potencial para melhorar
Restrição situacional: —

Definição

Padrão de comprometimento com crenças, princípios e atividades baseados na fé, que pode ser fortalecido.

Características definidoras

- Deseja melhorar a conexão com um líder religioso
- Deseja melhorar a participação em experiências religiosas
- Deseja melhorar a participação em práticas religiosas
- Deseja melhorar as opções religiosas
- Deseja melhorar o perdão
- Deseja melhorar o uso de material religioso
- Deseja reconectar-se com costumes
- Deseja reconectar-se com padrão de crença
- Deseja restabelecer os costumes religiosos
- Deseja restabelecer padrões de crença

Literatura de apoio original disponível em https://paginas.grupoa.com.br/nanda-i-2024-2026/referencias.pdf.

Domínio 11.
Segurança/proteção

Estar livre de perigo, lesão física ou dano ao sistema imunológico; preservação contra perdas; proteção da segurança

Classe 1.	Infecção Respostas do hospedeiro após a invasão de patógenos	
Código	Diagnóstico	Página
00361	Resposta imune prejudicada	510
00004	Risco de infecção	511
00500	Risco de infecção de ferida cirúrgica	512

Classe 2.	Lesão física Dano ou ferimento no corpo	
Código	Diagnóstico	Página
00336	Risco de lesão física	513
00350	Risco de lesão pelo calor	514
00351	Risco de lesão pelo frio	515
00245	Risco de lesão na córnea	516
00219	Risco de ressecamento ocular	517
00087	Risco de lesão por posicionamento perioperatório	519
00287	Lesão por pressão neonatal	520
00288	Risco de lesão por pressão neonatal	522
00313	Lesão por pressão na criança	524
00286	Risco de lesão por pressão na criança	526
00312	Lesão por pressão no adulto	528
00304	Risco de lesão por pressão no adulto	530
00250	Risco de lesão do trato urinário	532
00044	Integridade tissular prejudicada	533
00248	Risco de integridade tissular prejudicada	535
00046	Integridade da pele prejudicada	537
00047	Risco de integridade da pele prejudicada	539
00461	Integridade do complexo mamilo-areolar prejudicada	541
00462	Risco de integridade do complexo mamilo-areolar prejudicada	543

00045	Integridade da mucosa oral prejudicada	544
00247	Risco de integridade da mucosa oral prejudicada	546
00306	Risco de quedas na criança	547
00303	Risco de quedas no adulto	549
00039	Risco de aspiração	551
00031	Desobstrução ineficaz das vias aéreas	552
00463	Risco de sufocamento acidental	553
00374	Risco de sangramento excessivo	555
00205	Risco de choque	556
00291	Risco de trombose	557
00425	Risco de função neurovascular periférica prejudicada	558
00156	Risco de morte súbita do lactente	559
00290	Risco de tentativa de fuga	560

Classe 3.	**Violência** **Uso de força ou poder excessivos para causar lesão ou abuso**	
Código	**Diagnóstico**	**Página**
00138	Risco de violência direcionada a outros	561
00272	Risco de mutilação genital feminina	562
00466	Risco de comportamento autolesivo suicida	563
00467	Comportamento autolesivo não suicida	565
00468	Risco de comportamento autolesivo não suicida	567

Classe 4.	**Riscos ambientais** **Fontes de perigo no entorno**	
Código	**Diagnóstico**	**Página**
00181	Contaminação	569
00180	Risco de contaminação	571
00469	Risco de intoxicação acidental	573
00404	Risco de doença ocupacional	575
00402	Risco de lesão física ocupacional	577

Classe 5.	**Processos defensivos** **Processos pelos quais o próprio protege-se do não próprio**	
Código	**Diagnóstico**	**Página**
00217	Risco de reação alérgica	578
00042	Risco de reação alérgica ao látex	579

Classe 6.	**Termorregulação** **Processo fisiológico de regulação de calor e energia no corpo com o objetivo de proteger o organismo**	
Código	**Diagnóstico**	**Página**
00008	Termorregulação ineficaz	580
00274	Risco de termorregulação ineficaz	581
00007	Hipertermia	582
00471	Risco de hipertermia	584
00474	Temperatura corporal neonatal diminuída	586
00476	Risco de temperatura corporal neonatal diminuída	588
00472	Temperatura corporal diminuída	590
00473	Risco de temperatura corporal diminuída	592
00490	Risco de temperatura corporal perioperatória diminuída	593

Classe 1 • Infecção

Código do diagnóstico 00361

Resposta imune prejudicada

Aprovado em 2023 • Nível de evidência 2.1

Foco primário: Função imunológica
Foco secundário: —
Sujeito do cuidado: Indivíduo
Julgamento: Prejudicado
Local anatômico: —

Limite inferior de idade: —
Limite superior de idade: —
Curso clínico: —
Categoria do diagnóstico: Com foco no problema
Restrição situacional: —

Definição

Habilidade enfraquecida de defesa contra microrganismos estranhos ou contra o efeito tóxico de substâncias antigênicas.

Características definidoras

- Apetite inadequado
- Calafrios
- Cicatrização tecidual prejudicada
- Desorientação
- Dispneia
- Fadiga
- Febre
- Fraqueza
- Infecções recorrentes
- Insônia
- Leucopenia
- Prurido
- Tosse
- Trombocitopenia

Fatores relacionados

- Abuso de substâncias
- Acesso inadequado a líquidos
- Autoeficácia inadequada
- Autogestão ineficaz da saúde
- Autogestão ineficaz do sobrepeso
- Comportamento sedentário que ocorre por ≥ 2 horas/dia
- Desesperança
- Desnutrição
- Dificuldade em manejar um regime terapêutico complexo
- Fonte alimentar contaminada
- Hesitação vacinal
- Imobilidade prolongada
- Nível inadequado de imunização na comunidade
- Padrão de sono ineficaz
- Resposta desadaptativa ao estresse
- Sintomas depressivos

População em risco

- Indivíduos em extremos de idade

Condições associadas

- Doenças do sistema imune
- Mecanismos de defesa primários prejudicados
- Neoplasias
- Preparações farmacêuticas
- Regime terapêutico

Literatura de apoio original disponível em https://paginas.grupoa.com.br/nanda-i-2024-2026/referencias.pdf.

Domínio 11 • Segurança/proteção

Classe 1 • Infecção

Código do diagnóstico 00004

Risco de infecção

Aprovado em 1986 • Revisado em 2010, 2013, 2017, 2020, 2023 •
Nível de evidência 3.1

Foco primário: Função imunológica
Foco secundário: Infecção
Sujeito do cuidado: Indivíduo
Julgamento: Ineficaz
Local anatômico: —

Limite inferior de idade: —
Limite superior de idade: —
Curso clínico: —
Categoria do diagnóstico: Potencial para deteriorar
Restrição situacional: —

Definição

Suscetibilidade à invasão e multiplicação de organismos patogênicos.

Fatores de risco

- Acesso inadequado a equipamento de proteção individual
- Adesão inadequada a recomendações de saúde pública
- Autogestão ineficaz do sobrepeso
- Conhecimento inadequado sobre como evitar exposição a patógenos
- Desnutrição
- Dificuldade em manejar dispositivos invasivos de longo prazo
- Dificuldade em manejar o cuidado de feridas
- Estase de fluido corporal
- Higiene ambiental inadequada
- Integridade da pele prejudicada
- Letramento em saúde inadequado
- Motilidade gastrintestinal disfuncional
- Práticas inadequadas de higiene oral
- Práticas inadequadas de higiene pessoal
- Resposta imune prejudicada
- Uso de tabaco
- Vacinação inadequada

Populações em risco

- Indivíduos com baixo nível educacional
- Indivíduos desfavorecidos economicamente
- Indivíduos expostos a aumento de patógenos ambientais
- Indivíduos expostos a surto de doença
- Lactentes que não são amamentados exclusivamente

Condições associadas

- Ação ciliar diminuída
- Anemia
- Doenças crônicas
- Imunossupressão
- Leucopenia
- pH alterado da secreção
- Procedimentos invasivos
- Resposta inflamatória suprimida
- Ruptura prematura de membrana amniótica
- Ruptura prolongada de membrana amniótica

Literatura de apoio original disponível em https://paginas.grupoa.com.br/nanda-i-2024-2026/referencias.pdf.

Domínio 11 • Segurança/proteção

Classe 1 • Infecção

Código do diagnóstico 00500

Risco de infecção de ferida cirúrgica

Aprovado em 2023 • Nível de evidência 2.1

Foco primário: Função imunológica
Foco secundário: Infecção
Sujeito do cuidado: Indivíduo
Julgamento: Ineficaz
Local anatômico: —

Limite inferior de idade: —
Limite superior de idade: —
Curso clínico: —
Categoria do diagnóstico: Potencial para deteriorar
Restrição situacional: Período perioperatório

Definição

Suscetibilidade à invasão de organismos patogênicos no local da incisão.

Fatores de risco

- Alcoolismo
- Autogestão ineficaz do sobrepeso
- Colonização nasal não abordada
- Desnutrição
- Hiperglicemia perioperatória
- Hipotermia perioperatória
- Hipóxia perioperatória
- Uso de tabaco

Populações em risco

- Indivíduos com escore de classificação do estado físico da American Society of Anesthesiologists (ASA) ≥ 2
- Indivíduos com idade $>$ 40 anos
- Indivíduos expostos a aumento de patógenos ambientais
- Indivíduos expostos a temperaturas frias na sala de cirurgia
- Indivíduos expostos a um número excessivo de profissionais durante procedimento cirúrgico

Condições associadas

- Anestesia geral
- Artrite reumatoide
- Comorbidade significativa
- Contaminação de ferida cirúrgica
- Diabetes mellitus
- Duração prolongada de procedimento cirúrgico
- Hipertensão
- Implante cirúrgico
- Imunossupressão
- Infecções em outros sítios cirúrgicos
- Osteoartrite pós-traumática
- Preparações farmacêuticas
- Procedimentos cirúrgicos extensos
- Procedimentos invasivos
- Profilaxia antibiótica inadequada
- Profilaxia antibiótica ineficaz
- Próteses

Literatura de apoio original disponível em https://paginas.grupoa.com.br/nanda-i-2024-2026/referencias.pdf.

Classe 2 • Lesão física

Código do diagnóstico 00336

Risco de lesão física

Aprovado em 2023 • Nível de evidência 2.1

Foco primário: Integridade física
Foco secundário: Trauma tissular
Sujeito do cuidado: Indivíduo
Julgamento: Prejudicado
Local anatômico: —
Limite inferior de idade: —
Limite superior de idade: —
Curso clínico: —
Categoria do diagnóstico: Potencial para deteriorar
Restrição situacional: —

Definição

Suscetibilidade a dano corporal devido a traumas, descargas elétricas, mudanças de pressão e/ou radiação.

Fatores de risco

- Acompanhamento impreciso do protocolo de segurança
- Agitação psicomotora
- Ambiente desordenado
- Barras de segurança inadequadas
- Barreira física
- Confusão
- Conhecimento inadequado das precauções de segurança
- Conhecimento inadequado do cuidador sobre precauções de segurança
- Conhecimento inadequado dos fatores modificáveis
- Desatenção a dispositivos de segurança durante atividades esportivas
- Desatenção à segurança ambiental
- Desnutrição
- Equipamento de segurança inadequado
- Exposição a substâncias químicas tóxicas
- Meio de transporte inseguro
- Protocolo de segurança inadequado

Condições associadas

- Desempenho psicomotor alterado
- Disfunção bioquímica
- Disfunção de integração sensorial
- Disfunção dos efetores
- Dispositivos médicos
- Estado mental alterado
- Hipóxia
- Nível de consciência diminuído
- Perfil sanguíneo anormal
- Preparações farmacêuticas
- Transtornos sensoriais

Literatura de apoio original disponível em https://paginas.grupoa.com.br/nanda-i-2024-2026/referencias.pdf.

Classe 2 • Lesão física

Código do diagnóstico 00350

Risco de lesão pelo calor

Aprovado em 2023 • Nível de evidência 2.1

Foco primário: Integridade física
Foco secundário: Trauma tissular
Sujeito do cuidado: Indivíduo
Julgamento: Prejudicado
Local anatômico: Sistema tegumentar

Limite inferior de idade: —
Limite superior de idade: —
Curso clínico: —
Categoria do diagnóstico: Potencial para deteriorar
Restrição situacional: —

Definição

Suscetibilidade a danos à pele ou aos tecidos por calor, vapor, produtos químicos, eletricidade ou similares.

Fatores de risco

- Conhecimento inadequado das precauções de segurança
- Conhecimento inadequado do cuidador sobre precauções de segurança
- Desatenção à segurança ambiental
- Equipamento para cozinhar inseguro
- Fumar no leito
- Fumar perto de oxigênio
- Roupas de proteção inadequadas
- Supervisão inadequada
- Uso inapropriado da almofada térmica
- Uso inapropriado de cobertor elétrico
- Uso inapropriado de compressa de água quente
- Uso inapropriado de roupas de proteção

Populações em risco

- Indivíduos com idade < 3 anos
- Indivíduos expostos a condições de trabalho perigosas sem treinamento adequado

Condições associadas

- Doenças neuromusculares
- Microcirurgia
- Nível de consciência diminuído
- Regime terapêutico
- Transtornos mentais
- Transtornos relacionados a substâncias

Literatura de apoio original disponível em https://paginas.grupoa.com.br/nanda-i-2024-2026/referencias.pdf.

Domínio 11 • Segurança/proteção

Classe 2 • Lesão física

Código do diagnóstico 00351

Risco de lesão pelo frio

Aprovado em 2023 • Nível de evidência 2.1

Foco primário: Integridade física
Foco secundário: Trauma tissular
Sujeito do cuidado: Indivíduo
Julgamento: Prejudicado
Local anatômico: Sistema tegumentar

Limite inferior de idade: —
Limite superior de idade: —
Curso clínico: —
Categoria do diagnóstico: Potencial para deteriorar
Restrição situacional: —

Definição

Suscetibilidade a danos na pele ou nos tecidos devido a baixas temperaturas ambientais.

Fatores de risco

- Conhecimento inadequado das precauções de segurança
- Conhecimento inadequado do cuidador sobre precauções de segurança
- Desatenção à segurança ambiental
- Exposição prolongada a baixas temperaturas
- Ingestão nutricional inadequada
- Roupas de proteção inadequadas
- Roupas molhadas em ambiente com temperaturas baixas
- Supervisão inadequada
- Uso de tabaco
- Uso inapropriado de compressa de gelo
- Uso inapropriado de roupas de proteção

Populações em risco

- Indivíduos em extremos de idade
- Indivíduos expostos a condições de trabalho perigosas sem treinamento adequado
- Indivíduos expostos a temperaturas ambientais baixas
- Indivíduos que não estão acostumados a temperaturas frias
- Indivíduos sem moradia

Condições associadas

- Doenças neuromusculares
- Nível de consciência diminuído
- Regime terapêutico
- Transtornos mentais
- Transtornos relacionados a substâncias

Literatura de apoio original disponível em https://paginas.grupoa.com.br/nanda-i-2024-2026/referencias.pdf.

Classe 2 • Lesão física | Código do diagnóstico 00245

Risco de lesão na córnea

Aprovado em 2013 • Revisado em 2017, 2023 • Nível de evidência 3.2

Foco primário: Integridade física
Foco secundário: Trauma tissular
Sujeito do cuidado: Indivíduo
Julgamento: Prejudicado
Local anatômico: Sistema nervoso sensorial

Limite inferior de idade: —
Limite superior de idade: —
Curso clínico: —
Categoria do diagnóstico: Potencial para deteriorar
Restrição situacional: —

Definição

Suscetibilidade a dano ou trauma infligidos à superfície frontal clara do olho por meios externos.

Fatores de risco

- Acesso inadequado a equipamento de proteção individual
- Baixa umidade do ar
- Conhecimento inadequado dos fatores modificáveis
- Deficiência de vitamina A não abordada
- Deficiência de ácidos graxos ômega-3
- Excesso de vento
- Exposição a agentes biológicos
- Exposição a agentes físicos
- Exposição a produtos químicos
- Exposição do globo ocular
- Uso inadequado de equipamento de proteção individual
- Uso inapropriado de lentes de contato

Populações em risco

- Indivíduos com ressecamento ocular
- Indivíduos em unidades de terapia intensiva
- Indivíduos que vivem em altitudes elevadas
- Indivíduos vivenciando hospitalização prolongada
- Usuário de lentes de contato

Condições associadas

- Diabetes mellitus
- Doença do enxerto contra o hospedeiro
- Edema periorbital
- Frequência diminuída de piscada
- Herpes simples
- Lagoftalmo
- Lesão cerebral grave
- Lúpus eritematoso sistêmico
- Miastenia gravis
- Oxigenoterapia
- Preparações farmacêuticas
- Quemose
- Respiração artificial
- Traqueostomia

Literatura de apoio original disponível em https://paginas.grupoa.com.br/nanda-i-2024-2026/referencias.pdf.

Classe 2 • Lesão física

Código do diagnóstico 00219

Risco de ressecamento ocular

Aprovado em 2010 • Revisado em 2013, 2017, 2020, 2023 • Nível de evidência 3.2

Foco primário: Integridade física
Foco secundário: Trauma tissular
Sujeito do cuidado: Indivíduo
Julgamento: Prejudicado
Local anatômico: Sistema nervoso sensorial
Limite inferior de idade: —
Limite superior de idade: —
Curso clínico: —
Categoria do diagnóstico: Potencial para deteriorar
Restrição situacional: —

Definição

Suscetibilidade a filme lacrimal persistentemente instável e/ou deficiente, causando desconforto e/ou prejuízo visual.

Fatores de risco

- Baixa umidade do ar
- Conhecimento inadequado dos fatores modificáveis
- Consumo de cafeína
- Deficiência de vitamina A não abordada
- Deficiência de ácidos graxos ômega-3
- Desatenção ao tabagismo passivo
- Excesso de vento
- Exposição prolongada ao ar-condicionado
- Exposição prolongada à luz solar
- Frequência diminuída de piscada
- Ingestão de líquidos inadequada
- Poluição do ar
- Tempo excessivo de tela
- Uso de produtos com conservantes à base de cloreto de benzalcônio
- Uso de tabaco
- Uso inapropriado de lentes de contato
- Uso inapropriado de secador de cabelo
- Uso inapropriado de ventiladores

Populações em risco

- Idosos
- Indivíduos que usam telas eletrônicas
- Indivíduos vivenciando internação prolongada em unidade de terapia intensiva
- Mulheres cisgênero
- Usuário de lentes de contato

Condições associadas

- Alergias
- Alteração hormonal
- Bloqueio neuromuscular
- Disfunção da glândula meibomiana
- Doenças autoimunes
- Doenças metabólicas
- Fechamento incompleto das pálpebras
- Lesão neurológica com perda de reflexo motor
- Lesão neurológica com perda de reflexo sensorial
- Leucocitose
- Nível de consciência diminuído
- Oxigenoterapia

- Preparações farmacêuticas
- Procedimentos cirúrgicos
- Proptose
- Quimioterapia
- Radioterapia
- Respiração artificial
- Volume lacrimal diminuído

Literatura de apoio original disponível em https://paginas.grupoa.com.br/nanda-i-2024-2026/referencias.pdf.

11. Segurança/proteção

Classe 2 • Lesão física

Código do diagnóstico 00087

Risco de lesão por posicionamento perioperatório

Aprovado em 1994 • Revisado em 2006, 2013, 2017, 2020, 2023 • Nível de evidência 2.1

Foco primário: Integridade física
Foco secundário: Trauma tissular
Sujeito do cuidado: Indivíduo
Julgamento: Prejudicado
Local anatômico: Sistema tegumentar

Limite inferior de idade: —
Limite superior de idade: —
Curso clínico: —
Categoria do diagnóstico: Potencial para deteriorar
Restrição situacional: Período perioperatório

Definição

Suscetibilidade a danos corporais inadvertidos devido à postura ou ao equipamento de posicionamento necessários durante um procedimento invasivo e/ ou cirúrgico.

Fatores de risco

- Acesso inadequado a equipamentos apropriados
- Acesso inadequado a superfícies de apoio apropriadas
- Disponibilidade inadequada de equipamento para indivíduos com obesidade
- Fatores identificados por um instrumento de avaliação padronizado e validado
- Posicionamento inapropriado prolongado dos membros
- Superfície de apoio rígida
- Volume de líquidos inadequado

Populações em risco

- Indivíduos com excesso de peso para a idade e o sexo
- Indivíduos com força muscular diminuída
- Indivíduos desnutridos
- Indivíduos em extremos de idade
- Indivíduos em posição de litotomia
- Indivíduos em posição de Trendelenburg
- Indivíduos em posição lateral
- Indivíduos em posição prona

Condições associadas

- Anestesia geral
- Diabetes mellitus
- Doenças vasculares
- Edema
- Emaciação
- Imobilização
- Neuropatia
- Perturbações sensoriais/perceptivas decorrentes de anestesia
- Procedimento cirúrgico > 1 hora

Literatura de apoio original disponível em https://paginas.grupoa.com.br/nanda-i-2024-2026/referencias.pdf.

Classe 2 • Lesão física — Código do diagnóstico 00287

Lesão por pressão neonatal

Aprovado em 2020 • Revisado em 2023 • Nível de evidência 3.4

Foco primário: Integridade física
Foco secundário: Trauma tissular
Sujeito do cuidado: Indivíduo
Julgamento: Prejudicado
Local anatômico: Sistema tegumentar
Limite inferior de idade: 1 dia
Limite superior de idade: 28 dias
Curso clínico: —
Categoria do diagnóstico: Com foco no problema
Restrição situacional: —

Definição

Dano localizado na pele e/ou no tecido subjacente de um indivíduo com até 28 dias de idade, como resultado de pressão ou pressão em combinação com cisalhamento.*

Características definidoras

- Área arroxeada em pele intacta e descorada
- Área marrom em pele intacta e descorada
- Bolha preenchida de sangue
- Calor localizado em comparação ao tecido adjacente
- Eritema
- Perda de espessura parcial da derme
- Perda total da espessura do tecido
- Perda total da espessura do tecido com exposição de tendão
- Perda total da espessura do tecido com exposição muscular
- Perda total da espessura do tecido com exposição óssea
- Úlcera coberta por escara
- Úlcera coberta por tecido necrótico
- Ulceração cutânea

Fatores relacionados

Fatores externos

- Acesso inadequado a equipamentos apropriados
- Acesso inadequado a serviços de saúde apropriados
- Acesso inadequado a suprimentos apropriados
- Atrito em superfície
- Carga mecânica contínua
- Conhecimento inadequado do cuidador sobre as estratégias de prevenção de lesão por pressão
- Conhecimento inadequado do cuidador sobre o uso apropriado de materiais adesivos
- Conhecimento inadequado do cuidador sobre os fatores modificáveis
- Conhecimento inadequado do cuidador sobre os métodos apropriados para estabilização de dispositivos
- Forças de cisalhamento
- Magnitude aumentada da carga mecânica
- Microclima alterado entre a pele e a superfície de suporte
- Nível inapropriado de umidade da pele
- Pressão sobre proeminência óssea
- Uso de lençóis com propriedades de absorção e eliminação da umidade insuficientes

Fatores internos

- Circulação prejudicada
- Desequilíbrio hidreletrolítico
- Hipertermia
- Mobilidade física prejudicada
- Pele ressecada
- Volume de líquidos inadequado

Outros fatores

- Fatores identificados por um instrumento de avaliação padronizado e validado

Populações em risco

- Lactentes com baixo peso ao nascer
- Neonatos com idade gestacional < 32 semanas
- Neonatos em unidades de terapia intensiva
- Neonatos vivenciando internação prolongada em unidade de terapia intensiva

Condições associadas

- Anemia
- Comorbidade significativa
- Deficiências nutricionais relacionadas a prematuridade
- Dispositivos médicos
- Duração prolongada de procedimento cirúrgico
- Edema
- Estrato córneo imaturo
- Imobilização
- Integridade da pele imatura
- Nível diminuído de albumina sérica
- Oxigenação tecidual diminuída
- Perfusão tecidual diminuída
- Preparações farmacêuticas
- Procedimentos cirúrgicos
- Sepse
- Textura da pele imatura

*European Pressure Ulcer Advisory Panel, 2019.

Literatura de apoio original disponível em https://paginas.grupoa.com.br/nanda-i-2024-2026/referencias.pdf.

Classe 2 • Lesão física

Código do diagnóstico 00288

Risco de lesão por pressão neonatal

Aprovado em 2020 • Revisado em 2023 • Nível de evidência 3.4

Foco primário: Integridade física
Foco secundário: Trauma tissular
Sujeito do cuidado: Indivíduo
Julgamento: Prejudicado
Local anatômico: Sistema tegumentar

Limite inferior de idade: 1 dia
Limite superior de idade: 28 dias
Curso clínico: —
Categoria do diagnóstico: Potencial para deteriorar
Restrição situacional: —

Definição

Suscetibilidade a dano localizado na pele e/ou no tecido subjacente de um indivíduo com até 28 dias de idade, como resultado de pressão ou pressão em combinação com cisalhamento.*

Fatores de risco

Fatores externos

- Acesso inadequado a equipamentos apropriados
- Acesso inadequado a serviços de saúde apropriados
- Acesso inadequado a suprimentos apropriados
- Atrito em superfície
- Carga mecânica contínua
- Conhecimento inadequado do cuidador sobre as estratégias de prevenção de lesão por pressão
- Conhecimento inadequado do cuidador sobre o uso apropriado de materiais adesivos
- Conhecimento inadequado do cuidador sobre os fatores modificáveis
- Conhecimento inadequado do cuidador sobre os métodos apropriados para estabilização de dispositivos
- Forças de cisalhamento
- Magnitude aumentada da carga mecânica
- Microclima alterado entre a pele e a superfície de suporte
- Nível inapropriado de umidade da pele
- Pressão sobre proeminência óssea
- Uso de lençóis com propriedades de absorção e eliminação da umidade insuficientes

Fatores internos

- Circulação prejudicada
- Desequilíbrio hidreletrolítico
- Hipertermia
- Mobilidade física prejudicada
- Pele ressecada
- Volume de líquidos inadequado

Outros fatores

- Fatores identificados por um instrumento de avaliação padronizado e validado

Populações em risco

- Lactentes com baixo peso ao nascer
- Neonatos com idade gestacional < 32 semanas
- Neonatos em unidades de terapia intensiva
- Neonatos vivenciando internação prolongada em unidade de terapia intensiva

Condições associadas

- Anemia
- Comorbidade significativa
- Deficiências nutricionais relacionadas a prematuridade
- Dispositivos médicos
- Duração prolongada de procedimento cirúrgico
- Edema
- Estrato córneo imaturo
- Imobilização
- Integridade da pele imatura
- Nível diminuído de albumina sérica
- Oxigenação tecidual diminuída
- Perfusão tecidual diminuída
- Preparações farmacêuticas
- Procedimentos cirúrgicos
- Sepse
- Textura da pele imatura

*European Pressure Ulcer Advisory Panel, 2019.

Literatura de apoio original disponível em https://paginas.grupoa.com.br/nanda-i-2024-2026/referencias.pdf.

Domínio 11 • Segurança/proteção

Classe 2 • Lesão física | Código do diagnóstico 00313

Lesão por pressão na criança

Aprovado em 2020 • Revisado em 2023 • Nível de evidência 3.4

Foco primário: Integridade física
Foco secundário: Trauma tissular
Sujeito do cuidado: Indivíduo
Julgamento: Prejudicado
Local anatômico: Sistema tegumentar
Limite inferior de idade: 29 dias
Limite superior de idade: 18 anos
Curso clínico: —
Categoria do diagnóstico: Com foco no problema
Restrição situacional: —

Definição

Dano localizado na pele e/ou no tecido subjacente de um indivíduo com 29 dias a $\leq$ 18 anos de idade como resultado de pressão ou pressão em combinação com cisalhamento.*

Características definidoras

- Área arroxeada em pele intacta e descorada
- Bolha preenchida de sangue
- Calor localizado em comparação ao tecido adjacente
- Dor em pontos de pressão
- Eritema
- Perda de espessura parcial da derme
- Perda total da espessura do tecido
- Perda total da espessura do tecido com exposição de tendão
- Perda total da espessura do tecido com exposição muscular
- Perda total da espessura do tecido com exposição óssea
- Úlcera coberta por escara
- Úlcera coberta por tecido necrótico

Fatores relacionados

Fatores externos

- Acesso inadequado a equipamentos apropriados
- Acesso inadequado a equipamentos para crianças com sobrepeso
- Acesso inadequado a serviços de saúde apropriados
- Acesso inadequado a suprimentos apropriados
- Atrito em superfície
- Carga mecânica contínua
- Conhecimento inadequado do cuidador sobre as estratégias de prevenção de lesão por pressão
- Conhecimento inadequado do cuidador sobre o uso apropriado de materiais adesivos
- Conhecimento inadequado do cuidador sobre os fatores modificáveis
- Conhecimento inadequado do cuidador sobre os métodos apropriados para estabilização de dispositivos
- Dificuldade do cuidador em levantar o paciente do leito completamente
- Forças de cisalhamento
- Magnitude aumentada da carga mecânica
- Microclima alterado entre a pele e a superfície de suporte
- Nível inapropriado de umidade da pele
- Pressão sobre proeminência óssea
- Uso de lençóis com propriedades de absorção e eliminação da umidade insuficientes

Fatores internos

- Adesão inadequada a plano de prevenção de lesão por pressão
- Adesão inadequada a regime terapêutico para incontinência
- Atividade física diminuída
- Conhecimento inadequado dos métodos apropriados para estabilização de dispositivos
- Conhecimento inadequado sobre o uso apropriado de materiais adesivos
- Desequilíbrio hidreletrolítico
- Desnutrição proteico-calórica
- Dificuldade em auxiliar o cuidador com a própria movimentação
- Dificuldade em manter a posição na cadeira
- Dificuldade em manter a posição no leito
- Hipertermia
- Mobilidade física prejudicada
- Pele ressecada
- Volume de líquidos inadequado

Outros fatores

- Fatores identificados por um instrumento de avaliação padronizado e validado

Populações em risco

- Crianças com grande perímetro cefálico
- Crianças com grande área de superfície cutânea
- Crianças com problemas de crescimento
- Crianças com problemas de desenvolvimento
- Crianças com índice de massa corporal abaixo dos parâmetros normais para idade e sexo
- Crianças com índice de massa corporal acima dos parâmetros normais para idade e sexo
- Crianças em ambientes de cuidados paliativos
- Crianças em ambientes de reabilitação
- Crianças em instituições de cuidados de longo prazo
- Crianças em trânsito para ou entre ambientes de cuidados clínicos
- Crianças em unidades de terapia intensiva
- Crianças recebendo cuidados domiciliares

Condições associadas

- Anemia
- Circulação prejudicada
- Deficiência intelectual
- Diabetes mellitus
- Dispositivos médicos
- Doenças cardiovasculares
- Duração prolongada de procedimento cirúrgico
- Edema
- Estrutura cutânea alterada
- Imobilização
- Instabilidade hemodinâmica
- Lesões da medula espinal
- Nível de consciência diminuído
- Nível diminuído de albumina sérica
- Oxigenação tecidual diminuída
- Perfusão tecidual diminuída
- pH cutâneo alcalino
- Preparações farmacêuticas
- Procedimentos invasivos frequentes
- Proteína C-reativa elevada
- Transtornos sensoriais
- Trauma físico

*European Pressure Ulcer Advisory Panel, 2019.

Literatura de apoio original disponível em https://paginas.grupoa.com.br/nanda-i-2024-2026/referencias.pdf.

Classe 2 • Lesão física Código do diagnóstico 00286

Risco de lesão por pressão na criança

Aprovado em 2020 • Revisado em 2023 • Nível de evidência 3.4

Foco primário: Integridade física
Foco secundário: Trauma tissular
Sujeito do cuidado: Indivíduo
Julgamento: Prejudicado
Local anatômico: Sistema tegumentar
Limite inferior de idade: 29 dias
Limite superior de idade: 18 anos
Curso clínico: —
Categoria do diagnóstico: Potencial para deteriorar
Restrição situacional: —

Definição

Suscetibilidade a dano localizado na pele e/ou no tecido subjacente de um indivíduo com 29 dias a ≤ 18 anos de idade, como resultado de pressão ou pressão em combinação com cisalhamento.*

Fatores de risco

Fatores externos

- Microclima alterado entre a pele e a superfície de suporte
- Dificuldade do cuidador em levantar o paciente do leito completamente
- Acesso inadequado a equipamentos apropriados
- Acesso inadequado a serviços de saúde apropriados
- Acesso inadequado a suprimentos apropriados
- Acesso inadequado a equipamentos para crianças com sobrepeso
- Conhecimento inadequado do cuidador sobre os métodos apropriados para estabilização de dispositivos
- Conhecimento inadequado do cuidador sobre o uso apropriado de materiais adesivos
- Conhecimento inadequado do cuidador sobre os fatores modificáveis
- Conhecimento inadequado do cuidador sobre as estratégias de prevenção de lesão por pressão
- Nível inapropriado de umidade da pele
- Magnitude aumentada da carga mecânica
- Pressão sobre proeminência óssea
- Forças de cisalhamento
- Atrito em superfície
- Carga mecânica contínua
- Uso de lençóis com propriedades de absorção e eliminação da umidade insuficientes

Fatores internos

- Adesão inadequada a plano de prevenção de lesão por pressão
- Adesão inadequada a regime terapêutico para incontinência
- Atividade física diminuída
- Conhecimento inadequado dos métodos apropriados para estabilização de dispositivos
- Conhecimento inadequado sobre o uso apropriado de materiais adesivos
- Desequilíbrio hidreletrolítico
- Desnutrição proteico-calórica
- Dificuldade em auxiliar o cuidador com a própria movimentação
- Dificuldade em manter a posição na cadeira

- Dificuldade em manter a posição no leito
- Hipertermia
- Mobilidade física prejudicada
- Pele ressecada
- Volume de líquidos inadequado

Outros fatores

- Fatores identificados por um instrumento de avaliação padronizado e validado

Populações em risco

- Crianças com grande perímetro cefálico
- Crianças com grande área de superfície cutânea
- Crianças com problemas de crescimento
- Crianças com problemas de desenvolvimento
- Crianças com índice de massa corporal abaixo dos parâmetros normais para idade e sexo
- Crianças com índice de massa corporal acima dos parâmetros normais para idade e sexo
- Crianças em ambientes de cuidados paliativos
- Crianças em ambientes de reabilitação
- Crianças em instituições de cuidados de longo prazo
- Crianças em trânsito para ou entre ambientes de cuidados clínicos
- Crianças em unidades de terapia intensiva
- Crianças recebendo cuidados domiciliares

Condições associadas

- Anemia
- Circulação prejudicada
- Deficiência intelectual
- Diabetes mellitus
- Dispositivos médicos
- Doenças cardiovasculares
- Duração prolongada de procedimento cirúrgico
- Edema
- Estrutura cutânea alterada
- Imobilização
- Instabilidade hemodinâmica
- Lesões da medula espinal
- Nível de consciência diminuído
- Nível diminuído de albumina sérica
- Oxigenação tecidual diminuída
- Perfusão tecidual diminuída
- pH cutâneo alcalino
- Preparações farmacêuticas
- Procedimentos invasivos frequentes
- Proteína C-reativa elevada
- Transtornos sensoriais
- Trauma físico

*European Pressure Ulcer Advisory Panel, 2019.

Literatura de apoio original disponível em https://paginas.grupoa.com.br/nanda-i-2024-2026/referencias.pdf.

Classe 2 • Lesão física

Código do diagnóstico 00312

Lesão por pressão no adulto

Aprovado em 2020 • Revisado em 2023 • Nível de evidência 3.4

Foco primário: Integridade física
Foco secundário: Trauma tissular
Sujeito do cuidado: Indivíduo
Julgamento: Prejudicado
Local anatômico: Sistema tegumentar
Limite inferior de idade: 19 anos
Limite superior de idade: —
Curso clínico: —
Categoria do diagnóstico: Com foco no problema
Restrição situacional: —

Definição

Dano localizado na pele e/ou no tecido subjacente de um indivíduo com > 18 anos de idade, como resultado de pressão ou pressão em combinação com cisalhamento.*

Características definidoras

- Área arroxeada em pele intacta e descorada
- Bolha preenchida de sangue
- Calor localizado em comparação ao tecido adjacente
- Dor em pontos de pressão
- Eritema
- Perda de espessura parcial da derme
- Perda total da espessura do tecido
- Perda total da espessura do tecido com exposição de tendão
- Perda total da espessura do tecido com exposição muscular
- Perda total da espessura do tecido com exposição óssea
- Úlcera coberta por escara
- Úlcera coberta por tecido necrótico

Fatores relacionados

Fatores externos

- Acesso inadequado a equipamentos apropriados
- Acesso inadequado a serviços de saúde apropriados
- Atrito em superfície
- Carga mecânica contínua
- Conhecimento inadequado do cuidador sobre as estratégias de prevenção de lesão por pressão
- Disponibilidade inadequada de equipamento para indivíduos com obesidade
- Forças de cisalhamento
- Magnitude aumentada da carga mecânica
- Microclima alterado entre a pele e a superfície de suporte
- Nível inapropriado de umidade da pele
- Pressão sobre proeminência óssea
- Uso de lençóis com propriedades de absorção e eliminação da umidade insuficientes

Fatores internos

- Abuso de substâncias
- Adesão inadequada a plano de prevenção de lesão por pressão
- Adesão inadequada a regime terapêutico para incontinência
- Atividade física diminuída

- Conhecimento inadequado sobre as estratégias de prevenção de lesão por pressão
- Desnutrição proteico-calórica
- Hipertermia
- Mobilidade física prejudicada
- Pele ressecada
- Uso de tabaco
- Volume de líquidos inadequado

Outros fatores

- Fatores identificados por um instrumento de avaliação padronizado e validado

Populações em risco

- Idosos
- Indivíduos com deficiência física
- Indivíduos com escore de classificação do estado físico da American Society of Anesthesiologists (ASA) ≥ 3
- Indivíduos com história de lesão por pressão
- Indivíduos com índice de massa corporal abaixo dos parâmetros normais para idade e sexo
- Indivíduos com índice de massa corporal acima dos parâmetros normais para idade e sexo
- Indivíduos em ambientes de cuidados paliativos
- Indivíduos em ambientes de reabilitação
- Indivíduos em instituições de cuidados a idosos
- Indivíduos em trânsito para ou entre ambientes de cuidados clínicos
- Indivíduos em unidades de terapia intensiva
- Indivíduos recebendo cuidados domiciliares

Condições associadas

- Anemia
- Circulação prejudicada
- Deficiência intelectual
- Diabetes mellitus
- Dispositivos médicos
- Doença crítica
- Doenças cardiovasculares
- Doenças do sistema nervoso central
- Doenças neurológicas crônicas
- Duração prolongada de procedimento cirúrgico
- Edema
- Fratura de quadril
- Imobilização
- Instabilidade hemodinâmica
- Lesões da medula espinal
- Neuropatia periférica
- Nível diminuído de albumina sérica
- Oxigenação tecidual diminuída
- Perfusão tecidual diminuída
- Preparações farmacêuticas
- Proteína C-reativa elevada
- Transtornos sensoriais
- Trauma físico

*European Pressure Ulcer Advisory Panel, 2019.

Literatura de apoio original disponível em https://paginas.grupoa.com.br/nanda-i-2024-2026/referencias.pdf.

Domínio 11 • Segurança/proteção

Classe 2 • Lesão física   Código do diagnóstico 00304

Risco de lesão por pressão no adulto

Aprovado em 2020 • Revisado em 2023 • Nível de evidência 3.4

Foco primário: Integridade física
Foco secundário: Trauma tissular
Sujeito do cuidado: Indivíduo
Julgamento: Prejudicado
Local anatômico: Sistema tegumentar

Limite inferior de idade: 19 anos
Limite superior de idade: —
Curso clínico: —
Categoria do diagnóstico: Potencial para deteriorar
Restrição situacional: —

Definição

Suscetibilidade de um indivíduo > 18 anos a dano localizado na pele e/ou no tecido subjacente, como resultado de pressão ou pressão em combinação com cisalhamento.*

Fatores de risco

Fatores externos

- Acesso inadequado a equipamentos apropriados
- Acesso inadequado a serviços de saúde apropriados
- Atrito em superfície
- Carga mecânica contínua
- Conhecimento inadequado do cuidador sobre as estratégias de prevenção de lesão por pressão
- Disponibilidade inadequada de equipamento para indivíduos com obesidade
- Forças de cisalhamento
- Magnitude aumentada da carga mecânica
- Microclima alterado entre a pele e a superfície de suporte
- Nível inapropriado de umidade da pele
- Pressão sobre proeminência óssea
- Uso de lençóis com propriedades de absorção e eliminação da umidade insuficientes

Fatores internos

- Abuso de substâncias
- Adesão inadequada a plano de prevenção de lesão por pressão
- Adesão inadequada a regime terapêutico para incontinência
- Atividade física diminuída
- Conhecimento inadequado sobre as estratégias de prevenção de lesão por pressão
- Desnutrição proteico-calórica
- Hipertermia
- Mobilidade física prejudicada
- Pele ressecada
- Uso de tabaco
- Volume de líquidos inadequado

Outros fatores

- Fatores identificados por um instrumento de avaliação padronizado e validado

Populações em risco

- Idosos
- Indivíduos com deficiência física
- Indivíduos com escore de classificação do estado físico da American Society of Anesthesiologists (ASA) ≥ 3
- Indivíduos com história de lesão por pressão
- Indivíduos com índice de massa corporal abaixo dos parâmetros normais para idade e sexo
- Indivíduos com índice de massa corporal acima dos parâmetros normais para idade e sexo
- Indivíduos em ambientes de cuidados paliativos
- Indivíduos em ambientes de reabilitação
- Indivíduos em instituições de cuidados a idosos
- Indivíduos em trânsito para ou entre ambientes de cuidados clínicos
- Indivíduos em unidades de terapia intensiva
- Indivíduos recebendo cuidados domiciliares

Condições associadas

- Anemia
- Circulação prejudicada
- Deficiência intelectual
- Diabetes mellitus
- Dispositivos médicos
- Doença crítica
- Doenças cardiovasculares
- Doenças do sistema nervoso central
- Doenças neurológicas crônicas
- Duração prolongada de procedimento cirúrgico
- Edema
- Fratura de quadril
- Imobilização
- Instabilidade hemodinâmica
- Lesões da medula espinal
- Neuropatia periférica
- Nível diminuído de albumina sérica
- Oxigenação tecidual diminuída
- Perfusão tecidual diminuída
- Preparações farmacêuticas
- Proteína C-reativa elevada
- Transtornos sensoriais
- Trauma físico

*European Pressure Ulcer Advisory Panel, 2019.

Literatura de apoio original disponível em https://paginas.grupoa.com.br/nanda-i-2024-2026/referencias.pdf.

Classe 2 • Lesão física Código do diagnóstico 00250

Risco de lesão do trato urinário

Aprovado em 2013 • Revisado em 2017, 2020, 2023 • Nível de evidência 2.1

Foco primário: Integridade física
Foco secundário: Trauma tissular
Sujeito do cuidado: Indivíduo
Julgamento: Prejudicado
Local anatômico: Sistema geniturinário
Limite inferior de idade: —
Limite superior de idade: —
Curso clínico: —
Categoria do diagnóstico: Potencial para deteriorar
Restrição situacional: —

Definição

Suscetibilidade a dano inadvertido às estruturas geniturinárias inferiores.

Fatores de risco

- Autogestão ineficaz do sobrepeso
- Confusão
- Conhecimento inadequado do cuidador sobre os cuidados com o cateter urinário
- Conhecimento inadequado sobre os cuidados com o cateter urinário

Populações em risco

- Indivíduos em extremos de idade
- Indivíduos que estão passando pelo parto

Condições associadas

- Alergia ao látex
- Balão de retenção inflado a $\geq$ 30 mL
- Cateterização urinária
- Cateterizações repetidas
- Condição que prejudica a habilidade de fixar o cateter
- Dissinergia do esfincter detrusor
- Hiperplasia prostática
- Lesão medular
- Transtornos neurocognitivos
- Trauma contuso
- Uso prolongado de cateter urinário
- Variação anatômica em órgãos pélvicos

Literatura de apoio original disponível em https://paginas.grupoa.com.br/nanda-i-2024-2026/referencias.pdf.

Classe 2 • Lesão física

Código do diagnóstico 00044

Integridade tissular prejudicada

Aprovado em 1986 • Revisado em 1998, 2013, 2017, 2020, 2023 • Nível de evidência 3.2

Foco primário: Integridade física
Foco secundário: Trauma tissular
Sujeito do cuidado: Indivíduo
Julgamento: Prejudicado
Local anatômico: Sistema tegumentar

Limite inferior de idade: —
Limite superior de idade: —
Curso clínico: —
Categoria do diagnóstico: Com foco no problema
Restrição situacional: —

Definição

Dano em mucosa, córnea, sistema tegumentar, fáscia muscular, músculo, tendão, vasos sanguíneos, tecido linfático, osso, cartilagem, cápsula articular e/ou ligamento.

Características definidoras

- Abscesso
- Amplitude de movimentos diminuída
- Área localizada quente ao toque
- Cor da pele alterada
- Crescimento anormal de tecidos
- Deformidade localizada
- Dificuldade em suportar peso
- Dor aguda
- Dormência localizada
- Equilíbrio inadequado
- Eritema persistente
- Espasmo muscular
- Exposição de tecido abaixo da epiderme
- Exsudato excessivo
- Fraqueza muscular
- Hematoma
- Inchaço localizado
- Integridade da pele prejudicada
- Lesão por pressão
- Perda de pelo/cabelo localizada
- Ressecamento ocular
- Rigidez
- Sangramento
- Sensação de formigamento
- Tecido não viável

Fatores relacionados

Fatores externos

- Atrito em superfície
- Conhecimento inadequado do cuidador sobre a manutenção da integridade tissular
- Conhecimento inadequado do cuidador sobre a proteção da integridade tissular
- Excreções
- Exposição a extremos de temperatura ambiental
- Forças de cisalhamento
- Pressão sobre proeminência óssea
- Secreções
- Uso de lençóis com propriedades de absorção e eliminação da umidade insuficientes
- Uso inapropriado de agente químico

Fatores internos

- Abuso de substâncias
- Adesão inadequada a regime terapêutico para incontinência
- Agitação psicomotora
- Atividade física diminuída
- Autogestão ineficaz do sobrepeso
- Baixo peso para a idade e o sexo
- Conhecimento inadequado sobre a manutenção da integridade tissular
- Conhecimento inadequado sobre a restauração da integridade tissular
- Cuidado inadequado de ostomia
- Desequilíbrio de líquidos
- Desnutrição
- Equilíbrio postural prejudicado
- Fator psicogênico
- Frequência diminuída de piscada
- Manejo inadequado da glicemia sanguínea
- Mobilidade física prejudicada
- Uso de tabaco
- Violência direcionada a si mesmo

Populações em risco

- Indivíduos com história de fratura óssea
- Indivíduos com história familiar de fratura óssea
- Indivíduos em extremos de idade
- Indivíduos em unidades de terapia intensiva
- Indivíduos expostos a temperaturas ambientais extremas
- Indivíduos expostos à rede elétrica de alta voltagem
- Indivíduos no período perioperatório
- Indivíduos participando de esportes de contato
- Indivíduos participando de esportes de inverno
- Indivíduos sem moradia

Condições associadas

- Anemia
- Dispositivos médicos
- Distúrbios de neurodesenvolvimento
- Doença crítica
- Doenças cardiovasculares
- Doenças metabólicas
- Doenças no sistema nervoso
- Imobilização
- Infecção por *Clostridium difficile*
- Instabilidade hemodinâmica
- Nível de consciência diminuído
- Nível diminuído de albumina sérica
- Oxigenação tecidual diminuída
- Perfusão tecidual diminuída
- Preparações farmacêuticas
- Procedimentos cirúrgicos

Literatura de apoio original disponível em https://paginas.grupoa.com.br/nanda-i-2024-2026/referencias.pdf.

Classe 2 • Lesão física

Código do diagnóstico 00248

Risco de integridade tissular prejudicada

Aprovado em 2013 • Revisado em 2017, 2020, 2023 • Nível de evidência 3.2

Foco primário: Integridade física
Foco secundário: Trauma tissular
Sujeito do cuidado: Indivíduo
Julgamento: Prejudicado
Local anatômico: Sistema tegumentar
Limite inferior de idade: —
Limite superior de idade: —
Curso clínico: —
Categoria do diagnóstico: Potencial para deteriorar
Restrição situacional: —

Definição

Suscetibilidade a dano em mucosa, córnea, sistema tegumentar, fáscia muscular, músculo, tendão, vasos sanguíneos, tecido linfático, osso, cartilagem, cápsula articular e/ou ligamento.

Fatores de risco

Fatores externos

- Atrito em superfície
- Conhecimento inadequado do cuidador sobre a manutenção da integridade tissular
- Conhecimento inadequado do cuidador sobre a proteção da integridade tissular
- Excreções
- Exposição a extremos de temperatura ambiental
- Forças de cisalhamento
- Pressão sobre proeminência óssea
- Secreções
- Uso de lençóis com propriedades de absorção e eliminação da umidade insuficientes
- Uso inapropriado de agente químico

Fatores internos

- Abuso de substâncias
- Adesão inadequada a regime terapêutico para incontinência
- Agitação psicomotora
- Atividade física diminuída
- Autogestão ineficaz do sobrepeso
- Baixo peso para a idade e o sexo
- Conhecimento inadequado sobre a manutenção da integridade tissular
- Conhecimento inadequado sobre a restauração da integridade tissular
- Cuidado inadequado de ostomia
- Desequilíbrio de líquidos
- Desnutrição
- Equilíbrio postural prejudicado
- Fator psicogênico
- Frequência diminuída de piscada
- Manejo inadequado da glicemia sanguínea
- Mobilidade física prejudicada
- Uso de tabaco
- Violência direcionada a si mesmo

Populações em risco

- Indivíduos com história de fratura óssea
- Indivíduos com história familiar de fratura óssea
- Indivíduos em extremos de idade
- Indivíduos em unidades de terapia intensiva

- Indivíduos expostos a temperaturas ambientais extremas
- Indivíduos expostos à rede elétrica de alta voltagem
- Indivíduos no período perioperatório
- Indivíduos participando de esportes de contato
- Indivíduos participando de esportes de inverno
- Indivíduos sem moradia

Condições associadas

- Anemia
- Dispositivos médicos
- Distúrbios de neurodesenvolvimento
- Doença crítica
- Doenças cardiovasculares
- Doenças metabólicas
- Doenças no sistema nervoso
- Imobilização
- Infecção por *Clostridium difficile*
- Instabilidade hemodinâmica
- Nível de consciência diminuído
- Nível diminuído de albumina sérica
- Oxigenação tecidual diminuída
- Perfusão tecidual diminuída
- Preparações farmacêuticas
- Procedimentos cirúrgicos

Literatura de apoio original disponível em https://paginas.grupoa.com.br/nanda-i-2024-2026/referencias.pdf.

11. Segurança/proteção

Classe 2 • Lesão física

Código do diagnóstico 00046

Integridade da pele prejudicada

Aprovado em 1975 • Revisado em 1998, 2017, 2020, 2023 • Nível de evidência 3.2

Foco primário: Integridade física
Foco secundário: Trauma tissular
Sujeito do cuidado: Indivíduo
Julgamento: Prejudicado
Local anatômico: Sistema tegumentar

Limite inferior de idade: —
Limite superior de idade: —
Curso clínico: —
Categoria do diagnóstico: Com foco no problema
Restrição situacional: —

Definição

Dano à epiderme e/ou à derme.

Características definidoras

- Abscesso
- Área localizada quente ao toque
- Bolha
- Cor da pele alterada
- Descamação
- Dor aguda
- Escoriação
- Hematoma
- Hiperceratose
- Material estranho perfurando a pele
- Pele com abrasão
- Pele macerada
- Pele ressecada
- Prurido
- Sangramento
- Superfície cutânea rompida
- Turgor alterado
- Ulceração

Fatores relacionados

Fatores externos

- Atrito em superfície
- Conhecimento inadequado do cuidador sobre a manutenção da integridade tissular
- Conhecimento inadequado do cuidador sobre a proteção da integridade tissular
- Conhecimento inadequado do cuidador sobre o uso apropriado de materiais adesivos
- Excreções
- Exposição a extremos de temperatura ambiental
- Forças de cisalhamento
- Nível inapropriado de umidade da pele
- Pressão sobre proeminência óssea
- Secreções
- Uso de lençóis com propriedades de absorção e eliminação da umidade insuficientes
- Uso inapropriado de agente químico

Fatores internos

- Abuso de substâncias
- Adesão inadequada a regime terapêutico para incontinência
- Agitação psicomotora
- Alergia a adesivos não abordada
- Atividade física diminuída
- Autogestão ineficaz do sobrepeso
- Baixo peso para a idade e o sexo
- Conhecimento inadequado sobre a manutenção da integridade tissular
- Conhecimento inadequado sobre a proteção da integridade tissular

- Conhecimento inadequado sobre o uso apropriado de materiais adesivos
- Desequilíbrio hidreletrolítico
- Desnutrição
- Edema
- Fator psicogênico
- Mobilidade física prejudicada
- Uso de tabaco
- Violência direcionada a si mesmo

Populações em risco

- Indivíduos em ambientes de cuidados paliativos
- Indivíduos em extremos de idade
- Indivíduos em instituições de cuidados de longo prazo
- Indivíduos em unidades de terapia intensiva
- Indivíduos no período perioperatório
- Indivíduos recebendo cuidados domiciliares

Condições associadas

- Alteração hormonal
- Anemia
- Diabetes mellitus
- Dispositivos médicos
- Distúrbio neurológico
- Doença crítica
- Doenças cardiovasculares
- Feridas e lesões
- Imobilização
- Imunodeficiência
- Infecções
- Metabolismo prejudicado
- Neoplasias
- Neuropatia periférica
- Nível de consciência diminuído
- Oxigenação tecidual diminuída
- Perfusão tecidual diminuída
- Pigmentação alterada
- Preparações farmacêuticas
- Transtornos sensoriais

Literatura de apoio original disponível em https://paginas.grupoa.com.br/nanda-i-2024-2026/referencias.pdf.

Classe 2 • Lesão física · Código do diagnóstico 00047

Risco de integridade da pele prejudicada

Aprovado em 1975 • Revisado em 1998, 2010, 2013, 2017, 2020, 2023 • Nível de evidência 3.2

Foco primário: Integridade física
Foco secundário: Trauma tissular
Sujeito do cuidado: Indivíduo
Julgamento: Prejudicado
Local anatômico: Sistema tegumentar

Limite inferior de idade: —
Limite superior de idade: —
Curso clínico: —
Categoria do diagnóstico: Potencial para deteriorar
Restrição situacional: —

Definição

Suscetibilidade a dano à epiderme e/ou à derme.

Fatores de risco

Fatores externos

- Atrito em superfície
- Conhecimento inadequado do cuidador sobre a manutenção da integridade tissular
- Conhecimento inadequado do cuidador sobre a proteção da integridade tissular
- Conhecimento inadequado do cuidador sobre o uso apropriado de materiais adesivos
- Excreções
- Exposição a extremos de temperatura ambiental
- Forças de cisalhamento
- Nível inapropriado de umidade da pele
- Pressão sobre proeminência óssea
- Secreções
- Uso de lençóis com propriedades de absorção e eliminação da umidade insuficientes
- Uso inapropriado de agente químico

Fatores internos

- Abuso de substâncias
- Adesão inadequada a regime terapêutico para incontinência
- Agitação psicomotora
- Alergia a adesivos não abordada
- Atividade física diminuída
- Autogestão ineficaz do sobrepeso
- Baixo peso para a idade e o sexo
- Conhecimento inadequado sobre a manutenção da integridade da pele
- Conhecimento inadequado sobre a proteção da integridade da pele
- Conhecimento inadequado sobre o uso apropriado de materiais adesivos
- Desequilíbrio hidreletrolítico
- Desnutrição
- Edema
- Fator psicogênico
- Mobilidade física prejudicada
- Uso de tabaco
- Violência direcionada a si mesmo

Populações em risco

- Indivíduos em ambientes de cuidados paliativos
- Indivíduos em extremos de idade
- Indivíduos em instituições de cuidados de longo prazo
- Indivíduos em unidades de terapia intensiva
- Indivíduos recebendo cuidados domiciliares

Condições associadas

- Alteração hormonal
- Anemia
- Diabetes mellitus
- Dispositivos médicos
- Distúrbio neurológico
- Doença crítica
- Doenças cardiovasculares
- Feridas e lesões
- Imobilização
- Imunodeficiência
- Infecções
- Metabolismo prejudicado
- Neoplasias
- Neuropatia periférica
- Nível de consciência diminuído
- Oxigenação tecidual diminuída
- Perfusão tecidual diminuída
- Pigmentação alterada
- Preparações farmacêuticas
- Transtornos sensoriais

Literatura de apoio original disponível em https://paginas.grupoa.com.br/nanda-i-2024-2026/referencias.pdf.

Domínio 11 • Segurança/proteção

Classe 2 • Lesão física — Código do diagnóstico 00461

Integridade do complexo mamilo-areolar prejudicada

Aprovado em 2023 • Nível de evidência 2.1

Foco primário: Integridade física
Foco secundário: Trauma tissular
Sujeito do cuidado: Indivíduo
Julgamento: Prejudicado
Local anatômico: Sistema geniturinário

Limite inferior de idade: —
Limite superior de idade: —
Curso clínico: —
Categoria do diagnóstico: Com foco no problema
Restrição situacional: —

Definição

Dano localizado à área pigmentada da mama como resultado de umidade excessiva e/ou microtraumas repetidos durante a amamentação.

Características definidoras

- Bolha de leite
- Classificação de lesões do complexo mamilo-areolar usando um instrumento padronizado e válido
- Cor da pele alterada
- Dor localizada no mamilo
- Equimose
- Eritema
- Espessura alterada do complexo mamilo-areolar
- Exposição de tecido abaixo da epiderme
- Exsudato excessivo
- Fissura cutânea
- Hematoma
- Hiperceratose
- Inchaço
- Manchas descoradas na pele
- Pele com abrasão
- Pele com bolhas
- Pele com crostas
- Pele erodida
- Pele macerada
- Superfície cutânea rompida
- Ulceração cutânea
- Vesículas cutâneas

Fatores relacionados

Fatores da mãe/pai

- Ajuste inadequado da bomba de leite
- Alimentação suplementar
- Ansiedade em relação à amamentação
- Aréola endurecida
- Dor pós-procedimento
- Exposição prolongada à umidade
- Ingurgitamento mamário
- Mastite
- Retirada do lactente do mamilo sem quebrar a sucção
- Uso de produtos que removem a proteção natural do mamilo

Fatores do lactente ou da criança

- Confusão no mamilo devido ao uso de bico artificial
- Pega inadequada
- Reflexo de sucção ineficaz
- Sucção não nutritiva ineficaz

Populações em risco

- Indivíduos com complexo mamilo-areolar despigmentado
- Indivíduos com complexo mamilo-areolar rosado
- Indivíduos com história de preparo mamilo-areolar inadequado durante os cuidados pré-natais
- Indivíduos com história de trauma no mamilo durante a amamentação
- Indivíduos com idade < 19 anos que estão amamentando
- Indivíduos com mamilos não protusos
- Indivíduos primíparos
- Indivíduos que estão amamentando pela primeira vez
- Indivíduos que são o único cuidador principal

Condições associadas

- Anormalidades maxilofaciais
- Anquiloglossia

Literatura de apoio original disponível em https://paginas.grupoa.com.br/nanda-i-2024-2026/referencias.pdf.

11. Segurança/proteção

Domínio 11 • Segurança/proteção

Classe 2 • Lesão física

Código do diagnóstico 00462

Risco de integridade do complexo mamilo-areolar prejudicada

Aprovado em 2023 • Nível de evidência 2.1

Foco primário: Integridade física
Foco secundário: Trauma tissular
Sujeito do cuidado: Indivíduo
Julgamento: Prejudicado
Local anatômico: Sistema geniturinário

Limite inferior de idade: —
Limite superior de idade: —
Curso clínico: —
Categoria do diagnóstico: Potencial para deteriorar
Restrição situacional: —

Definição

Suscetibilidade a dano localizado à área pigmentada da mama como resultado de umidade excessiva e/ou microtraumas repetidos durante a amamentação.

Fatores de risco

Fatores da mãe/pai

- Ajuste inadequado da bomba de leite
- Alimentação suplementar
- Ansiedade em relação à amamentação
- Aréola endurecida
- Dor pós-procedimento
- Exposição prolongada à umidade
- Ingurgitamento mamário
- Mastite
- Retirada do lactente do mamilo sem quebrar a sucção
- Uso de produtos que removem a proteção natural do mamilo

Fatores do lactente ou da criança

- Confusão no mamilo devido ao uso de bico artificial
- Pega inadequada
- Reflexo de sucção ineficaz
- Sucção não nutritiva ineficaz

Populações em risco

- Indivíduos com complexo mamilo-areolar despigmentado
- Indivíduos com complexo mamilo-areolar rosado
- Indivíduos com história de preparo mamilo-areolar inadequado durante os cuidados pré-natais
- Indivíduos com história de trauma no mamilo durante a amamentação
- Indivíduos com idade < 19 anos que estão amamentando
- Indivíduos com mamilos não protusos
- Indivíduos primíparos
- Indivíduos que estão amamentando pela primeira vez
- Indivíduos que são o único cuidador principal

Condições associadas

- Anormalidades maxilofaciais
- Anquiloglossia

Literatura de apoio original disponível em https://paginas.grupoa.com.br/nanda-i-2024-2026/referencias.pdf.

Classe 2 • Lesão física

Código do diagnóstico 00045

Integridade da mucosa oral prejudicada

Aprovado em 1982 • Revisado em 1998, 2013, 2017, 2023 • Nível de evidência 2.1

Foco primário: Integridade física
Foco secundário: Trauma tissular
Sujeito do cuidado: Indivíduo
Julgamento: Prejudicado
Local anatômico: Sistema gastrintestinal
Limite inferior de idade: —
Limite superior de idade: —
Curso clínico: —
Categoria do diagnóstico: Com foco no problema
Restrição situacional: —

Definição

Dano localizado nos lábios, tecidos moles, cavidade oral e/ou orofaringe.

Características definidoras

- Amígdalas aumentadas
- Boca seca
- Bolsas gengivais mais profundas do que 4 mm
- Denudação mucosa
- Descamação
- Desconforto oral
- Dor oral
- Drenagem oronasal purulenta
- Edema oral
- Exsudato oral esbranquiçado como leite talhado
- Exsudatos oronasais purulentos
- Fissura oral
- Glossite migratória benigna
- Gosto ruim na boca
- Hiperemia
- Hiperplasia gengival
- Lesão oral
- Língua atrófica lisa
- Língua saburrosa
- Macroplasia
- Manchas brancas na boca
- Manchas esponjosas na boca
- Nódulo oral
- Paladar diminuído
- Palidez da mucosa oral
- Palidez gengival
- Pápula oral
- Placa esbranquiçada na boca
- Presença de massa
- Recessão gengival
- Sangramento
- Úlcera oral
- Vesículas orais

Fatores relacionados

- Acesso inadequado a atendimento odontológico
- Conhecimento inadequado sobre como evitar a exposição a patógenos
- Conhecimento inadequado sobre higiene oral
- Consumo de álcool
- Desnutrição
- Dificuldade em realizar autocuidado oral
- Estresse excessivo
- Práticas inadequadas de higiene oral
- Respiração pela boca
- Salivação diminuída
- Sintomas depressivos
- Uso de tabaco
- Uso inapropriado de agente químico
- Volume de líquidos inadequado

População em risco

- Indivíduos desfavorecidos economicamente

Condições associadas

- Alergias
- Anormalidades da boca
- Distúrbio autossômico
- Doenças do sistema imune
- Estado de jejum oral > 24 horas
- Fator mecânico
- Imunossupressão
- Infecções
- Níveis diminuídos de hormônios femininos
- Perda da estrutura de apoio oral
- Plaquetas diminuídas
- Procedimentos cirúrgicos
- Quimioterapia
- Radioterapia
- Regime terapêutico
- Síndrome de Sjögren
- Transtorno de comportamento
- Transtorno depressivo
- Transtornos neurocognitivos
- Trauma físico

Literatura de apoio original disponível em https://paginas.grupoa.com.br/nanda-i-2024-2026/referencias.pdf.

Domínio 11 • Segurança/proteção

Classe 2 • Lesão física — Código do diagnóstico 00247

Risco de integridade da mucosa oral prejudicada

Aprovado em 2013 • Revisado em 2017, 2023 • Nível de evidência 2.1

Foco primário: Integridade física
Foco secundário: Trauma tissular
Sujeito do cuidado: Indivíduo
Julgamento: Prejudicado
Local anatômico: Sistema gastrintestinal
Limite inferior de idade: —
Limite superior de idade: —
Curso clínico: —
Categoria do diagnóstico: Potencial para deteriorar
Restrição situacional: —

Definição

Suscetibilidade a dano localizado nos lábios, tecidos moles, cavidade bucal e/ ou orofaringe.

Fatores de risco

- Acesso inadequado a atendimento odontológico
- Conhecimento inadequado sobre higiene oral
- Consumo de álcool
- Desnutrição
- Dificuldade em realizar autocuidado oral
- Estresse excessivo
- Práticas inadequadas de higiene oral
- Respiração pela boca
- Salivação diminuída
- Sintomas depressivos
- Uso de tabaco
- Uso inapropriado de agente químico
- Volume de líquidos inadequado

População em risco

- Indivíduos desfavorecidos economicamente

Condições associadas

- Alergias
- Anormalidades da boca
- Distúrbio autossômico
- Doenças do sistema imune
- Estado de jejum oral > 24 horas
- Fator mecânico
- Imunossupressão
- Infecções
- Níveis diminuídos de hormônios femininos
- Perda da estrutura de apoio oral
- Plaquetas diminuídas
- Procedimentos cirúrgicos
- Quimioterapia
- Radioterapia
- Regime terapêutico
- Síndrome de Sjögren
- Transtorno de comportamento
- Transtorno depressivo
- Transtornos neurocognitivos
- Trauma físico

Literatura de apoio original disponível em https://paginas.grupoa.com.br/nanda-i-2024-2026/referencias.pdf.

Domínio 11 • Segurança/proteção

Classe 2 • Lesão física | Código do diagnóstico 00306

Risco de quedas na criança

Aprovado em 2020 • Revisado em 2023 • Nível de evidência 2.1

Foco primário: Integridade física
Foco secundário: Trauma tissular
Sujeito do cuidado: Indivíduo
Julgamento: Prejudicado
Local anatômico: —

Limite inferior de idade: 1 dia
Limite superior de idade: 18 anos
Curso clínico: —
Categoria do diagnóstico: Potencial para deteriorar
Restrição situacional: —

Definição

Suscetibilidade de um indivíduo ≤ 18 anos de idade de passar por um evento que resulta em deslocamento inadvertido para o chão, o piso ou outra área de superfície inferior.

Fatores de risco

Fatores do cuidador

- Conhecimento inadequado sobre as mudanças nos estágios de desenvolvimento
- Desatenção a dispositivos de segurança durante atividades esportivas
- Desatenção à segurança ambiental
- Dorme com a criança no colo sem medidas de proteção
- Dorme com a criança nos braços sem medidas de proteção
- Exaustão
- Falha em travar as rodas de equipamento infantil
- Posiciona a criança em andadores infantis
- Posiciona a criança em assentos sem cinto de segurança
- Posiciona a criança em brinquedo de recreação impróprio para a faixa etária
- Posiciona a criança na cadeira de transporte em superfícies elevadas
- Posiciona a criança na cadeirinha de descanso em superfícies elevadas
- Posiciona a criança na cesta do carrinho de supermercado
- Sintomas depressivos pós-parto
- Supervisão inadequada da criança
- Troca de fraldas em superfícies elevadas

Fatores fisiológicos

- Autogestão ineficaz do sobrepeso
- Deficiência de vitamina B_{12} não abordada
- Deficiência de vitamina D não abordada
- Desnutrição
- Distúrbios do sono não abordados
- Dor musculoesquelética
- Equilíbrio postural prejudicado
- Força em extremidade inferior diminuída
- Hipoglicemia não abordada
- Hipotensão
- Incontinência fecal
- Incontinência urinária
- Mobilidade física prejudicada
- Urgência fecal
- Urgência urinária
- Visão inadequada não abordada
- Volume de líquidos inadequado

Fatores ambientais

- Ambiente desordenado
- Assentos sem braços
- Assentos sem encostos
- Ausência de corrimão em escadas
- Ausência de portão em escadas
- Ausência de protetor de janela
- Ausência de travas nas rodas de equipamentos infantis
- Cadeirinha alta posicionada perto de mesas ou balcões
- Cenário pouco conhecido
- Contenções inadequadas em superfícies elevadas
- Desatenção a animais de estimação
- Equipamentos de contenção em automóvel inadequados
- Iluminação inadequada
- Manutenção inadequada de brinquedo de recreação
- Material antiderrapante inadequado no piso
- Objetos fora do alcance
- Piso irregular
- Posicionamento dos móveis facilita o acesso a janelas
- Posicionamento dos móveis facilita o acesso à sacada ou varanda
- Uso de móveis não apropriados para a idade
- Uso de móveis sem dispositivos antitombamento
- Uso de tapetes soltos

Outros fatores

- Calçados inapropriados
- Fatores identificados por um instrumento de avaliação padronizado e validado
- Vestuário inapropriado para caminhar

Populações em risco

- Crianças com cuidadores jovens
- Crianças com história de quedas
- Crianças cujo cuidador sofre de estresse excessivo
- Crianças cujo cuidador tem baixo nível educacional
- Crianças cujo cuidador tem problemas de saúde mental
- Crianças de 1 a 4 anos de idade
- Crianças expostas a ambiente superlotado
- Crianças na primeira semana de hospitalização
- Crianças nascidas em famílias desfavorecidas economicamente
- Crianças que precisam de dispositivos de assistência para caminhar
- Crianças que trabalham
- Crianças vivenciando período de jejum prescrito prolongado
- Meninos

Condições associadas

- Doenças musculoesqueléticas
- Preparações farmacêuticas
- Transtornos alimentares
- Transtornos neurocognitivos
- Transtornos sensoriais

Literatura de apoio original disponível em https://paginas.grupoa.com.br/nanda-i-2024-2026/referencias.pdf.

Domínio 11 • Segurança/proteção

Classe 2 • Lesão física | Código do diagnóstico 00303

Risco de quedas no adulto

Aprovado em 2020 • Revisado em 2023 • Nível de evidência 3.4

Foco primário: Integridade física
Foco secundário: Trauma tissular
Sujeito do cuidado: Indivíduo
Julgamento: Prejudicado
Local anatômico: —

Limite inferior de idade: 19 anos
Limite superior de idade: —
Curso clínico: —
Categoria do diagnóstico: Potencial para deteriorar
Restrição situacional: —

Definição

Suscetibilidade de um indivíduo > 18 anos de idade de passar por um evento que resulta em deslocamento inadvertido para o chão, o piso ou outra área de superfície inferior.

Fatores de risco

Fatores fisiológicos

- Autogestão ineficaz do sobrepeso
- Deficiência de vitamina B_{12} não abordada
- Deficiência de vitamina D não abordada
- Desnutrição
- Distúrbios do sono não abordados
- Dor musculoesquelética
- Equilíbrio postural prejudicado
- Força em extremidade inferior diminuída
- Hipoglicemia não abordada
- Incontinência fecal
- Incontinência urinária não abordada
- Mobilidade física prejudicada
- Urgência fecal
- Urgência urinária
- Visão inadequada não abordada
- Volume de líquidos inadequado

Fatores psiconeurológicos

- Abuso de substâncias
- Ansiedade
- Confusão com agitação
- Medo de quedas
- Perambulação persistente
- Sintomas depressivos

Fatores ambientais

- Altura inapropriada do assento do vaso sanitário
- Ambiente desordenado
- Assentos sem braços
- Assentos sem encostos
- Barras de segurança inadequadas
- Cenário pouco conhecido
- Corrimão de escada inadequado
- Desatenção a animais de estimação
- Exposição a condições atmosféricas inseguras
- Iluminação inadequada
- Material antiderrapante inadequado no piso
- Material antiderrapante inadequado nos banheiros
- Objetos fora do alcance
- Piso irregular
- Superfície do leito elevada
- Uso de tapetes soltos

Outros fatores

- Calçados inapropriados
- Conhecimento inadequado dos fatores modificáveis
- Dificuldade em realizar atividades da vida diária de forma independente
- Dificuldade em realizar atividades instrumentais da vida diária de forma independente
- Fatores identificados por um instrumento de avaliação padronizado e validado
- Levantar-se à noite sem auxílio
- Vestuário inapropriado para caminhar

Populações em risco

- Indivíduos ≥ 60 anos de idade
- Indivíduos com baixo nível educacional
- Indivíduos com história de quedas
- Indivíduos com limitações
- Indivíduos desfavorecidos economicamente
- Indivíduos em ambientes de cuidados paliativos
- Indivíduos em ambientes de reabilitação
- Indivíduos em instituições de cuidados a idosos
- Indivíduos no pós-operatório precoce
- Indivíduos que apresentam tonturas
- Indivíduos que moram sozinhos
- Indivíduos que precisam de dispositivos de assistência para caminhar
- Indivíduos recebendo cuidados domiciliares
- Indivíduos vivenciando hospitalização prolongada

Condições associadas

- Anemia
- Doenças do sistema endócrino
- Doenças musculoesqueléticas
- Doenças vasculares
- Hipotensão ortostática
- Lesão de grande porte
- Preparações farmacêuticas
- Próteses de membro inferior
- Transtornos mentais
- Transtornos sensoriais

Literatura de apoio original disponível em https://paginas.grupoa.com.br/nanda-i-2024-2026/referencias.pdf.

Domínio 11 • Segurança/proteção

Classe 2 • Lesão física

Código do diagnóstico 00039

Risco de aspiração

Aprovado em 1988 • Revisado em 2013, 2017, 2020, 2023 • Nível de evidência 3.2

Foco primário: Função respiratória
Foco secundário: Aspiração
Sujeito do cuidado: Indivíduo
Julgamento: Ineficaz
Local anatômico: Sistema cardiopulmonar

Limite inferior de idade: —
Limite superior de idade: —
Curso clínico: —
Categoria do diagnóstico: Potencial para deteriorar
Restrição situacional: —

Definição

Suscetibilidade à entrada de secreções gastrintestinais, secreções orofaríngeas, sólidos ou líquidos nas vias traqueobrônquicas.

Fatores de risco

- Barreira para elevação da parte superior do corpo
- Conhecimento inadequado dos fatores modificáveis
- Deslocamento do cateter de nutrição enteral
- Dificuldade em deglutir
- Dificuldade em desobstruir as vias aéreas
- Motilidade gastrintestinal diminuída
- Resíduo gástrico aumentado

População em risco

- Indivíduos em extremos de idade

Condições associadas

- Acidente vascular encefálico
- Cirurgia do pescoço
- Cirurgia facial
- Dispositivos médicos
- Doença crítica
- Doença pulmonar obstrutiva crônica
- Doenças neurológicas
- Esfincter esofágico inferior incompetente
- Esvaziamento gástrico atrasado
- Neoplasias de cabeça e pescoço
- Nutrição enteral
- Nível de consciência diminuído
- Pneumonia
- Preparações farmacêuticas
- Pressão intragástrica aumentada
- Procedimento cirúrgico oral
- Reflexo de vômito deprimido
- Regime terapêutico
- Trauma facial
- Trauma no pescoço
- Trauma oral
- Técnicas de fixação da mandíbula

Literatura de apoio original disponível em https://paginas.grupoa.com.br/nanda-i-2024-2026/referencias.pdf.

Domínio 11 • Segurança/proteção

Classe 2 • Lesão física | Código do diagnóstico 00031

Desobstrução ineficaz das vias aéreas

Aprovado em 1980 • Revisado em 1996, 1998, 2017, 2020, 2023 •
Nível de evidência 3.3

Foco primário: Função respiratória
Foco secundário: Oxigenação
Sujeito do cuidado: Indivíduo
Julgamento: Ineficaz
Local anatômico: Sistema cardiopulmonar

Limite inferior de idade: —
Limite superior de idade: —
Curso clínico: —
Categoria do diagnóstico: Com foco no problema
Restrição situacional: —

Definição

Habilidade reduzida de eliminar secreções ou obstruções do trato respiratório para manter o fluxo de ar.

Características definidoras

- Agitação psicomotora
- Batimento de asa do nariz
- Bradipneia
- Cianose
- Dificuldade em verbalizar
- Excesso de escarro
- Frêmito toracovocal alterado
- Hipoxemia
- Incapacidade de limpar as passagens nasais
- Incapacidade de tossir
- Ortopneia
- Percussão torácica alterada
- Retração subcostal
- Ritmo respiratório alterado
- Sons respiratórios adventícios
- Sons respiratórios diminuídos
- Taquipneia
- Tosse ineficaz
- Uso aumentado da musculatura respiratória acessória

Fatores relacionados

- Corpo estranho na via aérea
- Desatenção ao tabagismo passivo
- Escarro espesso
- Exposição a substância prejudicial
- Medo da dor
- Muco excessivo
- Secreções retidas
- Tampão de muco
- Uso de tabaco
- Volume de líquidos inadequado

População em risco

- Indivíduos em extremos de idade

Condições associadas

- Acidente vascular encefálico
- Anestesia geral
- Distúrbios da deglutição
- Doença crítica
- Doenças cardíacas congênitas
- Doenças do trato respiratório
- Doenças neuromusculares
- Exsudato nos alvéolos

Literatura de apoio original disponível em https://paginas.grupoa.com.br/nanda-i-2024-2026/referencias.pdf.

Domínio 11 • Segurança/proteção

Classe 2 • Lesão física | Código do diagnóstico 00463

Risco de sufocamento acidental

Aprovado em 2023 • Nível de evidência 2.1

Foco primário: Função respiratória
Foco secundário: Oxigenação
Sujeito do cuidado: Indivíduo
Julgamento: Inadequado
Local anatômico: —

Limite inferior de idade: —
Limite superior de idade: —
Curso clínico: —
Categoria do diagnóstico: Potencial para deteriorar
Restrição situacional: —

Definição

Suscetibilidade a uma disponibilidade de oxigênio inadequada.

Fatores de risco

Fatores relacionados às vias aéreas

- Conhecimento inadequado do cuidador sobre a aspiração das vias aéreas
- Conhecimento inadequado do cuidador sobre a prevenção de rolha de secreção
- Desobstrução ineficaz das vias aéreas
- Engolir objetos estranhos
- Inalação de objetos estranhos
- Respirar fumaça em excesso
- Umidificação inadequada das vias aéreas

Fatores relacionados à alimentação

- Alimentação com mamadeira sem as mãos
- Alimentos inapropriados para a idade
- Chupeta presa ao pescoço com um cordão
- Colocar grande quantidade de comida na boca
- Desatento à amamentação em posição lateral
- Desatenção à alimentação por sonda enteral
- Mastigação inadequada antes de engolir
- Não se concentrar na alimentação
- Postura inapropriada ao comer

Fatores relacionados ao sono

- Compartilhamento da superfície de dormir com outras pessoas
- Dormir com roupas de cama com baixo fluxo de ar
- Dormir com roupas de cama muito macias
- Dormir em uma superfície macia

Fatores relacionados a brincadeiras

- Brincar com balões
- Brincar com saco plástico
- Brincar em um equipamento hermético
- Brincar na água sem a presença de um adulto
- Brincar perto de um varal baixo

Fatores gerais

- Ação inadequada para abordar as precauções de segurança
- Conhecimento inadequado das precauções de segurança
- Supervisão inadequada da criança

Populações em risco

- Crianças com < 5 anos de idade
- Crianças com problemas de desenvolvimento
- Crianças cujos cuidadores têm baixo nível educacional
- Idosos

Condições associadas

- Distúrbio neurológico
- Doença pulmonar obstrutiva crônica
- Doenças estomatognáticas
- Doenças neuromusculares
- Doenças no rosto/pescoço
- Função olfatória alterada
- Lesão no rosto/pescoço
- Lesões cerebrais traumáticas
- Respiração artificial
- Transtorno depressivo

Literatura de apoio original disponível em https://paginas.grupoa.com.br/nanda-i-2024-2026/referencias.pdf.

Classe 2 • Lesão física Código do diagnóstico 00374

Risco de sangramento excessivo

Aprovado em 2023 • Nível de evidência 2.1

Foco primário: Função circulatória
Foco secundário: Volume sanguíneo
Sujeito do cuidado: Indivíduo
Julgamento: Excessivo
Local anatômico: —
Limite inferior de idade: —
Limite superior de idade: —
Curso clínico: —
Categoria do diagnóstico: Potencial para deteriorar
Restrição situacional: —

Definição

Suscetibilidade a uma perda de sangue significativa.

Fatores de risco

- Agitação psicomotora
- Autogestão ineficaz de medicamentos
- Conhecimento inadequado sobre as estratégias de manejo de sangramento
- Conhecimento inadequado sobre as precauções contra sangramento
- Desatenção aos sinais de alerta precoce de complicações
- Ingestão inadequada de vitaminas
- Seguimento inadequado das estratégias de manejo de sangramento
- Seguimento inadequado das precauções contra sangramentos

Condições associadas

- Aneurisma
- Circuncisão
- Coagulação intravascular disseminada
- Coagulopatia inerente
- Complicação gestacional
- Complicação pós-parto
- Doenças gastrintestinais
- Função hepática prejudicada
- Preparações farmacêuticas
- Trauma físico

Literatura de apoio original disponível em https://paginas.grupoa.com.br/nanda-i-2024-2026/referencias.pdf.

Classe 2 • Lesão física | Código do diagnóstico 00205

Risco de choque

Aprovado em 2008 • Revisado em 2013, 2017, 2020, 2023 • Nível de evidência 3.2

Foco primário: Função circulatória
Foco secundário: Volume sanguíneo
Sujeito do cuidado: Indivíduo
Julgamento: Prejudicado
Local anatômico: —
Limite inferior de idade: —
Limite superior de idade: —
Curso clínico: —
Categoria do diagnóstico: Potencial para deteriorar
Restrição situacional: —

Definição

Suscetibilidade a uma condição manifestada por falha na perfusão ou oxigenação de órgãos vitais.

Fatores de risco

- Autogestão ineficaz de medicamentos
- Conhecimento inadequado dos fatores modificáveis
- Conhecimento inadequado sobre as estratégias de manejo de infecção
- Conhecimento inadequado sobre as estratégias de manejo de sangramento
- Fatores identificados por um instrumento de avaliação padronizado e validado
- Hipertermia
- Hipotermia
- Hipoxemia
- Hipóxia
- Perda de líquidos não hemorrágica
- Pressão arterial instável
- Sangramento excessivo
- Volume de líquidos inadequado

Populações em risco

- Indivíduos com história de infarto do miocárdio
- Indivíduos em extremos de idade
- Indivíduos internados na unidade de emergência

Condições associadas

- Adição à nicotina
- Diabetes mellitus
- Dispositivos médicos
- Doenças cardíacas
- Doenças do sistema digestório
- Doenças no sistema nervoso
- Embolia
- Escore SAPS III (Simplified Acute Physiology Score) > 70
- Escore SOFA (Sequential Organ Failure Assessment) ≥ 3
- Feridas e lesões
- Hipersensibilidade
- Imunossupressão
- Infecções
- Neoplasias
- Níveis de lactato ≥ 2 mmol/L
- Procedimentos cirúrgicos
- Quimioterapia
- Radioterapia
- Respiração artificial
- Síndrome da resposta inflamatória sistêmica (SIRS)

Literatura de apoio original disponível em https://paginas.grupoa.com.br/nanda-i-2024-2026/referencias.pdf.

Classe 2 • Lesão física

Código do diagnóstico 00291

Risco de trombose

Aprovado em 2020 • Nível de evidência 3.2

Foco primário: Função circulatória
Foco secundário: —
Sujeito do cuidado: Indivíduo
Julgamento: Ineficaz
Local anatômico: —

Limite inferior de idade: —
Limite superior de idade: —
Curso clínico: —
Categoria do diagnóstico: Potencial para deteriorar
Restrição situacional: —

Definição

Suscetibilidade à obstrução de um vaso sanguíneo por um coágulo de sangue que pode romper e se alojar em outro vaso.

Fatores de risco

- Autogestão ineficaz de medicamentos
- Autogestão ineficaz do sobrepeso
- Comportamentos sedentários
- Conhecimento inadequado dos fatores modificáveis
- Dieta aterogênica
- Estresse excessivo
- Manejo ineficaz de medidas preventivas
- Mobilidade física prejudicada
- Uso de tabaco
- Volume de líquidos inadequado

Populações em risco

- Indivíduos ≥ 60 anos de idade
- Indivíduos com história de trombose
- Indivíduos com história familiar de trombose
- Indivíduos desfavorecidos economicamente
- Indivíduos no período perinatal

Condições associadas

- Dispositivos médicos
- Doença altamente aguda
- Doença crítica
- Doenças autoimunes
- Doenças cardiovasculares
- Doenças hematológicas
- Doenças metabólicas
- Doenças renais
- Infecções
- Inflamação crônica
- Neoplasias
- Procedimentos cirúrgicos
- Terapia hormonal
- Trauma

Literatura de apoio original disponível em https://paginas.grupoa.com.br/nanda-i-2024-2026/referencias.pdf.

Classe 2 • Lesão física

Código do diagnóstico 00425

Risco de função neurovascular periférica prejudicada

Aprovado em 2023

Foco primário: Função neurovascular
Foco secundário: —
Sujeito do cuidado: Indivíduo
Julgamento: Prejudicado
Local anatômico: Sistema vascular periférico
Limite inferior de idade: —
Limite superior de idade: —
Curso clínico: —
Categoria do diagnóstico: Potencial para deteriorar
Restrição situacional: —

Definição

Suscetibilidade a alteração na circulação, na sensibilidade e no movimento de uma extremidade.

Fatores de risco

- Conhecimento inadequado dos fatores modificáveis
- Desatenção aos sintomas neurovasculares periféricos
- Dificuldade em cooperar com instruções
- Encarceramento de nervo não abordado
- Posicionamento inapropriado prolongado dos membros
- Pressão prolongada nos nervos periféricos
- Pressão prolongada nos vasos sanguíneos periféricos

Condições associadas

- Aterosclerose
- Cirurgia ortopédica
- Compressão mecânica
- Diabetes mellitus
- Dispositivos de fixação ortopédica
- Feridas e lesões
- Fraturas ósseas
- Imobilização
- Infecções
- Neoplasias
- Obstrução vascular

Este diagnóstico será retirado da Classificação da NANDA-I na edição 2027-2029 caso não seja realizado trabalho adicional que o eleve a um nível de evidência 2.1 ou superior.

Classe 2 • Lesão física

Código do diagnóstico 00156

Risco de morte súbita do lactente

Aprovado em 2002 • Revisado em 2013, 2017, 2023 • Nível de evidência 3.2

Foco primário: Integridade física
Foco secundário: Risco ambiental
Sujeito do cuidado: Indivíduo
Julgamento: Prejudicado
Local anatômico: —

Limite inferior de idade: 1 dia
Limite superior de idade: 365 dias
Curso clínico: Agudo
Categoria do diagnóstico: Potencial para deteriorar
Restrição situacional: —

Definição

Suscetibilidade a uma morte abrupta e inexplicável em crianças aparentemente saudáveis com menos de 1 ano de idade.

Fatores de risco

- Excesso de roupas no lactente
- Lactente < 4 meses posicionado em assentos para o sono de rotina
- Lactente colocado para dormir de bruços
- Lactente colocado para dormir de lado
- Objetos macios e soltos colocados perto do lactente
- Pais/mães desatentos(as) ao tabagismo passivo
- Superaquecimento do lactente
- Superfície macia para dormir

Populações em risco

- Indivíduos com história de cuidados pré-natais inadequados
- Lactentes alimentados com leite humano extraído
- Lactentes com 2-4 meses de idade
- Lactentes com baixo peso ao nascer
- Lactentes com descendência africana
- Lactentes com exposição pós-natal a substância ilícita
- Lactentes com exposição pós-natal ao álcool
- Lactentes cujos genitores fumaram durante a gravidez
- Lactentes expostos a climas frios
- Lactentes expostos a substância ilícita intraútero
- Lactentes expostos a álcool intraútero
- Lactentes indígenas norte-americanos
- Lactentes prematuros
- Lactentes que não são amamentados exclusivamente
- Meninos

Literatura de apoio original disponível em https://paginas.grupoa.com.br/nanda-i-2024-2026/referencias.pdf.

Classe 2 • Lesão física | Código do diagnóstico 00290

Risco de tentativa de fuga

Aprovado em 2020 • Revisado em 2023 • Nível de evidência 2.1

Foco primário: Comportamento
Foco secundário: Fuga
Sujeito do cuidado: Indivíduo
Julgamento: Desadaptativo
Local anatômico: —
Limite inferior de idade: —
Limite superior de idade: —
Curso clínico: —
Categoria do diagnóstico: Potencial para deteriorar
Restrição situacional: —

Definição

Suscetibilidade a escapar de uma área designada sem supervisão, sem ser detectado e/ou contra as recomendações, em indivíduos que são incapazes de se proteger adequadamente ou que podem representar uma ameaça a outros.

Fatores de risco

- Abuso de substâncias
- Agitação psicomotora
- Apoio social inadequado
- Comportamento de busca por uma saída
- Comportamentos de raiva
- Confusão aguda
- Desorientação
- Frustração quanto a atraso no regime terapêutico
- Insatisfação com a situação atual
- Intenção de autolesão
- Interesse inadequado em melhorar a saúde
- Perambulação persistente
- Percepção de complexidade do regime terapêutico
- Percepção de excesso de responsabilidades familiares
- Percepção de excesso de responsabilidades nas relações interpessoais
- Percepção de falta de segurança no ambiente que o cerca
- Vigilância inadequada do cuidador

Populações em risco

- Indivíduos com história de autolesão
- Indivíduos com história de falta de adesão ao regime terapêutico
- Indivíduos com história de fuga
- Indivíduos desempregados
- Indivíduos desfavorecidos economicamente
- Indivíduos hospitalizados há < 3 semanas
- Indivíduos que solicitam alta hospitalar com frequência
- Indivíduos sem moradia
- Indivíduos transferidos para área designada contra a própria vontade

Condições associadas

- Julgamento prejudicado
- Transtornos mentais

Literatura de apoio original disponível em https://paginas.grupoa.com.br/nanda-i-2024-2026/referencias.pdf.

Classe 3 • Violência

Código do diagnóstico 00138

Risco de violência direcionada a outros

Aprovado em 1980 • Revisado em 1996, 2013, 2017, 2023 • Nível de evidência 2.1

Foco primário: Comportamento
Foco secundário: Violência
Sujeito do cuidado: Indivíduo
Julgamento: Desadaptativo
Local anatômico: —
Limite inferior de idade: —
Limite superior de idade: —
Curso clínico: —
Categoria do diagnóstico: Potencial para deteriorar
Restrição situacional: —

Definição

Suscetibilidade a comportamento física, emocional e/ou sexualmente prejudicial a outra pessoa.

Fatores de risco

- Acesso fácil a armas
- Agitação psicomotora
- Comportamentos de raiva
- Comportamentos suicidas
- Controle de impulsos ineficaz
- Linguagem corporal negativa
- Padrão de ameaças de violência
- Padrão de comportamento antissocial agressivo
- Padrão de violência direcionada a outros
- Padrão de violência indireta

Populações em risco

- Indivíduos com história de abuso de substâncias
- Indivíduos com história de abuso na infância
- Indivíduos com história de crueldade com os animais
- Indivíduos com história de infração de trânsito com veículo automotivo
- Indivíduos com história de iniciar incêndios
- Indivíduos com história de testemunhar violência familiar

Condições associadas

- Complicações perinatais
- Complicações pré-natais
- Intoxicação patológica
- Prejuízo neurológico
- Transtornos neurocognitivos
- Transtornos psicóticos

Literatura de apoio original disponível em https://paginas.grupoa.com.br/nanda-i-2024-2026/referencias.pdf.

Classe 3 • Violência

Código do diagnóstico 00272

Risco de mutilação genital feminina

Aprovado em 2016 • Revisado em 2023 • Nível de evidência 2.1

Foco primário: Integridade física
Foco secundário: Violência
Sujeito do cuidado: Indivíduo
Julgamento: Prejudicado
Local anatômico: Sistema geniturinário

Limite inferior de idade: —
Limite superior de idade: —
Curso clínico: —
Categoria do diagnóstico: Potencial para deteriorar
Restrição situacional: —

Definição

Suscetibilidade à remoção parcial ou total ou a outras lesões nos órgãos reprodutivos externos femininos, por razões não médicas.

Fatores de risco

- Conhecimento inadequado da família sobre o impacto da prática na saúde física
- Conhecimento inadequado da família sobre o impacto da prática na saúde psicossocial
- Conhecimento inadequado da família sobre o impacto da prática na saúde reprodutiva

Populações em risco

- Mulheres cisgênero cujas lideranças familiares pertencem a grupo étnico em que a prática é aceita
- Mulheres cisgênero de famílias com atitudes favoráveis à prática
- Mulheres cisgênero pertencentes a família em que alguma mulher já foi submetida à prática
- Mulheres cisgênero pertencentes a grupo étnico em que a prática é aceita
- Mulheres cisgênero que planeja visita ao país de origem da família onde a prática é aceita
- Mulheres cisgênero que vivem em país onde a prática é aceita

Literatura de apoio original disponível em https://paginas.grupoa.com.br/nanda-i-2024-2026/referencias.pdf.

Classe 3 • Violência

Código do diagnóstico 00466

Risco de comportamento autolesivo suicida

Aprovado em 2023 • Nível de evidência 3.2

Foco primário: Comportamento
Foco secundário: Violência
Sujeito do cuidado: Indivíduo
Julgamento: Desadaptativo
Local anatômico: —
Limite inferior de idade: —
Limite superior de idade: —
Curso clínico: —
Categoria do diagnóstico: Potencial para deteriorar
Restrição situacional: —

Definição

Suscetibilidade a agir de forma prejudicial contra si mesmo, associado a uma intenção de morrer.

Fatores de risco

Fatores comportamentais

- Abuso de substâncias
- Comportamentos agressivos
- Controle de impulsos ineficaz
- Dificuldade em expressar emoções
- Letramento em saúde inadequado
- Usar um grande número de métodos de autolesão não suicida
- Uso ineficaz de estratégias de enfrentamento

Fatores fisiológicos

- Dor aguda não controlada
- Dor crônica não controlada
- Insônia
- Limitações significativas de mobilidade
- Pesadelos recorrentes

Fatores psicológicos

- Alto nível de alexitimia
- Alto nível do tipo de personalidade abertura/intelecto
- Ansiedade
- Atitudes disfuncionais medidas por um instrumento padronizado e validado
- Autocontrole inadequado
- Autoestima inadequada
- Baixos níveis do tipo de personalidade extroversão
- Desesperança
- Desregulação emocional
- Dificuldade em regular as emoções
- Escore de risco de suicídio em um instrumento padronizado e validado
- Estilo de atribuição negativa
- Ideação suicida diária
- Identificação implícita com a morte medida por um instrumento padronizado e validado
- Incapacidade de gerar eventos futuros positivos
- Incapacidade de manter a regulação interpessoal adequada
- Inflexibilidade cognitiva
- Luto desadaptativo
- Pensamento negativo automático
- Percepção de ônus
- Perfeccionismo
- Pertencimento frustrado
- Raiva internalizada
- Redução do senso de significado na vida

- Ruminação mental
- Sentimentos de aprisionamento
- Sintomas depressivos
- Tendência de atenção ao suicídio

Fatores situacionais

- Acesso aumentado a métodos de suicídio comumente usados e de alta letalidade
- Dificuldade com transição imigratória
- Dificuldade em acessar cuidados de saúde mental
- Perda de autonomia pessoal
- Perda de independência

Fatores sociais

- Alienação social
- Apoio social inadequado
- Apoio social inadequado pelos pais
- Barreiras culturais
- *Bullying*
- Dificuldade em estabelecer relações interpessoais
- Falta de empoderamento social
- Isolamento social
- Parentalidade severa
- Perturbação social
- Rejeição dos colegas
- Solidão

Outros fatores

- Autogestão ineficaz da dor crônica

Populações em risco

- Adolescentes
- Adultos jovens
- Condição étnica minoritária
- Homens cisgênero
- Idosos
- Indivíduos com história de abuso na infância
- Indivíduos com história de exposição à violência
- Indivíduos com história de negligência na infância
- Indivíduos com história de tentativas de suicídio
- Indivíduos com história de violência
- Indivíduos com história familiar de suicídio
- Indivíduos com pais/mães que têm problemas com abuso de substâncias
- Indivíduos com um nível maior de tratamento de saúde mental
- Indivíduos desfavorecidos economicamente
- Indivíduos enfrentando discriminação
- Indivíduos expostos a desastre natural
- Indivíduos expostos ao suicídio de outras pessoas
- Indivíduos LGBTQ+
- Indivíduos mais jovens em relação aos colegas de classe
- Indivíduos que estão vivenciando a morte de pai/mãe
- Indivíduos que moram em ambiente não tradicional
- Indivíduos separados de pai/mãe
- Indivíduos vivenciando conflito racial
- Indivíduos vivenciando crise situacional
- Indivíduos vivenciando perda de relações interpessoais significativas
- Indivíduos vivenciando recessões econômicas
- Povos originários

Condições associadas

- Comportamentos de vício
- Doença física
- Doença progressiva
- Doença terminal
- Imprevisibilidade do curso da doença
- Transtornos mentais

Literatura de apoio original disponível em https://paginas.grupoa.com.br/nanda-i-2024-2026/referencias.pdf.

Domínio 11 • Segurança/proteção

Classe 3 • Violência

Código do diagnóstico 00467

Comportamento autolesivo não suicida

Aprovado em 2023 • Nível de evidência 2.1

Foco primário: Comportamento
Foco secundário: Violência
Sujeito do cuidado: Indivíduo
Julgamento: Desadaptativo
Local anatômico: —
Limite inferior de idade: —
Limite superior de idade: —
Curso clínico: —
Categoria do diagnóstico: Com foco no problema
Restrição situacional: —

Definição

Danos deliberados e autoinfligidos sem intenção de suicídio ou desvio sexual e para fins que não são socialmente sancionados.

Características definidoras

- Abrasão da pele
- Arranhar a pele
- Bater a cabeça
- Comportamentos de raiva
- Cortar-se com um objeto afiado
- Golpear-se
- Morder-se
- Puxar o cabelo
- Queimação na pele
- Sintomas de ansiedade aumentados

Fatores relacionados

Fatores comportamentais

- Abuso de substâncias
- Alto nível de comportamento sedentário com o uso de telas
- Baixo nível de atividade física moderada a vigorosa
- Comportamentos de vício
- Escore de alta frequência de automutilação em um instrumento padronizado e validado
- Identificação implícita com cortes em um instrumento padronizado e validado
- Letramento em saúde inadequado
- Uso intencional indevido de medicamentos prescritos
- Uso problemático da internet

Fatores psicológicos

- Alto nível de alexitimia
- Ansiedade excessiva
- Autocontrole inadequado
- Autoestima inadequada
- Controle de impulsos ineficaz
- Desesperança
- Desregulação emocional
- Dificuldade em aliviar emoções negativas
- Dificuldade em expressar emoções
- Dificuldade em regular as emoções
- Escore de gravidade alta de automutilação em um instrumento padronizado e validado
- Estresse excessivo
- Forte desejo de evitar uma empolgação emocional elevada
- Hipersensibilidade
- Incapacidade de manter a regulação interpessoal adequada

- Intolerância à incerteza
- Sintomas depressivos
- Solidão
- Transtorno alimentar
- Uso ineficaz de estratégias de enfrentamento

Fatores fisiológicos

- Autogestão ineficaz do sobrepeso
- Insônia
- Padrão de sono ineficaz

Fatores situacionais

- Dificuldade com transição imigratória
- Dificuldade em acessar cuidados de saúde mental
- Exposição a comportamento autolesivo não suicida de colegas

Fatores sociais

- Apoio social inadequado
- Apoio social inadequado pelos pais
- *Bullying*
- Comunicação ineficaz entre mãe/pai e adolescente
- Dificuldade em estabelecer interação social
- Distúrbio nas relações interpessoais
- Monitoramento parental inadequado
- Parentalidade severa
- Rejeição dos colegas

Populações em risco

- Adolescentes
- Adultos jovens
- Crianças vítimas de abuso
- Indivíduos com altos níveis de estresse acadêmico
- Indivíduos com história de abuso na infância
- Indivíduos com história de apego parental inseguro
- Indivíduos com história de cirurgia na infância
- Indivíduos com história de comportamentos autolesivos não suicidas
- Indivíduos com história de doença na infância
- Indivíduos com história de interrupção do apego
- Indivíduos com história de negligência na infância
- Indivíduos com história de violência direcionada a si mesmo
- Indivíduos com história familiar de comportamento autodestrutivo
- Indivíduos com nível de escolaridade mais baixo
- Indivíduos cujos colegas se automutilam
- Indivíduos LGBTQ+
- Indivíduos privados de liberdade
- Indivíduos que estão vivenciando a morte de pai/mãe
- Indivíduos que moram em ambiente não tradicional
- Indivíduos que são membros de minoria étnica
- Indivíduos separados de pai/mãe
- Indivíduos testemunhando violência entre figuras parentais
- Indivíduos vivenciando abuso de substâncias na família
- Indivíduos vivenciando conflito racial
- Indivíduos vivenciando crise de identidade sexual
- Indivíduos vivenciando divórcio na família
- Indivíduos vivenciando perda de relações interpessoais significativas
- Mulheres cisgênero

Condições associadas

- Transtorno de adaptação
- Transtornos mentais

Literatura de apoio original disponível em https://paginas.grupoa.com.br/nanda-i-2024-2026/referencias.pdf.

Classe 3 • Violência

Código do diagnóstico 00468

Risco de comportamento autolesivo não suicida

Aprovado em 2023 • Nível de evidência 3.2

Foco primário: Comportamento
Foco secundário: Violência
Sujeito do cuidado: Indivíduo
Julgamento: Desadaptativo
Local anatômico: —

Limite inferior de idade: —
Limite superior de idade: —
Curso clínico: —
Categoria do diagnóstico: Potencial para deteriorar
Restrição situacional: —

Definição

Suscetibilidade a danos deliberados e autoinfligidos sem intenção de suicídio ou desvio sexual e para fins que não são socialmente sancionados.

Fatores de risco

Fatores comportamentais

- Abuso de substâncias
- Alto nível de comportamento sedentário com o uso de telas
- Baixo nível de atividade física moderada a vigorosa
- Comportamentos de vício
- Escore de alta frequência de automutilação em um instrumento padronizado e validado
- Identificação implícita com cortes em um instrumento padronizado e validado
- Letramento em saúde inadequado
- Uso intencional indevido de medicamentos prescritos
- Uso problemático da internet

Fatores psicológicos

- Alto nível de alexitimia
- Ansiedade excessiva
- Autocontrole inadequado
- Autoestima inadequada
- Controle de impulsos ineficaz
- Desesperança
- Desregulação emocional
- Dificuldade em aliviar emoções negativas
- Dificuldade em expressar emoções
- Dificuldade em regular as emoções
- Escore de gravidade alta de automutilação em um instrumento padronizado e validado
- Estresse excessivo
- Forte desejo de evitar uma empolgação emocional elevada
- Hipersensibilidade
- Incapacidade de manter a regulação interpessoal adequada
- Intolerância à incerteza
- Sintomas depressivos
- Solidão
- Uso ineficaz de estratégias de enfrentamento

Fatores fisiológicos

- Autogestão ineficaz do sobrepeso
- Insônia
- Padrão de sono ineficaz

Fatores situacionais

- Dificuldade com transição imigratória
- Dificuldade em acessar cuidados de saúde mental
- Exposição a comportamento autolesivo não suicida de colegas

Fatores sociais

- Apoio social inadequado
- Apoio social inadequado pelos pais
- *Bullying*
- Comunicação ineficaz entre mãe/ pai e adolescente
- Dificuldade em estabelecer interação social
- Distúrbio nas relações interpessoais
- Monitoramento parental inadequado
- Parentalidade severa
- Rejeição dos colegas

Populações em risco

- Adolescentes
- Adultos jovens
- Crianças vítimas de abuso
- Indivíduos com altos níveis de estresse acadêmico
- Indivíduos com história de abuso na infância
- Indivíduos com história de apego parental inseguro
- Indivíduos com história de cirurgia na infância
- Indivíduos com história de comportamentos autolesivos não suicidas
- Indivíduos com história de doença na infância
- Indivíduos com história de interrupção do apego
- Indivíduos com história de negligência na infância
- Indivíduos com história de violência direcionada a si mesmo
- Indivíduos com história familiar de comportamento autodestrutivo
- Indivíduos com nível de escolaridade mais baixo
- Indivíduos cujos colegas se automutilam
- Indivíduos LGBTQ+
- Indivíduos privados de liberdade
- Indivíduos que estão vivenciando a morte de pai/mãe
- Indivíduos que moram em ambiente não tradicional
- Indivíduos que são membros de minoria étnica
- Indivíduos separados de pai/mãe
- Indivíduos testemunhando violência entre figuras parentais
- Indivíduos vivenciando abuso de substâncias na família
- Indivíduos vivenciando conflito racial
- Indivíduos vivenciando crise de identidade sexual
- Indivíduos vivenciando divórcio na família
- Indivíduos vivenciando perda de relações interpessoais significativas
- Mulheres cisgênero

Condições associadas

- Deficiência intelectual
- Deficiências do desenvolvimento
- Transtorno alimentar
- Transtorno de adaptação
- Transtorno de estresse pós-traumático
- Transtorno de personalidade *borderline*
- Transtorno depressivo maior
- Transtorno do espectro autista
- Transtorno obsessivo-compulsivo
- Transtornos de ansiedade
- Transtornos de personalidade do grupo B

Literatura de apoio original disponível em https://paginas.grupoa.com.br/nanda-i-2024-2026/referencias.pdf.

Domínio 11 • Segurança/proteção

Classe 4 • Riscos ambientais

Código do diagnóstico 00181

Contaminação

Aprovado em 2006 • Revisado em 2017, 2023 • Nível de evidência 2.1

Foco primário: Integridade física
Foco secundário: Risco ambiental
Sujeito do cuidado: Indivíduo
Julgamento: Conturbado
Local anatômico: —

Limite inferior de idade: —
Limite superior de idade: —
Curso clínico: —
Categoria do diagnóstico: Com foco no problema
Restrição situacional: —

Definição

Exposição a substâncias nocivas no ambiente em níveis que podem causar efeitos adversos à saúde.

Características definidoras

Pesticidas

- Efeitos dermatológicos da exposição a pesticidas
- Efeitos gastrintestinais da exposição a pesticidas
- Efeitos neurológicos da exposição a pesticidas
- Efeitos pulmonares da exposição a pesticidas
- Efeitos renais da exposição a pesticidas

Produtos químicos

- Efeitos dermatológicos da exposição a produtos químicos
- Efeitos gastrintestinais da exposição a produtos químicos
- Efeitos imunológicos da exposição a produtos químicos
- Efeitos neurológicos da exposição a produtos químicos
- Efeitos pulmonares da exposição a produtos químicos
- Efeitos renais da exposição a produtos químicos

Agentes biológicos

- Efeitos dermatológicos da exposição a agentes biológicos
- Efeitos gastrintestinais da exposição a agentes biológicos
- Efeitos neurológicos da exposição a agentes biológicos
- Efeitos pulmonares da exposição a agentes biológicos
- Efeitos renais da exposição a agentes biológicos

Poluição

- Efeitos neurológicos da exposição à poluição
- Efeitos pulmonares da exposição à poluição

Resíduos

- Efeitos dermatológicos da exposição a resíduos
- Efeitos gastrintestinais da exposição a resíduos
- Efeitos hepáticos da exposição a resíduos
- Efeitos pulmonares da exposição a resíduos

Radiação

- Efeitos genéticos da exposição à radioterapia
- Efeitos imunológicos da exposição à radioterapia
- Efeitos neurológicos da exposição à radioterapia
- Efeitos oncológicos da exposição à radioterapia

Fatores relacionados

Fatores externos

- Brincar onde são usados contaminantes ambientais
- Contaminação química da água
- Contaminação química de alimentos
- Degradação inadequada de contaminante
- Exposição sem proteção a material radioativo
- Exposição sem proteção a metais pesados
- Exposição sem proteção a substâncias químicas
- Indivíduos que ingeriram material contaminado
- Piso acarpetado
- Práticas inadequadas de higiene do lar
- Práticas inadequadas de higiene pessoal
- Roupas de proteção inadequadas
- Serviços municipais inadequados
- Superfície descamativa na presença de crianças pequenas
- Uso de material perigoso em área com ventilação inadequada
- Uso de material perigoso sem proteção eficaz
- Uso domiciliar de contaminante ambiental
- Uso inapropriado de roupas de proteção

Fatores internos

- Desnutrição
- Exposição concomitante
- Uso de tabaco

Populações em risco

- Gestantes
- Idosos
- Indivíduos < 5 anos de idade
- Indivíduos com exposição perinatal
- Indivíduos com história de exposição a contaminante
- Indivíduos desfavorecidos economicamente
- Indivíduos expostos a bioterrorismo
- Indivíduos expostos a desastre
- Indivíduos expostos a poluentes ambientais
- Indivíduos expostos a áreas com alto nível de contaminantes
- Mulheres cisgênero

Condições associadas

- Doença preexistente
- Radioterapia

Este diagnóstico será retirado da Classificação da NANDA-I na edição 2027-2029 a menos que seja realizado trabalho adicional para fornecer um termo de julgamento.

Literatura de apoio original disponível em https://paginas.grupoa.com.br/nanda-i-2024-2026/referencias.pdf.

Classe 4 • Riscos ambientais

Código do diagnóstico 00180

Risco de contaminação

Aprovado em 2006 • Revisado em 2013, 2017, 2023 • Nível de evidência 2.1

Foco primário: Integridade física
Foco secundário: Risco ambiental
Sujeito do cuidado: Indivíduo
Julgamento: Conturbado
Local anatômico: —
Limite inferior de idade: —
Limite superior de idade: —
Curso clínico: —
Categoria do diagnóstico: Potencial para deteriorar
Restrição situacional: —

Definição

Suscetibilidade à exposição a substâncias nocivas no ambiente em níveis que podem causar efeitos adversos à saúde.

Fatores de risco

Fatores externos

- Brincar onde são usados contaminantes ambientais
- Contaminação química da água
- Contaminação química de alimentos
- Degradação inadequada de contaminante
- Exposição sem proteção a material radioativo
- Exposição sem proteção a metais pesados
- Exposição sem proteção a substâncias químicas
- Indivíduos que ingeriram material contaminado
- Piso acarpetado
- Práticas inadequadas de higiene do lar
- Práticas inadequadas de higiene pessoal
- Roupas de proteção inadequadas
- Serviços municipais inadequados
- Superfície descamativa na presença de crianças pequenas
- Uso de material perigoso em área com ventilação inadequada
- Uso de material perigoso sem proteção eficaz
- Uso domiciliar de contaminante ambiental
- Uso inapropriado de roupas de proteção

Fatores internos

- Desnutrição
- Exposição concomitante
- Uso de tabaco

Populações em risco

- Gestantes
- Idosos
- Indivíduos < 5 anos de idade
- Indivíduos com exposição perinatal
- Indivíduos com história de exposição a contaminante
- Indivíduos desfavorecidos economicamente
- Indivíduos expostos a bioterrorismo
- Indivíduos expostos a desastre
- Indivíduos expostos a poluentes ambientais
- Indivíduos expostos a áreas com alto nível de contaminantes
- Mulheres cisgênero

Condições associadas

- Doença preexistente
- Radioterapia

Este diagnóstico será retirado da Classificação da NANDA-I na edição 2027-2029 a menos que seja realizado trabalho adicional para fornecer um termo de julgamento.

Literatura de apoio original disponível em https://paginas.grupoa.com.br/nanda-i-2024-2026/referencias.pdf.

Domínio 11 • Segurança/proteção

Classe 4 • Riscos ambientais — Código do diagnóstico 00469

Risco de intoxicação acidental

Aprovado em 2023 • Nível de evidência 2.1

Foco primário: Integridade física
Foco secundário: Risco ambiental
Sujeito do cuidado: Indivíduo
Julgamento: Conturbado
Local anatômico: —
Limite inferior de idade: —
Limite superior de idade: —
Curso clínico: —
Categoria do diagnóstico: Potencial para deteriorar
Restrição situacional: —

Definição

Suscetibilidade a ingestão, injeção, inalação ou exposição inesperada a substâncias nocivas.

Fatores de risco

Fatores da criança

- Acesso a cosméticos
- Acesso a medicamentos fabricados de forma ilícita
- Acesso a pilhas em formato de botão
- Acesso a plantas tóxicas
- Acesso a preparações farmacêuticas
- Acesso a produtos automotivos
- Acesso a produtos de cuidados pessoais
- Acesso a produtos de desinfecção
- Acesso a produtos de jardinagem
- Acesso a produtos de lavanderia
- Acesso a produtos de limpeza
- Acesso a produtos de pintura
- Acesso a produtos de tabaco
- Acesso a produtos inseticidas
- Acesso a produtos para lavar a louça
- Acesso a produtos que contêm naftalina
- Acesso a óleos essenciais

Fatores gerais

- Abuso de substâncias
- Armazenamento inadequado de produtos químicos domésticos
- Conhecimento inadequado sobre a prevenção de intoxicações
- Conhecimento inadequado sobre intoxicação doméstica
- Conhecimento inadequado sobre preparações farmacêuticas
- Consumo excessivo de álcool
- Detectores de monóxido de carbono inadequados
- Detectores de vazamento de gás inadequados
- Inalação de dióxido de carbono por gelo seco
- Manutenção inadequada do equipamento de liberação de gases nocivos
- Precauções inadequadas contra intoxicação
- Transferência de substâncias tóxicas domésticas para um recipiente secundário
- Uso de drogas fabricadas ilicitamente
- Uso inadequado de aparelhos de queima de combustível
- Uso inadequado de medicação prescrita
- Uso inapropriado de aparelhos a lenha
- Uso inapropriado de aparelhos de queima de carvão
- Veículo ligado em garagem fechada

Populações em risco

- Crianças com < 5 anos de idade
- Indivíduos com história de overdose de substâncias

Condição associada

- Transtornos neurocognitivos

Literatura de apoio original disponível em https://paginas.grupoa.com.br/nanda-i-2024-2026/referencias.pdf.

11. Segurança/proteção

Classe 4 • Riscos ambientais

Código do diagnóstico 00404

Risco de doença ocupacional

Aprovado em 2023 • Nível de evidência 2.1

Foco primário: Integridade física
Foco secundário: Risco ambiental
Sujeito do cuidado: Indivíduo
Julgamento: Prejudicado
Local anatômico: —

Limite inferior de idade: —
Limite superior de idade: —
Curso clínico: —
Categoria do diagnóstico: Potencial para deteriorar
Restrição situacional: Ambiente ocupacional

Definição

Suscetibilidade a condição ou distúrbio relacionado ao trabalho resultantes de um evento ou exposição não imediatos.

Fatores de risco

Fatores individuais

- Ação inadequada para abordar fatores modificáveis
- Acompanhamento impreciso do protocolo de saúde dos funcionários
- Acompanhamento impreciso do protocolo de segurança
- Apoio social inadequado
- Compreensão inadequada da importância dos equipamentos de proteção individual
- Conhecimento inadequado dos fatores modificáveis
- Desatenção aos princípios ergonômicos
- Dificuldade em tomar decisões
- Estresse excessivo
- Gestão do peso ineficaz
- Habilidades de comunicação inadequadas
- Uso inadequado de equipamento de proteção individual
- Vacinação inadequada

Fatores ambientais

- Acesso inadequado a equipamento de proteção individual
- Adoção inadequada do princípio ergonômico
- Carga de trabalho excessiva
- Colocação inadequada de equipamentos de proteção coletiva
- Exposição a agentes biológicos
- Exposição a agentes psicossociais
- Exposição a atividades de movimentos repetitivos
- Exposição a impactos intermitentes
- Exposição a patógenos
- Exposição a produtos químicos
- Gestão ineficaz da carga de trabalho
- Monitoramento inadequado da dosimetria
- Monitoramento inadequado dos agentes biológicos
- Protocolo de saúde inadequado para os funcionários
- Protocolo de segurança inadequado
- Relações trabalhistas conflitantes

Populações em risco

- Gestantes
- Indivíduos com acesso limitado a serviços de saúde
- Indivíduos com desequilíbrio entre vida pessoal e profissional
- Indivíduos com história de acidentes de trabalho
- Indivíduos com história de exposição profissional traumática
- Indivíduos com história de trauma físico
- Indivíduos com múltiplos contratos de trabalho
- Indivíduos com responsabilidades além de sua própria capacidade de trabalho
- Indivíduos cujo trabalho consiste em atividades monótonas
- Indivíduos que amamentam
- Trabalhadores de turnos rotativos

Literatura de apoio original disponível em https://paginas.grupoa.com.br/nanda-i-2024-2026/referencias.pdf.

Classe 4 • Riscos ambientais — Código do diagnóstico 00402

Risco de lesão física ocupacional

Aprovado em 2023 • Nível de evidência 2.3

Foco primário: Integridade física
Foco secundário: Risco ambiental
Sujeito do cuidado: Indivíduo
Julgamento: Prejudicado
Local anatômico: —

Limite inferior de idade: —
Limite superior de idade: —
Curso clínico: —
Categoria do diagnóstico: Potencial para deteriorar
Restrição situacional: Ambiente ocupacional

Definição

Suscetibilidade a dano corporal relacionado ao trabalho.

Fatores de risco

Fatores individuais

- Comportamentos com excesso de confiança
- Comportamentos de trabalho inseguros
- Conhecimento inadequado
- Distração de relações interpessoais
- Estresse excessivo
- Habilidades de manejo do tempo inadequadas
- Hábitos não saudáveis
- Interpretação incorreta de informações
- Sofrimento psicológico
- Uso inadequado de equipamento de proteção individual
- Uso ineficaz de estratégias de enfrentamento

Fatores ambientais

- Acesso inadequado a equipamento de proteção individual
- Ambiente físico inadequado
- Carga de trabalho físico excessiva
- Carga de trabalho físico prolongada
- Exposição a agentes biológicos
- Exposição a agentes físicos
- Exposição a agentes teratogênicos
- Exposição a atividades de movimentos repetitivos
- Exposição a extremos de temperatura ambiental
- Exposição a patógenos
- Exposição a produtos químicos
- Exposição a ruído excessivo
- Exposição a vibrações
- Exposição à radiação
- Relações trabalhistas conflitantes
- Restrições ambientais não abordadas

Populações em risco

- Indivíduos com responsabilidades além de sua própria capacidade de trabalho
- Trabalhadores de turnos rotativos

Condição associada

- *Burnout* ocupacional

Literatura de apoio original disponível em https://paginas.grupoa.com.br/nanda-i-2024-2026/referencias.pdf.

Classe 5 • Processos defensivos

Código do diagnóstico 00217

Risco de reação alérgica

Aprovado em 2010 • Revisado em 2013, 2017, 2023 • Nível de evidência 2.1

Foco primário: Função imunológica
Foco secundário: Alergia
Sujeito do cuidado: Indivíduo
Julgamento: Excessivo
Local anatômico: —
Limite inferior de idade: —
Limite superior de idade: —
Curso clínico: —
Categoria do diagnóstico: Potencial para deteriorar
Restrição situacional: —

Definição

Suscetibilidade a uma resposta imunológica excessiva a alérgenos.

Fatores de risco

- Comportamento de assumir riscos
- Conhecimento inadequado dos fatores que contribuem para a gravidade da reação alérgica
- Conhecimento inadequado sobre como evitar alérgenos relevantes
- Desatenção a possível exposição a alérgeno
- Manejo inadequado dos fatores que contribuem para a gravidade da reação alérgica

Populações em risco

- Indivíduos com exposição repetida a alérgenos
- Indivíduos com história de alergia
- Indivíduos com história familiar de alergia
- Indivíduos vivenciando crise situacional

Condições associadas

- Asma
- Coinfecção
- Doenças cardiovasculares
- Preparações farmacêuticas

Literatura de apoio original disponível em https://paginas.grupoa.com.br/nanda-i-2024-2026/referencias.pdf.

Classe 5 • Processos defensivos — Código do diagnóstico 00042

Risco de reação alérgica ao látex

Aprovado em 1998 • Revisado em 2006, 2013, 2017, 2020, 2023 •
Nível de evidência 2.1

Foco primário: Função imunológica
Foco secundário: Alergia
Sujeito do cuidado: Indivíduo
Julgamento: Excessivo
Local anatômico: —

Limite inferior de idade: —
Limite superior de idade: —
Curso clínico: —
Categoria do diagnóstico: Potencial para deteriorar
Restrição situacional: —

Definição

Suscetibilidade a uma resposta imunológica excessiva a produtos de borracha de látex natural ou alimentos reativos ao látex.

Fatores de risco

- Conhecimento inadequado sobre como evitar alérgenos relevantes
- Desatenção a possível exposição a alimentos com reatividade cruzada com látex
- Desatenção a possível exposição ao látex no ambiente

Populações em risco

- Indivíduos com história de reação ao látex
- Indivíduos com história familiar de dermatite atópica
- Indivíduos frequentemente expostos a produto com látex

Condições associadas

- Alergia alimentar
- Alergia à planta poinsétia
- Asma
- Atopia
- Cateterização urinária
- Hipersensibilidade às proteínas da borracha do látex natural
- Procedimentos cirúrgicos

Literatura de apoio original disponível em https://paginas.grupoa.com.br/nanda-i-2024-2026/referencias.pdf.

Classe 6 • Termorregulação

Código do diagnóstico 00008

Termorregulação ineficaz

Aprovado em 1986 • Revisado em 2017, 2023 • Nível de evidência 2.1

Foco primário: Função termorregulatória
Foco secundário: —
Sujeito do cuidado: Indivíduo
Julgamento: Ineficaz
Local anatômico: —
Limite inferior de idade: —
Limite superior de idade: —
Curso clínico: —
Categoria do diagnóstico: Com foco no problema
Restrição situacional: —

Definição

Inabilidade de manter ou regular a temperatura corporal dentro de uma faixa de normalidade.

Características definidoras

- Aumento da temperatura corporal acima dos parâmetros normais
- Convulsão
- Hipertensão
- Leitos ungueais cianóticos
- Palidez moderada
- Pele fria ao toque
- Pele quente ao toque
- Pele ruborizada
- Piloereção
- Preenchimento capilar lento
- Redução da temperatura corporal abaixo dos parâmetros normais
- Taquicardia
- Taquipneia
- Tremor leve

Fatores relacionados

- Atividade vigorosa
- Controle inapropriado da temperatura ambiental
- Demanda aumentada de oxigênio
- Inatividade
- Vestuário inapropriado para a temperatura ambiental
- Volume de líquidos inadequado

Populações em risco

- Indivíduos com relação aumentada entre área de superfície corporal e peso
- Indivíduos com reserva inadequada de gordura subcutânea
- Indivíduos expostos a temperaturas ambientais extremas
- Indivíduos nos extremos de peso

Condições associadas

- Condição que afeta a regulação da temperatura
- Doenças metabólicas
- Estado de saúde prejudicado
- Feridas e lesões
- Preparações farmacêuticas
- Resposta diminuída à transpiração
- Sepse
- Termogênese sem tremores ineficiente

Classe 6 • Termorregulação

Código do diagnóstico 00274

Risco de termorregulação ineficaz

Aprovado em 2016 • Revisado em 2023 • Nível de evidência 2.1

Foco primário: Função termorregulatória
Foco secundário: —
Sujeito do cuidado: Indivíduo
Julgamento: Ineficaz
Local anatômico: —

Limite inferior de idade: —
Limite superior de idade: —
Curso clínico: —
Categoria do diagnóstico: Potencial para deteriorar
Restrição situacional: —

Definição

Suscetibilidade à inabilidade de manter ou regular a temperatura corporal dentro de uma faixa de normalidade.

Fatores de risco

- Atividade vigorosa
- Controle inapropriado da temperatura ambiental
- Demanda aumentada de oxigênio
- Inatividade
- Vestuário inapropriado para a temperatura ambiental
- Volume de líquidos inadequado

Populações em risco

- Indivíduos com relação aumentada entre área de superfície corporal e peso
- Indivíduos com reserva inadequada de gordura subcutânea
- Indivíduos expostos a temperaturas ambientais extremas
- Indivíduos nos extremos de peso

Condições associadas

- Condição que afeta a regulação da temperatura
- Doenças metabólicas
- Estado de saúde prejudicado
- Feridas e lesões
- Preparações farmacêuticas
- Resposta diminuída à transpiração
- Sepse
- Termogênese sem tremores ineficiente

Classe 6 • Termorregulação

Código do diagnóstico 00007

Hipertermia

Aprovado em 1986 • Revisado em 2013, 2017, 2023 • Nível de evidência 2.2

Foco primário: Função termorregulatória
Foco secundário: —
Sujeito do cuidado: Indivíduo
Julgamento: Excessivo
Local anatômico: —
Limite inferior de idade: —
Limite superior de idade: —
Curso clínico: —
Categoria do diagnóstico: Com foco no problema
Restrição situacional: —

Definição

Elevação anormal da temperatura corporal, geralmente como resultado da inabilidade de regular a temperatura corporal central devido a fatores não patológicos.

[Consulte critérios de estadiamento.]

Características definidoras

Temperatura corporal central

- 37,4 °C ou mais em neonatos
- 37,5 °C ou mais em crianças
- 38,3 °C ou mais em adultos

Manifestações leves a moderadas

- Cãibras musculares
- Calafrios
- Cefaleia
- Ciclo sono-vigília alterado
- Cognição diminuída
- Coordenação prejudicada
- Desidratação
- Edema periférico leve
- Eritema pruriginoso
- Fadiga
- Intermitentemente quente e frio
- Irritabilidade
- Lactente não consegue manter a sucção
- Náusea
- Pele quente ao toque
- Pele ruborizada
- Sensação de febre
- Sudorese excessiva
- Taquicardia
- Tontura

Manifestações graves

- Acidose láctica
- Anormalidades eletrolíticas
- Apneia
- Calafrios intensos com tremores violentos
- Coma
- Combatividade
- Comportamento inapropriado
- Convulsão
- *Delirium*
- Disglicemia
- Débito cardíaco alterado
- Estado mental alterado
- Estupor
- Hipotensão
- Julgamento prejudicado
- Pele fria e úmida
- Perda de memória de curto prazo
- Sintomas de ansiedade aumentados
- Taquipneia
- Vasodilatação

Fatores relacionados

- Aclimatação inadequada ao calor antes do aumento da atividade física
- Atividade vigorosa
- Envolver o lactente com cobertores ou roupas excessivas para a temperatura ambiental
- Estresse contínuo por calor ambiental
- Roupas inadequadas que absorvem umidade
- Temperaturas internas > 26 °C
- Vestuário inapropriado para a temperatura ambiental
- Volume de líquidos inadequado

Populações em risco

- Indivíduos com excesso de peso para a idade e o sexo
- Indivíduos em ambiente de alto calor com baixa relação entre trabalho e descanso
- Indivíduos em extremos de idade
- Indivíduos em áreas de mudança climática com temperaturas mais altas
- Indivíduos expostos a índice de calor ambiental elevado
- Indivíduos expostos a índice de umidade ambiental elevado
- Indivíduos que necessitam de equipamentos adicionais para proteção ocupacional
- Indivíduos que necessitam de equipamentos esportivos significativos para proteção
- Indivíduos que precisam de roupas extras para proteção ocupacional
- Neonatos aquecidos por aquecedores radiantes
- Neonatos com perda de peso excessiva nos primeiros dias de vida e que estão em amamentação exclusiva
- Neonatos em fototerapia
- Neonatos nascidos de indivíduos que recebem analgesia epidural

Condições associadas

- Anidrose
- Displasia ectodérmica
- Estado de saúde prejudicado
- Isquemia
- Preparações farmacêuticas
- Resposta diminuída à transpiração
- Suplementos alimentares
- Taxa metabólica aumentada
- Trauma físico

As organizadoras reconhecem que o título não contém um termo de julgamento específico. Ele foi mantido devido à dificuldade para diferenciar entre febre e hipertermia de uma forma clara, e será considerado na próxima edição.

Literatura de apoio original disponível em https://paginas.grupoa.com.br/nanda-i-2024-2026/referencias.pdf.

Domínio 11 • Segurança/proteção

Classe 6 • Termorregulação

Código do diagnóstico 00471

Risco de hipertermia

Aprovado em 2023 • Nível de evidência 2.1

Foco primário: Função termorregulatória
Foco secundário: —
Sujeito do cuidado: Indivíduo
Julgamento: Excessivo
Local anatômico: —

Limite inferior de idade: —
Limite superior de idade: —
Curso clínico: —
Categoria do diagnóstico: Potencial para deteriorar
Restrição situacional: —

Definição

Suscetibilidade à elevação anormal da temperatura corporal, geralmente como resultado da inabilidade de regular a temperatura corporal central devido a fatores não patológicos.

[Consulte critérios de estadiamento.]

Fatores de risco

- Aclimatação inadequada ao calor antes do aumento da atividade física
- Atividade vigorosa
- Envolver o lactente com cobertores ou roupas excessivas para a temperatura ambiental
- Estresse contínuo por calor ambiental
- Roupas inadequadas que absorvem umidade
- Temperaturas internas > 26 °C
- Vestuário inapropriado para a temperatura ambiental
- Volume de líquidos inadequado

Populações em risco

- Indivíduos com excesso de peso para a idade e o sexo
- Indivíduos em ambiente de alto calor com baixa relação entre trabalho e descanso
- Indivíduos em extremos de idade
- Indivíduos em áreas de mudança climática com temperaturas mais altas
- Indivíduos expostos a índice de calor ambiental elevado
- Indivíduos expostos a índice de umidade ambiental elevado
- Indivíduos que necessitam de equipamentos adicionais para proteção ocupacional
- Indivíduos que necessitam de equipamentos esportivos significativos para proteção
- Indivíduos que precisam de roupas extras para proteção ocupacional
- Neonatos aquecidos por aquecedores radiantes
- Neonatos com perda de peso excessiva nos primeiros dias de vida e que estão em amamentação exclusiva
- Neonatos em fototerapia
- Neonatos nascidos de indivíduos que recebem analgesia epidural

Condições associadas

- Anidrose
- Displasia ectodérmica
- Estado de saúde prejudicado
- Isquemia
- Preparações farmacêuticas
- Resposta diminuída à transpiração
- Suplementos alimentares
- Taxa metabólica aumentada
- Trauma físico

As organizadoras reconhecem que o título não contém um termo de julgamento específico. Ele foi mantido devido à dificuldade para diferenciar entre febre e hipertermia de uma forma clara, e será considerado na próxima edição.

Literatura de apoio original disponível em https://paginas.grupoa.com.br/nanda-i-2024-2026/referencias.pdf.

11. Segurança/proteção

Classe 6 • Termorregulação

Código do diagnóstico 00474

Temperatura corporal neonatal diminuída

Aprovado em 2023 • Nível de evidência 3.1

Foco primário: Função termorregulatória
Foco secundário: —
Sujeito do cuidado: Indivíduo
Julgamento: Diminuído
Local anatômico: —
Limite inferior de idade: 1 dia
Limite superior de idade: 28 dias
Curso clínico: Agudo
Categoria do diagnóstico: Com foco no problema
Restrição situacional: —

Definição

Queda não intencional no estado térmico abaixo da faixa diurna normal em indivíduos com até 28 dias de vida.

[Consulte critérios de estadiamento da hipotermia apropriados e validados.]

Características definidoras

Hipotermia I – leve

- Demanda aumentada de oxigênio
- Ganho de peso < 30 g/dia
- Glicemia sanguínea diminuída
- Palidez
- Perfusão periférica diminuída
- Taquicardia
- Taquipneia
- Temperatura axilar de 36-36,4 °C

Hipotermia II – moderada

- Acidose metabólica
- Acrocianose
- Bradicardia
- Choro irritável
- Dispneia
- Energia inadequada para manter a sucção
- Grunhido
- Hipertensão
- Hipoglicemia não abordada
- Letargia
- Pele fria ao toque
- Preenchimento capilar lento
- Temperatura axilar de 32-35,9 °C

Hipotermia III – grave

- Hipóxia
- Sofrimento respiratório
- Temperatura axilar de < 32 °C
- Vasoconstrição periférica

Fatores relacionados

- Amamentação atrasada
- Baixa temperatura ambiental
- Banho precoce do recém-nascido
- Conhecimento inadequado do cuidador sobre a importância do controle da temperatura corporal
- Conhecimento inadequado do cuidador sobre prevenção da hipotermia
- Contato pele a pele inadequado imediatamente após o nascimento
- Desnutrição
- Estrato córneo imaturo
- Pesagem de neonato com menos de 6 horas de idade
- Roupas inadequadas

- Roupas molhadas em ambiente de temperatura baixa
- Sala de parto com temperaturas abaixo de 25 °C
- Transferência excessiva de calor por condução
- Transferência excessiva de calor por convexão
- Transferência excessiva de calor por evaporação
- Transferência excessiva de calor por radiação
- Vestuário inapropriado para a temperatura ambiental

Populações em risco

- Lactentes com baixo peso ao nascer
- Neonatos com controle vascular ineficaz
- Neonatos com escores de Apgar baixos
- Neonatos com gordura subcutânea inadequada
- Neonatos com nascimento não planejado fora do hospital
- Neonatos com relação entre área da superfície corporal e peso aumentada
- Neonatos com resistência vascular pulmonar aumentada
- Neonatos com termogênese sem tremores ineficaz
- Neonatos cujo(a) genitor(a) tem hipertensão
- Neonatos de alto risco com nascimento fora do hospital
- Neonatos nascidos de genitor(a) adolescente
- Neonatos nascidos de genitor(a) com infecção perinatal
- Neonatos nascidos de parto cesáreo
- Neonatos nascidos em famílias desfavorecidas economicamente
- Neonatos prematuros
- Neonatos que foram reanimados após o nascimento
- Neonatos que não foram secos imediatamente antes da expulsão da placenta usando toalhas pré-aquecidas
- Neonatos reanimados sem aparelhos de ressuscitação térmica
- Neonatos transportados no hospital sem aquecimento adequado

Condições associadas

- Dano ao hipotálamo
- Hipoglicemia
- Preparações farmacêuticas
- Sepse

Literatura de apoio original disponível em https://paginas.grupoa.com.br/nanda-i-2024-2026/referencias.pdf.

Classe 6 • Termorregulação Código do diagnóstico 00476

Risco de temperatura corporal neonatal diminuída

Aprovado em 2023 • Nível de evidência 3.1

Foco primário: Função termorregulatória
Foco secundário: —
Sujeito do cuidado: Indivíduo
Julgamento: Diminuído
Local anatômico: —
Limite inferior de idade: 1 dia
Limite superior de idade: 28 dias
Curso clínico: Agudo
Categoria do diagnóstico: Potencial para deteriorar
Restrição situacional: —

Definição

Suscetibilidade à queda não intencional no estado térmico abaixo da faixa diurna normal em indivíduos com até 28 dias de vida.

[Consulte critérios de estadiamento da hipotermia apropriados e validados.]

Fatores de risco

- Amamentação atrasada
- Baixa temperatura ambiental
- Banho precoce do recém-nascido
- Conhecimento inadequado do cuidador sobre a importância do controle da temperatura corporal
- Conhecimento inadequado do cuidador sobre prevenção da hipotermia
- Contato pele a pele inadequado imediatamente após o nascimento
- Desnutrição
- Estrato córneo imaturo
- Pesagem de neonato com menos de 6 horas de idade
- Roupas inadequadas
- Roupas molhadas em ambiente de temperatura baixa
- Sala de parto com temperaturas abaixo de 25 °C
- Transferência excessiva de calor por condução
- Transferência excessiva de calor por convexão
- Transferência excessiva de calor por evaporação
- Transferência excessiva de calor por radiação
- Vestuário inapropriado para a temperatura ambiental

Populações em risco

- Lactentes com baixo peso ao nascer
- Neonatos com controle vascular ineficaz
- Neonatos com escores de Apgar baixos
- Neonatos com gordura subcutânea inadequada
- Neonatos com nascimento não planejado fora do hospital
- Neonatos com relação entre área da superfície corporal e peso aumentada
- Neonatos com resistência vascular pulmonar aumentada
- Neonatos com termogênese sem tremores ineficaz
- Neonatos cujo(a) genitor(a) tem hipertensão
- Neonatos de alto risco com nascimento fora do hospital
- Neonatos nascidos de genitor(a) adolescente
- Neonatos nascidos de genitor(a) com infecção perinatal
- Neonatos nascidos de parto cesáreo

- Neonatos nascidos em famílias desfavorecidas economicamente
- Neonatos prematuros
- Neonatos que foram reanimados após o nascimento
- Neonatos que não foram secos imediatamente antes da expulsão da placenta usando toalhas pré-aquecidas
- Neonatos reanimados sem aparelhos de ressuscitação térmica
- Neonatos transportados no hospital sem aquecimento adequado

Condições associadas

- Dano ao hipotálamo
- Hipoglicemia
- Preparações farmacêuticas
- Sepse

Literatura de apoio original disponível em https://paginas.grupoa.com.br/nanda-i-2024-2026/referencias.pdf.

11. Segurança/proteção

Domínio 11 • Segurança/proteção

Classe 6 • Termorregulação — Código do diagnóstico 00472

Temperatura corporal diminuída

Aprovado em 2023 • Nível de evidência 3.1

Foco primário: Função termorregulatória
Foco secundário: —
Sujeito do cuidado: Indivíduo
Julgamento: Diminuído
Local anatômico: —
Limite inferior de idade: 29 dias
Limite superior de idade: —
Curso clínico: —
Categoria do diagnóstico: Com foco no problema
Restrição situacional: —

Definição

Queda não intencional no estado térmico interno abaixo da faixa diurna normal em indivíduos com mais de 28 dias de vida.

[Consulte critérios de estadiamento apropriados e validados.]

Características definidoras

Hipotermia I – leve

- Pele fria ao toque
- Piloereção
- Temperatura central de 32-35 °C
- Tremor pelo frio

Hipotermia II – moderada

- Acrocianose
- Consciência prejudicada
- Consumo de oxigênio aumentado
- Débito cardíaco aumentado
- Frequência respiratória aumentada
- Glicemia sanguínea diminuída
- Hipertensão
- Hipoglicemia
- Leitos ungueais cianóticos
- Preenchimento capilar lento
- Pressão arterial aumentada
- Taquicardia
- Temperatura central de 28 °C a < 32 °C
- Vasoconstrição periférica

Hipotermia III – grave

- Arritmia ventricular
- Bradicardia
- Bradipneia
- Hipotensão
- Hipóxia
- Inconsciência
- Temperatura central < 28 °C

Hipotermia IV – grave

- Ausência de sinais vitais
- Morte aparente
- Temperatura axilar < 24 °C

Fatores relacionados

- Baixa temperatura ambiental
- Conhecimento inadequado do cuidador sobre a importância do controle da temperatura corporal
- Conhecimento inadequado do cuidador sobre prevenção da hipotermia
- Desnutrição
- Inatividade

- Intoxicação alcoólica
- Roupas molhadas em ambiente de temperatura baixa
- Transferência excessiva de calor por condução
- Transferência excessiva de calor por convexão
- Transferência excessiva de calor por evaporação
- Transferência excessiva de calor por radiação
- Vestuário inapropriado para a temperatura ambiental

Populações em risco

- Indivíduos com tremor prejudicado
- Indivíduos desfavorecidos economicamente
- Indivíduos em extremos de idade
- Indivíduos expostos a desastre natural
- Indivíduos imersos em água fria
- Indivíduos nos extremos de peso
- Indivíduos sem moradia

Condições associadas

- Dano ao hipotálamo
- Distúrbios da hipófise
- Doenças do sistema endócrino
- Feridas e lesões
- Hemorragia traumática
- Infecções
- Neoplasias
- Parto de emergência
- Preparações farmacêuticas
- Radioterapia
- Taxa metabólica diminuída

Literatura de apoio original disponível em https://paginas.grupoa.com.br/nanda-i-2024-2026/referencias.pdf.

Classe 6 • Termorregulação Código do diagnóstico 00473

Risco de temperatura corporal diminuída

Aprovado em 2023 • Nível de evidência 3.1

Foco primário: Função termorregulatória
Foco secundário: —
Sujeito do cuidado: Indivíduo
Julgamento: Diminuído
Local anatômico: —
Limite inferior de idade: 29 dias
Limite superior de idade: —
Curso clínico: —
Categoria do diagnóstico: Potencial para deteriorar
Restrição situacional: —

Definição

Suscetibilidade à queda não intencional no estado térmico interno abaixo da faixa diurna normal em indivíduos com mais de 28 dias de vida.

[Consulte critérios de estadiamento apropriados e validados.]

Fatores de risco

- Baixa temperatura ambiental
- Conhecimento inadequado do cuidador sobre a importância do controle da temperatura corporal
- Conhecimento inadequado do cuidador sobre prevenção da hipotermia
- Desnutrição
- Inatividade
- Intoxicação alcoólica
- Roupas molhadas em ambiente de temperatura baixa
- Transferência excessiva de calor por condução
- Transferência excessiva de calor por convexão
- Transferência excessiva de calor por evaporação
- Transferência excessiva de calor por radiação
- Vestuário inapropriado para a temperatura ambiental

Populações em risco

- Indivíduos com tremor prejudicado
- Indivíduos desfavorecidos economicamente
- Indivíduos em extremos de idade
- Indivíduos expostos a desastre natural
- Indivíduos imersos em água fria
- Indivíduos nos extremos de peso
- Indivíduos sem moradia

Condições associadas

- Dano ao hipotálamo
- Distúrbios da hipófise
- Doenças do sistema endócrino
- Feridas e lesões
- Hemorragia traumática
- Infecções
- Neoplasias
- Parto de emergência
- Preparações farmacêuticas
- Radioterapia
- Taxa metabólica diminuída

Literatura de apoio original disponível em https://paginas.grupoa.com.br/nanda-i-2024-2026/referencias.pdf.

Classe 6 • Termorregulação

Código do diagnóstico 00490

Risco de temperatura corporal perioperatória diminuída

Aprovado em 2023 • Nível de evidência 3.1

Foco primário: Função termorregulatória
Foco secundário: —
Sujeito do cuidado: Indivíduo
Julgamento: Diminuído
Local anatômico: —
Limite inferior de idade: —
Limite superior de idade: —
Curso clínico: —
Categoria do diagnóstico: Potencial para deteriorar
Restrição situacional: Período perioperatório

Definição

Suscetibilidade a uma queda inadvertida na temperatura corporal central abaixo de 36 °C, que ocorre no período entre 1 hora antes até 24 horas após uma cirurgia.

Fatores de risco

- Ansiedade
- Área da ferida descoberta
- Baixo peso para a idade e o sexo
- Disponibilidade inadequada de equipamentos de aquecimento apropriados
- Temperatura ambiental < 21 °C

Populações em risco

- Indivíduos ≥ 60 anos de idade
- Indivíduos com área de superfície corporal pequena
- Indivíduos em ambiente com fluxo de ar laminar
- Mulheres cisgênero
- Neonatos com idade gestacional < 37 semanas

Condições associadas

- Anemia
- Anestesia local e geral combinada
- Anestesia por um período superior a 2 horas
- Aumento da perda de sangue intraoperatória
- Cirurgia aberta
- Distúrbio neurológico
- Falência hepática aguda
- Feridas e lesões
- Indivíduos com alto escore MELD (Model for End-Stage Liver Disease)
- Indivíduos com escore de classificação da American Society of Anesthesiologists (ASA) > 1
- Insuficiência renal crônica
- Longo tempo de indução
- Preparações farmacêuticas
- Pressão arterial diastólica intraoperatória < 60 mmHg
- Pressão arterial sistólica intraoperatória < 140 mmHg
- Procedimento cirúrgico > 2 horas

Literatura de apoio original disponível em https://paginas.grupoa.com.br/nanda-i-2024-2026/referencias.pdf.

Domínio 12.
Conforto

Sensação de bem-estar ou tranquilidade mental, física ou social

Classe 1.	Conforto físico Sensação de bem-estar ou tranquilidade e/ou estar livre de dor	
Código	Diagnóstico	Página
00380	Conforto físico prejudicado	597
00378	Disposição para conforto físico melhorado	599
00342	Síndrome do conforto prejudicado no fim da vida	600
00132	Dor aguda	601
00255	Síndrome da dor crônica	602
00133	Dor crônica	603
00256	Dor no trabalho de parto	605

Classe 2.	Conforto ambiental Sensação de bem-estar ou tranquilidade no/com o ambiente	
Código	Diagnóstico	Página
	Esta classe não contém diagnósticos atualmente	607

Classe 3.	Conforto social Sensação de bem-estar ou tranquilidade com a própria situação social	
Código	Diagnóstico	Página
00376	Disposição para conforto social melhorado	608
00383	Conexão social inadequada	609
00358	Rede de apoio social inadequada	611
00475	Solidão excessiva	613
00335	Risco de solidão excessiva	614

Classe 4.	Conforto psicológico **Sensação de bem-estar ou tranquilidade mental**	
Código	**Diagnóstico**	**Página**
00379	Conforto psicológico prejudicado	615
00377	Disposição para conforto psicológico melhorado	617

12. Conforto

HERDMAN, T. H.; KAMITSURU, S.; LOPES, C. T. (org.). Diagnósticos de enfermagem da NANDA-I: definições e classificação - 2024-2026. Porto Alegre: Artmed, 2024.

Domínio 12 • Conforto

Classe 1 • Conforto físico

Código do diagnóstico 00380

Conforto físico prejudicado

Aprovado em 2023 • Nível de evidência 2.1

Foco primário: Conforto
Foco secundário: —
Sujeito do cuidado: Indivíduo
Julgamento: Prejudicado
Local anatômico: —

Limite inferior de idade: —
Limite superior de idade: —
Curso clínico: —
Categoria do diagnóstico: Com foco no problema
Restrição situacional: —

Definição

Percepção de falta de tranquilidade, contentamento e bem-estar corporal.

Características definidoras

Sinais

- Agitação psicomotora
- Choro
- Comportamento de proteção do local à dor
- Escore inadequado em instrumento de avaliação comportamental da dor padronizado e validado
- Escore inadequado em instrumento de avaliação do conforto padronizado e validado
- Expressão facial de desconforto
- Gestos de inquietação
- Lamentos

Sintomas

- Ansiedade
- Desconforto
- Dificuldade em relaxar
- Náusea
- Prurido
- Sofrimento

Fatores relacionados

- Atividade física excessiva
- Autogestão ineficaz da náusea
- Cansaço não abordado
- Conhecimento inadequado dos fatores modificáveis
- Controle inapropriado da temperatura da sala
- Controle situacional inadequado
- Desobstrução ineficaz das vias aéreas
- Drenagem sinusal excessiva não abordada
- Eliminação intestinal prejudicada
- Espasmo muscular não abordado
- Estímulos ambientais desagradáveis não abordados
- Evacuações intestinais frequentes não abordadas
- Fome não abordada
- Integridade tissular prejudicada
- Micção frequente não abordada
- Necessidades não abordadas
- Recursos de saúde inadequados
- Sede não abordada
- Tensão muscular não abordada
- Transpiração excessiva não abordada
- Tremores excessivos não abordados
- Vertigem não abordada
- Vômitos não abordados

Populações em risco

- Indivíduos com experiências desagradáveis em locais semelhantes
- Indivíduos vivenciando transição de desenvolvimento
- Indivíduos vivenciando transições situacionais

Literatura de apoio original disponível em https://paginas.grupoa.com.br/nanda-i-2024-2026/referencias.pdf.

Domínio 12 • Conforto

Classe 1 • Conforto físico

Código do diagnóstico 00378

Disposição para conforto físico melhorado

Aprovado em 2023 • Nível de evidência 2.1

Foco primário: Conforto
Foco secundário: —
Sujeito do cuidado: Indivíduo
Julgamento: Preparado
Local anatômico: —
Limite inferior de idade: —
Limite superior de idade: —
Curso clínico: —
Categoria do diagnóstico: Potencial para melhorar
Restrição situacional: —

Definição

Padrão de tranquilidade, contentamento e bem-estar corporal, que pode ser fortalecido.

Características definidoras

- Deseja melhorar a transcendência física
- Deseja melhorar o alívio físico
- Deseja melhorar o desempenho físico sem esforço

Literatura de apoio original disponível em https://paginas.grupoa.com.br/nanda-i-2024-2026/referencias.pdf.

Classe 1 • Conforto físico

Código do diagnóstico 00342

Síndrome do conforto prejudicado no fim da vida

Aprovado em 2023 • Nível de evidência 3.2

Foco primário: Conforto
Foco secundário: —
Sujeito do cuidado: Indivíduo
Julgamento: Prejudicado
Local anatômico: —
Limite inferior de idade: —
Limite superior de idade: —
Curso clínico: —
Categoria do diagnóstico: Com foco no problema
Restrição situacional: Fim da vida

Definição

Deterioração em um conjunto de manifestações físicas, psicológicas, sociais e espirituais devido à iminência do processo de morte.

Características definidoras

- Ansiedade excessiva relacionada à morte (00399)
- Bem-estar espiritual prejudicado (00454)
- Carga excessiva de fadiga (00477)
- Conforto físico prejudicado (00380)
- Conforto psicológico prejudicado (00379)
- Confusão aguda (00128)
- Confusão crônica (00129)
- Dor aguda (00132)
- Dor crônica (00133)
- Eliminação intestinal prejudicada (00344)
- Eliminação urinária prejudicada (00016)
- Ingestão nutricional inadequada (00343)
- Luto desadaptativo (00301)
- Mobilidade física prejudicada (00085)
- Padrão de sono ineficaz (00337)
- Padrão respiratório ineficaz (00032)
- Rede de apoio social inadequada (00358)
- Termorregulação ineficaz (00008)
- Volume de líquidos excessivo (00026)

Fatores relacionados

- Ansiedade
- Boca seca
- Demanda aumentada de oxigênio
- Desespero
- Estresse excessivo
- Indigestão
- Integridade da pele prejudicada
- Integridade tissular prejudicada
- Medo
- Retenção urinária
- Sensação de ameaça pela condição atual
- Sensação de ameaça pela morte
- Sentir-se mal por depender dos outros
- Sintomas depressivos
- Sofrimento
- Tolerância à atividade diminuída
- Vômitos não abordados

Literatura de apoio original disponível em https://paginas.grupoa.com.br/nanda-i-2024-2026/referencias.pdf.

Domínio 12 • Conforto

Classe 1 • Conforto físico

Código do diagnóstico 00132

Dor aguda

Aprovado em 1996 • Revisado em 2013, 2023 • Nível de evidência 2.1

Foco primário: Conforto
Foco secundário: —
Sujeito do cuidado: Indivíduo
Julgamento: Inadequado
Local anatômico: —

Limite inferior de idade: —
Limite superior de idade: —
Curso clínico: Agudo
Categoria do diagnóstico: Com foco no problema
Restrição situacional: —

Definição

Experiência sensorial e emocional desagradável, associada ou semelhante à associada a um dano tecidual real ou potencial, com duração inferior a 3 meses.*

Características definidoras

- Apetite inadequado
- Características da dor avaliadas por um instrumento de avaliação padronizado e validado
- Comportamento de distração
- Comportamento expressivo
- Comportamentos protetores
- Desesperança
- Diaforese
- Evidência de dor usando *checklist* padronizado de avaliação de comportamento de dor para aqueles que não conseguem se comunicar verbalmente
- Expressão facial de dor
- Hipervigilância à dor
- Intensidade da dor avaliada por um instrumento de avaliação padronizado e validado
- Parâmetro fisiológico alterado
- Posição para aliviar a dor
- Pupilas dilatadas
- Relato verbal de dor
- Representante relata comportamento de dor
- Representante relata mudanças nas atividades

Fatores relacionados

- Agente biológico lesivo
- Agente físico lesivo
- Uso inapropriado de agente químico

*International Association for the Study of Pain, 2020.

As organizadoras reconhecem que o título não tem um termo de julgamento específico. Isso será considerado na próxima edição.

Literatura de apoio original disponível em https://paginas.grupoa.com.br/nanda-i-2024-2026/referencias.pdf.

Classe 1 • Conforto físico

Código do diagnóstico 00255

Síndrome da dor crônica

Aprovado em 2013 • Revisado em 2020, 2023 • Nível de evidência 2.2

Foco primário: Conforto
Foco secundário: —
Sujeito do cuidado: Indivíduo
Julgamento: Inadequado
Local anatômico: —
Limite inferior de idade: —
Limite superior de idade: —
Curso clínico: Crônico
Categoria do diagnóstico: Com foco no problema
Restrição situacional: —

Definição

Dor recorrente ou persistente há no mínimo 3 meses e que afeta significativamente o funcionamento diário ou o bem-estar.

Características definidoras

- Ansiedade excessiva (00400)
- Conexão social inadequada (00383)
- Eliminação intestinal prejudicada (00344)
- Estresse excessivo
- Medo excessivo (00390)
- Mobilidade física prejudicada (00085)
- Padrão de sono ineficaz (00337)
- Regulação do humor prejudicada (00241)

Fatores relacionados

- Afeto negativo
- Autogestão ineficaz da dor crônica
- Autogestão ineficaz do sobrepeso
- Conhecimento inadequado sobre comportamentos de controle da dor
- Crenças de medo e esquiva
- Distúrbios do sono não abordados
- Medo da dor

Literatura de apoio original disponível em https://paginas.grupoa.com.br/nanda-i-2024-2026/referencias.pdf.

Domínio 12 • Conforto

Classe 1 • Conforto físico — Código do diagnóstico 00133

Dor crônica

Aprovado em 1986 • Revisado em 1996, 2013, 2017, 2023 • Nível de evidência 2.1

Foco primário: Conforto
Foco secundário: —
Sujeito do cuidado: Indivíduo
Julgamento: Inadequado
Local anatômico: —
Limite inferior de idade: —
Limite superior de idade: —
Curso clínico: Crônico
Categoria do diagnóstico: Com foco no problema
Restrição situacional: —

Definição

Experiência sensorial e emocional desagradável, associada ou semelhante à associada a um dano tecidual real ou potencial, com duração superior a 3 meses.*

Características definidoras

- Apetite inadequado
- Características da dor avaliadas por um instrumento de avaliação padronizado e validado
- Ciclo sono-vigília alterado
- Evidência de dor usando *checklist* padronizado de avaliação de comportamento de dor para aqueles que não conseguem se comunicar verbalmente
- Expressão facial de dor
- Fadiga
- Habilidade alterada de continuar as atividades
- Hipervigilância à dor
- Intensidade da dor avaliada por um instrumento de avaliação padronizado e validado
- Relato verbal de dor
- Representante relata comportamento de dor
- Representante relata mudanças nas atividades

Fatores relacionados

- Agente lesivo
- Autogestão ineficaz da fadiga
- Autogestão ineficaz do sobrepeso
- Desnutrição
- Dificuldade em estabelecer interação social
- Manuseio repetido de cargas pesadas
- Padrão de sexualidade ineficaz
- Sofrimento psicológico
- Uso prolongado do computador
- Vibração em todo o corpo

Populações em risco

- Indivíduos > 50 anos de idade
- Indivíduos com história de abuso de substâncias
- Indivíduos com história de excesso de dívidas
- Indivíduos com história de exercício vigoroso
- Indivíduos com história de mutilação genital
- Indivíduos com história de posturas de trabalho estáticas
- Indivíduos com história de terem sofrido abuso
- Mulheres cisgênero

Condições associadas

- Aumento prolongado no nível de cortisol
- Condição relacionada a pós-trauma
- Desequilíbrio de neurotransmissores, neuromoduladores e receptores
- Doenças do sistema imune
- Doenças genéticas inatas
- Doenças musculoesqueléticas crônicas
- Doenças no sistema nervoso
- Feridas e lesões
- Fraturas ósseas
- Isquemia
- Metabolismo prejudicado
- Neoplasias
- Sensibilização do sistema nervoso central
- Síndrome de esmagamento

*International Association for the Study of Pain, 2020.

As organizadoras reconhecem que o título não tem um termo de julgamento específico. Isso será considerado na próxima edição.

Literatura de apoio original disponível em https://paginas.grupoa.com.br/nanda-i-2024-2026/referencias.pdf.

Domínio 12 • Conforto

Classe 1 • Conforto físico — Código do diagnóstico 00256

Dor no trabalho de parto

Aprovado em 2013 • Revisado em 2017, 2020, 2023 • Nível de evidência 2.2

Foco primário: Conforto
Foco secundário: —
Sujeito do cuidado: Indivíduo
Julgamento: Inadequado
Local anatômico: Sistema geniturinário
Limite inferior de idade: —
Limite superior de idade: —
Curso clínico: Agudo
Categoria do diagnóstico: Com foco no problema
Restrição situacional: —

Definição

Experiência sensorial e emocional, que varia de agradável a desagradável, associada ao trabalho de parto e ao processo de nascimento da criança.

Características definidoras

- Ansiedade
- Apetite inadequado
- Atenção autocentrada
- Ciclo sono-vigília alterado
- Comportamento de distração
- Comportamento expressivo
- Comportamentos protetores
- Contração uterina
- Diaforese
- Expressão facial de dor
- Frequência cardíaca alterada
- Frequência respiratória alterada
- Função neuroendócrina alterada
- Função urinária alterada
- Hipervigilância à dor
- Náusea
- Posição para aliviar a dor
- Pressão arterial alterada
- Pressão no períneo
- Pupilas dilatadas
- Relata ciclo sono-vigília alterado
- Relato verbal de dor
- Tensão muscular alterada
- Vômito

Fatores relacionados

Fatores comportamentais

- Ingestão de líquidos inadequada
- Posição supina

Fatores cognitivos

- Autoeficácia inadequada
- Conhecimento inadequado sobre o processo de parto e nascimento
- Medo do processo de parto e nascimento
- Percebe a dor como algo significativo
- Percebe a dor do parto como ameaçadora
- Percebe a dor do parto como improdutiva
- Percebe a dor do parto como negativa
- Percebe a dor do parto como não natural
- Preparo inadequado para lidar com a dor do trabalho de parto

Fatores sociais

- Companhias não oferecem apoio
- Interferência na tomada de decisão

Fatores ambientais

- Ambiente turbulento
- Sala de parto barulhenta
- Sala de parto superlotada

Populações em risco

- Indivíduos com história de abuso sexual durante a infância
- Indivíduos com história de dismenorreia pré-gestação
- Indivíduos cujos genitores têm um nível educacional mais alto
- Indivíduos dando à luz em sistema de saúde baseado em doenças
- Indivíduos de culturas com perspectiva negativa quanto à dor do trabalho de parto
- Indivíduos sem companhia de apoio
- Indivíduos vivenciando situação de emergência durante o trabalho de parto

Condições associadas

- Ansiedade-traço elevada do(a) genitor(a)
- Dilatação cervical
- Duração prolongada do trabalho de parto
- Expulsão do feto
- Restrição de mobilidade prescrita
- Transtorno depressivo

As organizadoras reconhecem que o título não contém um termo de julgamento específico. Isso será considerado na próxima edição.

Literatura de apoio original disponível em https://paginas.grupoa.com.br/nanda-i-2024-2026/referencias.pdf.

Domínio 12 • Conforto

Classe 2 • Conforto ambiental

Esta classe não contém diagnósticos atualmente

Classe 3 • Conforto social

Código do diagnóstico 00376

Disposição para conforto social melhorado

Aprovado em 2023 • Nível de evidência 2.1

Foco primário: Conforto
Foco secundário: —
Sujeito do cuidado: Indivíduo
Julgamento: Preparado
Local anatômico: —
Limite inferior de idade: —
Limite superior de idade: —
Curso clínico: —
Categoria do diagnóstico: Potencial para melhorar
Restrição situacional: —

Definição

Padrão de tranquilidade, contentamento e bem-estar relacional, que pode ser fortalecido.

Características definidoras

- Deseja melhorar a transcendência social
- Deseja melhorar o alívio social
- Deseja melhorar o desempenho social sem esforço

Literatura de apoio original disponível em https://paginas.grupoa.com.br/nanda-i-2024-2026/referencias.pdf.

Classe 3 • Conforto social

Código do diagnóstico 00383

Conexão social inadequada

Aprovado em 2023 • Nível de evidência 3.1

Foco primário: Relacionamento
Foco secundário: Interação social
Sujeito do cuidado: Indivíduo
Julgamento: Inadequado
Local anatômico: —

Limite inferior de idade: —
Limite superior de idade: —
Curso clínico: —
Categoria do diagnóstico: Com foco no problema
Restrição situacional: —

Definição

Sentimento de não pertencer, não ser cuidado ou não ser empoderado em um determinado contexto.

Características definidoras

- Afeto embotado
- Alienação
- Ausência de propósito
- Autonegligência
- Comportamento social incoerente com as normas culturais
- Contato visual diminuído
- Habilidade prejudicada de atender às expectativas de outros
- Hostilidade
- Insatisfação com a conexão social
- Insatisfação com o apoio social
- Insatisfação com o respeito de outros
- Interação mínima com outras pessoas
- Níveis baixos de atividades sociais
- Preocupação com os próprios pensamentos
- Sente-se diferente dos outros
- Sente-se inseguro em público
- Solidão

Fatores relacionados

- Apoio social inadequado
- Autoestima inadequada
- Confusão
- Dificuldade em compartilhar expectativas de vida pessoais
- Dificuldade em estabelecer interação social
- Dificuldade em realizar atividades da vida diária de forma independente
- Habilidades sociais inadequadas
- Medo paralisante do crime
- Medo paralisante do trânsito
- Memória prejudicada
- Mobilidade física prejudicada
- Opinião negativa sobre o sistema de apoio
- Transporte inadequado
- Valores incoerentes com as normas culturais

Populações em risco

- Idosos
- Imigrantes
- Indivíduos com história de evento traumático
- Indivíduos com história de rejeição
- Indivíduos com isolamento imposto
- Indivíduos com membro da família doente
- Indivíduos desfavorecidos economicamente
- Indivíduos institucionalizados
- Indivíduos que moram longe de pessoas significativas

- Indivíduos que moram sozinhos
- Indivíduos que se mudam para locais não familiares
- Indivíduos sem um plano para a vida após a aposentadoria
- Indivíduos vivenciando papel social alterado
- Indivíduos vivenciando perda de pessoa significativa

Condição associada

- Doenças crônicas
- Transtornos cognitivos

Literatura de apoio original disponível em https://paginas.grupoa.com.br/nanda-i-2024-2026/referencias.pdf.

Classe 3 • Conforto social

Código do diagnóstico 00358

Rede de apoio social inadequada

Aprovado em 2023 • Nível de evidência 3.2

Foco primário: Relacionamento
Foco secundário: Interação social
Sujeito do cuidado: Indivíduo
Julgamento: Inadequado
Local anatômico: —
Limite inferior de idade: —
Limite superior de idade: —
Curso clínico: —
Categoria do diagnóstico: Com foco no problema
Restrição situacional: —

Definição

Interações interpessoais e organizacionais que são percebidas como insatisfatórias para atender às necessidades de saúde.

Características definidoras

- Autoeficácia diminuída
- Desconfiança dos outros
- Frustração com expectativas de apoio não atendidas
- Opinião negativa sobre o sistema de apoio
- Percepção de apoio emocional diminuído
- Percepção de apoio informativo diminuído
- Percepção de apoio instrumental diminuído
- Percepção de culpabilização pelo problema por outras pessoas
- Percepção de interação social positiva diminuída
- Percepção de negligência das demandas de suporte
- Percepção de preconceito

Fatores relacionados

- Avaliação inadequada do apoio social disponível
- Confiança inadequada na competência dos outros para fornecer apoio adequado
- Conhecimento inadequado para mobilizar apoio
- Dificuldade em confiar que as informações permanecerão confidenciais
- Dissonância sociocultural
- Habilidade inadequada para mobilizar apoio
- Habilidades sociais inadequadas
- Rede social limitada

Populações em risco

- Adolescentes
- Idosos
- Imigrantes
- Indivíduos com baixo nível educacional
- Indivíduos com história de terem sofrido abuso
- Indivíduos expostos a abuso
- Indivíduos no período pós-parto

- Indivíduos privados de liberdade
- Indivíduos que moram em ambiente não tradicional
- Indivíduos sem moradia
- Indivíduos separados do apoio social
- Indivíduos vivenciando mudança no ambiente domiciliar
- Pessoas com deficiência

Condição associada

- Transtornos mentais

Literatura de apoio original disponível em https://paginas.grupoa.com.br/nanda-i-2024-2026/referencias.pdf.

Classe 3 • Conforto social

Código do diagnóstico 00475

Solidão excessiva

Aprovado em 2023 • Nível de evidência 2.1

Foco primário: Conforto
Foco secundário: Interação social
Sujeito do cuidado: Indivíduo
Julgamento: Excessivo
Local anatômico: —

Limite inferior de idade: —
Limite superior de idade: —
Curso clínico: —
Categoria do diagnóstico: Com foco no problema
Restrição situacional: —

Definição

Sentimento opressivo de tristeza, desânimo ou desconforto associado à falta de companhia ou ao fato de estar separado de outras pessoas.

Características definidoras

- Anseio por conexões significativas
- Ansiedade
- Apetite alterado
- Apetite inadequado
- Autoestima inadequada
- Autonegligência
- Ciclo sono-vigília alterado
- Comportamentos de vício
- Desconexão com os outros
- Desconforto físico
- Desconforto psicológico
- Fadiga
- Interação social diminuída
- Padrões de pensamentos negativos
- Ruminação mental
- Sensação avassaladora de isolamento
- Sintomas depressivos
- Uso excessivo de dispositivos eletrônicos interativos

Fatores relacionados

- Apoio emocional inadequado
- Apoio informativo inadequado
- Apoio instrumental inadequado
- Dificuldade em estabelecer interação social
- Interação social positiva inadequada
- Isolamento físico
- Mobilidade física prejudicada

Populações em risco

- Adolescentes
- Cuidadores informais
- Idosos
- Indivíduos desfavorecidos economicamente
- Indivíduos desfavorecidos socialmente
- Indivíduos institucionalizados
- Indivíduos que moram longe de pessoas significativas
- Indivíduos vivenciando perda de pessoa significativa

Literatura de apoio original disponível em https://paginas.grupoa.com.br/nanda-i-2024-2026/referencias.pdf.

Classe 3 • Conforto social

Código do diagnóstico 00335

Risco de solidão excessiva

Aprovado em 2023 • Nível de evidência 2.1

Foco primário: Conforto
Foco secundário: —
Sujeito do cuidado: Indivíduo
Julgamento: Excessivo
Local anatômico: —
Limite inferior de idade: —
Limite superior de idade: —
Curso clínico: —
Categoria do diagnóstico: Potencial para deteriorar
Restrição situacional: —

Definição

Suscetibilidade a sentimentos opressivos de tristeza, desânimo ou desconforto associados à falta de companhia ou à separação de outras pessoas.

Fatores de risco

- Apoio emocional inadequado
- Apoio informativo inadequado
- Apoio instrumental inadequado
- Dificuldade em estabelecer interação social
- Interação social positiva inadequada
- Isolamento físico
- Mobilidade física prejudicada

Populações em risco

- Adolescentes
- Cuidadores informais
- Idosos
- Indivíduos desfavorecidos economicamente
- Indivíduos desfavorecidos socialmente
- Indivíduos institucionalizados
- Indivíduos que moram longe de pessoas significativas
- Indivíduos vivenciando perda de pessoa significativa

Literatura de apoio original disponível em https://paginas.grupoa.com.br/nanda-i-2024-2026/referencias.pdf.

Classe 4 • Conforto psicológico

Código do diagnóstico 00379

Conforto psicológico prejudicado

Aprovado em 2023 • Nível de evidência 2.1

Foco primário: Conforto
Foco secundário: —
Sujeito do cuidado: Indivíduo
Julgamento: Prejudicado
Local anatômico: —
Limite inferior de idade: —
Limite superior de idade: —
Curso clínico: —
Categoria do diagnóstico: Com foco no problema
Restrição situacional: —

Definição

Percepção de falta de tranquilidade, contentamento e bem-estar mental.

Características definidoras

Sinais

- Agitação psicomotora
- Choro
- Retraimento

Sintomas

- Ansiedade
- Ausência de força interior
- Ausência de paz interior
- Ausência de propósito
- Autocontrole inadequado
- Culpa excessiva
- Descontente com a situação
- Dificuldade em relaxar
- Humor irritável
- Insônia
- Preocupação com os próprios pensamentos
- Sensação de insegurança
- Senso de pertencimento inadequado
- Sofrimento

Fatores relacionados

- Apoio social inadequado
- Compreensão inadequada de informações de saúde
- Comunicação verbal prejudicada
- Conexão social inadequada
- Confiança inadequada na equipe de saúde
- Conhecimento inadequado dos fatores modificáveis
- Controle situacional inadequado
- Desconforto físico não abordado
- Engajamento diminuído em atividades de recreação
- Estímulos ambientais desagradáveis não abordados
- Informações equivocadas
- Necessidade não abordada
- Privacidade inadequada
- Recursos de saúde inadequados
- Senso inadequado de controle
- Tomada de decisão emancipada prejudicada

Populações em risco

- Indivíduos com experiências desagradáveis em locais semelhantes
- Indivíduos que vivem em um ambiente inseguro
- Indivíduos vivenciando transição de desenvolvimento
- Indivíduos vivenciando transições situacionais

Literatura de apoio original disponível em https://paginas.grupoa.com.br/nanda-i-2024-2026/referencias.pdf.

Classe 4 • Conforto psicológico | Código do diagnóstico 00377

Disposição para conforto psicológico melhorado

Aprovado em 2023 • Nível de evidência 2.1

Foco primário: Conforto
Foco secundário: —
Sujeito do cuidado: Indivíduo
Julgamento: Preparado
Local anatômico: —
Limite inferior de idade: —
Limite superior de idade: —
Curso clínico: —
Categoria do diagnóstico: Potencial para melhorar
Restrição situacional: —

Definição

Padrão de tranquilidade, contentamento e bem-estar mental, que pode ser fortalecido.

Características definidoras

- Deseja melhorar a transcendência psicológica
- Deseja melhorar o alívio psicológico

Literatura de apoio original disponível em https://paginas.grupoa.com.br/nanda-i-2024-2026/referencias.pdf.

Domínio 13.
Crescimento/desenvolvimento

Aumentos das dimensões físicas adequados à idade, amadurecimento dos sistemas de órgãos e/ou progressão ao longo dos marcos do desenvolvimento

Classe 1.	**Crescimento** **Aumento das dimensões físicas ou amadurecimento dos sistemas de órgãos**	
Código	**Diagnóstico**	**Página**
00348	Crescimento atrasado da criança	620
00478	Risco de crescimento atrasado da criança	622

Classe 2.	**Desenvolvimento** **Progresso ou regressão na sequência de marcos de vida reconhecidos**	
Código	**Diagnóstico**	**Página**
00314	Desenvolvimento atrasado da criança	623
00305	Risco de desenvolvimento atrasado da criança	625
00315	Desenvolvimento motor atrasado do lactente	626
00316	Risco de desenvolvimento motor atrasado do lactente	628
00451	Organização prejudicada do neurodesenvolvimento do lactente	630
00452	Risco de organização prejudicada do neurodesenvolvimento do lactente	632
00453	Disposição para organização melhorada do neurodesenvolvimento do lactente	634
00295	Resposta ineficaz de sucção-deglutição do lactente	635

HERDMAN, T. H.; KAMITSURU, S.; LOPES, C. T. (org.). Diagnósticos de enfermagem da NANDA-I: definições e classificação - 2024-2026. Porto Alegre: Artmed, 2024.

Domínio 13 • Crescimento/desenvolvimento

Classe 1 • Crescimento Código do diagnóstico 00348

Crescimento atrasado da criança

Aprovado em 2023 • Nível de evidência 2.2

Foco primário: Crescimento
Foco secundário: —
Sujeito do cuidado: Indivíduo
Julgamento: Atrasado
Local anatômico: —
Limite inferior de idade: 1 dia
Limite superior de idade: 18 anos
Curso clínico: —
Categoria do diagnóstico: Com foco no problema
Restrição situacional: —

Definição

Altura, comprimento, índice de massa corporal, circunferência da cabeça e/ou velocidade de crescimento (cm/ano) inadequados para o sexo, a idade e a etnia de um indivíduo ≤ 18 anos de idade.

Características definidoras

- Altura inferior ao percentil 30 em comparação com os indicadores da idade e população de referência
- Altura menor que –2 desvios-padrão em comparação com os indicadores da idade e população de referência
- Circunferência da cabeça com menos de –2 desvios-padrão em comparação com os indicadores da idade e população de referência
- Circunferência da cabeça inferior ao percentil 30 em comparação com os indicadores da idade e população de referência
- Crescimento inferior a –2 desvios-padrão em comparação com os indicadores da idade e população de referência
- Crescimento inferior ao percentil 30 em comparação com os indicadores da idade e população de referência
- Índice de massa corporal inferior a –2 desvios-padrão em comparação com os indicadores da idade e população de referência
- Índice de massa corporal inferior ao percentil 30 em comparação com os indicadores da idade e população de referência
- Peso inferior a –2 desvios-padrão em comparação com os indicadores da idade e população de referência
- Peso inferior ao percentil 30 em comparação com os indicadores da idade e população de referência
- Velocidade de crescimento inferior a –2 desvios-padrão em comparação com os indicadores da idade e população de referência
- Velocidade de crescimento inferior ao percentil 30 em comparação com os indicadores da idade e população de referência

Fatores relacionados

- Acesso inadequado a água potável segura
- Conhecimento inadequado dos pais sobre nutrição
- Dieta inadequada para a idade
- Habitação sem condições sanitárias
- Padrão alimentar anormal
- Pais/mães desatentos(as) ao tabagismo passivo
- Privação afetiva
- Técnicas parentais inadequadas de alimentação

Populações em risco

- Crianças com hospitalizações repetidas
- Crianças cuja amamentação foi interrompida antes dos 6 meses de idade
- Crianças expostas a ambiente superlotado
- Crianças expostas a poluentes ambientais
- Crianças expostas à amamentação mista
- Crianças nascidas de pais adolescentes
- Crianças nascidas de pais com baixo nível educacional
- Crianças nascidas em famílias desfavorecidas economicamente
- Crianças nascidas em uma família com processos familiares prejudicados
- Crianças que nasceram com baixo peso
- Lactentes prematuros

Condições associadas

- Anemia
- Anormalidades da boca
- Diabetes mellitus
- Doenças cerebrais
- Fibrose cística
- Infecções
- Intolerância aos componentes do leite
- Neoplasias
- Transtorno do espectro autista

Literatura de apoio original disponível em https://paginas.grupoa.com.br/nanda-i-2024-2026/referencias.pdf.

Classe 1 • Crescimento

Código do diagnóstico 00478

Risco de crescimento atrasado da criança

Aprovado em 2023 • Nível de evidência 2.2

Foco primário: Crescimento
Foco secundário: —
Sujeito do cuidado: Indivíduo
Julgamento: Atrasado
Local anatômico: —

Limite inferior de idade: 1 dia
Limite superior de idade: 18 anos
Curso clínico: —
Categoria do diagnóstico: Potencial para deteriorar
Restrição situacional: —

Definição

Suscetibilidade a altura, comprimento, índice de massa corporal, circunferência da cabeça e/ou velocidade de crescimento (cm/ano) inadequados para o sexo, a idade e a etnia de um indivíduo $\leq$ 18 anos de idade.

Fatores de risco

- Acesso inadequado a água potável segura
- Conhecimento inadequado dos pais sobre nutrição
- Dieta inadequada para a idade
- Habitação sem condições sanitárias
- Padrão alimentar anormal
- Pais/mães desatentos(as) ao tabagismo passivo
- Privação afetiva
- Técnicas parentais inadequadas de alimentação

Populações em risco

- Crianças com hospitalizações repetidas
- Crianças cuja amamentação foi interrompida antes dos 6 meses de idade
- Crianças expostas a ambiente superlotado
- Crianças expostas a poluentes ambientais
- Crianças expostas à amamentação mista
- Crianças nascidas de pais adolescentes
- Crianças nascidas de pais com baixo nível educacional
- Crianças nascidas em famílias desfavorecidas economicamente
- Crianças nascidas em uma família com processos familiares prejudicados
- Crianças que nasceram com baixo peso
- Lactentes prematuros

Condições associadas

- Anemia
- Anormalidades da boca
- Diabetes mellitus
- Doenças cerebrais
- Fibrose cística
- Infecções
- Intolerância aos componentes do leite
- Neoplasias
- Transtorno do espectro autista

Literatura de apoio original disponível em https://paginas.grupoa.com.br/nanda-i-2024-2026/referencias.pdf.

Classe 2 • Desenvolvimento

Código do diagnóstico 00314

Desenvolvimento atrasado da criança

Aprovado em 2020 • Revisado em 2023 • Nível de evidência 2.3

Foco primário: Desenvolvimento
Foco secundário: —
Sujeito do cuidado: Indivíduo
Julgamento: Atrasado
Local anatômico: —
Limite inferior de idade: 1 ano
Limite superior de idade: 9 anos
Curso clínico: —
Categoria do diagnóstico: Com foco no problema
Restrição situacional: —

Definição

Falha consistente em atingir os marcos de desenvolvimento dentro do prazo esperado, em indivíduos de 1 a 9 anos de idade.

Características definidoras

- Dificuldade consistente em desempenhar habilidades cognitivas típicas da faixa etária
- Dificuldade consistente em desempenhar habilidades linguísticas típicas da faixa etária
- Dificuldade consistente em desempenhar habilidades motoras típicas da faixa etária
- Dificuldade consistente em desempenhar habilidades psicossociais típicas da faixa etária

Fatores relacionados

Fatores do lactente ou da criança

- Abuso não abordado
- Acesso inadequado à equipe de saúde
- Comportamento de apego inadequado
- Estimulação inadequada
- Negligência psicológica não abordada

Fatores do cuidador

- Ansiedade excessiva
- Apoio emocional inadequado
- Estresse excessivo
- Sintomas depressivos
- Violência doméstica não abordada

Populações em risco

- Crianças com padrões de crescimento abaixo do normal para idade e sexo
- Crianças cujo(a) genitor(a) teve cuidados pré-natais inadequados
- Crianças cujos cuidadores têm deficiências do desenvolvimento
- Crianças expostas a ambientes poluídos
- Crianças expostas a violência comunitária
- Crianças institucionalizadas
- Crianças nascidas em famílias desfavorecidas economicamente
- Lactentes com baixo peso ao nascer
- Lactentes prematuros

Condições associadas

- Abuso de substâncias pré-natal
- Distúrbios congênitos
- Doença do(a) genitor(a)
- Doenças genéticas inatas
- Preparações farmacêuticas pré-natais
- Transtorno depressivo
- Transtornos depressivos infantis
- Transtornos mentais parentais
- Transtornos sensoriais

Recomenda-se o uso de um instrumento de avaliação de desenvolvimento validado e confiável.

Literatura de apoio original disponível em https://paginas.grupoa.com.br/nanda-i-2024-2026/referencias.pdf.

Classe 2 • Desenvolvimento

Código do diagnóstico 00305

Risco de desenvolvimento atrasado da criança

Aprovado em 2020 • Revisado em 2023 • Nível de evidência 2.3

Foco primário: Desenvolvimento
Foco secundário: —
Sujeito do cuidado: Indivíduo
Julgamento: Atrasado
Local anatômico: —

Limite inferior de idade: 1 ano
Limite superior de idade: 9 anos
Curso clínico: —
Categoria do diagnóstico: Potencial para deteriorar
Restrição situacional: —

Definição

Suscetibilidade a falha consistente em atingir os marcos de desenvolvimento dentro do prazo esperado, em indivíduos de 1 a 9 anos de idade.

Fatores de risco

Fatores do lactente ou da criança

- Abuso não abordado
- Acesso inadequado à equipe de saúde
- Comportamento de apego inadequado
- Estimulação inadequada
- Negligência psicológica não abordada

Fatores do cuidador

- Ansiedade excessiva
- Apoio emocional inadequado
- Estresse excessivo
- Sintomas depressivos
- Violência doméstica não abordada

Populações em risco

- Crianças com padrões de crescimento abaixo do normal para idade e sexo
- Crianças cujo(a) genitor(a) teve cuidados pré-natais inadequados
- Crianças cujos cuidadores têm deficiências do desenvolvimento
- Crianças expostas a ambientes poluídos
- Crianças expostas a violência comunitária
- Crianças institucionalizadas
- Crianças nascidas em famílias desfavorecidas economicamente
- Indivíduos de 0 a 9 anos de idade
- Lactentes com baixo peso ao nascer
- Lactentes prematuros

Condições associadas

- Abuso de substâncias pré-natal
- Distúrbios congênitos
- Doença do(a) genitor(a)
- Doenças genéticas inatas
- Preparações farmacêuticas pré-natais
- Transtornos depressivos infantis
- Transtornos mentais parentais
- Transtornos sensoriais

Literatura de apoio original disponível em https://paginas.grupoa.com.br/nanda-i-2024-2026/referencias.pdf.

Classe 2 • Desenvolvimento

Código do diagnóstico 00315

Desenvolvimento motor atrasado do lactente

Aprovado em 2020 • Revisado em 2023 • Nível de evidência 3.1

Foco primário: Desenvolvimento
Foco secundário: Desenvolvimento motor
Sujeito do cuidado: Indivíduo
Julgamento: Atrasado
Local anatômico: —
Limite inferior de idade: 29 dias
Limite superior de idade: 365 dias
Curso clínico: —
Categoria do diagnóstico: Com foco no problema
Restrição situacional: —

Definição

Falha consistente em atingir marcos de desenvolvimento relacionados ao fortalecimento normal dos ossos e músculos e à habilidade de mover-se e tocar no ambiente que o cerca, em um indivíduo de 29 dias a 1 ano de idade.

Características definidoras

- Dificuldade em engatinhar com mãos e joelhos
- Dificuldade em ficar em pé com auxílio
- Dificuldade em levantar a cabeça
- Dificuldade em manter a posição da cabeça
- Dificuldade em pegar blocos
- Dificuldade em posicionar-se de pé
- Dificuldade em rolar
- Dificuldade em sentar-se com apoio
- Dificuldade em sentar-se sem apoio
- Dificuldade em transferir objetos
- Não inicia atividades
- Não se engaja em atividades

Fatores relacionados

Fatores do lactente

- Curiosidade inadequada
- Dificuldade com processamento sensorial
- Iniciativa inadequada
- Persistência inadequada

Fatores do cuidador

- Ansiedade quanto ao cuidado do lactente
- Carrega o lactente nos braços por tempo excessivo
- Intervalo inadequado entre períodos de estimulação do lactente
- Limita as experiências do lactente na posição prona
- Não engaja o lactente em jogos sobre as partes do corpo
- Não ensina palavras de movimento
- Não estimula brincadeiras suficientes com outras crianças
- Não estimula o lactente a agarrar as coisas
- Não estimula o lactente a alcançar as coisas
- Não fornece brinquedos para a coordenação motora fina do lactente
- Não fornece brinquedos para a coordenação motora grossa do lactente

- Não permite que o lactente escolha atividades físicas
- Não permite que o lactente escolha brinquedos
- Opinião negativa sobre o temperamento do lactente
- Percepção de incompetência no cuidado ao lactente
- Sintomas depressivos do(a) genitor(a) pós-parto
- Superestimulação do lactente

Populações em risco

- Lactentes com baixo peso ao nascer
- Lactentes com escore de Apgar no 5º minuto < 7
- Lactentes com padrões de crescimento abaixo do normal para idade e sexo
- Lactentes cujo(a) genitor(a) teve anemia no final da gravidez
- Lactentes cujo(a) genitor(a) teve obesidade antes da gravidez
- Lactentes cujo(a) genitor(a) teve transtornos mentais no início da gravidez
- Lactentes cujo(a) genitor(a) teve uma dieta pré-natal inadequada
- Lactentes em unidades de terapia intensiva
- Lactentes filhos de pais com baixo nível educacional
- Lactentes nascidos em famílias desfavorecidas economicamente
- Lactentes nascidos em famílias grandes
- Lactentes prematuros
- Lactentes prematuros que não recebem fisioterapia durante a hospitalização
- Lactentes que moram em casa com espaço físico inadequado
- Meninos

Condições associadas

- Condições médicas complexas
- Distúrbios de neurodesenvolvimento
- Falha em desenvolver-se
- Infecção pós-natal de lactente pré-termo
- Preparações farmacêuticas pré-natais
- Síndrome de abstinência neonatal
- Transtornos sensoriais

Literatura de apoio original disponível em https://paginas.grupoa.com.br/nanda-i-2024-2026/referencias.pdf.

Domínio 13 • Crescimento/desenvolvimento

Classe 2 • Desenvolvimento

Código do diagnóstico 00316

Risco de desenvolvimento motor atrasado do lactente

Aprovado em 2020 • Revisado em 2023 • Nível de evidência 3.1

Foco primário: Desenvolvimento
Foco secundário: Desenvolvimento motor
Sujeito do cuidado: Indivíduo
Julgamento: Atrasado
Local anatômico: —

Limite inferior de idade: 29 dias
Limite superior de idade: 365 dias
Curso clínico: —
Categoria do diagnóstico: Potencial para deteriorar
Restrição situacional: —

Definição

Suscetibilidade a falha consistente em atingir marcos de desenvolvimento relacionados ao fortalecimento normal dos ossos e músculos e à habilidade de mover-se e tocar no ambiente que o cerca, em indivíduo de 29 dias a 1 ano de idade.

Fatores de risco

Fatores do lactente

- Curiosidade inadequada
- Dificuldade com processamento sensorial
- Iniciativa inadequada
- Persistência inadequada

Fatores do cuidador

- Ansiedade quanto ao cuidado do lactente
- Carrega o lactente nos braços por tempo excessivo
- Intervalo inadequado entre períodos de estimulação do lactente
- Limita as experiências do lactente na posição prona
- Não engaja o lactente em jogos sobre as partes do corpo
- Não ensina palavras de movimento
- Não estimula brincadeiras suficientes com outras crianças
- Não estimula o lactente a agarrar as coisas
- Não estimula o lactente a alcançar as coisas
- Não fornece brinquedos para a coordenação motora fina do lactente
- Não fornece brinquedos para a coordenação motora grossa do lactente
- Não permite que o lactente escolha brinquedos
- Opinião negativa sobre o temperamento do lactente
- Percepção de incompetência no cuidado ao lactente
- Sintomas depressivos do(a) genitor(a) pós-parto
- Superestimulação do lactente

Populações em risco

- Lactentes com baixo peso ao nascer
- Lactentes com escore de Apgar no 5º minuto < 7
- Lactentes com padrões de crescimento abaixo do normal para idade e sexo
- Lactentes cujo(a) genitor(a) teve anemia no final da gravidez
- Lactentes cujo(a) genitor(a) teve obesidade antes da gravidez
- Lactentes cujo(a) genitor(a) teve transtornos mentais no início da gravidez

- Lactentes cujo(a) genitor(a) teve uma dieta pré-natal inadequada
- Lactentes em unidades de terapia intensiva
- Lactentes filhos de pais com baixo nível educacional
- Lactentes nascidos em famílias desfavorecidas economicamente
- Lactentes nascidos em famílias grandes
- Lactentes prematuros
- Lactentes prematuros que não recebem fisioterapia durante a hospitalização
- Lactentes que moram em casa com espaço físico inadequado
- Meninos

Condições associadas

- Condições médicas complexas
- Distúrbios de neurodesenvolvimento
- Falha em desenvolver-se
- Infecção pós-natal de lactente pré-termo
- Preparações farmacêuticas pré-natais
- Síndrome de abstinência neonatal
- Transtornos sensoriais

Literatura de apoio original disponível em https://paginas.grupoa.com.br/nanda-i-2024-2026/referencias.pdf.

Classe 2 • Desenvolvimento

Código do diagnóstico 00451

Organização prejudicada do neurodesenvolvimento do lactente

Aprovado em 2023 • Nível de evidência 2.1

Foco primário: Resposta ao estresse
Foco secundário: Neurocomportamento
Sujeito do cuidado: Indivíduo
Julgamento: Prejudicado
Local anatômico: —
Limite inferior de idade: 1 dia
Limite superior de idade: 365 dias
Curso clínico: —
Categoria do diagnóstico: Com foco no problema
Restrição situacional: —

Definição

Coordenação diminuída das habilidades cognitivas, motoras e sensoriais, o que pode levar a atrasos para atingir os marcos de desenvolvimento em indivíduos com menos de 1 ano de idade.

Características definidoras

Sistema de atenção-interação

- Resposta prejudicada a estímulos sensoriais

Sistema motor

- Comportamento de posicionar as mãos no rosto
- Estremecimentos
- Gestos de inquietação
- Hiperextensão das extremidades
- Mantém posição de mãos no rosto
- Movimentos bruscos
- Movimento descoordenado das extremidades
- Mãos cerradas em punho
- Mãos espalmadas
- Reação de susto exagerada
- Reflexos primitivos alterados
- Tônus motor prejudicado

Fisiológicas

- Arritmias cardíacas
- Bradicardia
- Cor da pele anormal
- Dessaturação do oxigênio
- Incapacidade de tolerar ritmo de alimentações
- Incapacidade de tolerar volume de alimentações
- Sinalização de necessidade de diminuição de estímulos
- Taquicardia

Sistema regulatório

- Habilidade prejudicada de inibir sobressaltos
- Humor irritável

Sistema de organização-estado

- Atividade eletrencefalográfica (EEG) alfa difusa com os olhos fechados
- Choro irritável
- Estado de despertar ativo
- Estado de despertar silencioso
- Oscilação de estados

Fatores relacionados

- Ambiente físico inadequado
- Conhecimento inadequado do cuidador sobre pistas comportamentais
- Contenção inadequada no ambiente
- Desnutrição
- Dor não abordada
- Estimulação sensorial ambiental inadequada
- Estresse excessivo
- Excesso de estimulação sensorial
- Excesso de estímulos ambientais
- Intolerância à alimentação
- Má qualidade do sono não abordada
- Posicionamento de suporte ambiental inadequado
- Privação sensorial
- Reconhecimento inadequado de pistas comportamentais do lactente pelo cuidador
- Responsividade inadequada do cuidador ao lactente

Populações em risco

- Indivíduos desfavorecidos economicamente
- Lactente cujo cuidador principal tem problema de saúde mental
- Lactente exposto a estresse familiar excessivo
- Lactentes com baixa idade pós-menstrual
- Lactentes com peso muito baixo ao nascer
- Lactentes com risco médico aumentado
- Lactentes expostos a teratógeno intraútero
- Lactentes nascidos de pais que sofreram estresse perinatal excessivo
- Lactentes prematuros

Condições associadas

- Distúrbios congênitos
- Distúrbios do sono
- Doenças genéticas inatas
- Função motora prejudicada
- Função neurológica imatura
- Lesão cerebral grave
- Prejuízo oral
- Procedimentos invasivos
- Síndrome de abstinência neonatal

Literatura de apoio original disponível em https://paginas.grupoa.com.br/nanda-i-2024-2026/referencias.pdf.

Classe 2 • Desenvolvimento

Código do diagnóstico 00452

Risco de organização prejudicada do neurodesenvolvimento do lactente

Aprovado em 2023 • Nível de evidência 2.1

Foco primário: Resposta ao estresse
Foco secundário: Neurocomportamento
Sujeito do cuidado: Indivíduo
Julgamento: Prejudicado
Local anatômico: —
Limite inferior de idade: 1 dia
Limite superior de idade: 365 dias
Curso clínico: —
Categoria do diagnóstico: Potencial para deteriorar
Restrição situacional: —

Definição

Suscetibilidade a coordenação diminuída das habilidades cognitivas, motoras e sensoriais, o que pode levar a atrasos para atingir os marcos de desenvolvimento em indivíduos com menos de 1 ano de idade.

Fatores de risco

- Ambiente físico inadequado
- Conhecimento inadequado do cuidador sobre pistas comportamentais
- Contenção inadequada no ambiente
- Desnutrição
- Dor não abordada
- Estimulação sensorial ambiental inadequada
- Estresse excessivo
- Excesso de estimulação sensorial
- Excesso de estímulos ambientais
- Intolerância à alimentação
- Má qualidade do sono não abordada
- Posicionamento de suporte ambiental inadequado
- Privação sensorial
- Reconhecimento inadequado de pistas comportamentais do lactente pelo cuidador
- Responsividade inadequada do cuidador ao lactente

Populações em risco

- Indivíduos desfavorecidos economicamente
- Lactente cujo cuidador principal tem problema de saúde mental
- Lactente exposto a estresse familiar excessivo
- Lactentes com baixa idade pós-menstrual
- Lactentes com peso muito baixo ao nascer
- Lactentes com risco médico aumentado
- Lactentes expostos a teratógeno intraútero
- Lactentes nascidos de pais que sofreram estresse perinatal excessivo
- Lactentes prematuros

Condições associadas

- Distúrbios congênitos
- Distúrbios do sono
- Doenças genéticas inatas
- Função motora prejudicada
- Função neurológica imatura
- Lesão cerebral grave
- Prejuízo oral
- Procedimentos invasivos
- Síndrome de abstinência neonatal

Literatura de apoio original disponível em https://paginas.grupoa.com.br/nanda-i-2024-2026/referencias.pdf.

Classe 2 • Desenvolvimento — Código do diagnóstico 00453

Disposição para organização melhorada do neurodesenvolvimento do lactente

Aprovado em 2023 • Nível de evidência 2.1

Foco primário: Resposta ao estresse
Foco secundário: Neurocomportamento
Sujeito do cuidado: Indivíduo
Julgamento: Preparado
Local anatômico: —

Limite inferior de idade: 1 dia
Limite superior de idade: 365 dias
Curso clínico: —
Categoria do diagnóstico: Potencial para melhorar
Restrição situacional: —

Definição

Padrão de coordenação das habilidades cognitivas, motoras e sensoriais necessárias para atingir os marcos do desenvolvimento em um indivíduo com menos de 1 ano de idade, que pode ser fortalecido.

Características definidoras

- Cuidador principal deseja manejar os estímulos ambientais
- Cuidador principal deseja melhorar a capacidade de otimizar a contenção do lactente no ambiente
- Cuidador principal deseja melhorar a capacidade de resposta ao lactente
- Cuidador principal deseja melhorar o conhecimento de pistas comportamentais do lactente
- Cuidador principal deseja melhorar o reconhecimento de pistas
- Cuidador principal deseja melhorar o reconhecimento dos comportamentos autorreguladores do lactente

Literatura de apoio original disponível em https://paginas.grupoa.com.br/nanda-i-2024-2026/referencias.pdf.

Domínio 13 • Crescimento/desenvolvimento

Classe 2 • Desenvolvimento — Código do diagnóstico 00295

Resposta ineficaz de sucção-deglutição do lactente

Aprovado em 2020 • Revisado em 2023 • Nível de evidência 2.1

Foco primário: Desenvolvimento
Foco secundário: Desenvolvimento motor
Sujeito do cuidado: Indivíduo
Julgamento: Ineficaz
Local anatômico: —
Limite inferior de idade: 1 dia
Limite superior de idade: 365 dias
Curso clínico: —
Categoria do diagnóstico: Com foco no problema
Restrição situacional: —

Definição

Habilidade prejudicada de coordenar a respiração durante o consumo de alimentação oral com segurança em um indivíduo com idade $\leq$ 1 ano.

Características definidoras

- Arritmias cardíacas
- Asfixia
- Batimento de asa do nariz
- Choro irritável
- Cianose circum-oral
- Dessaturação do oxigênio
- Engasgos
- Eventos bradicárdicos
- Flacidez
- Habilidade prejudicada de iniciar uma sucção eficaz
- Habilidade prejudicada de manter uma sucção eficaz
- Hiperextensão das extremidades
- Incapacidade de coordenar a sucção, a deglutição e a respiração
- Mãos espalmadas
- Palidez
- Retração subcostal
- Sinalização de necessidade de diminuição de estímulos
- Soluços
- Tônus motor prejudicado
- Tosse excessiva
- Uso aumentado da musculatura respiratória acessória

Fatores relacionados

- Comportamento de sucção insatisfatório
- Hipoglicemia não abordada
- Hipotermia
- Hipotonia muscular
- Posicionamento inapropriado

Populações em risco

- Lactentes com escore de Apgar baixo
- Lactentes com lacerações faciais durante o parto
- Lactentes nascidos com o uso de extrator a vácuo obstétrico
- Lactentes nascidos com o uso de fórceps obstétrico
- Lactentes nascidos de genitores que fazem abuso de substâncias
- Lactentes prematuros
- Lactentes que recebem nutrição enteral prolongada
- Lactentes que recebem oxigênio de alto fluxo por cânula nasal
- Lactentes vivenciando hospitalização prolongada

Condições associadas

- Atraso neurológico
- Deformidade orofaríngea
- Episódios convulsivos
- Hipersensibilidade oral
- Prejuízo neurológico
- Refluxo gastresofágico

Literatura de apoio original disponível em https://paginas.grupoa.com.br/nanda-i-2024-2026/referencias.pdf.

Índice

A

adaptação 100
amamentação exclusiva conturbada **274**
amamentação ineficaz **270**
ambiente ocupacional 104
ansiedade excessiva **468**
ansiedade excessiva relacionada à morte **470**
aprendizagem de máquina 98
arritmias cardíacas 8
autocompaixão inadequada 59, **486**
autoeficácia em saúde inadequada 59, **414**
autoestima inadequada crônica **408**
autoestima inadequada situacional 174, **411**
autogestão ineficaz da boca seca **216**
autogestão ineficaz da dor **220**
autogestão ineficaz da fadiga **222**
autogestão ineficaz da náusea **226**
autogestão ineficaz da saúde **205**
autogestão ineficaz do baixo peso **237**
autogestão ineficaz do linfedema **228**
autogestão ineficaz do ressecamento ocular **241**
autogestão ineficaz do sobrepeso **233**
avaliação
– agrupando informações **51**, 52, 62
– análise dos dados 45, **50**, 62
– aprofundada **49**, 62
– coleta de dados 37
– confirmando/refutando diagnósticos **53**, 62
– definições de padrões 41
– detecção de padrões **51**, 52, 62
– diferenciação entre diagnósticos similares **56**
– estruturas **40**
– estudo de caso de rastreamento 45
– ferramentas 19
– identificação de hipóteses diagnósticas 51, **51**, 62
– introdução à **33**
– justificativa para **33**
– obtendo dados objetivos **40**
– obtendo dados subjetivos **39**
– priorização 34, 35, **60**
– processo **19**, 34, 35
– rastreamento 34, **37**, 62
– segurança do paciente 54
avaliação da dor crônica 21
avaliação do câncer 20

B

bem-estar espiritual prejudicado **499**

C

campo de energia desequilibrado **204**
carga excessiva de fadiga **347**
carga excessiva de prestação de cuidados **478**
comportamento autolesivo não suicida 97-98, **565**

comportamentos ineficazes de higiene do sono **332**
comportamentos ineficazes de higiene oral **375**
comportamentos ineficazes de manutenção da saúde **243**
comportamentos ineficazes de manutenção do lar **247**
comportamentos parentais prejudicados **421**
comportamentos sedentários excessivos 24, **199**
comunicação verbal prejudicada **397**
conexão social inadequada **609**
conflito excessivo no papel parental **426**
conforto físico prejudicado **597**
conforto psicológico prejudicado **615**
confusão aguda 10, **382**
confusão crônica **385**
conhecimento de saúde inadequado **388**
constipação funcional crônica **315**
contaminação **569**
continência fecal prejudicada **319**
controle de impulsos ineficaz **386**
crescimento atrasado da criança **620**
critérios de níveis de evidência
– Validade generalizável de fatores relacionados/de risco (LOE 2.3.7) 191
– 1.2. Título e definição 177
– 2.2. Validade de conteúdo diagnóstico 181
– 2.2.3. Validade avançada de conteúdo diagnóstico 182
– apenas o título (LOE 1.1) 177
– componentes do diagnóstico (LOE 1.3) 177
– conceitos, definições **173**
– diagnósticos a serem desenvolvidos (LOE 1) **177**
– diagnósticos da NANDA-I 176-177
– diagnósticos em desenvolvimento (LOE 2) **179**
– relação entre a teoria da validade e **174**
– relações entre resultados e intervenções (LOE 1.3) 177
– validade causal da variável de exposição (LOE 2.3.6) 190
– validade clínica (LOE 2.3) 183
– validade conceitual (LOE 2.1) 179
– validade conceitual dos componentes (LOE 2.1.1) 179
– validade consolidada de conteúdo do diagnóstico (LOE 2.2.4) 183
– validade de construto clínico (LOE 2.3.2) 185-186
– validade demográfica (LOE 2.3.1b) 184
– validade inicial de conteúdo do diagnóstico (LOE 2.2.1) 181
– validade moderada de conteúdo diagnóstico (LOE 2.2.2) 182
– validade qualitativa (LOE 2.3.1a) 184
– validade seletiva (rastreamento clínico) (LOE 2.3.3a) 187
– validade teórico-causal (LOE 2.1.2) 180
– validade terminológica (LOE 2.1.3) 180-181

D

Dallas Pain Questionnaire 21
definições de padrões 41
deglutição prejudicada **289**

desempenho de papel ineficaz **437**
desenvolvimento atrasado da criança **623**
desenvolvimento motor atrasado do lactente **626**
desobstrução ineficaz das vias aéreas **552**
detecção de padrões **51**, 52, 62
diagnóstico, ver princípios do diagnóstico de enfermagem
diagnóstico com foco no problema 11, 21, 88, 98, 103
diagnóstico de enfermagem
- mudanças nos títulos diagnósticos 131-136
- aumento da consistência terminológica **164**
- atualizações de termos **138**
- componentes **89**, 96
- definição **88**
- definições de termos **90**
- definições associadas à classificação de **91-92**
- diagnósticos que não atendem à definição **141-142**
- diagnósticos retirados 136-137
- diagnósticos revisados **117-130**
- facilitando a codificação dos indicadores **164-165**
- fatores relacionados/de risco **139**
- incorporação de termo de julgamento **139-140**
- incorporação de termos indicadores diagnósticos **140-141**
- melhora da tradução 162-164, 169-170
- Modelo NANDA-I 95, 100
- nível adequado de especificidade de um diagnóstico **168**
- novos diagnósticos 114-115
- padronização de termos indicadores **162**
- plano de cuidados **91**
- sintomas vs. **167-168**
diagnósticos de potencial
- mudanças nos títulos diagnósticos 131-136
- atualizações de termos **138**
- autogestão da saúde melhorada 21, 55, 61
- diagnósticos revisados 117-130
- novos diagnósticos 114-115
- resiliência melhorada 27, 53, 82
diagnósticos de promoção da saúde 11, **88-89**
diagnósticos de risco
- validade generalizável de fatores relacionados/de risco (LOE 2.3.7) 191
- 2.3.5. Validade causal específica do diagnóstico 189-190
- mudanças nos títulos diagnósticos 131-136
- atualizações de termos **138**
- débito cardíaco diminuído 8-9
- diagnósticos retirados 136-137
- diagnósticos revisados 117-130
- fatores de risco **90**
- fatores relacionados/de risco **139**
- incorporação de termo de julgamento **139-140**
- incorporação de termos de indicadores diagnósticos **140-141**
- lesão por pressão no adulto 21
- nível adequado de especificidade de um diagnóstico **168**
- novos diagnósticos 114-115
- pressão arterial desequilibrada 29, 81
- princípios 1, 25, **89-90**
- quedas no adulto 14, 27
- resiliência prejudicada 81
- risco de função cardiovascular prejudicada 81

– síndrome da fragilidade do idoso 11
dinâmica alimentar ineficaz da criança **285**
dinâmica alimentar ineficaz do adolescente **287**
dinâmica de alimentação ineficaz do lactente **283**
disposição para amamentação melhorada **278**
disposição para autoconceito melhorado **402**
disposição para autogestão da saúde melhorada **209**
disposição para autogestão do peso melhorada **232**
disposição para bem-estar espiritual melhorado **502**
disposição para comportamentos melhorados de manutenção do lar **249**
disposição para comportamentos parentais melhorados **425**
disposição para comunicação verbal melhorada **400**
disposição para conforto físico melhorado **599**
disposição para conforto psicológico melhorado **617**
disposição para conforto social melhorado **608**
disposição para conhecimento de saúde melhorado **390**
disposição para enfrentamento familiar melhorado **465**
disposição para enfrentamento melhorado **463**
disposição para enfrentamento melhorado da comunidade **457**
disposição para engajamento em exercícios melhorado **250**
disposição para envelhecimento saudável melhorado **255**
disposição para esperança melhorada **485**
disposição para habilidades de autocuidado melhoradas **368**
disposição para identidade social como pessoa transgênero melhorada **407**
disposição para ingestão nutricional melhorada **265**
disposição para letramento em saúde melhorado **254**
disposição para luto melhorado **477**
disposição para organização melhorada do neurodesenvolvimento do lactente **634**
disposição para padrão de sono melhorado **331**
disposição para processo perinatológico melhorado **447**
disposição para processos familiares melhorados **434**
disposição para relacionamento com o parceiro íntimo melhorado **442**
disposição para religiosidade melhorada **505**
disposição para resiliência melhorada **484**
disposição para tomada de decisão emancipada melhorada **396**
disposição para tomada de decisão melhorada **393**
dor aguda 10, 54, 61, 174, **601**
dor crônica 21, **603**
dor no trabalho de parto 10, **605**

E

Edmonton Dyspnea Inventory 20
eliminação intestinal prejudicada **312**

eliminação urinária prejudicada **303**
enfrentamento desadaptativo **461**
enfrentamento desadaptativo da comunidade **466**
enfrentamento familiar desadaptativo **464**
engajamento diminuído em atividades de recreação **202**
equilíbrio de líquidos 51

F

Fatigue Severity Scale 21
fim da vida 104
função sexual prejudicada **451**

G

gestão ineficaz da saúde da comunidade **214**
gestão ineficaz da saúde familiar **210**
Grade Chronic Pain Scale – Revised 21

H

habilidade de alimentar-se diminuída **374**
habilidade de banhar-se diminuída **369**
habilidade de deambulação prejudicada **341**
habilidade de cuidados pessoais diminuída **370**
habilidade de ficar em pé prejudicada **342**
habilidade de sentar-se prejudicada **343**
habilidade de transferência prejudicada **344**
habilidade de utilizar o vaso sanitário diminuída **372**
habilidade de vestir-se diminuída **373**
hiperbilirrubinemia neonatal **293**
hipertermia **582**
hipertermia 10, 96, **582**

I

identidade pessoal conturbada **403**
imagem corporal conturbada **416**
Incontinência urinária 58
incontinência urinária associada à incapacidade **305**
incontinência urinária de esforço 58, **306**
incontinência urinária de urgência 58, **307**
Incontinência urinária mista 58, **309**
ingestão nutricional inadequada **261**
ingestão nutricional proteico-calórica inadequada **266**
integridade da mucosa oral prejudicada **544**
integridade da pele prejudicada **537**
integridade do complexo mamilo-areolar prejudicada **541**
Integridade física 97
integridade tissular prejudicada **533**
inteligência artificial 98
interação social prejudicada **443**
International Sedentary Assessment Tool 20
intervenções autônomas de enfermagem **90**

L

lei de Miller 51
lesão por pressão na criança **524**
lesão por pressão neonatal **520**
lesão por pressão no adulto 55, 61, **528**
letramento em saúde inadequado **251**
luto desadaptativo **474**

M

Mankowski Pain Scale 21
Medical Subject Headings (MeSH) 112, 163
medo excessivo **472**
memória prejudicada **391**
mobilidade física prejudicada **335**
mobilidade no leito prejudicada **340**
mobilidade prejudicada com cadeira de rodas **338**
modelo de adaptação de Roy 38
Modelo Tripartite de Prática da Enfermagem de Kamitsuru **13**, 15
motilidade gastrintestinal prejudicada **310**

N

nível de abstração **91**

O

organização prejudicada do neurodesenvolvimento do lactente **630**
Oswestry Disability Scale 21

P

padrão de sono ineficaz **327**
padrão respiratório ineficaz **359**
padrões de interação familiar conturbados 186, **428**
Padrões Funcionais de Saúde (PFS) 19, 40-41, **41**, 42-43
perfusão tissular periférica ineficaz **356**
período perioperatório 104
populações em risco **90**
potencial para deteriorar 104
potencial para melhorar 104
princípios do diagnóstico de enfermagem
– aplicação clínica **30**
– coleta de dados 2-3, 9
– conceitos, definições **8**
– conhecimento de conceitos **15**
– diagnóstico **21**
– diagnósticos com foco no problema 11, 22, **88**, 98, 103
– diagnósticos de promoção da saúde 11, **88**
– diagnósticos de risco 11, 25, **89**
– diagnósticos de síndrome 11-12, **89**
– diagnósticos médicos vs. 28
– diagnósticos potenciais 11
– enfermagem como uma disciplina **4**, 35
– documentação 2, 3, **24**
– evolução **29**
– formação de padrões **16**
– Implementação **26**
– inferência 3-4
– introdução **2**, **6**
– observações 9, 12
– pensamento crítico 2, 3
– planejamento **26**
– priorização 26-27
– processo de avaliação **19**

– processo de enfermagem **5**, 6
– raciocínio clínico 5
– resumo de termos-chave 22
– síntese de dados **16**
– sintoma vs. diagnóstico 8
– terminologia padronizada 4, 8-9, 112-113, **162**, **164**
– títulos diagnósticos, ver títulos diagnósticos
processo perinatológico ineficaz **444**
processos de pensamento conturbados **384**
processos familiares prejudicados **431**
produção inadequada de leite humano **279**

R

recuperação cirúrgica prejudicada **349**
rede de apoio social inadequada **611**
Registro de Pesquisa da NANDA-I 86
registros eletrônicos de saúde 2, 26, 67
regulação do humor prejudicada **491**
regulação ineficaz das emoções **490**
relacionamento ineficaz com o parceiro íntimo **439**
religiosidade prejudicada **503**
resiliência prejudicada **481**
resposta ao estresse 98-99
resposta imune prejudicada **510**
resposta ineficaz de sucção-deglutição do lactente **635**
resposta prejudicada ao desmame ventilatório da criança **362**
resposta prejudicada ao desmame ventilatório do adulto **364**
resultados sensíveis à enfermagem **91**
risco de amamentação exclusiva conturbada **276**
risco de amamentação ineficaz **272**
risco de aspiração **551**
risco de autoestima inadequada crônica **410**
risco de autoestima inadequada situacional **413**
risco de autogestão ineficaz da boca seca **218**
risco de autogestão ineficaz da saúde **207**
risco de autogestão ineficaz do baixo peso **239**
risco de autogestão ineficaz do linfedema **230**
risco de autogestão ineficaz do padrão de glicemia **224**
risco de autogestão ineficaz do sobrepeso **235**
risco de bem-estar espiritual prejudicado **501**
risco de binômio mãe-feto prejudicado **453**
risco de carga excessiva de prestação de cuidados **480**
risco de choque **556**
risco de comportamento autolesivo não suicida **567**
risco de comportamento autolesivo suicida **563**
risco de comportamentos de apego conturbados **436**
risco de comportamentos ineficazes de higiene do sono **334**
risco de comportamentos ineficazes de higiene oral **376**

risco de comportamentos ineficazes de manutenção da saúde **245**
risco de comportamentos ineficazes de manutenção do lar **248**
risco de comportamentos parentais prejudicados **423**
risco de comportamentos sedentários excessivos **201**
risco de comunicação verbal prejudicada **399**
risco de confusão aguda **384**
risco de constipação funcional crônica **317**
risco de contaminação **571**
risco de continência fecal prejudicada **321**
risco de crescimento atrasado da criança **622**
risco de débito cardíaco diminuído **353**
risco de desenvolvimento atrasado da criança **625**
risco de desenvolvimento motor atrasado do lactente **628**
risco de dignidade humana prejudicada **406**
risco de disreflexia autonômica **488**
risco de doença ocupacional **575**
risco de eliminação intestinal prejudicada **314**
risco de engajamento diminuído em atividades de recreação **203**
risco de equilíbrio do volume de líquidos prejudicado **296**
risco de equilíbrio hidreletrolítico prejudicado **295**
risco de função cardiovascular prejudicada **352**
risco de função neurovascular periférica prejudicada **558**
risco de gestão ineficaz da saúde da comunidade **215**
risco de gestão ineficaz da saúde familiar **212**
risco de hiperbilirrubinemia neonatal **294**
risco de hipertermia **584**
risco de incontinência urinária de urgência **308**
risco de infecção **511**
risco de infecção de ferida cirúrgica **512**
risco de ingestão nutricional inadequada **263**
risco de ingestão nutricional proteico-calórica inadequada **268**
risco de integridade da mucosa oral prejudicada **546**
risco de integridade da pele prejudicada **539**
risco de integridade do complexo mamilo-areolar prejudicada **543**
risco de integridade tissular prejudicada **535**
risco de intoxicação acidental **573**
risco de lesão do trato urinário **532**
risco de lesão física **513**
risco de lesão física ocupacional **577**
risco de lesão na córnea **516**
risco de lesão pelo calor **514**
risco de lesão pelo frio **515**
risco de lesão por posicionamento perioperatório **519**
risco de lesão por pressão na criança **526**
risco de lesão por pressão neonatal **522**
risco de lesão por pressão no adulto **530**
risco de letramento em saúde inadequado **253**
risco de luto desadaptativo **476**

risco de mobilidade física prejudicada **337**
risco de morte súbita do lactente **559**
risco de motilidade gastrintestinal prejudicada **311**
risco de mutilação genital feminina **562**
risco de organização prejudicada do neurodesenvolvimento do lactente **632**
risco de padrão de sono ineficaz **329**
risco de padrões de interação familiar conturbados **430**
risco de perfusão tissular cerebral ineficaz **355**
risco de perfusão tissular periférica ineficaz **358**
risco de pressão arterial desequilibrada **354**
risco de processo perinatológico ineficaz **446**
risco de produção inadequada de leite humano **281**
risco de quedas na criança **547**
risco de quedas no adulto **549**
risco de reação alérgica **578**
risco de reação alérgica ao látex **579**
risco de recuperação cirúrgica prejudicada **351**
risco de relacionamento ineficaz com o parceiro íntimo **441**
risco de religiosidade prejudicada **504**
risco de resiliência prejudicada **483**
risco de ressecamento ocular **517**
risco de retenção urinária **304**
risco de sangramento excessivo **555**
risco de síndrome da fragilidade do idoso **258**
risco de síndrome da habilidade de autocuidado diminuída **367**
risco de síndrome da identidade familiar conturbada **405**
risco de síndrome de abstinência de substâncias aguda **494**
risco de síndrome pós-trauma **459**
risco de solidão excessiva **614**
risco de sufocamento acidental **553**
risco de temperatura corporal diminuída **592**
risco de temperatura corporal neonatal diminuída **588**
risco de temperatura corporal perioperatória diminuída **593**
risco de tentativa de fuga **560**
risco de termorregulação ineficaz **581**
risco de tolerância à atividade diminuída **346**
risco de tomada de decisão emancipada prejudicada **395**
risco de transição imigratória conturbada **460**
risco de trombose **557**
risco de violência direcionada a outros **561**
risco de volume de líquidos excessivo **298**
risco de volume de líquidos inadequado **300**

S

Sedentary Behaviour Questionnaire 20-21
síndrome da dor crônica 21, **602**
síndrome da fragilidade do idoso 11, **256**
síndrome da habilidade de autocuidado diminuída **366**

síndrome da identidade familiar conturbada **404**
síndrome de abstinência de substâncias aguda **493**
síndrome do conforto prejudicado no fim da vida **600**
síndrome pós-trauma **457**
sistema axial
– categoria do diagnóstico 95, **103**
– curso clínico 95, **103**
– definições **94-95**
– definições de termos de julgamento 101
– definições de termos de locais anatômicos 103
– foco do diagnóstico 96, **98**, **170**
– foco primário 94, 99
– foco secundário 94
– focos diagnósticos 100
– idade 95, **102**
– julgamento 95, 97, **101**
– local anatômico **102**
– local anatômico 95
– restrição situacional 95, **104**
– sujeito do cuidado 94, **99**
– sujeito do cuidado 87
– valores em 95
sofrimento moral **498**
solidão excessiva **613**

T

taxonomia **92**
Taxonomia II da NANDA-I
– análise dos dados **68**
– clareza conceitual **66**
– classe de equilíbrio de energia 56
– classes 56, 71, 73, 75
– classificações definidas **69**
– como estrutura 40
– como sistema multiaxial 10, **93**
– conceitos de enfermagem 59
– considerações internacionais **83**
– definições 57, **68**
– descrito **71**, **76**, 77
– desenvolvimento de **83**
– desenvolvimento/submissão de diagnósticos **86**
– diagnósticos a serem desenvolvidos **167**
– diagnósticos fora da área de expertise **80,** 82
– domínio de atividade/repouso 56
– domínios 71, 73
– domínios 57
– eixos, ver sistema axial
– estrutura de códigos 71
– estruturando currículos de enfermagem **79**
– exemplo de taxonomias **72**, 73
– facilidade de uso **171**
– glossário de termos **88**
– abrangência 58
– interoperabilidade **67**
– melhoria da qualidade **68**
– objetivos 41
– ontologia **66**
– organização do conhecimento em enfermagem **70**, **76**, 77
– padronização 67
– pesquisa 68
– PFS vs. 41
– princípios de ordenação 107
– prioridades de pesquisa 166
– refinamento 167
– segurança do paciente 87
– taxonomias 70, 76
– terminologias **68**
– tipos (conceitos) 75
– títulos diagnósticos, ver títulos diagnósticos
– usando **79-80,** 82, **83**
temperatura corporal diminuída **590**

temperatura corporal neonatal diminuída **586**
Teoria do Cuidado Transpessoal 19
Teoria Transcultural 19
terminologia **91**
terminologia clínica 68
termorregulação ineficaz **580**
títulos diagnósticos
- caracterização 22
- como componente do diagnóstico 89
- desenvolvimento de 87
- diagnósticos revisados 117-130
- domínios e classes 57
- incorporação de termos de indicadores diagnósticos **140**
- mudanças em 131-136
- princípios do diagnóstico 9, 22
- revisões para 113
- sintomas vs. diagnóstico de enfermagem **167**
- taxonomias em 71
- termos de eixos em 97
tolerância à atividade diminuída **345**
tomada de decisão emancipada prejudicada **394**
tomada de decisão prejudicada **392**
Total Dyspnea Scale for Cancer Patients 21
troca de gases prejudicada **323**

V

ventilação espontânea prejudicada **361**
violência 98
volume de líquidos excessivo 21, **297**
volume de líquidos inadequado **299**

Foco conceitual

A

autocuidado 366-374

B

bem-estar 255

C

comportamento 199-203, 205-254, 283-288, 332-334, 375-376, 392-396, 421-425, 437-438, 444-447, 457-459, 560-561, 563-568
conforto 597-606, 608, 613-617
crescimento 620-622

D

desenvolvimento 623-629, 635-636

F

fragilidade 256-258
função circulatória 352-358, 555-557
função cognitiva 382-391, 391-400
função gastrintestinal 289-290, 293-294, 310-321
função imunológica 510-512, 578-579
função neurovascular 488-489, 558
função respiratória 323, 359-365, 551-554
função sexual 451-452
função termorregulatória 580-596
função urinária 303-309

H

hidratação 295-300

I

identidade 402-417, 498-505
integridade física 513-550, 559, 562, 569-577

M

mobilidade 335-344

N

nível de energia 327-331, 345-351
nutrição 261-282

P

promoção da saúde 204

R

relacionamento 426-436, 439-443, 453, 609-612
resposta ao estresse 460-487, 490-494, 630-634